RÉPERTOIRE

DES

ÉTUDES MÉDICALES

EXPOSÉ ANALYTIQUE ET COMPLET

DE TOUTES LES MATIÈRES DE L'ENSEIGNEMENT OFFICIEL

ET DES COURS PARTICULIERS

Ouvrage destiné aux Élèves des facultés et des Écoles secondaires, aux Docteurs en médecine et en chirurgie, aux Officiers de santé, aux Sages-Femmes, aux Vétérinaires, aux Pharmaciens, aux Jurisconsultes, aux Avocats et aux gens du monde qui désirent acquérir des notions exactes sur l'une des parties des sciences médicales

PAR UNE SOCIÉTÉ DE MÉDECINS, CHIRURGIENS, CHIMISTES, ETC.

SOUS LA DIRECTION DE

M. E. BAZIN

MÉDECIN DE L'HOPITAL SAINT-LOUIS.

15 volumes in-8°, avec gravures dans le texte, et ornés de planches.

PATHOLOGIE INTERNE

PAR MM.

E. BAZIN

JODIN ET BEAUGRAND.

TOME I.

6ᵉ LIVRAISON.

PARIS

AU BUREAU DU RÉPERTOIRE DES ÉTUDES MÉDICALES,

29, rue de Grenelle Saint-Honoré;

BLOSSE, LIBRAIRE, 7, COUR DU COMMERCE.

BRUXELLES

LIBRAIRIE ENCYCLOPÉDIQUE DE PERICHON.

1848.

PATHOLOGIE INTERNE.

CHAPITRE PREMIER.

DES FIÈVRES [1].

ARTICLE 1er. — FIÈVRE ÉPHÉMÈRE.

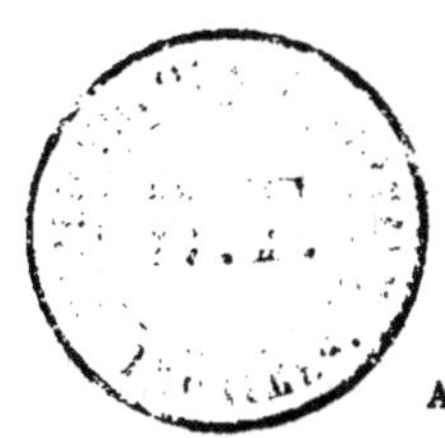

HISTORIQUE. — La fièvre éphémère a été connue et appréciée dès l'antiquité. L'école dogmatique attribuait toutes les fièvres à la dégénérescence des humeurs; mais Galien, prenant en considération le peu de gravité de l'affection qui nous occupe, lui chercha une origine qui fût plus en rapport avec son importance réelle, et il ne crut mieux faire que de la rapporter à une altération des esprits qui étaient censé circuler dans les artères. Or, par le fait même de leur subtilité, les esprits ne pouvaient guère imprimer à l'économie de modification profonde et durable; il ne pouvait en résulter qu'une perturbation *éphémère*. Du reste, Galien a parfaitement étudié cette fièvre; il l'a soigneusement séparée d'un premier accès de fièvre intermittente (*De Arte curat. ad Glaucoconem*, lib. I, c. 2); dans un autre endroit (*De differ. febr.*) il en a très-bien énuméré toutes les causes, fatigues, veilles, chagrins, etc., dont plus tard Avicenne (*Canon*, lib. IV, fen. I, *tract.* I) et dans les temps modernes Sauvages (*Nosol.*, t. I, p. 377, trad. fr., in-8°) devaient faire autant de variétés.

A l'époque où Broussais fit table rase du dogme de l'essentialité, la fièvre éphémère se trouva nécessairement rayée des cadres nosologiques, où elle fut remplacée par l'irritation gastrique. Mais aujourd'hui que les observations rigoureuses de nos contemporains ont restitué aux affections fébriles la place qui leur appartient, la fièvre éphémère a repris son rang. Déjà elle figure dans les traités de MM. Grisolles et Valleix, et le docteur Davasse lui a consacré un article très-bien fait dans sa dissertation inaugurale (*Des fièvres éphémère et synoque*, thèse, 6 mai 1847).

SYNONYMIE. — La fièvre éphémère était nommée par les Grecs

πυρετὸς ἐφήμερος ; par les Latins *febris ephemera* ou *diaria*, et *febris ephimera* par quelques auteurs du moyen âge. Elle est désignée par beaucoup d'auteurs et dans le vulgaire sous le nom de *courbature*.

DÉFINITION. — On doit appeler fièvre éphémère une affection fébrile continue dont la durée est ordinairement de vingt-quatre à trente-six heures, caractérisée par du malaise, la fréquence du pouls, l'augmentation de la chaleur, et se terminant assez fréquemment par un mouvement critique.

SYMPTOMES ET MARCHE. — L'invasion est quelquefois précédée de malaise, d'anorexie; mais le plus souvent la maladie débute tout-à-coup par des frissons légers, de la céphalalgie ou de la pesanteur à la tête, sentiment de brisement général, plénitude et fréquence du pouls. En peu de temps les symptômes ont acquis leur *summum* d'intensité. La peau est chaude, brûlante; le pouls plein, large, fréquent, régulier ; endolorissement général, douleurs contusives dans les membres, quelquefois un véritable lumbago ; langue large, molle, blanchâtre, humide; soif plus ou moins vive ; selles ordinairement normales, quelquefois un peu de constipation. On remarque assez souvent un peu d'exacerbation vers le soir et pendant la nuit, sourtout chez les enfants, chez lesquels le délire alors survient avec une grande facilité.

Au bout d'un temps variable, dix, douze, quinze, vingt, vingt-quatre, trente-six heures, les accidents se dissipent. Quelques phénomènes critiques, des sueurs plus ou moins abondantes, l'émission d'une urine sédimenteuse signalent assez souvent la cessation de la fièvre ; mais la crise la plus ordinaire consiste dans une éruption d'*herpes labialis*. (Voyez les **MALADIES DE LA PEAU**.)

La maladie se prolonge quelquefois pendant deux ou trois jours (*febris ephemera protracta* des auteurs), mais cela est assez rare. Du reste la solution est la même, et dans tous les cas le sujet passe presque immédiatement à la santé sans intermédiaire de convalescence.

Il est des personnes qui en sont atteintes tous les ans et même à plusieurs reprises, surtout au renouvellement des saisons.

Quant aux *variétés*, elles sont sous l'influence des causes que nous allons signaler et ne méritent pas de nous arrêter.

ANATOMIE PATHOLOGIQUE. — La fièvre éphémère a une durée beaucoup trop courte et une trop faible intensité pour donner lieu à des altérations pathologiques appréciables. Nous verrons à propos de la synoque que le sang peut offrir quelques altérations légères quand la maladie se prolonge.

CAUSES. — *Prédisposantes.* — *Age.* — On rencontre plus souvent la fièvre éphémère pendant l'enfance et la jeunesse qu'à tout autre époque de la vie et surtout dans les moments où la croissance est très-rapide.

Sexe, constitution. — Il ne paraît pas que l'un des deux sexes y soit plus exposé que l'autre. Chez les femmes on l'observe parfois à l'époque menstruelle, et quelques auteurs regardent la fièvre de lait comme une véritable fièvre éphémère. Les sujets pléthoriques en sont, dit-on, plus souvent affectés. Elle est plus commune au printemps qu'à tout autre époque de l'année.

B. *Causes déterminantes.* — Ce sont les fatigues corporelles ou intellectuelles, les veilles prolongées, les excès de toute sorte; les émotions morales vives, de frayeur, de joie, de colère; l'action brusque d'un froid très-vif ou au contraire l'exposition prolongée à une forte chaleur, aux rayons d'un soleil ardent, etc.

DIAGNOSTIC. — La fièvre éphémère pourrait dans certains cas en imposer pour l'invasion d'une fièvre éruptive; mais il n'y a pas d'angine comme dans la scarlatine, de coryza ni de toux comme dans la rougeole, etc. Du reste, la prompte terminaison de la fièvre éphémère suffit pour lever tous les doutes. Un premier accès de fièvre intermittente s'en distingue par la durée plus longue et l'intensité plus grande du frisson initial et la durée généralement plus courte de l'accès total; enfin après la fièvre éphémère, la santé revient dans toute sa plénitude, tandis que l'accès d'intermittente laisse de la fatigue et du malaise (Galien).

PRONOSTIC. — Il est nécessairement dépourvu de gravité.

TRAITEMENT. — Si le sujet est pléthorique, que la céphalalgie soit vive, le visage animé, les yeux injectés, il peut être utile de faire une saignée du bras; mais d'ordinaire le repos au lit, la diète, l'usage des boissons rafraîchissantes, limonade, orangeade, solution de divers sirops acides, ou, si le sujet ne peut les supporter, une tisane adoucissante de mauve ou de violettes sucrée avec du miel, etc., remplissent suffisamment les indications. La constipation sera combattue par un lavement laxatif, une céphalalgie incommode par un pédiluve irritant. Si la convalescence s'accompagne d'un état saburral, l'émétique en lavage ou un purgatif salin feront promptement disparaître cette complication.

ART. II. — FIÈVRE SYNOQUE.

HISTORIQUE. — Hippocrate indique la fièvre synoque sans la nommer quand il parle de ces fièvres bénignes qui se terminent dans l'espace de quelques jours (*Prog.*, § 20). On a toujours cité l'observation de Périclès d'Abdère (*Epid.* III, sect. III; *Ægrot.*, VI) comme un bel exemple de la fièvre synoque. Galien la range, d'après ses caractères, entre la fièvre éphémère et la synoque putride, et il l'attribue à une altération non putride du sang (*De diff. febr.*, L. II); de là le nom de *synoque non putride* qui lui a été conservé par les auteurs des siècles suivants par opposition à la synoque putride, qui répond à nos fièvres graves ou typhoïdes. Malgré cette distinction, beaucoup d'auteurs ont confondu l'affection qui nous occupe d'une part avec l'éphémère et l'ont appelée *éphémère prolongée*, de l'autre avec des fièvres typhoïdes légères. Quant à la théorie, elle a subi nécessairement les modifications qui lui étaient imprimées par les écoles régnantes. Ainsi tandis que les galénistes (Fernel) persisteront à voir dans cette maladie une inflammation du sang, les chémiâtres vous parleront de fermentations de la bile ou de la lymphe faisant effervescense dans le ventricule droit du cœur (Sylvius, *Prax med.*, lib. I, c. 27, § 24); d'autres, allant plus loin encore sous l'influence du cartésianisme, soutiendront qu'il s'agit de particules acides, alcalines ou sulfureuses venant exciter la contraction de l'organe central de la circulation. Les mécaniciens verront là une surabondance du sang qui engorge les parties nervoso-membraneuses (Hoffmann, *Spec. morb. path. pars* II, c. 1, § 14). De leur côté les animistes chercheront dans la synoque un mouvement salutaire par lequel le principe vital s'efforce de diminuer la masse du sang et d'éliminer la matière nuisible (Juncker, *Tab.* LVII et LVIII), opinion qui doit prévaloir longtemps encore dans les écoles.

Mais l'époque de la localisation, préparée par les anatomo-pathologistes, est arrivée. Franck considère la synoque comme une irritation inflammatoire des vaisseaux produite par la présence de principes irritants dans le sang (trad. de Goudareau, t. I, p. 101; Paris, 1842), et Pinel donne à cette affection le nom de fièvre *angioténique,* qui consacre la même idée. De nos jours, M. Bouillaud fut plus explicite encore : il fit très-positivement de la fièvre synoque une phlegmasie du système circulatoire, tandis que Broussais ramenait cette pyrexie avec toutes les autres à l'unité *gastro-entérite* et la rayait des cadres nosologiques.

Aujourd'hui la fièvre synoque a repris la place que lui avait assignée la médecine traditionnelle, et elle vient naturellement se ranger entre la fièvre éphémère et la fièvre typhoïde. Pour l'histoire détaillée de cette affection, nous renverrons à la dissertation déjà citée de M. Davasse.

SYNONYMIE. — *Synochus inputris* (Galien), *synocha sanguinea* (Gordon), *synochus simplex, continens inflammatoria simplex* (Selle), *fièvre angioténique* (Pinel), *éphémère prolongée (ephemera protracta)* de quelques auteurs, *fièvre inflammatoire* des modernes.

DÉFINITION. — On appelle fièvre *synoque* une affection fébrile continue, se manifestant le plus ordinairement d'une manière brusque, ne s'accompagnant d'aucune lésion locale constante, se terminant le plus ordinairement par un mouvement critique au bout de six à huit ou dix jours et suivie d'une guérison immédiate.

SYMPTOMES. — Il y a quelquefois des prodrômes qui consistent dans du malaise, de l'anorexie; mais le plus souvent l'invasion est brusque; céphalalgie, chaleur générale, sentiment de lassitude, battements des tempes, quelquefois des nausées et même des vomissements, très-rarement de la diarrhée; il y a plutôt constipation. Ces accidents augmentent pendant deux ou trois jours; alors la chaleur est plus intense, quelquefois sèche, le plus habituellement halitueuse; pouls de 90 à 100 ou 110, plein, fort, vibrant; langue couverte d'un enduit blanchâtre, les bords plutôt irisés que rouges; sentiment d'empâtement ou d'amertume à la bouche; soif vive, anorexie complète : à cette époque les vomissements muqueux ou bilieux continuent ou se montrent; ventre plat, souple, indolent; il peut y avoir du gargouillement dans l'une des fosses iliaques, ou bien un peu de météorisme, mais rarement et d'une manière passagère; quelquefois douleurs épigastriques ou dans les hypochondres; constipation plus commune que la diarrhée; urines rouges et épaisses. Le soir il y a souvent un peu d'exacerbation; la nuit, agitation avec assoupissement, rarement de l'insomnie, plus rarement du délire, sauf chez les très-jeunes sujets.

Au quatrième jour la maladie peut se juger promptement avec ou sans crise appréciable, ou bien les accidents diminuent peu à peu; assez souvent elle se prolonge pendant un septénaire, diminuant ou non d'intensité : alors on trouve assez souvent à la surface du corps des taches bleuâtres arrondies, ressemblant quelquefois à celles que produit le vin sur le linge ou à l'empreinte d'un cachet sur la peau, sans relief, bien distinctes des taches rosées lenticulaires et des pétéchies de la fièvre typhoïde. Quand la maladie touche à sa fin, il n'est pas rare de voir les urines déposer un sédiment épais.

Vers le septième, dixième ou onzième jour au plus tard, diminution des accidents : la fièvre tombe, la peau redevient fraîche, ou bien au contraire il survient une diaphorèse considérable; d'autres fois ce sont des évacuations alvines abondantes, des vomissements, une hémorrhagie par le nez, le rectum ou l'utérus, ou bien encore des urines sédimenteuses qui constituent le mouvement critique. L'*herpes labialis* est plus rare ici que dans l'éphémère. M. Davasse a noté vers le septième ou huitième jour certaines éruptions érythémateuses légères auxquelles il attribue un caractère critique (thèse citée, p. 21). Enfin dans quelques cas la maladie disparaît progressivement sans rien offrir de particulier; mais constamment, à part un peu de faiblesse, la santé, l'appétit reviennent avec une promptitude telle que l'on peut dire qu'il n'y a pas de convalescence.

Variétés. — Plusieurs auteurs en ont admis arbitrairement un assez grand nombre; cependant il faut reconnaître que la prédominance de certains accidents peut, surtout dans les temps d'épidémie, porter à admettre deux formes plutôt encore que deux variétés, ce sont les formes *inflammatoire* et *bilieuse.*

Synoque inflammatoire. — Elle présente l'exagération de la plupart des phénomènes que nous avons énumérés plus haut : céphalalgie générale ou frontale très-intense, battements violents des tempes, face vultueuse, lèvres vermeilles, yeux injectés, gonflement et tension de l'appareil veineux (angioténie); pouls plein, large, très-développé; peau chaude et halitueuse; langue blanche au centre, rouge à la pointe; bouche pâteuse; les vomissements, s'ils surviennent, sont plutôt de nature muqueuse.

Synoque bilieuse. — On a beaucoup exagéré sa fréquence, surtout depuis Stoll; on la rencontre cependant, mais plus particulièrement sous forme épidémique. Voici ses principaux caractères : céphalalgie sus-orbitaire; pouls dur, fréquent; peau sèche avec chaleur âcre, mordicante; teinte jaunâtre des ailes du nez; langue couverte d'un enduit jaunâtre, saburral; anorexie avec dégoût; amertume à la bouche ; nausées et quelquefois vomissements bilieux ; dans certains cas météorisme, etc. Pour l'histoire de la fièvre bilieuse, voyez Stoll, Tissot, Pinel, Ozanam, un mémoire de M. Voisin (*Gaz. méd.*, mai 1834), un travail tiré de la clinique du professeur Fouquier (*Journal des conn. médico-chir.*, janvier 1837), etc.

Il ne faut pas confondre cette forme bilieuse de la synoque avec certaines formes à prédominance bilieuse de l'affection typhoïde, comme l'ont fait des auteurs du siècle dernier, ni avec une pyrexie particulière aux pays chauds et qui est une *rémittente bilieuse*. Cette dernière affection a été récemment l'objet d'intéressantes recherches par les médecins anglais dans l'Inde et les médecins français en Algérie. M. Littré, dans son excellente traduction d'Hippocrate, a ingénieusement rapproché ces observations du *kausos* des anciens.

ANATOMIE PATHOLOGIQUE. — Quelques auteurs, avons-nous dit, ont voulu localiser la synoque dans le système circulatoire (Bouillaud) ou dans le tube digestif (Broussais); mais comme cette affection n'est jamais mortelle, les données anatomiques positives, authentiques, manquent complétement. Dans les faits cités par M. Bouillaud, il y avait des complications tellement graves que l'on ne peut pas dire qu'il s'agissait réellement de fièvres synoques; quant à Broussais, il est universellement reconnu aujourd'hui que sa gastro-entérite n'était qu'une hypothèse. Une circonstance qu'il faut d'ailleurs noter, c'est que cette pyrexie ne s'accompagne pas de déterminations locales constantes, et que celles qui existent sont trop légères pour laisser des traces. Le sang, dans la fièvre inflammatoire, est suivant MM. Andral et Gavarret plus riche en globules que dans l'état normal, la proportion de fibrine *restant la même* (ce qui dénote pour eux l'absence de toute phlegmasie locale). Dans quelques cas de ce genre, MM. Becquerel et Rodier ont trouvé une diminution de la proportion normale de l'albumine ; mais ils attribuent ce fait à la diète. (*Gaz. Méd.*, an. 1846, p. 615.)

CAUSES. — A. *Prédisposantes.* — Enfance et jeunesse, sexe masculin, constitution sanguine et vigoureuse, nourriture habituellement substantielle coïncidant avec une vie oisive ou des occupations sédentaires, excès de table et surtout de liqueurs alcooliques. Les saisons dans lesquelles on observe le plus habituellement la fièvre synoque sont le printemps d'abord, puis l'automne; on la voit cependant assez souvent pendant les grandes chaleurs de l'été.

B. *Déterminantes.* — Ce sont les excès de tout genre, les fatigues extrêmes, les émotions morales vives, un refroidissement subit surtout pendant que le corps était en sueur, ou bien au contraire l'exposition plus ou moins prolongée à une chaleur très-intense; enfin on peut encore noter la suppression brusque d'une hémorrhagie habituelle et plus particulièrement des menstrues.

Du reste la synoque peut, de même que les autres maladies, se montrer sans cause connue, attaquer plusieurs fois le même individu, etc. Habituellement sporadique, la synoque peut revêtir la forme épidémique, Storck a parfaitement décrit une épidémie de ce genre observée à Vienne en juillet 1759 (*Ann. méd.*, an II, t. I. p. 1); le docteur Navières a également publié l'histoire d'une épidémie observée dans un petit village près de Mantes (Seine-et-Oise) durant l'automne de 1802 (Pinel, *Nosogr. phil.*, t. I, p. 24). On pourra voir dans Ozanam (*Hist. méd. des mal. épid.*, t. II, p. 5 et suiv.) l'indication détaillée des principales épidémies de ce genre. Mais c'est surtout la forme dite *bilieuse* de l'affection qui nous occupe que l'on voit ainsi frapper simultanément un grand nombre d'individus.

DIAGNOSTIC. — Comme caractères spéciaux de la synoque on peut noter : l'invasion brusque sans symptômes précurseurs au milieu de la plus parfaite santé ; l'état du pouls, qui est plein, régulier et fréquent ; la chaleur élevée mais sans âcreté et la teinte rosée de la peau ; l'état des forces qui reste satisfaisant, malgré le sentiment d'affaiblissement ou plutôt de lassitude ; l'absence de toute prédominance locale prolongée et surtout constante, et le défaut de réunion de certains phénomènes, tels que la céphalalgie avec ou sans délire, la toux avec râles sonores, les vomissements, le météorisme, etc ; l'absence de taches rosées et de pétéchies, la marche rapide et la guérison si prompte de la maladie sans aucun symptôme de prostration.

Du reste, deux affections peuvent être confondues, surtout au début, avec la fièvre synoque, ce sont la fièvre éphémère et la fièvre typhoïde légère.

La synoque se distingue de l'éphémère par l'intensité et surtout la durée plus longue de la maladie ; mais les différences ne portent réellement que sur ces caractères, ce qui justifie le nom d'*éphémère prolongée* donné à la synoque par quelques auteurs.

Quant à la fièvre typhoïde, on peut tracer le tableau suivant des caractères différentiels.

Fièvre typhoïde.	*Fièvre synoque.*
Prodrômes de quelques jours ; souvent, au début, quelques accès intermittents irréguliers.	Prodrômes à peine marqués ; le plus souvent invasion brusque au milieu de la plus parfaite santé.
Peau chaude, sèche ; teinte plombée de la face.	Peau chaude, sudorale ; teinte rouge ou rosée de la face.
Abattement, stupeur, engourdissement de l'intelligence.	Lassitude, état satisfaisant des forces et de l'intelligence.
Le plus souvent de la diarrhée fétide.	Le plus souvent constipation ou diarrhée peu fétide.

Fièvre typhoïde.	*Fièvre synoque.*
Empâtement douloureux de la fosse iliaque droite et gargouillement.	Quelquefois gargouillement de la fosse iliaque, mais sans douleur.
Toux, râle sibilant, météorisme et pesanteur de tête réunis.	Peuvent exister, mais isolément.
Éruption rosée lenticulaire ou sudamina.	Pas d'éruption, sauf quelquefois les taches bleuâtres, qui ne sont pas particulières à la synoque et n'ont pas l'importance que le docteur Davasse a cru devoir leur donner.
Marche quelquefois irrégulière avec des intermissions ou des rémissions bien marquées.	Marche continue.
Rarement cessation des accidents avant le douzième ou quinzième jour, et alors retour lent et graduel à la santé; danger de rechute au moindre écart de régime.	Guérison vers le septième, huitième ou dixième jour et retour presque immédiat à la santé.

Quant à l'embarras gastrique, ce n'est le plus souvent qu'un phénomène qui accompagne la synoque; l'affection que l'on peut appeler ainsi est généralement apyrétique (1).

PRONOSTIC. — Lorsque du quatrième au huitième ou neuvième jour on voit diminuer la fièvre, le malade doit être regardé comme guéri. La fièvre persistant, l'apparition de la sueur, d'un sédiment blanchâtre et muqueux dans les urines, des vomissements ou de la diarrhé, annoncent une solution prochaine.

Les accidents de céphalalgie, de délire même, ne doivent pas inquiéter, surtout chez les jeunes sujets. Les taches bleues n'ont aucun caractère de gravité.

La maladie se termine toujours par la guérison, jamais, quoi qu'on en ait dit, par la fièvre typhoïde.

TRAITEMENT. — Le plus souvent une médecine expectante suffit. Conséquents à leurs idées théoriques sur l'effervescence et la surabondance du sang, les anciens saignaient plusieurs fois dans la synoque; aujourd'hui cette pratique est à peu près généralement abandonnée. Ici, du reste, se fait sentir l'importance de la distinction que nous avons établie entre la synoque inflammatoire et la synoque bilieuse.

Dans la première, si le pouls est dur, fréquent, tendu, que le sujet soit vigoureux, pléthorique, qu'il y ait oppression des forces, céphalalgie avec battements violents des tempes, délire, la saignée est indiquée, mais il est rare qu'il soit nécessaire de la renouveler. La suppression antécédente d'un écoulement sanguin habituel indique également soit la saignée générale, soit une application de sangsues à l'anus.—Dans la

---

(1) Voir SÉMÉIOTIQUE DE L'APPAREIL DIGESTIF.

forme bilieuse, les évacuants et surtout l'émétique en lavage peuvent être avantageux; les purgatifs paraissent plus rarement nécessaires.

Quelle que soit la forme, on recommandera le repos au lit, l'usage des boissons rafraîchissantes : limonade citrique sucrée, solution de sirop de groseilles ou de cerises ; ou des mucilagineux: eau de gomme, infusion de mauves, de violettes, etc., suivant la susceptibilité propre des sujets. Si la constipation est très-marquée, on donnera des lavements ou des boissons laxatifs; la céphalalgie sera combattue par quelques révulsifs aux extrémités, pédiluves ou cataplasmes sinapisés.—Enfin il faudra favoriser les crises : si la transpiration se déclare, on maintiendra le malade au lit, convenablement couvert, mais non étouffé sous des couvertures, comme on le fait trop souvent dans les campagnes surtout, et on lui fera prendre quelques tasses d'une infusion mucilagineuse chaude, etc.

ARTICLE III. — FIÈVRE TYPHOÏDE.

HISTORIQUE.— Plusieurs auteurs ont regardé le phrénitis, le létargus et le kausos, décrits dans les épidémies d'Hippocrate, comme la véritable fièvre typhoïde. Les détails dans lesquels l'auteur est entré sur ces trois affections sont trop incomplets pour que l'on puisse asseoir un jugement définitif, et même, suivant M. Littré, le *létargus*, le *kausos* et le *phrénitis* ne seraient que des formes diverses des fièvres rémittentes et continues des pays chauds. Dans le traité des affections internes, dont la rédaction semble indiquer un médecin de l'école de Cnide, se trouvent plusieurs variétés du typhus (τῦφος) qui paraissent bien se rattacher à l'affection qui va nous occuper. Voici les paroles de l'auteur : « On a, dit-il, une fièvre excessive avec chaleur brûlante, une *grande faiblesse* du corps, une sorte d'impuissance dans les pieds et dans les mains, dont on ne peut se servir. Il survient des *désordres du côté du ventre ;* il y a des *selles d'une fétidité* repoussante, suivies de violentes tranchées ; le malade est dans un accablement profond : *si on veut le faire tenir droit, il retombe;* l'ardeur de la fièvre l'empêche de distinguer les objets ; si on l'interroge sur ce qu'il souffre, *il ne peut répondre,* etc. » (*De affect. int.,* sect. III.)

Galien, qui a posé les bases de la doctrine des fièvres, a rangé sous les noms de *synoques putrides* (voyez l'historique de la **SYNOQUE**) les fièvres graves, dont les phénomènes semblent lui annoncer une dégénérescence profonde des humeurs, et parmi lesquelles se trouvaient évidemment confondus notre fièvre typhoïde et le *typhus* proprement dit. Ces idées de fièvres putrides, malignes, bilieuses, diversement modifiées suivant les doctrines dominantes, ont régné dans la science jusqu'à l'époque des anatomo-pathologistes contemporains.

Déjà cependant, il faut le dire, plusieurs auteurs, dans le siècle dernier, s'étaient efforcé de localiser les fièvres graves, et les phénomènes ordinairement assez nombreux que l'on observe vers les intestins, dans ces maladies, avaient dirigé de ce côté l'attention des observateurs. Ainsi Chirac (1742) avait avancé que les fièvres malignes ont leur point de départ dans le cerveau ou dans l'intestin. Plus tard Rœderer et Wagler, en publiant (1762) leur fameuse description de l'épidémie de Gœttingue, décrivirent avec une remarquable précision certaines altérations des plaques de Peyer et des follicules isolés dont aucun auteur avant eux n'avait aussi rigoureusement précisé le siége et les caractères; mais on ne vit là que les accidents particuliers d'une épidémie, et le caractère spécifique des fièvres graves fut méconnu. Cependant les tendances de l'époque l'emportaient, et les recherches anatomiques préparaient la grande doctrine de la localisation proclamée par Broussais et renversée à son tour par l'anatomie elle-même. Ainsi Pinel, tout en revisant la classification des fièvres *essentielles*, imposait à plusieurs des noms empruntés aux organes qu'il semble leur donner pour point de départ (fièvre angioténique, meningo-gastrique, adéno-méningée, etc.), et de son côté Prost se proposait d'*éclairer la médecine par l'observation et l'ouverture des corps* (1804). Il reconnut que dans les fièvres, mais surtout dans les ataxiques, la muqueuse intestinale était fréquemment le siége d'inflammations, *d'excoriations*, et après avoir établi (*Introd.*, p. XLV) « les relations étroites et étendues qui existent entre les membranes muqueuses intestinales et le cerveau par le moyen des nerfs qui tapissent leurs surfaces, » il n'hésita pas à dire que les altérations avec inflammation de la membrane interne des intestins *donnent lieu* aux fièvres ataxiques, et non l'inflammation du cerveau, comme l'avaient pensé plusieurs personnes. De là aux théories de la médecine dite physiologique il n'y avait certes pas loin.

Cependant parut en 1813 le livre qui, avec celui de Rœderer et Wagler, doit être considéré comme la source première à laquelle on a dû puiser pour fonder l'histoire de la fièvre typhoïde telle que nous la possédons aujourd'hui. Petit, ayant observé la corrélation qui existait entre un appareil fébrile spécialement caractérisé par un état particulier de torpeur, de la diarrhée, du délire, l'enduit noirâtre de la langue, etc., et une altération constante des plaques de Peyer, des follicules isolés et des ganglions mésentériques, crut avoir découvert une maladie non encore décrite et publia avec son élève, M. Serres, une monographie de cette affection. Personne ne reconnut là les fièvres adynamiques et ataxiques, que l'on avait cependant chaque jour sous les yeux, et Pinel lui-même, analysant le livre de MM. Petit et Serres, dénia à la maladie qu'ils avaient fait connaître le titre de *fièvre* et ne voulut y voir qu'une *véritable entérite*, une inflammation violente de la membrane muqueuse des intestins grêles vers leur terminaison (*Nosogr.*, t. I, p. 416). Ainsi cette maladie, qui devait un jour absorber dans son individualité pathologique la plupart des fièvres essentielles des nosographes, était rejetée par eux de la classe des pyrexies et rattachée aux affections locales.

On comprend quelle puissance donnait à l'argumentation de Broussais cette déclaration du fondateur de la *doctrine généralement adoptée* ; aussi prenant corps à corps le dogme de l'essentialité, Broussais s'efforçat-il de faire voir que toutes les fièvres étaient symptomatiques d'une affection gastro-intestinale, et que les différences observées dans leurs symptômes, dans leur marche, dans les caractères prédominants (état inflammatoire, bilieux, adynamique, etc.) dépendaient tout simplement de différences dans le siége, l'étendue et l'intensité de l'indispensable gastro–entérite. Mais tandis que Broussais déployait à grand bruit toutes les ressources de sa dialectique pour achever la défaite du vieux Pinel, les observateurs travaillaient en silence à reconstituer une nouvelle essentialité fébrile contre laquelle devait en définitive se briser le système du réformateur.

M. Bretonneau fut un des premiers qui chercha à isoler la fièvre typhoïde des affections avec lesquelles on la confondait. Il désigna sous le nom de *dothiénentérie* (ὀθήνη, bouton, et ἔντερον, intestin) une maladie caractérisée anatomiquement par une éruption intestinale, qu'il compare à l'éruption pustuleuse de la variole, et il compléta le parallèle en faisant voir les analogies qui existent entre la pyrexie de la dothiénentérie et celle des exanthèmes (Trousseau, *Archiv. gén. de méd.*, 1826 ; Gendron, même recueil, 1829, etc.). De son côté, M. Louis (1829), se livrant à un examen rigoureux des symptômes et des lésions anatomiques de la maladie qui nous occupe, l'isolait de la gastro-entérite et, sans se prononcer sur sa nature pyrétique, lui assignait une place à part dans la pathologie. M. Chomel n'hésita pas à faire de cette maladie une véritable fièvre, et d'après son symptôme prédominant, la stupeur (τύφος), il lui donna le nom de *fièvre typhoïde*. L'ouvrage de M. Chomel, rédigé par M. Genest sur le même plan d'analyse rigoureuse qui guidait M. Louis dans la composition du sien, est une excellente monographie à laquelle nous aurons plus d'un emprunt à faire. Enfin nous devons encore citer les intéressantes recherches de M. Andral, qui confirment et complètent les travaux de MM. Louis et Chomel.

Cependant MM. Bouillaud (*Traité cliniq. des fièvres essent.*, 1826 ; *Cliniq. méd. de l'hôpit. de la Charité*, t. I, 1837 ; *Nosogr.*, t. III, 1846) et Forget (*Traité de l'entérite folliculeuse*, 1841), combattant pour la cause de la localisation, continuent à regarder cette même affection comme une entérite, et ils attribuent les symptômes d'adynamie qui la caractérisent à une résorption des matières putrides contenues dans l'intestin par les surfaces ulcérées. Ces matières ainsi résorbées sont portées dans le torrent circulatoire, et le sang vicié par leur présence manifeste son altération par les phénomènes dits typhoïdes. Nous examinerons plus loin cette doctrine.

Dans cet aperçu bibliographique, nous ne pouvons oublier l'ouvrage si pratique du docteur de Larroque (1847), qui contient l'exposé d'une théorie nouvelle de la maladie, que l'auteur attribue à la présence d'une

bile viciée dans l'intestin, et, ce qui vaut mieux encore, d'une médication qui paraît l'emporter sur celles qui ont été proposées jusqu'à ce
jour ; l'ouvrage consciencieux dans lequel M. Gaulthier de Claubry s'est
efforcé d'établir l'identité entre le typhus et la fièvre typhoïde (1844),
et les travaux de MM. Barthez et Rilliet (*Mal. des enf.*), Taupin (*Journ.
des conn. méd.–chirurg.*, nov.–déc. 1839, janv. 1840), sur la fièvre
typhoïde dans l'enfance, etc. Une multitude de thèses, de mémoires ont
été publiés sur cette affection ; nous ne pouvons les indiquer ici. Nous
aurons à citer les principaux dans le courant de cet article, ainsi que les
discussions académiques relatives à la contagion ou à la non contagion de
cette même maladie.

SYNONYMIE. — *Typhus, synoque putride* des Grecs et des Latins ; *fièvre maligne, putride* des auteurs ; *fièvre* ou *maladie muqueuse* (Rœderer
et Wagler) ; *fièvres adynamique* et *ataxique* (Pinel) ; *fièvre entéro–mé-
sentérique* (Petit et Serres) ; *fièvre* ou *affection typhoïde* (Chomel,
Louis) ; *gastro-entérite grave* (Broussais) ; *dothinentérie* (Bretonneau) ;
dothénentérite (quelques auteurs) ; *dothiénentérie* (Littré) ; *entéro–mé-
sentérite typhoïde* (Bouillaud) ; *iléo–diclydite–elcode* (Bally) ; *exanthème
intestinal, entérite folliculeuse* (Cruveilhier, Forget) ; *entérite typhoémi-
que* ou *septicémique* (Piorry), etc.

DÉFINITION. — La fièvre typhoïde est une pyrexie aiguë, continue,
durant de deux à quatre ou cinq septénaires ; ayant pour caractères anatomiques le gonflement, l'ulcération des follicules intestinaux aglomérés
ou isolés, la tuméfaction et le ramollissement des ganglions mésentériques, l'hypertrophie de la rate et diverses congestions du poumon, et
pour symptômes : céphalalgie, diarrhée, météorisme, douleur dans la
fosse iliaque droite, stupeur et prostration plus ou moins profondes, délire ou coma, râles pectoraux sonores ou sibilants, éruption de taches
rosées lenticulaires.

SYMPTOMES, MARCHE, DURÉE. — La marche de la fièvre typhoïde
peut être partagée en plusieurs périodes successives auxquelles on assigne ordinairement la durée d'un septénaire. La fièvre typhoïde est assurément bien loin de suivre toujours une marche aussi régulière que l'avait
prétendu M. Bretonneau ; mais il faut reconnaître que les divisions établies par les auteurs représentent assez bien les phases de la maladie et
qu'elles ont pour résultat d'en fixer le tableau dans la mémoiredu lecteur.

Prodrômes. — Quoi qu'en disent certains statisticiens, ils manquent rarement ; leur durée est de deux à huit, quinze ou vingt jours. Les phénomènes que l'on observe alors sont : du dégoût, de l'anorexie, des
lassitudes avec tristesse, abattement, des étourdissements, de la faiblesse
dans la marche et dans les mouvements, assez souvent de la diarrhée.

Invasion. — La maladie débute avec plus ou moins d'intensité. Une
céphalalgie frontale opiniâtre, des frissons irréguliers, de la fièvre, une
faiblesse très-grande avec abattement ; des épistaxis plus ou moins intenses, plus ou moins répétées ; de la diarrhée, des douleurs abdominales;

caractérisent l'invasion de la maladie, dont nous partageons la marche en trois périodes.

Première période — La céphalalgie initiale occupe le front, plus rarement toute la tête ; supportable dans beaucoup de cas, elle est dans d'autres très-vive, tensive ou contusive, accompagnée de vertige, d'éblouissements. La face exprime une sorte d'étonnement ; elle est souvent pâle, altérée. L'intelligence est notablement affaiblie ; les réponses sont lentes mais exactes. Il y a un abattement extrême ; le malade ne peut se tenir debout sans éprouver des vertiges, sans chanceler ; il ressent des tintements d'oreilles, des bourdonnements ; il y a des douleurs articulaires et musculaires plus ou moins vives. L'épistaxis se montre très-souvent dès le début, tantôt rare, consistant seulement dans quelques gouttes de sang fluide, ailleurs plus abondante, pouvant même exiger le tamponnement des fosses nasales. L'écoulement se fait ordinairement goutte à goutte (*stillicidium sanguinis*). En même temps la bouche est pâteuse ou amère ; la langue, encore humide, est collante, couverte d'un enduit blanchâtre ou jaunâtre, ou bordée d'un liseré rouge à sa circonférence ; quelquefois nausées ou même vomissements de matières muqueuses ou bilieuses ; soif vive. Souvent, dès les premiers temps, on observe des coliques et une diarrhée, variable en quantité, liquide et jaunâtre, ou épaisse, brune et fétide : vers la fin de cette période, les évacuations peuvent être involontaires ; mais cette circonstance ne se présente, en général, que dans le cours de la seconde période ; la diarrhée ne se montre pas toujours d'emblée, elle peut être précédée de constipation. Le ventre est légèrement météorisé, et souvent ce n'est qu'a l'aide de la percussion que l'on peut reconnaître la présence de gaz plus abondants que de coutume. La pression développe dans l'abdomen de la sensibilité, soit dans toute l'étendue de cette cavité, soit dans quelques points seulement. La douleur est très-commune dans la fosse iliaque droite, où les palpations convenablement ménagées font reconnaître souvent du gargouillement, mais seulement quand le gros intestin renferme des liquides et des gaz. La percussion fait aussi fréquemment reconnaître une augmentation de volume de la rate, qui peut même dépasser le rebord des fausses côtes. La chaleur cutanée, parfois halitueuse au moment de l'invasion, ne tarde pas à devenir sèche, âcre, très-incommode pour le malade. Le pouls, large et fréquent dans le principe, est ensuite dépressible, donnant de 90 à 100 ou 110 pulsations. Suivant M. Beau, les artères carotides présentent un bruit de frottement analogue à celui de la chlorose (*Archiv. gén de méd.*, t. X, 4e série, p. 32). Dès le début, l'auscultation fait entendre dans toute l'étendue de la poitrine, et surtout en arrière et à droite, du râle sonore, sibilant, et cependant la toux est peu considérable : l'expectoration se borne à quelques crachats visqueux, transparents. Il n'y a pas de dyspnée, à moins que les douleurs abdominales et surtout le météorisme ne soient très-marqués. Les urines sont peu abondantes, épaisses, rouges, quelquefois fétides. Le malade est ordinairement tourmenté par

l'insomnie ou par des rêves pénibles, il confond la veille et le sommeil
(*typhomanie*) ; il est quelquefois plongé dans une sorte d'assoupissement
dont on peut encore le faire sortir. Vers la fin de cette période, c'est-à-
dire du sixième au huitième ou neuvième jour, on voit, dans certains
cas, apparaître l'éruption de taches rosées lenticulaires ; mais comme
elles ne se montrent en général que dans la seconde période, nous en
parlerons plus bas.

Cette première phase de la maladie dure de six à sept ou huit jours,
un septénaire environ. La marche de la fièvre est le plus souvent continue, mais parfois entremêlée de rémissions et d'exacerbations, surtout
la nuit. La mort survient rarement à cette époque. On a vu cependant
les phénomènes acquérir en peu de temps une telle intensité, que les individus succombaient le cinquième, sixième ou septième jour. MM. Trousseau (*Archiv. gén. de méd.*, janv. 1826), Chomel (*Leç. de clin. méd.*, t. I,
p. 64), Louis, etc., en rapportent des exemples. Dans un cas, le seul
peut-être qui soit connu, la mort arriva le troisième jour (*Journal de
méd. de Lyon*, et *Exper.*, t. XI, p. 137).

Deuxième période. — Elle est caractérisée par l'aggravation non pas
brusque mais progressive des accidents de la première période, et les
différents symptômes ne marchent pas tous du même pas dans leur accroissement, mais chacun dans les conditions spéciales de son mode particulier d'évolution, les uns plus vite, d'autres plus lentement ; il arrive
cependant un moment, vers la fin de cette seconde période, où tous sont
parvenus à leur plus haut degré et où par conséquent la maladie ne peut
que décroître ou bien se terminer par la mort.

La céphalalgie fait exception à ce que nous venons de dire ; elle persiste, diminue ou se trouve masquée par l'état de l'intelligence. Celle-ci
est plus profondément altérée ; la stupeur a augmenté : elle est remplacée
même par une somnolence habituelle dont une vive excitation peut tirer
momentanément le malade ; il y a insensibilité aux agents extérieurs, ou
même un coma plus ou moins profond. Le malade marmotte sans cesse
des paroles inintelligibles ; si on cherche a lui faire changer de position,
il gémit, pousse des cris inarticulés. Ailleurs c'est un délire tranquille ou
loquace, violent, furieux ; enfin on peut observer des alternatives de délire, de coma et de lucidité ; le délire augmente souvent pendant la nuit.
La prostration des forces musculaires se traduit par la situation du malade, qui reste étendu dans le décubitus dorsal, les bras allongés sur les
côtés du corps. Dans les cas graves on observe des soubresauts de tendons, de la carphologie ou bien une rigidité comme tétanique : dans ces
cas et dans les moments de délire furieux, les forces sont exaltées ; les
membres et les articulations peuvent être le siége de douleurs très-vives,
comme rhumatismales.

Les sens et leurs organes participent aux altérations du système nerveux. L'ouïe est ordinairement obtuse, quelquefois abolie ; souvent il y
a des bourdonnements d'oreilles très-incommodes ; l'œil est éteint,

morne, vitreux, la pupille dilatée ; la conjonctive est le siége d'une rougeur insolite ; le sens de la vue est parfois affecté d'hallucinations. Le malade voit les objets et les personnes tournoyer sur elles-mêmes. Les épistaxis se renouvellent ou même se montrent pour la première fois dans cette période, et les narines-offrent une pulvérulence qui a été surtout étudiée par M. de Larroque. La face est amaigrie ainsi que le reste du corps ; elle est terreuse, terne, plombée. La langue, visqueuse, gluante, ne tarde pas à se sécher ; elle devient chez les uns noire, comme caramélisée, ou bien fendillée, rouge à la circonférence ; chez d'autres elle est seulement enduite d'un mucus épais et collant ; elle sort quelquefois avec difficulté, en tremblotant, et le malade, oubliant de la retirer, la laisse pendante hors des lèvres. Les gencives et les dents sont revêtues d'un enduit fuligineux, quelquefois noir et brillant. L'haleine est ordinairement d'une remarquable fétidité. Pendant cette période, la soif est souvent moins vive, ou plutôt le malade plongé dans la prostration ne manifeste pas le besoin de la satisfaire. La déglutition peut aussi se trouver notablement gênée, soit par une sorte de paralysie, soit au contraire par des mouvements spasmodiques de l'arrière-gorge, soit par la sécheresse ou l'ulcération de ces mêmes parties.

Le ventre, qui n'était que légèrement météorisé, se ballonne davantage ; mais il devient moins facile de constater l'existence de la douleur à cause de l'insensibilité générale du sujet. La diarrhée survient ou continue, quelquefois en diminuant quant au nombre et à la quantité des selles ; mais celles-ci peuvent devenir involontaires lorsque la prostration est à son comble. A cette époque les selles sont liquides, brunâtres, fétides, contenant dans certains cas du sang noir et décomposé ; elles peuvent même être constituées par du sang pur : si cette hémorrhagie est abondante, le sujet y succombera. C'est même là une des formes particulières de cette maladie, dont nous parlerons plus bas. Les urines sont rares, épaisses, bourbeuses, quelquefois retenues dans la vessie et sortant par regorgement. La température de la peau augmente ; elle est âcre, mordicante, et s'élève au thermomètre à 36 ou 40° (Roger). La peau est terne, terreuse, exhale une odeur fétide, quelquefois une odeur de souris due à l'urine qui souille le malade ; sa sensibilité est d'ailleurs exaltée ou abolie, suivant l'état du système nerveux. Au début ou dans le courant de cette période, c'est-à-dire du huitième au quinzième jour, on voit apparaître à la surface antérieure du corps, particulièrement au ventre et à la base de la poitrine, des taches rosées, arrondies, très-petites, disparaissant sous la pression du doigt : ailleurs ce sont de véritables pétéchies, que nous décrirons plus en détail à l'occasion du typhus, dans lequel ces éruptions jouent un grand rôle. Vers le quatorzième ou quinzième jour, il n'est pas rare non plus de voir apparaître vers les mêmes parties, mais surtout à la partie supérieure de la poitrine, de petites élevures épidermatiques contenant une gouttelette de sérosité limpide, ce sont les *suda-mina*. L'état du pouls s'est notablement modifié : il est devenu faible,

petit, tremblant, parfois irrégulier; il s'élève jusqu'à 120 et même
130 pulsations. Vers la fin on le voit chez certains sujets se ralentir,
tomber même au-dessous du type normal, à 50 ou 40. Le sang offre ici
des altérations dont nous parlerons à propos de l'anatomie pathologique.

La congestion pulmonaire, qui dans la première période s'était révélée
par de la toux et du râle sibilant, poursuit souvent sa marche et se montre plus intense dans cette seconde période, au point de constituer une
forme qui mérite une description à part. L'affaiblissement des forces musculaires suffit du reste quelquefois seul pour produire de la dyspnée.

Enfin vers les derniers temps de cette seconde période, il est très-
commun de voir la gangrène s'emparer des parties du corps comprimées
entre les saillies osseuses et le plan qui supporte le tégument. Cet accident
s'observe surtout au sacrum, aux coudes, aux talons : ces parties prennent une teinte rouge, livide, deviennent douloureuses, et la mortification ne tarde pas à s'en emparer. Mais ce n'est pas tout : des parties non
soumises à la compression et particulièrement celles qui sont dépouil-
lées d'épiderme, comme la surface des vésicatoires; les parties de la peau
qui ont été accidentellement entamées, comme les piqûres de sangsues,
les points sur lesquels des sinapismes ont été appliqués, peuvent devenir
le siége de cette gangrène, qui s'étend parfois assez loin et cause des
ravages considérables dont les effets s'ajoutent encore à ceux de la maladie. M. Piorry a signalé le premier une éruption pustuleuse ecthy-
matique qui se fait assez souvent sur les points que doit envahir la gangrène et surtout au sacrum.

La marche des accidents dans cette période est assez souvent irrégulière, surtout pendant les premiers jours. On observe alors des exacerbations, plus particulièrement le soir ou pendant la nuit. Il survient
des frissons plus ou moins marqués, suivis de sueurs quelquefois assez
abondantes. La durée de cette période est de un à deux septénaires, et
alors la maladie peut se terminer soit par la guérison, soit par la mort.
Les phénomènes qui se manifestent dans l'un ou l'autre de ces cas
constituent la troisième période.

Troisième période. — 1° Quand la terminaison doit être fatale par les
progrès de la maladie, on observe l'aggravation de tous les accidents
que nous avons signalés. L'accablement, la prostration, l'insensibilité
deviennent encore plus marqués; il n'est plus possible désormais d'obtenir une seule réponse du malade; la langue, les dents s'encroûtent de
fuliginosités plus épaisses; il y a quelquefois à la surface interne de la
bouche une exhalation sanguine. Le pouls s'affaiblit, la chaleur cutanée
diminue, les extrémités se refroidissent; la peau se couvre de sueurs
froides, visqueuses; les yeux se cavent, ils ont tout-à-fait l'aspect vitreux;
la face est encore plus terreuse et plombée; les urines et les selles s'écou-
lent involontairement; la respiration s'embarrasse. Le malade n'avale
que très-difficilement, quelquefois avec menace d'asphyxie, d'autres
fois avec un bruit particulier, comme si les liquides tombaient au fond

d'un puits ; un coma profond se déclare, et le malade succombe.

La mort survient quelquefois dans des conditions différentes. Dans certains cas une sorte d'amélioration semble se manifester : les symptômes fébriles perdent de leur intensité, la fuliginosité diminue, la connaissance revient, mais les forces restent toujours profondément abattues, et le malade s'éteint lentement et par un véritable épuisement des sources de la vie. Ailleurs c'est un accident qui amène la mort.

A. *Perforation intestinale.* — Elle se montre plus rarement dans l'enfance qu'à tout autre époque de la vie et survient, pour la plupart du temps, dans des circonstances où les accidents peu intenses de la fièvre typhoïde pouvaient faire espérer la guérison ; d'autres fois c'est pendant la convalescence même. Cette perforation, dont nous décrirons plus bas le siége et les caractères anatomiques, s'annonce par une douleur subite, aiguë, déchirante, d'abord dans un point déterminé de l'abdomen, mais s'étendant bientôt à toute cette cavité ; la face devient pâle, grippée ; le pouls s'accélère, devient serré, fréquent, puis petit et misérable ; des nausées, des vomissements se déclarent ; le ventre se ballonne ; il survient des frissons irréguliers, et le malade succombe ordinairement dans l'espace de six à vingt ou vingt-quatre heures, rarement plus, rarement moins. Les douleurs de cette phlegmasie suraiguë du péritoine peuvent être masquées par l'état de l'intelligence ; mais les autres symptômes sont là pour la déceler.

B. Dans d'autres cas il survient une *hémorrhagie intestinale* abondante, et le sujet meurt dans une syncope ; mais cet accident est assez rare. Le plus ordinairement ces hémorrhagies épuisent le sujet en se répétant et le font périr dans l'anémie. (Voyez plus bas la **FORME HÉMORRHAGIQUE.**)

C. L'*érysipèle de la face* est plus fréquent que les deux accidents dont nous venons de parler ; il apparaît habituellement dans la troisième période. M. Chomel l'a vu quatre fois sur quarante-deux cas qui se terminèrent d'une manière funeste. Une circonstance remarquable, c'est qu'il se rencontre chez les sujets déjà gravements affectés. Cet érysipèle débute par le nez et delà gagne les joues et le front et parfois le cuir chevelu. La rougeur et le gonflement sont moins considérables que de coutume ; mais le pouls s'accélère, il survient des frissons, l'état fébrile reprend plus d'intensité, le délire augmente ou se déclare s'il n'existait pas, et le malade succombe soit aux accidents ainsi aggravés, soit à la suppuration ou même à la gangrène qui s'emparent des portions érysipélateuses.

D. La *congestion pulmonaire,* qui constitue une véritable forme de l'affection typhoïde, sera étudiée plus bas. Disons seulement qu'à un certain degré elle peut occasionner la mort.

2° Quand la *guérison* doit survenir, on voit les phénomènes les plus graves s'amender et les fonctions rentrer peu à peu dans l'état normal. La somnolence ou le délire diminuant, le malade paraît comprendre les questions qu'on lui adresse, déjà même il peut y répondre ; son regard

morne et éteint semble se ranimer ; les mouvements sont encore difficiles, mais cependant ils commencent à être possibles. La langue perd
sa sécheresse, elle s'humecte, et le malade la fait mouvoir avec plus de facilité ; la déglutition s'accomplit avec moins de peine ; le météorisme,
la diarrhée diminuent ; les selles, qui étaient brunes et fétides, prennent
une couleur jaunâtre et l'odeur ordinaire des matières fécales : elles renferment assez souvent des matières dures qui semblent avoir séjourné
dans le gros intestin ; les urines sont plus abondantes, parfois sédimenteuses ; la chaleur âcre et sèche de la peau se change en une douce moiteur : il y a même quelquefois une transpiration assez abondante ; le
pouls reprend de la force en même temps qu'il se rapproche du type
normal ; enfin les ulcérations qui succèdent aux escharres se couvrent
de bourgeons charnus de bonne nature et montrent une tendance vers
la cicatrisation.

C'est le plus souvent du quinzième au vingt-cinquième et même au
trentième jour et plus que ces changements favorables se font apercevoir.

Quelques auteurs ont signalé certains mouvements critiques qui, selon
eux, annonceraient une solution avantageuse ; nous en reparlerons à l'occasion du pronostic.

Convalescence. — La cessation des phénomènes typhoïdes, le retour
de la face à son aspect ordinaire, la disparition presque complète du
météorisme et de la diarrhée, la cessation de l'état fébrile, l'apparition
de l'appétit signalent le commencement de la convalescence. Il est
quelques phénomènes qui se montrent assez souvent dans la convalescence et dont le praticien doit être prévenu : ainsi parfois il y a une faim
très-vive, douloureuse même à laquelle il serait dangereux de céder
complétement. En général, la convalescence de la fièvre typhoïde est très-
longue, très-pénible, très-laborieuse et exige des soins assidus de la part
des médecins ; c'est même là un des caractères particuliers à la maladie.

Dans certains cas on voit survenir un *œdème* aux extrémités inférieures, avec ou sans douleur, qui persiste pendant plusieurs jours et ne
cède que quand le sujet a reconquis ses forces. Chez d'autres, l'*intelligence*, profondément troublée, ne reprend pas immédiatement son libre
exercice ; il reste soit un état bien marqué de faiblesse de la mémoire ou
du jugement, soit, mais beaucoup plus rarement, une véritable manie
qui se dissipe d'elle-même. M. Littré a signalé un cas de *paralysie* des
muscles fléchisseurs des deux jambes. Cette curieuse observation, sur laquelle les auteurs gardent le silence, a été confirmée depuis par le ré-
dacteur du *Bulletin de thérapeutique* (t. XXXI, p. 446) et par M. Duourd,
de Luc-sur-Mer (t. XXXII, p. 391), qui ont vu tous les deux une paralysie de la jambe gauche, le premier chez un enfant de onze ans, le second
chez un jeune homme de dix-huit ans. Nous appelons sur ce fait l'attention des observateurs (1). Enfin la chute des cheveux est un phé-

---

(1) MM. les docteurs Bazin et Jodin ont eu l'occasion d'observer il y a quelque

nomène qui se montre presque constamment dans la convalescence des affections typhoïdes; mais les cheveux ne tardent pas à repousser.

Durée. — Si l'on se rappelle ce que nous avons dit pour chaque période, on verra que la durée de la fièvre typhoïde est assez variable ; que la mort survient très-rarement avant le sixième ou septième jour, mais plus habituellement du quinzième au vingt-cinquième ou trentième jour; que la convalescence ne commence presque jamais à se manifester plus tôt que le quinzième jour et souvent plus tard jusqu'au quarantième ou quarante-cinquième jour.

Marche. — Nous n'avons non plus que peu de mots à en dire. Le plus ordinairement continue, elle offre souvent des exacerbations nocturnes et parfois de véritables phénomènes de rémittence. Tantôt les phénomènes vont sans cesse s'aggravant de l'invasion jusqu'à la troisième période ; parfois, mais beaucoup plus rarement, il y a des moments où les accidents semblent s'améliorer pour reprendre ensuite leur marche et s'aggraver de nouveau. On voit surtout ces améliorations factices dans le cours de la seconde période ; elles peuvent durer quelques jours. Les anciens les appelaient de fausses crises. On les reconnaîtra à ce qu'elles se montrent avant l'époque ordinaire de la convalescence vraie. Cette marche insidieuse doit mettre le praticien sur ses gardes.

Variétés de la fièvre typhoïde. — Les variétés ou plutôt les formes de la fièvre typhoïde sont basées sur différentes circonstances. Sur l'âge des sujets : fièvre typhoïde des enfants ; sur la prédominance de certains phénomènes : fièvres typhoïdes inflammatoire, bilieuse, muqueuse, adynamique, ataxique, lente nerveuse, hémorrhagique, dyspnéique, arthralgique ; sur la gravité des accidents : cas graves, moyens, légers, forme latente ; sur la marche, forme rémittente.

1° *Fièvre typhoïde des enfants.* — Suivant les recherches de MM. Rilliet et Barthez (*Traité des maladies des enfants*, t. II), Taupin (*Journal des conn. méd., chir.*, nov. et déc. 1839, janv. 1840), etc., la maladie qui nous occupe observée chez les enfants présente quelques particularités beaucoup moins nombreuses qu'on ne l'aurait peut-être pensé et qu'il est bon de faire connaître. Ainsi les vomissements, peu communs chez l'adulte, existent dans la moitié des cas chez les enfants, surtout chez ceux qui sont constipés au début, phénomène qui se montre aussi plus souvent que chez l'adulte. La langue est moins habituellement sèche et dure ; le délire furieux est plus rare ; les taches rosées, les épistaxis, les gangrènes cutanées, le météorisme, le gargouillement, les perforations et les hémorrhagies intestinales sont également plus rares ; mais par contre on observe plus fréquemment l'entérite aigüe, l'otite avec ou sans otorrhée et la pneumonie vraie.

---

temps, à la suite d'une fièvre typhoïde chez une petite fille de onze ans, une aphonie complète sans aucune lésion des facultés intellectuelles. Cette aphonie, qui tourmentait beaucoup l'enfant, a disparu brusquement un matin après 8 ou 10 jours de durée.

2° *Fièvre typhoïde inflammatoire.* — On l'observe souvent chez des sujets de vingt à trente ans, robustes, sanguins ; plutôt l'été que l'hiver (onze fois sur treize cas, Chomel). Ici les accidents débutent ordinairement d'emblée, sans prodrômes ; la céphalalgie est gravative, le visage coloré, la langue rouge, la soif vive, le pouls plein, dur ; la chaleur halitueuse ; l'urine rare, épaisse. Quelques personnes ont cherché à expliquer cette forme par la pléthore sanguine et l'accroissement du nombre des globules sanguins ; mais ces questions relatives aux modifications du sang ont besoin d'être encore étudiées.

3° *Fièvre typhoïde bilieuse.* — Elle est très-rare à Paris et dans les conditions ordinaires. On l'observe plutôt dans l'été ou dans l'automne. Les auteurs ont décrit des fièvres épidémiques bilieuses graves qui peuvent se rattacher à la variété qui nous occupe maintenant et qui se seraient montrées sous l'influence du génie épidémique. On la voit habituellement précéder les formes adynamique et ataxique ; elle constitue alors la première période de la maladie.—Elle débute par une céphalalgie frontale intense, le brisement des membres, des douleurs lombaires ; les ailes du nez, le tour de la bouche offrent une teinte jaune ; la bouche est amère, la langue revêtue d'un enduit jaunâtre plus ou moins épais ; il y a des nausées, des vomissements de matières bilieuses jaunâtres ou vertes, porracées ; la chaleur est âcre, sèche ; le pouls peu développé, fréquent ; la soif vive avec désir de boissons acides.

4° *Fièvre typhoïde muqueuse.* — Quelquefois endémique dans certaines localités basses, froides, humides (Forget), ou épidémique (épidémie de Gœttingue, Rœderer et Wagler). Les causes débilitantes y prédisposent ; elle attaque plus particulièrement les sujets très-jeunes, lymphatiques ou affaiblis. Elle précède aussi les formes adynamique et ataxique. Il y a affaiblissement marqué, plutôt de la nonchalance que de la stupeur ; les chairs sont molles, blafardes ; la bouche pâteuse, exhalant une odeur acide ; la langue blanche, plate, molle, visqueuse ; soif médiocre ; les selles sont muqueuses et très-abondantes, contenant souvent des lombrics ou des tricocéphales et quelquefois en très-grande quantité.

5° *Fièvre typhoïde ataxique.* — Plus fréquente que les précédentes : se montre chez les sujets nerveux à la suite de chagrins, d'émotions morales. Ses caractères sont : une agitation extrême ; un délire intense, souvent furieux ; des soubresauts de tendons, des spasmes dans différentes parties ; les secousses convulsives des membres, le tremblement de la langue, que le malade montre avec peine et ne fait que difficilement rentrer dans la bouche ; le plus ordinairement il y a constipation, et parfois rétention d'urine dès les premiers jours de la maladie. On observe souvent un désaccord entre certains phénomènes : brûlante dans quelques parties, la peau est fraîche ou tiède dans d'autres ; avec des phénomènes peu inquiétants, le pouls est très-fréquent, précipité ; ou bien avec des accidents fort graves, le pouls est presque à l'état normal ; dans certains cas même il descend au-dessous du type ordinaire. Il y a souvent des alternatives de rémissions trompeuses et d'exacerbations. Cette forme, qui débute d'emblée ou succède aux précédentes, est généralement grave. C'est également une forme ataxique que la fièvre typhoïde où se montrent pour ainsi dire dès le début, au second ou au troisième jour, les phénomènes de la seconde période, le délire, les soubresauts de tendons, etc.

6° *Fièvre typhoïde adynamique.* — C'est la forme la plus fréquente; on doit la regarder comme le type de la maladie. Elle affecte surtout les constitutions détériorées par la misère, la débauche, etc. Assez souvent primitive, elle peut succéder aux trois premières formes et s'associer avec la forme ataxique. La stupeur caractéristique existe ici au plus haut degré; la prostration est extrême, le décubitus constamment dorsal; le corps, sans mouvement, obéit aux lois de la pesanteur et glisse vers les pieds du lit; les évacuations alvines, brunes et fétides sont rendues involontairement; les urines ne sont évacuées que par regorgement; le coma est profond; la langue et la bouche sont moins sèches; les urines et les sueurs sont fétides; les engorgements pulmonaires sont fréquents; le pouls est faible, petit, tremblant; la peau décolorée, plutôt froide que chaude, surtout aux extrémités; la gangrène survient avec facilité, etc. Ces phénomènes durent parfois longtemps. C'est surtout dans les cas de fièvre typhoïde à forme adynamique que l'on voit la guérison ou la mort survenir aux environs du quarantième ou du quarante-cinquième jour. Du reste le danger est ici très-grand.

7° *La fièvre lente nerveuse d'Huxham* se manifeste « chez les personnes qui ont les nerfs faibles, une habitude de corps lâche, le sang ténu et appauvri; à la suite de grandes évacuations, d'un long abattement d'esprit, de veilles immodérées, de fatigue, etc. » (*An essay on fevers, by John Huxham, third édition*, p. 79 et 80.) Cette forme, si fidèlement décrite par l'observateur anglais, n'est en quelque sorte qu'une réunion de la fièvre latente et de l'ataxique à un faible degré. Dans la première période, le malade ne paraît pas sous le coup d'une maladie aussi sérieuse : sentiment d'indifférence, frissonnements irréguliers, lassitude, légers vertiges, nausées, anorexie ; paroxysmes vers le soir ; — pouls prompt et faible, parfois inégal ; céphalalgie se faisant particulièrement sentir à la partie supérieure et postérieure de la tête et accompagnée d'un léger délire ; chaleur inégalement répartie avec des redoublements ; urine pâle, limpide, peu ou point sédimenteuse ; langue sans sécheresse, recouverte d'un mucus fin et blanchâtre. — Vers le septième ou huitième jour : vertiges et douleurs de tête augmentées, bruissement d'oreilles continuel (*tinnitus aurium*) ; oppression, souvent défaillance au moindre effort pour se lever ; délire rarement violent : c'est un marmottement continuel qui alterne avec de l'assoupissement ; plus tard le délire est remplacé par le coma ; le malade tombe dans l'insensibilité complète ; les évacuations deviennent involontaires. Il y a dans tout le cours de la maladie, excepté quelquefois vers la fin, absence des phénomènes de putridité. La durée de cette fièvre est la même que celle de la fièvre typhoïde ordinaire. C'était pour la distinguer de la putride maligne par la marche lente des accidents nerveux qu'Huxham l'appelait ainsi, *fièvre lente nerveuse*.

Avant d'aller plus loin dans la description des diverses formes de la fièvre typhoïde, il est bon de remarquer que si l'on veut éviter toute confusion, il ne faut regarder comme une forme spéciale de la maladie que celle où les phénomènes caractéristiques de cette forme ont une intensité inusitée ou persistent dans des périodes auxquelles ils restent étrangers dans les cas ordinaires. Qu'on ne l'oublie pas : la fièvre typhoïde est inflammatoire à sa première période, adynamique à la seconde, adynamico-ataxique à la troisième.

8° *Fièvre typhoïde hémorrhagique.* — Cette variété n'est pas rare. La fièvre pétéchiale de Gênes, si bien décrite par Rasori, en est un exemple, et nous en pourrions citer beaucoup d'autres. Les sources principales de l'écoulement sanguin sont le nez et l'intestin ; mais le sang peut faire irruption dans le tissu des membranes, dans le parenchyme des viscères, comme le poumon et la rate.

Dans cette variété fort grave, le danger s'augmente nécessairement de l'état de faiblesse qu'amène la répétition des hémorrhagies. Les défaillances, les syncopes sont fréquentes, et la mort peut arriver dans un très-court espace de temps. Les docteurs Al. Thierry et Bazin ont eu l'occasion d'observer cette forme de la maladie, il y a quelques années, dans l'une des pensions de la capitale à laquelle ils sont attachés comme médecins. Un assez grand nombre d'élèves ont été atteints : beaucoup ont succombé du premier au quatrième jour. L'un d'entre eux est mort en trente-six heures. Le sang sortait à flots par les selles, par la bouche et les narines. L'eau froide, les astringents, le tamponnement, la ligature, l'emploi du seigle, rien ne put arrêter cette foudroyante hémorrhagie. On ne doit pas confondre cette fièvre typhoïde hémorrhagique avec la diathèse hémorrhagique (*morbus hemorrhagicus* de Werlof). Le mouvement fébrile, les conditions étiologiques, les évolutions de la maladie chez ceux qui guérirent ne permettaient pas le moindre doute sur le véritable caractère de la maladie dans le fait que nous venons de rapporter.

9° *Fièvre typhoïde dyspnéique ou pulmonaire.* — Cette forme a été décrite pour la première fois d'une manière complète par notre collaborateur le docteur Bazin (dissert. inaug. ; Paris, 1834), qui établit que les hypérémies pulmonaires, regardées comme des lésions accidentelles dans les fièvres essentielles, sont en réalité symptomatiques de ces affections. Ces hypérémies considérées anatomiquement se présentent sous trois états différents : l'engouement, l'hépatisation et l'apoplexie pulmonaire (voyez plus bas l'ANATOMIE PATHOLOGIQUE) auxquels correspondent des groupes de symptômes différents.

A. *Au premier degré* d'hypérémie pulmonaire se rapportent les phénomènes suivants. Gêne plus ou moins grande de la respiration : toux rare et le plus souvent sans expectoration, quelquefois suivie de quelques crachats visqueux ; dans certaines circonstances la toux n'existe même pas. La percussion donne partout un son clair ; mais l'auscultation permet de découvrir sur toute l'étendue du thorax et surtout en arrière, dès le début de la maladie, une rudesse particulière du murmure respiratoire qui offre moins d'amplitude que dans l'état sain, puis un peu plus tard, à droite et en arrière du thorax, quelquefois dans les deux côtés de la poitrine, un mélange de râle sonore et sous-crépitant qu'en raison de sa constance on pourrait appeler *râle typhoïde*. Du reste, pas de douleur de côté ; mais la respiration est gênée, plus ou moins laborieuse ; pouls fréquent et dur ; quelquefois une coloration rosée des pommettes qui disparaît et revient plusieurs fois dans la journée.

B. *Au second degré*, la respiration devient plus gênée, plus accélérée ; pas de douleur fixe dans la poitrine, mais sentiment d'oppression, de plénitude pectorale ; alors aussi toux ordinairement rare, quelquefois revenant à des intervalles plus rapprochés, suivie de l'expectoration de crachats arrondis, visqueux, puriformes, offrant dans quelques cas à leur surface des stries sanglantes, mais jamais rouillés ; coloration des pommettes plus prononcée que précédemment ; injection des conjonctives ; son mat surtout à droite, mais moindre que dans l'hépatisation pneumonique ordinaire ; la sensation de dureté que le doigt éprouve à la pression également moindre que dans la pneumonie ; respiration bronchique peu distincte à l'auscultation, obscurcie par un râle plus humide que celui de la première forme ; bronchophonie moins nette que dans l'hépatisation inflammatoire ; pouls d'autant plus développé que les lésions respiratoires sont plus avancées.

C. La troisième forme s'annonce par un trouble prononcé des fonctions respiratoires ; teinte rougeâtre des pommettes ; respiration courte, fréquente ; râle sonore, sous-crépitant dans la poitrine, etc. C'est sur un seul fait que M. Bazin a établi cette dernière forme. Il pense que dans certaines fièvres de mauvais caractère rapportées par les auteurs anciens, et où d'abondantes hémoptysies signalaient le début de la maladie, cette forme a dû être fréquente.

Quand la congestion pulmonaire existe, les symptômes abdominaux et l'adynamie sont moins développés que de coutume.

10° *Fièvre typhoïde arthralgique.*—Cette forme a été également établie par M. Bazin et adoptée par M. Littré sous le nom de *forme arthritique*, expression consacrée par le docteur Bazin. Ici les douleurs ne se montrent pas d'emblée, mais au bout de quelques jours, vers la seconde période. Elles sont très-vives, continues, sans rémission, arrachant parfois des cris aux malades, pouvant s'irradier dans les parties voisines. Elles siégent habituellement dans les articulations fémoro-tibiales ; mais dans quelques cas elles occupent la hanche ou le coude-pied. Les articulations malades ne présentent ni tuméfaction ni rougeur ; mais elles sont très-sensibles à la pression ; le pouls est fréquent, sans vibration. Dans cette forme, les accidents cérébraux ou ataxiques sont ordinairement peu prononcés. Si le sujet meurt, on ne trouve pas de lésion dans les articulations affectées.

11° La distinction de trois formes basées sur la gravité des symptômes est très-importante pour la pratique et surtout pour l'appréciation des moyens thérapeutiques. On admet généralement les trois formes *légère*, *grave* ou *moyenne* et *très-grave*.

A. Dans la *fièvre typhoïde légère*, l'affection débute par du malaise avec fièvre peu intense, céphalalgie médiocre, diarrhée ; la langue est blanche, humide, le visage abattu ; les accidents prennent un peu plus d'intensité ; le météorisme survient ; mais le délire, s'il existe, ne se montre que dans la nuit et avec peu d'intensité. Il n'y a ni somnolence ni coma, seulement de la stupeur ; la langue ne devient pas noire et sèche ; le pouls peut devenir assez fréquent, mais conservant de la fermeté ; la teinte plombée de la face est peu apparente ; il ne se forme pas d'escharres. La terminaison a lieu au plus tôt vers le quinzième ou dix-huitième jour.

B. Dans la *forme grave*, les phénomènes fébriles sont plus intenses, la soif est vive, la langue rouge à la pointe, collante ou sèche et même encroûtée ; le météorisme est plus prononcé ; les selles abondantes peuvent devenir involontaires ; l'abattement est extrême, le facies altéré, l'œil morne, la fièvre intense ; il y a du délire ou de la somnolence, de l'insomnie ; il peut se former des escharres. Ici la durée est ordinairement de vingt à vingt-cinq ou trente jours.

C. Les *cas très-graves* sont marqués par l'intensité des phénomènes, parmi lesquels se distinguent surtout ceux de l'adynamie et de l'ataxie. Céphalalgie intense, langue et dents fuligineuses, stupeur profonde, coma, délire, mouvements automatiques, soubresauts des tendons, etc., en un mot l'état que nous avons décrit en traçant le tableau de la maladie pour les seconde et troisième périodes. La durée est ici plus considérable, surtout quand l'adynamie est très-prononcée. La terminaison par la guérison a lieu du trente-cinquième au quarante ou même cinquantième jour. La mort peut survenir dans les différentes périodes, à partir du cinquième ou sixième jour, au plus tôt.

Ces trois formes ne sont pas également fréquentes. MM. Rilliet et Barthez, qui ont examiné 111 cas de fièvre typhoïde à ce point de vue, ont rencontré 47 cas de fièvre typhoïde légère, 41 de fièvre grave, 23 de fièvre très-grave. Il faut noter que ces résultats ont été obtenus chez de jeunes sujets. D'après d'autres relevés, la proportion des cas graves est beaucoup plus considérable chez les adultes. On comprend que dans de pareils calculs il faut faire abstraction des temps d'épidémie.

12° *Fièvre typhoïde latente.* — Les auteurs ont admis, d'après M. Louis, une forme dans laquelle les accidents sont peu prononcés et peuvent induire en erreur relativement au diagnostic. M. Littré a très-bien résumé dans le paragraphe suivant les anomalies qui caractérisent cette forme si souvent méconnue : « Quelquefois, dit-il, la maladie débute par des symptômes semblables à ceux qui se développent dans beaucoup de cas où ils deviennent bientôt aussi graves que caractéristiques. Mais après ce début l'affection paraît demeurer stationnaire : il n'y a ni diarrhée ni douleur de ventre; la chaleur et la soif sont peu considérables; le pouls reste calme, la langue naturelle; les forces sont conservées, le malade se lève tous les jours. D'autres fois il y a peu de diarrhée, et la céphalalgie persiste pendant plusieurs jours; l'anorexie est complète, les forces diminuent; l'affection intestinale est plus visible; puis au bout d'un temps plus ou moins long, on voit apparaître un léger délire, des hallucinations; les forces se perdent davantage. C'est parfois vers le trentième jour que ces accidents un peu plus caractéristiques surviennent, ou bien alors le malade a une épistaxis ou une garde-robe sanguinolente, ce qui, dans ces cas douteux, est d'une grande importance. C'est particulièrement dans cette forme latente que surviennent des améliorations notables, mais trompeuses, qui persistent dans certains cas quelques jours. La durée de cette variété de la dothiénentérie est généralement longue, à moins qu'elle ne soit brusquement interrompue par une perforation intestinale; elle va jusqu'au quarantième, cinquantième jour et au delà et peut se terminer par la santé ou par la mort. (*Dict.* en 30 vol., art. **DOTHIÉNENTÉRIE.**)

On ne saurait trop se tenir sur ses gardes dans la fièvre typhoïde latente, qui inspire au praticien une sécurité trompeuse en raison du peu de gravité apparente des symptômes; mais si les troubles fonctionnels ne suivent pas leur évolution ordinaire, il n'en est pas de même dans quelques cas des lésions intestinales, qui par suite de leurs progrès incessants peuvent amener au moment où l'on s'y attend le moins, alors même que le mouvement fébrile est très-modéré, le pouls au type pour ainsi dire normal, une hémorrhagie foudroyante ou une rupture intestinale bientôt suivie de la mort.

11° Quelques personnes ont admis une *forme rémittente*. Cette forme aurait été surtout observée dans certaines épidémies (Sarcone). Dans les circonstances ordinaires ce phénomène est très-rare; cependant plusieurs auteurs, et notamment M. Andral, disent en avoir rencontré des exemples. Déjà dans la description de la maladie nous avons signalé certaines exacerbations fébriles ayant lieu le soir et caractérisées par des frissons suivis de sueurs. Il arrive que ces exacerbations se montrent tous les deux ou trois jours aux mêmes heures. Nous reviendrons sur ce point en parlant du traitement de la fièvre typhoïde.

Complications. — On désigne généralement sous ce nom, la *méningite*, la *laryngite*, la *pneumonie* vraie, l'*otite* et l'*otorrhée*, l'*entérite*, etc. L'étude de ces complications appartient à la thérapeutique.

ANATOMIE PATHOLOGIQUE. — Nous examinerons d'abord les lésions caractéristiques de la maladie dans l'intestin ; puis nous les suivrons dans les autres organes.

État des follicules intestinaux. — On partage ordinairement en trois périodes l'évolution morbide de la lésion anatomique dont nous allons parler, savoir : éruption, ulcération et cicatrisation.

1° *Éruption.* — Le cas dans lequel on a pu observer les lésions à l'époque la plus rapprochée du début est celui de M. F. Devay, dont nous avons déjà parlé. La mort eut lieu le troisième jour, et déjà les plaques de Peyer étaient rouges, gonflées, saillantes ; les follicules isolés étaient également tuméfiés et comme confluents. Il y a donc deux ordres d'organes dans lesquels nous devons étudier l'éruption pendant une période qui s'étend du début au neuvième, dixième ou douzième jour.

A. *Plaques de Peyer.* — Les lésions dont elles sont le siége se montrent d'abord aux environs de la valvule iléo-cœcale ; puis elles remontent dans l'intestin vers le jéjunum : les changements morbides se faisant ainsi d'une manière progressive, les désordres sont d'autant plus marqués qu'on examine l'intestin grêle plus près de son union au cœcum. Les plaques altérées occupent la surface de l'intestin opposée aux attaches mésentériques, et quand on examine les parties à l'extérieur, le tube digestif étant distendu par des gaz, on voit à la surface péritonéale se dessiner des taches allongées, plus opaques que le reste de l'intestin, et l'on sent avec le doigt qu'à ces taches répondent des duretés, des inégalités. La muqueuse étudiée à l'intérieur, on voit dans les points que nous avons mentionnés des espèces d'ilots allongés, de forme elliptique, irrégulière, de deux à trois pouces de long sur un demi-pouce de large, plus rarement arrondis et présentant deux formes d'altération, les plaques *gaufrées* et les plaques *réticulées*. — Les premières (*plaques dures* de M. Louis) font une saillie de quelques lignes à bords en relief ; elles sont d'un blanc mat ou rosées, quelquefois pâles, plus rarement rouges ; d'une consistance ferme, élastique. Si on les coupe suivant leur épaisseur, on trouve sous la muqueuse, ordinairement saine à cette époque, mais plus ou moins épaissie, une matière jaunâtre, homogène, ferme, cassante, brillante à la coupe. Au-dessous de cette matière sont les tuniques celluleuse, un peu hypertrophiée, puis la musculeuse et la péritonéale, ces deux dernières à l'état naturel.

Les plaques *réticulées* (*plaques molles* de M. Louis) font peu de saillie ; quelquefois même elles sont déprimées, mais rarement. Leur surface présente l'aspect d'un réseau membraneux à mailles serrées et régulières ; mais aussi quelquefois elle est lisse et grenue : on y reconnaît les orifices des follicules. Ici la consistance est molle ; la muqueuse ramollie s'enlève avec facilité et laisse apercevoir non plus la matière des plaques dures, mais du tissu cellulaire humide, quelquefois injecté. M. Chomel compare la structure de ces plaques au parenchyme de la prune ou de la cerise. Cette forme est la plus rare ; assez souvent on la trouve combinée avec la première. Une même plaque peut être gaufrée dans une portion de son étendue, réticulée dans l'autre. D'après les recherches de MM. Rilliet et Barthez (t. II, p. 353), cette forme serait la plus fréquente dans l'enfance.

On a regardé comme des lésions propres à la dothiénentérie l'état de certaines plaques couvertes d'un pointillé noir et que l'on a comparées à une barbe très-brune fraîchement rasée. Les uns ont dit que c'étaient des plaques commençant à s'altérer; d'autres croient que ce sont des plaques anciennement hypertrophiées et actuellement en voie de résolution; d'autres enfin ne regardent pas cet état comme pathologique. Le fait est qu'on le rencontre dans des circonstances très-diverses, et que son rôle dans la fièvre typhoïde est trop peu apparent pour qu'on s'y arrête (1).

B. *Follicules isolés.* — Pendant cette période, les follicules isolés subissent des modifications analogues à celles des plaques. Leur siége est le même; c'est-à-dire qu'on les rencontre d'autant plus nombreux et plus profondément altérés qu'on s'approche davantage de la valvule iléo-cœcale. Ils se présentent sous forme de boutons plus ou moins gros, plus ou moins saillants, durs, élastiques; les uns sont seulement hypertrophiés et forment une espèce de granulation du volume d'un grain de millet, avec un point gris au centre qui marque l'orifice du follicule, c'est la forme *granuleuse;* les autres sont plus volumineux, présentant, quand on les fend suivant leur hauteur, un petit cône de matière blanchâtre semblable à celle des plaques dures, c'est la forme *pustuleuse* des auteurs.

Ces altérations sont ordinairement mêlées et confondues dans la portion d'intestin où on les rencontre : très-rarement les plaques ou les follicules isolés se présentent seuls; cependant MM. Chomel et Genest (ouvrage cité, p. 189, 193 et 197) en citent des exemples. Quoi qu'en aient dit plusieurs auteurs, l'altération que nous venons de décrire peut manquer, et dans certains cas qui ont été très-graves on ne voit qu'une seule plaque et quelques follicules altérés; d'autres fois, au contraire, on en compte jusqu'à vingt ou trente, très-rapprochées les unes des autres dans l'espace de deux ou trois pieds. Les follicules aussi peuvent être comme confluents, à peine écartés de quelques lignes les uns des autres.

Si l'on examine la *muqueuse* environnante, on la trouve ordinairement saine, quelquefois un peu rouge, par plaques ou arborisations. C'est surtout vers la fin de l'iléon que cette rougeur s'observe; elle est plus marquée au sommet des valvules conniventes.

Les lésions que nous venons de décrire peuvent se terminer de deux

---

(1) Cette légère hypertrophie des plaques de Peyer, toujours accompagnée d'un pointillé gris, bleu ou noir, doit être regardée comme un état normal dans l'enfance et anormal chez l'adulte. Nous l'avons constamment rencontrée chez les personnes mortes d'une intoxication saturnine.

manières différentes, par résolution, ou par ulcération. Dans le premier cas, la plaque, qui était saillante, se déprime et tend à reprendre son aspect naturel; mais elle conserve encore de la dureté, revêt une teinte violacée, et sa muqueuse prend un aspect plissé très-remarquable. C'est à cette période que, suivant certains observateurs, on trouverait ces plaques ponctuées dont noús avons parlé. Dans tous les cas, la résolution s'opère dans le même sens que l'éruption, c'est-à-dire de la valvule iléo-cœcale vers le jéjunum, et commence à une époque indéterminée qui parait être du quinzième au vingt-cinquième jour. Beaucoup de personnes pensent que les *plaques reticulées* en raison de leur altération profonde de texture ne sont pas susceptibles de résolution. — Nous allons décrire actuellement la seconde période de l'évolution morbide des follicules.

2° *Ulcération.* — *A. Plaques de Peyer.* — C'est encore dans l'ordre de l'éruption et du huitième au douzième jour que les premiers phéno-mènes de l'ulcération se manifestent; elle se fait de deux manières : 1° de *dedans en dehors*, la matière jaunâtre, élastique des plaques dures se ramollit ou même semble frappée de mort, comme le bourbillon celluleux du furoncle; la muqueuse qui recouvre cette matière se ra-mollit à son tour, se détache par lambeaux et laisse apercevoir dans ses intervalles déchirés la matière homogène, qui a pris une teinte verdâtre; cette matière finit, par s'éliminer à son tour; — 2° dans d'autres cas, c'est de *dehors en dedans* que l'ulcération s'établit; la muqueuse qui recouvre la plaque se ramollit, s'ulcère, soit en un seul point qui s'étend, soit en plusieurs points qui se réunissent et finissent par envahir toute la plaque. Ce mode d'ulcération est spécial aux plaques réticulées.

Quoi qu'il en soit de ce double mécanisme, l'ulcère qui succède à la plaque reproduit habituellement la forme de celle-ci, mais souvent d'une manière irrégulière, ce qui est dû surtout à l'état de la muqueuse sur les bords. Celle-ci peut être blanche, mince, sans traces de phleg-masie et quelquefois décollée dans une étendue plus ou moins consi-dérable à la circonférence de l'ulcère; d'autre fois elle est rouge, épaissie, et les bords sont saillants, comme taillés à pic. Le fond est formé soit par des débris de la matière blanchâtre, soit par le tissu cellulaire à divers états d'altération, hypertrophié, infiltré ou même fongueux, rougeâtre, grisâtre ou ardoisé; soit, après la destruction de celui-ci, par la tunique musculeuse également altérée : la musculeuse ayant été rongée à son tour, le péritoine forme seul le fond de l'ulcération. Ces solutions de conti-nuité offrent des dimensions très-variables, tantôt très-étendues et comme formées par l'extension du travail d'érosion à la muqueuse envi-ronnante, tantôt au contraire très-limitées, ayant seulement deux ou trois lignes de diamètre : dans ce cas elles sont ordinairement arrondies.

Quand l'érosion tend à détruire, surtout en profondeur, il arrive que l'intestin peut être *perforé*. Les *perforations intestinales* sont, comme nous l'avons dit plus haut, assez communes dans la fièvre thyphoïde.

Leur siége presque constant est à la fin des intestins grêles, là où se trouvent les altérations les plus anciennes et les plus prononcées. Elles sont d'ordinaire très-petites ; leurs plus grandes dimensions ne dépassent guère deux ou trois lignes. En les examinant par l'intérieur de l'intestin, on voit qu'elles ont pour point de départ une ulcération plus ou moins considérable, mais le plus souvent très-petite. La largeur plus grande de la solution de continuité du côté de l'intestin prouve que le travail s'est fait de dedans en dehors. L'abouchement de l'intestin avec la cavité péritonéale est constitué par un pertuis très-étroit formé par la séreuse, dont les bords sont quelquefois frangés et comme déchirés par un mouvement d'expansion et d'autres fois présentant les débris d'une escharre qui s'est rompue. M. Forget pense que la perforation peut être produite par le ramollissement et la mortification d'emblée d'une plaque gauffrée. Dans tous les cas on observe dans la cavité péritonéale un épanchement de matières intestinales et des traces plus ou moins manifestes d'inflammation. (Voyez PÉRITONITE.)

La gangrène des plaques de Peyer a été observée par quelques auteurs qui ont rencontré à leur niveau des escharres sèches et des détritus mélés de putrilage.

B. *Follicules isolés.* — Leur ulcération a lieu par un mécanisme semblable à celui qui détruit la plaque de Peyer. La muqueuse se ramollit au sommet du petit cône, la matière qu'il contient se ramollit à son tour et se détache comme le bourbillon du furoncle ; d'autres fois c'est celle-ci qui se ramollit la première. Dans tous les cas l'ulcération ainsi formée est petite, arrondie, plus ou moins profonde, à bords coupés à pic et comme taillés avec un emporte-pièce. Ces ulcérations peuvent, comme les précédentes, devenir le siége d'une perforation. C'est encore aux environs de la valvule de Bauhin que les follicules ulcérés sont les plus nombreux et le plus profondément altérés.

Dans cette seconde phase de l'évolution morbide, la muqueuse intestinale qui environne les plaques ulcérées est plus ou moins ramollie et injectée dans les quatre cinquièmes des cas environ, suivant le relevé des statisticiens. Après le vingtième jour, la coloration rouge devient violacée, puis finit par prendre une teinte grise ardoisée.

3° *Cicatrisation.* — Vers la quatrième semaine, le travail ulcératif est remplacé par un phénomène inverse ; la cicatrisation se prépare. Alors les bords de l'ulcère s'affaissent ; le fond semble par conséquent s'élever : il présente une surface grenue, blanchâtre, manifestement couverte de bourgeons charnus très-fins ; plus tard la surface de la solution de continuité se revêt d'une pellicule mince, lisse, brillante, comme transparente et se continuant avec le tissu muqueux environnant. La membrane cicatricielle s'épaissit peu à peu ; d'abord polie et sans villosités, elle finit plus tard par prendre entièrement l'apparence propre aux membranes muqueuses : de sorte que chez les sujets qui succombent quelques années après avoir éprouvé une fièvre typhoïde grave et de longue durée, il est impossible de retrouver la moindre trace des ulcérations dont l'intestin avait certainement été le siége.

Cette série de phénomènes est spéciale à la fièvre typhoïde. Nous devons cependant rappeler ici que certaines maladies s'accompagnent aussi de lésions, du côté des follicules intestinaux, qui ne sont pas sans analogie avec celles que nous venons de décrire. Ces maladies sont le choléra, certaines fièvres éruptives, la scarlatine, la variole, la diathèse purulente et la phthisie.

Dans le *choléra* il y a quelquefois saillie des plaques agminées, mais peu considérable, et d'ailleurs l'hypertrophie reste toujours au même point à toutes les époques de la maladie. Les granulations *psorentériques* de cette même maladie sont beaucoup plus nombreuses et plus petites que celles dont nous avons parlé à propos de l'hypertrophie des follicules isolés, et suivant MM. Serres et Nonat, qui les ont décrites les premiers, elles seraient constituées par les papilles et non par les follicules.

Dans les *fièvres éruptives* et la *résorption purulente* on voit parfois aussi une légère hypertrophie des plaques de Peyer; mais ici encore la saillie est à peine prononcée, et la plaque ne subit aucune autre altération.

Chez les *phthisiques* on rencontre souvent l'intestin grêle rempli de follicules isolés aussi gros que ceux de la dothiénentérie et renfermant une matière jaunâtre qui n'est autre chose que du tubercule. En même temps les plaques de Peyer sont tuméfiées, mais à un degré peu considérable et n'offrant pas les caractères que nous avons décrits plus haut. On voit seulement, sur les plaques, quelques follicules plus saillants que les autres et remplis de matière tuberculeuse, laquelle n'est jamais étalée en nappe sous la muqueuse, comme cela a lieu dans la fièvre typhoïde pour la matière blanchâtre élastique. Ces petites tumeurs se développent de la circonférence au centre avec beaucoup de lenteur, de telle sorte que les premières sont déjà ulcérées au milieu de la plaque quand celles de la périphérie contiennent à peine un peu de matière tuberculeuse. Ces ulcérations chez les phthisiques sont environnées de tissus indurés, et l'on peut y retrouver des débris de matière tuberculeuse. Enfin on les rencontre indifféremment dans toute l'étendue de l'intestin grêle. Le gros intestin offre également des surfaces ulcérées. Ces caractères suffisent pour éviter toute confusion si l'on y joint l'état de tuberculisation des ganglions mésentériques chez les phthisiques.

État de la muqueuse digestive. — Le *pharynx* présente quelquefois des ulcérations ovalaires ou arrondies, petites et superficielles, et dans quelques cas une infiltration purulente du tissu cellulaire sous-muqueux. — Dans l'*œsophage* il peut également y avoir des ulcérations allongées, disposées longitudinalement et très-superficielles. Ces lésions du pharynx et de l'œsophage existent dans un sixième des cas funestes environ. — La muqueuse de l'*estomac* se présente dans des états variables : quelquefois pâle ou teinte en jaune par de la bile, quelquefois d'un rouge plus ou moins foncé et sans altération de consistance, quelquefois d'une teinte ardoisée.

Le ramollissement, quand il existe, ne se montre guère que vers le grand cul-de-sac de l'estomac; il y a d'ordinaire, en même temps, amincissement; ailleurs c'est une hypertrophie avec état mamelonné de la muqueuse. Les ulcérations sont rares (une fois sur douze); elles sont très-petites, arrondies et superficielles.

La muqueuse de l'*intestin grêle* présente quelquefois, comme nous l'avons vu, des rougeurs ou des arborisations aux environs des plaques; en outre le duodénum et le jéjunum sont assez souvent rouges dans une étendue plus ou moins considérable; mais la consistance de la muqueuse est rarement altérée. Ces lésions sont beaucoup plus communes dans l'enfance que chez les adultes. (Rilliet et Barthez, ouvrage cité, p. 393.) MM. Chomel et Genest ont décrit une altération particulière de la muqueuse qui leur a paru liée aux hémorrhagies intestinales. Cette altération consiste dans une infiltration sanguine gélatiniforme de la muqueuse intestinale dans toute la circonférence du tube et dans une étendue qui varie de quelques centimètres à un mètre : « L'épaisseur de la membrane muqueuse, disent-ils, est doublée ou même triplée; elle offre un aspect gélatiniforme tout-à-fait particulier : on dirait une couche de gélatine noire ou rouge, ou seulement rosée, étendue à la surface de la muqueuse avec son aspect brillant et tremblant. Cette altération est produite par l'infiltration d'un fluide rouge dans les mailles de la muqueuse, qui en occasionne l'épaississement apparent et lui donne une couleur brillante et comme chatoyante. On en acquiert la preuve si l'on passe, en appuyant avec une force médiocre, le manche du scalpel à la surface de l'intestin : à l'instant même on en voit sortir, par les pores de la muqueuse, un fluide plus ou moins rouge et quelquefois très-abondant , et cette tunique reprend elle-même en même temps son épaisseur et quelquefois même sa couleur ordinaire. » (Ouvrage cité, p. 252.)

Généralement l'intestin est distendu par des gaz et contient une certaine quantité de liquide formé de mucus plus ou moins épais, jaunâtre, souvent mêlé à une bile épaisse et visqueuse plus ou moins abondante; rarement on trouve des matières fécales ayant conservé leur consistance, elles sont presque toujours délayées dans le mucus ; d'autres fois c'est du sang pur ou bien altéré, noir, grumeleux, ou en bouillie; il y a aussi, assez souvent, des vers lombrics en nombre plus ou moins considérable. M. Schœnlein, de Berlin, avait signalé dans les selles l'existence de cristaux prismatiques qu'il croyait pathognomoniques de la dothiénentérie; mais M. Gluge a fait voir qu'ils se rencontraient dans d'autres maladies. — On a quelquefois trouvé des invaginations intestinales mais sans adhérences et probablement formées après la mort ou pendant les derniers instants de la vie.

La muqueuse du *gros intestin* présente différents états de rougeur et de ramollissement qui n'ont rien de constant et qui occupent des surfaces plus ou moins étendues. Assez souvent les follicules isolés de cet intestin sont hypertrophiés, s'y dessinent sous forme de boutons comme dans l'intestin grêle. Quelquefois aussi on y trouve des ulcérations, mais généralement plus petites, plus superficielles et nullement comparables à celles de l'iléon ; elles peuvent cependant, mais exceptionnellement, creuser en profondeur et même devenir le siége d'une perforation. Du reste le gros intestin, mais surtout le cœcum et le colon transverse sont distendus par des gaz ; ils peuvent acquérir alors un volume énorme. Les trichocéphales, dont plusieurs auteurs ont signalé l'existence, se trouvent dans le cœcum.

État des ganglions mésentériques. — Les lésions des ganglions mésentériques sont généralement en rapport direct avec celles des follicules isolés ou agminés. Pendant la première période, ils se tuméfient et peuvent acquérir le volume d'une noisette ou même d'une noix ; ils prennent une teinte rosée, puis plus foncée, puis rouge et se ramollissent. Plus tard ils deviennent grisâtres, et l'on peut y reconnaître une véritable infiltration purulente qui se montre sous forme de taches grises ou jaunâtres. Très-rarement le pus s'y trouve à l'état de collection ; cependant M. Louis en a vu des exemples. Quand les plaques se cicatrisent, les ganglions deviennent plus fermes, diminuent de volume, prennent une couleur violacée, puis ardoisée et même noire ; leur consistance peut alors être très-dure.

La relation entre l'état des follicules et celui des ganglions n'est pas toujours aussi directe et aussi constante que nous venons de l'établir. Ainsi on trouve parfois des ganglions presque sains au niveau de plaques profondément ulcérées, et réciproquement des ganglions infiltrés de pus quand les plaques ne sont pas encore ramollies.

État de la rate. — L'augmentation de volume de la rate est une lésion presque constante de la fièvre typhoïde : ses dimensions sont au moins doublées et quelquefois quintuplées ; sa couleur est brune ou violacée, ou bien encore d'un rouge foncé ; elle est en même temps ramollie et parfois même convertie en une sorte de bouillie pulpeuse de couleur lie de vin. Du reste cette altération de la rate se retrouve dans les pestes, comme nous le dirons plus bas. Chez des sujets morts a une époque très-avancée, on a vu la rate atrophiée, sèche, dure, cassante.

État des poumons et de la muqueuse des voies respiratoires. — Les altérations des poumons sont encore caractéristiques de la fièvre typhoïde, comme nous l'avons vu plus haut (p. 22). Elles ont été pour la première fois décrites par notre collaborateur M. Bazin, qui leur assigna leur véritable place parmi les hypérémies actives. Il y reconnaît trois degrés :

1er degré, *engouement.* — Il est caractérisé par une teinte rouge foncé du parenchyme du poumon, plus prononcée que dans l'engouement inflammatoire et que dans l'hypérémie cadavérique. La crépitation existe encore plus marquée que dans l'inflammation, moindre que dans l'hypérémie cadavérique. La densité est aussi plus considérable que dans le phlogose pulmonaire. Si l'on pratique des incisions dans un poumon offrant l'hypérémie symptomatique, on verra ruisseler de la surface des incisions un liquide rouge foncé non spumeux, tandis que dans le premier degré de la pneumonie c'est un liquide séro-sanguinolent et spumeux. Un caractère important, c'est que le parenchyme pulmonaire dans l'hypérémie typhoïde, purgé par les lavages et les malaxations des liquides qu'il contenait, reprend à peu près son état normal, tandis qu'il est plus friable dans l'inflammation.

2° degré, *hépatisation.* — La rougeur est ici plus grande que dans le second degré de la pneumonie ; mais la pesanteur spécifique est moindre. Si l'on pratique des incisions dans le parenchyme, la surface de ces incisions présente des zônes ou tranches de différentes nuances et dont la couleur varie du rouge clair au noir, nuances qui ne se remarquent pas en général dans l'hépatisation pneumonique. L'aspect du poumon divisé ou déchiré n'offre jamais les granulations propres à cette dernière : il présente des cloisons membraneuses comprimées par des rameaux bronchiques restées intactes, tandis que dans la pneumonie elles sont séparées par le sang qui obstrue les vésicules aériennes. Aussi le poumon congesté résiste-t-il plus à la déchirure que le poumon enflammé. Jamais l'hépatisation hypérémique ne se transforme en hépatisation grise ; jamais elle ne donne lieu à l'inflammation de la plèvre, ce qui est le contraire dans l'hépatisation inflammatoire.

3° degré, *apoplexie pulmonaire.* — Cette lésion présente les caractères propres à l'apoplexie pulmonaire ordinaire, c'est-à-dire un épanchement du sang hors de ses vaisseaux avec déchirure du tissu pulmonaire. Cette apoplexie se distingue de certaines congestions locales, de certaines pneumonies lobulaires en soumettant la partie gorgée de sang à un filet d'eau : s'il s'agit d'une apoplexie, l'eau entraîne le sang et montre à découvert une cavité plus ou moins considérable où flottent les débris du parenchyme déchiré.

Ces congestions occupent surtout la partie postérieure des lobes inférieurs, sauf la dernière, qui peut se présenter dans toute l'étendue des poumons.

La *muqueuse des voies aériennes* présente quelques altérations qui ont surtout été étudiées par M. Louis. — L'*épiglotte* est assez souvent le siége d'ulcérations à bords rouges plus ou moins épaissis et décollés, pouvant s'étendre jusqu'au cartilage, que l'on a vu lui-même profondément érodé. On a aussi, mais moins souvent, trouvé des ulcérations dans le *larynx*. Ces lésions sont plus rares que celles du pharynx et de l'œsophage ; la muqueuse des bronches est ordinairement d'un rouge livide et violacé, sourtout dans les petites ramifications, et tapissée d'un liquide visqueux, parfois spumeux et mêlé de sang. Ces altérations sont très-marquées dans les cas d'hypérémie pulmonaire.

État de l'appareil circulatoire. — On a trouvé dans la moitié des cas environ un ramollissement du cœur qui peut être porté à un degré assez considérable ; d'autres fois cet organe est dans un état marqué de flaccidité : le tissu est pâle ou livide, les membranes cavitaires sont d'un rouge violacé, et cette coloration due à l'imbibition cadavérique s'étend dans les gros vaisseaux.

État du sang. — 1° *Pendant la vie.* — Les auteurs sont loin d'être d'accord à cet égard. Voici ce que l'on observe en général. Le caillot est large, étalé, à bords plutôt déprimés que relevés, entouré d'une quantité peu considérable de sérum, rouge ou vermeil à sa surface, ou offrant çà et là des taches verdâtres ou d'un gris jaune et glaireuses, ou une mince pellicule irisée ; ce caillot est mou et se laisse déchirer ou plutôt écraser avec facilité. Il y a rarement diffluence complète, sauf peut-être dans la dernière période de la maladie.

Quant aux *modifications chimiques*, nous exposerons ce que certains observateurs en ont dit dans ces derniers temps. Suivant MM. Andral et Gavarret, dans les premiers temps de la maladie il y a parfois surabondance de globules, mais proportion normale de fibrine. Ce n'est que plus tard que celle-ci diminue. Ainsi le caractère chimique de la fièvre typhoïde qui lui est commun avec les exanthèmes, c'est d'amener la diminution de l'élément spontanément coagulable. On a précisément l'inverse dans les phelgmasies (*Essai d'hémat. patholog.*, page 16 et suivantes). De leur côté MM. Becquerel et Rodier, qui ont étudié la question avec beaucoup de soin, sont arrivés aux conclusions suivantes : 1° les globules, normaux d'abord, diminuent ensuite de quantité par les progrès de la maladie et l'effet des saignées ; 2° l'albumine diminue dans les mêmes conditions ; 3° la fibrine, souvent normale, diminue sans cause appréciable ; la défibrination coïncide généralement avec l'état adynamique ; 4° la cholestérine augmente en proportion des saignées ; 5° le sang défibriné ne fournit pas un caillot plus diffluent ; il est assez foncé en couleur, de densité faible, etc. (*Gaz. méd.*, an 1844, p. 785.) Ainsi en définitive, MM. Becquerel et Rodier n'ont trouvé rien de positif ni de constant, dans les altérations du sang, chez les sujets dothiénentériques. Comme on le voit, ces résultats ne concordent pas avec ceux de MM. Andral et Gavarret et demandent de nouvelles recherches. Nous ajouterons, pour être plus complets sur ce point, que MM. Dujardin et Didiot, travaillant d'après les recherches de M. Dumas sur la vitalité des globules, ont cru constater la diffluence de ces éléments du sang dans la fièvre typhoïde. (*Accad. des sciences*, 27 juin 1846.)

2° *Après la mort*, le sang est en général noir et fluide ; on a cependant rencontré des caillots fibrineux. La persistance du principe coagulable paraîtrait en rapport avec l'état de fermeté conservée du cœur, tandis que le sang diffluent se montrerait surtout sur les sujets dont le cœur était notablement ramolli. On a aussi trouvé assez souvent des bulles plus ou moins considérables de gaz mêlées au sang contenu dans le système vasculaire.

État du foie. — M. Louis l'a trouvé ramolli dans la moitié des cas ; mais les relevés des autres observateurs tendent à faire descendre un peu ce chiffre. En même temps qu'il présente cette altération dans la consistance, le foie est pâle, sa section est aride et sèche au lieu d'être humide, ses divers éléments anatomiques semblent confondus. Le parenchyme est devenu friable; dans d'autres cas il est manifestement hypérémié. — La bile trouvée dans la vésicule est diversement altérée; le plus ordinairement elle est aqueuse, peu colorée, souvent acide et détruisant les matières bleues végétales. (Martin Solon, journal *l'Exper.*, févr. 1844.)

Le *rein* présente aussi quelquefois, mais plus rarement, des congestions, des ramollissements généraux ou partiels.

L'*urine* a été surtout étudiée par M. Martin Solon. Il a reconnu que pendant la vie elle est plus dense; qu'elle conserve son acidité normale et s'élève quelquefois au-dessus; que les cas d'alcalinité sont rares, mais qu'elle passe facilement à l'alcalescence à cause de sa proportion d'*urée* plus considérable que dans l'état normal; que la transparence de l'urine est troublée par du mucus et de l'acide urique, de l'urate et de la matière colorante qui se déposent; qu'un nuage formé de bi-urate d'ammoniaque et excité par la réaction nitrique semble avoir un caractère *critique* (observé dans d'autres maladies); que dans la fièvre typhoïde comme dans beaucoup d'autres affections, mais plus fréquemment dans cette dernière l'urine peut devenir passagèrement albumineuse, ce que M. Martin Solon attribue à la congestion sanguine du rein. (*Acad. de médec.*, nov. 1847).

État du système nerveux. — Les méninges sont quelquefois injectées de sang et plus ou moins congestionnées; dans plusieurs cas aussi on trouve une infiltration séreuse de la pie-mère, soit sur les hémisphères, soit à la base, et un peu de sérosité épanchée dans les ventricules. — Le cerveau est parfois légèrement piqueté ou un peu ramolli, surtout à la surface, qui peut se trouver aussi adhérente à la pie-mère et se laisse enlever avec cette membrane quand on veut la détacher du cerveau. M. Piedagnel, qui s'est livré à des recherches suivies sur l'état du cerveau dans la fièvre typhoïde, dit avoir trouvé les principales lésions dans les couches grises corticales, où il admet les trois degrés suivants d'altérations : 1° hypertrophie; 2° ramollissement avec décoloration; 3° ulcération (*Acad. de méd.*, séance du 27 août 1839). L'observation journalière ne confirme pas la fréquence de ces lésions. Tout ce que l'on peut dire, c'est que les désordres du côté de l'encéphale n'ont rien de caractéristique, rien de constant.

Ainsi, en résumé, l'éruption des plaques de Peyer et des follicules isolés, leur ramollissement et leur ulcération, le gonflement et le ramollissement des ganglions mésentériques, l'hypérémie pulmonaire, l'hypertrophie avec ou sans ramollissement de la rate, telles sont les lésions anatomiques caractéristiques de la fièvre typhoïde; les autres sont purement accidentelles.

Habitude extérieure. — Si maintenant nous examinons l'habitude extérieure et générale du cadavre, nous aurons à noter, outre les traces des lésions cutanées observées pendant la vie, taches rosées ou pétéchiales, escharres, etc., la facilité avec laquelle les parties déclives se teignent de lividités cadavériques ; la tendance rapide à la décomposition décelée par la coloration verdâtre que prennent au bout de peu de temps les téguments du ventre, surtout pendant l'été ; la fréquence et la promptitude de l'exhalaison gazeuse dans le tissu cellulaire du cou et des parois de la poitrine, qui devient quelquefois emphysémateux en quelques heures. Enfin nous dirons que l'état d'amaigrissement du corps est en raison de l'intensité et de la durée de la maladie.

ÉTIOLOGIE. — *Causes prédisposantes.* — *Age.* — La fièvre typhoïde peut se rencontrer à tous les âges, mais dans une bien inégale proportion. Ainsi elle est très-rare jusqu'à l'âge de douze ans. Cependant, sans parler des observations de Billard (*Maladie des enf.*, p. 384), qui nous paraissent peu concluantes, nous dirons que M. Charcellay (*Journal de méd.*, de Tours) l'a vue chez un nouveau-né : l'affection avait débuté pendant la vie intrà-utérine ; M. Rilliet chez un enfant de sept mois (ouvrage cité, p. 403) ; Abercrombie chez des enfants du même âge, Rilliet et Barthez (*ibid.*) ; M. Bricheteau chez un enfant de dix mois (*Gaz. des hôp.*, 28 oct. 1841), etc. Ce n'est qu'à partir de l'âge de quatre ans que la dothiénentérie commence à devenir fréquente ; passé soixante ans elle est excessivement rare ; on a même contesté son existence à cette époque de la vie. Comme faits exceptionnels, nous citerons celui de MM. Lombard et Fauconnet, qui se rapporte à une femme de soixante–douze ans (*Gaz. méd.*, 1843, p. 592), et celui de M. Prus, qui a pour objet un homme de soixante-dix–huit ans (*Gaz. méd.*, 1838). Si maintenant nous examinons les relevés de MM. Rilliet et Barthez, Taupin, Audiganne, etc., pour l'enfance, Louis et Chomel pour l'âge adulte, nous verrons que la fréquence de la fièvre typhoïde suivant l'âge croît avec les années, et qu'elle a été surtout observée chez l'enfant de sept à quatorze ans et chez l'adulte de dix–huit à trente ans. La fièvre typhoïde se développe donc surtout à l'époque de la force et de la vigueur. Ces résultats contredisent formellement les idées des auteurs anciens, qui regardaient les fièvres adynamiques comme l'apanage de la vieillesse ; mais nous verrons à propos du diagnostic qu'ils avaient confondu l'état adynamique ou typhoïde, qui survient dans beaucoup de phlegmasies chez les vieillards, avec la véritable fièvre essentielle qui nous occupe.

Sexe. — Le sexe masculin est une prédisposition manifeste tant pour l'enfance que pour l'âge adulte. En réunissant les relevés statistiques de MM. Rilliet et Barthez, et de M. Taupin, nous avons 232 cas ainsi répartis : 166 garçons, 66 filles ; pour les adultes, M. Louis, sur 138 cas a 106 hommes et 32 femmes ; M. Chomel (p. 429), sur 147 cas trouve 101 hommes et 46 femmes ; M. Gaussail (mémoire couronné à Toulouse, p. 15), sur 118 cas a 100 hommes et 18 femmes, et groupant les résultats de ces trois derniers observateurs, on voit que sur 421 cas le sexe est ainsi réparti : 325 hommes et 96 femmes. Enfin brouillant tous ces chiffres sans tenir compte de l'âge, nous avons 653 cas dont 491 du sexe masculin et 162 du sexe féminin. Quelques personnes ont, malgré ces chiffres, prétendu que la prédisposition était égale chez les deux sexes ; ils ont fait observer que les femmes sont moins nombreuses que les hommes, qu'elles se décident plus difficilement à entrer dans les hôpitaux, etc. Ces raisons toutes valables qu'elles sont ne me satisfont pas entièrement ; la différence numérique est trop frappante pour qu'elle n'ait pas une valeur réelle. Il faut peut-être attribuer cette inégalité de prédisposition aux différences si tranchées dans la manière de vivre des deux sexes dans la classe qui a fourni les relevés que nous venons d'analyser.

Constitution et tempérament. — Pendant l'enfance, la fièvre typhoïde attaque surtout les sujets vigoureux, bien constitués, bruns ou châtains, à chairs fermes et colorées (Rilliet et Barthez). Chez l'adulte il ne paraît pas y avoir de différences bien marquées. Cependant sur 183 sujets étudiés à ce point de vue par M. Forget, il y en avait 119 d'une forte constitution, 44 d'une force moyenne et 20 faibles, conséquence qui concorderait avec celle où sont arrivés MM. Rilliet et Barthez, et qui s'explique par les conditions d'âge et de position dans lesquelles se rencontrent les sujets que frappe plus spécialement la fièvre typhoïde. Rarement elle se montre chez des sujets affaiblis par la convalescence d'une affection aiguë. On avait cité l'état puerpéral comme prédisposant à la fièvre typhoïde ; mais c'est là une erreur : la fièvre puerpérale peut s'accompagner d'accidents typhoïdes, mais c'est une affection à part. Quant aux tempéraments il n'y a rien de particulier, et d'ailleurs les tempéraments diffèrent suivant la localité, la latitude à laquelle on observe, etc.

Professions. — Les statistiques n'ont fourni aucune donnée satisfaisante à cet égard. On peut cependant établir que la dothiénentérie sévit plus particulièrement sur les jeunes ouvriers livrés à des professions pénibles et chez les étudiants ; mais il faut dire qu'ils ont précisément les conditions d'âge favorables au développement de la maladie et que le plus grand nombre d'entre eux se trouvent dans une circonstance particulière que nous allons actuellement examiner.

Acclimatement. — Déjà MM. Petit et Serres, dans leur traité de la fièvre entéro-mésentérique, avaient reconnu que la maladie dont ils s'occupaient frappait surtout les individus *nouvellement arrivés à Paris.* Cette importante remarque a depuis été confirmée par tous les observateurs. Sur 92 sujets chez lesquels cette circonstance a été notée avec soin, 64, c'est-à-dire plus des deux tiers, demeuraient à Paris depuis moins de deux années, 15 depuis moins de six ans, 11 depuis plus de sept ans; 2 seulement étaient nés à Paris (Chomel). C'est donc là un fait universellement admis.

Conditions hygiéniques. — On a cité la misère, les chagrins, une habitation malsaine, etc., comme pouvant prédisposer à la dothiénentérie ; d'autres auteurs ont nié l'existence de ces causes. Quant à nous, en dépit de certaines statistiques reposant sur des documents évidemment incomplets ou mal interprétés, nous maintenons que les circonstances suivantes propres aux jeunes ouvriers et aux étudiants arrivés des provinces à Paris contribuent manifestement au développement de la maladie. Ces circonstances sont : les changements d'habitudes, le séjour dans des lieux mal aérés, des ateliers sombres et humides, les amphithéâtres et les hôpitaux, l'habitation dans des garnis où il y a encombrement, les excès de travail et de débauche, des alternatives de misère et d'une aisance dont on abuse, l'ennui, etc. Nous ajouterons que dans les relations d'épidémies graves observées dans les provinces, les médecins ont remarqué que la maladie sévissait avec le plus de violence et faisait le plus grand nombre de victimes dans les hameaux dont les habitations étaient basses, étroites, malsaines, malaisées, etc. (Voir l'excellent rapport de M. Piorry sur les épidémies, *Mémoires de l'Académie de médecine*, t. IV, p. 20).

Saisons, climats et localités. — Relativement aux *saisons*, nous ne pouvons rien donner de certain, car d'après les observations des auteurs, on voit que la maladie s'est montrée plus fréquente tantôt à une époque, tantôt à une autre.

La fièvre typhoïde est-elle plus commune dans les pays tempérés que dans les contrées équinoxiales dans lesquelles on observerait plutôt les pestes, les rémittentes bilieuses ou pseudo-continues ? C'est ce que nous ne saurions dire ; nous manquons de documents précis à cet égard. M. Boudin a voulu établir un antagonisme entre la fièvre typhoïde et la fièvre intermittente, prétendant que l'action des influences paludéennes sur l'économie avait pour effet de neutraliser en quelque sorte les causes de la première maladie. M. Boudin, dont les doctrines seront appréciées ailleurs (voyez plus bas *Fièvres paludéennes*), a fourni à l'appui de son opinion un grand nombre de faits dignes de fixer l'attention des observateurs. Cependant d'autres faits lui ont été opposés qui ne sont pas sans valeur : récemment encore, M. Ancelot a présenté à l'Académie des sciences (15 mars 1847) un mémoire sur les fièvres typhoïdes, d'origine paludéenne, observées dans une contrée marécageuse de la Lorraine.

Épidémies. — La fréquence des cas de dothiénentérie à certaines époques a fait généralement admettre que cette maladie pouvait se montrer d'une manière épidémique. C'est là, je crois, un fait sans contestation, surtout pour les petites localités.

Causes occasionnelles. — Ce sont surtout celles que nous avons passées en revue en parlant des influences hygiéniques. Isolées, leur action directe est très-contestable ; mais réunies à l'âge, à l'acclimatement, on ne peut nier qu'elles n'exercent une action réelle sur le développement de la dothiénentérie. Au surplus nous devons ajouter que la fièvre typhoïde, sous le rapport étiologique, ressemble beaucoup à toutes les affections spontanées. La cause de la maladie est dans l'individu et non en dehors de lui. On est conduit à avancer une telle proposition quand on songe que la fièvre typhoïde se déclare également dans toutes les localités, aussi bien dans les villes que dans les campagnes , chez les sujets forts, bien constitués, bien nourris, comme chez les sujets débiles par tempérament ou chez ceux qui pendant un temps plus ou moins long sont restés aux prises avec la misère.

Contagion. — C'est M. Bretonneau qui, dans une note lue à l'Académie de médecine en 1829 (*Archiv. gén. de méd.* , t. XXI, p. 57), avança le premier que la fièvre typhoïde est susceptible de se transmettre par contagion aussi bien à Paris que dans les petites localités de la province. Les médecins de Paris nièrent énergiquement cette propriété, dont ils n'avaient jamais observé d'exemples. Depuis, MM. Gendron, de Château-du-Loir (*Journ. des conn. méd.-chir.*, t. I et II), Ruff (*Gaz. méd. de Paris*, 1834, p. 237), Putégnat, de Lunéville (*Acad. de méd.*, juin 1838), Berland (thèse inaug., 21 avril 1835) et une foule d'autres observateurs pratiquant dans les campagnes soutinrent la même opinion et firent faire un grand pas aux doctrines contagionistes. MM. Chomel, Louis, Piorry, Bricheteau, Gaulthier de Claubry, etc., acceptèrent les faits qui leur étaient présentés, en citèrent même quelques-uns qu'ils avaient observés à Paris et admirent le principe contesté. Cependant, en dépit des nombreuses anecdotes rapportées par les auteurs que nous avons nommés, malgré l'imposante autorité des médecins qui les ont admises, nous pensons que le dernier mot n'a pas été dit à cet égard.

Les contagionistes assurent que dans les localités où ils pratiquent, ils ont pu suivre dans beaucoup de cas la propagation de la maladie : 1° d'un individu à un autre, soit dans une même famille, soit entre voisins ; 2° d'un village à un autre par la migration de sujets sains ou malades passant d'un endroit infecté dans une localité saine. Ils ajoutent que la fièvre typhoïde, comme les maladies incontestablement contagieuses, les exanthèmes par exemple, a une période d'incubation, et qu'une première attaque met à l'abri d'une nouvelle contagion. — Relativement au mode de propagation observé dans les petites localités, et c'est là le seul argument sérieux, nous ferons observer que ces transmissions d'individus à individus ou de localités à localités ont été observées en temps d'épidémie, alors que la maladie se développait sous une influence toute spéciale et commune à tous ceux qui y étaient soumis ; que les individus d'une même famille étant assujettis à la même manière de vivre, il n'était pas étonnant qu'ils subissent à peu près simultanément les mêmes influences morbides ; enfin que dans les campagnes surtout, où l'habitation et le régime sont à peu près aussi les mêmes pour tous, la maladie doit se développer rapidement sur tous ceux qui s'y trouvent prédisposés. De là ces apparences de transmission.

Quant à ce qui se passe à Paris, il faut réellement avoir l'esprit bien profondément prévenu pour y trouver de la contagion. Ne voit-on pas chaque jour des centaines de sujets atteints de fièvre typhoïde entrer dans les hôpitaux sans communiquer leur maladie à qui que ce soit des personnes qui les entourent ou leur donnent des soins. En ville, les étudiants soignés par leurs camarades, les ouvriers ou ouvrières qui restent chez eux et sont soignés par leurs amis ou voisins ne communiquent jamais la maladie, et quelques praticiens répandus comme MM. Chomel, Louis, Bricheteau viennent dire qu'ils ont observé *quelques cas* de transmission, quatre ou cinq sur des milliers de malades qu'ils ont observés ! Ces quelques cas mis en avant ne doivent-ils pas être regardés comme de simples coïncidences? Que l'on examine d'ailleurs au même point de vue quelque maladie que ce soit, bronchite, angine, coryza, diarrhée, ne les verra-t-on pas maintes et maintes fois attaquer simultanément ou successivement plusieurs membres d'une même famille et cela même en dehors des épidémies? Et qui donc a voulu dans ces cas fortuits voir des preuves de contagion ? En raisonnant ainsi, en se montrant satisfait de preuves aussi peu valables, il n'est pas de maladie qu'on ne puisse faire passer pour transmissible. Voyez le choléra : à l'aide de ce même système d'anecdotes et de coïncidences, une foule de médecins vous diront qu'il est manifestement contagieux, et le contraire nous a été surabondamment prouvé dans l'épidémie de 1832.

L'argument tiré de l'importation de la maladie d'une localité à une autre ne nous semble pas mieux démontré. Pourquoi la maladie s'arrête-t-elle à un certain nombre de villages d'un même département, où elle demeure renfermée, au lieu de se propager et de se répandre par tout le département voisin, voire même par toute la France, puisque tous les villages sont incessamment en communication les uns avec les autres et avec les villes? Pourquoi? c'est qu'il s'agit d'épidémies, et que les épidémies se répandent sur une partie du globe ou se bornent à des contrées restreintes sans que l'on puisse apporter de motifs de ces préférences, tandis que la véritable contagion frappe toujours un certain nombre de ceux qui s'y exposent et peut ainsi se propager à de grandes distances. Le fait d'une période d'incubation allégué comme preuve n'est qu'une hypothèse, et la question de non récidive ne prouve rien, car des maladies contagieuses peuvent récidiver.

Au total, si quelques faits parmi tous ceux qui ont été allégués prouvent que la fièvre typhoïde *peut* être contagieuse, il faut convenir que c'est à un bien faible degré. Aussi ne pensons-nous pas que l'on soit aujourd'hui en mesure de trancher la question par l'affirmation ou la négation.

Récidives. — La fièvre typhoïde ne se montre qu'une fois chez le même individu; on l'a comparée sous ce rapport aux fièvres exanthémateuses. Mais il faut convenir qu'elle l'emporte de beaucoup sur ces dernières. Chaque praticien peut citer plusieurs exemples de récidives de la variole et surtout de la rougeole, tandis qu'il n'existe peut-être pas un seul exemple authentique de fièvre typhoïde ayant attaqué deux fois le même individu.

PATHOGÉNIE. — *Nature de la fièvre typhoïde.* — Nous avons vu dans l'historique les opinions diverses émises par les auteurs au sujet de la fièvre typhoïde. Notre intention n'est pas de prendre ces doctrines une à une pour les combattre ou pour les appuyer; mais quel que soit notre peu de goût pour les questions théoriques et pour les hypothèses, nous devons cependant examiner quelques-unes des principales opinions admises aujourd'hui par les auteurs. Ces hypothèses sont les suivantes : 1° la fièvre typhoïde est une phlegmasie intestinale (Broussais, Bouillaud, Forget); 2° elle dépend de la présence dans l'intestin d'une bile altérée, qui est ensuite résorbée et portée dans le sang (De Larroque) ; 3° elle résulte d'une altération primitive du sang ; 4° c'est une fièvre essentielle comparable aux exanthèmes.

A. *La fièvre typhoïde n'est point une phlegmasie de l'intestin.* — En effet : 1° les causes de la fièvre typhoïde nous sont en général inconnues; on peut plus facilement apprécier celles de l'entérite, et tous les âges sont affectés; 2° on observe dès le début la multiplicité et la variété des symptômes, parmi lesquels on doit surtout noter la stupeur ; un seul ordre de phénomènes s'observe dans l'entérite; 3° les accidents observés pendant la vie ne sont pas en rapport avec les lésions trouvées après la mort, l'autopsie ne faisant voir parfois qu'un très-petit nombre de plaques; 4° la maladie marche en quelque sorte fatalement, et le traitement antiphlogistique le plus énergique, le mieux suivi, n'a pas, quoi qu'on en ait dit, le pouvoir de juguler la fièvre typhoïde, tandis qu'une phlegmasie peut être souvent enrayée dans sa marche ; 5° un organe peut s'enflammer plusieurs fois, une première atteinte expose même à des récidives ; la fièvre typhoïde ne se montre qu'une seule fois dans le cours de la vie ; 6° enfin dans les phlegmasies, la fibrine du sang est constamment augmentée, et nous avons vu que dans la fièvre typhoïde, si la défibrination n'était pas aussi constante qu'on l'a prétendu, il n'y avait pas du moins augmentation de ce principe du sang.

B. *La fièvre typhoïde ne dépend pas de la présence de la bile dans l'intestin.* — Quelle est cette altération de la bile, d'où provient-elle ? Si le foie sécrète une bile trop abondante et acrimonieuse, c'est donc qu'il est malade primitivement. Or rien de tout cela n'est prouvé. Nous ajouterons, pour rejeter cette hypothèse, le début par les troubles nerveux, la multiplicité immédiate de symptômes et la prolongation de la maladie malgré la médication évacuante.

C. *La fièvre typhoïde n'est point due à une altération primitive du sang.* — Le sang peut être altéré, suivant les auteurs, par intoxication ou par la lésion préalable des solides, qui ne lui fournissent que des matériaux viciés. Si l'on admet la lésion préalable des solides, il est évident que l'hypothèse de la priorité de l'altération du sang tombe d'elle-même. Se rejette-t-on sur l'intoxication ? comment a-t-elle pu être produite ? On a dit : les matières putrides injectées dans le sang produisent les accidents propres à la fièvre typhoïde. D'accord ; mais quelles sont les matières putrides qui ont pénétré de prime abord dans le sang des dothiénenthériques? Je comprends M. Bouillaud quand il accuse de cette intoxication la résorption des matières provenant des plaques ulcérées ; mais alors l'altération est éminemment secondaire, et il reste toujours l'argument de l'apparition dès le début des accidents typhoïdes. Faut-il accuser la défibrination du sang? Mais celle-ci n'existe pas toujours ; elle est en général peu marquée au début ; les phénomènes qu'on lui attribue, hémorrhagies, ramollissements, etc., se montrent dans des cas où elle était réellement inappréciable (Becquerel et Rodier, mémoire cité). Enfin les dernières expériences de M. Fauvel sur le sang des scorbutiques ont fait voir le peu de confiance que l'on pouvait avoir dans ces théories humorales. — Il est clair que nous raisonnons ici nous plaçant au point de vue des doctrines généralement admises ; mais quant à ce qui est de notre opinion personnelle sur ce point, nous dirons que le sang des typhoïdes s'altère comme tout autre partie du corps vivant, que ces altérations sont le produit de la maladie, et que par conséquent rechercher si l'altération du sang est primitive ou secondaire, c'est-à-dire si elle est cause ou effet de la maladie, est une question que nous ne saurions poser.

D. *La fièvre typhoïde est une fièvre essentielle à la manière des exanthèmes.* — Les circonstances suivantes nous semblent militer en faveur de cette manière de voir : 1° la fièvre typhoïde de même que les exanthèmes ne se montre qu'à certaines périodes de la vie ; 2° elle a ses déterminations spéciales vers la muqueuse digestive (éruption des follicules) et vers certains organes intérieurs (congestions pulmonaires et spléniques), de même que les fièvres éruptives ont leurs déterminations vers la peau et aussi vers certains viscères ; 3° l'éruption intestinale peut être à peine apparente et même manquer, de même que l'on voit des *variolæ sinè variolis*, des *morbilli sinè morbillis* (fait douteux) ; 4° la marche de la dothiénentérie peut se diviser par périodes qui répondent à l'évolution des follicules, comme on peut le faire pour les exanthèmes : ce caractère n'est pas aussi tranché que l'a prétendu M. Bretonneau ; il y a cependant là quelque chose de vrai ; 5° la fièvre typhoïde et les exanthèmes n'attaquent qu'une seule fois dans la vie.

Comme on le voit, les analogies sont grandes entre la fièvre typhoïde et les exanthèmes ; mais les différences ne sont pas moins tranchées. Ces différences même nous ont paru assez importantes pour que nous ayons cru devoir faire une petite famille à part des trois exanthèmes, la variole, la rougeole, la scarlatine, qui ont entre elles des rapports si naturels.

Nous ne pouvons mieux terminer ce paragraphe que par l'opinion d'un praticien éclairé et consciencieux, M. Bricheteau. Après avoir passé en revue les caractères de la fièvre typhoïde, il s'exprime en ces termes : « Ainsi donc cette affection semble siéger un peu partout et nulle part d'une manière spéciale ; c'est véritablement le *morbus totius substantiæ* de nos anciens médecins. Sous ce rapport cette maladie, souvent épidémique, quelquefois *infectieuse* ou si l'on veut contagieuse, a beaucoup d'analogie avec les fièvres pestilentielles, les divers typhus, la suette et même la grippe épidémique lorsqu'elle est très-intense : maladies générales dont le siége ne peut être déterminé et qui indépendamment des causes locales climatériques qu'on peut leur assigner en reconnaissent de primitives impossibles à caractériser, quant à présent du moins. » (*Gaz. médico-chirurgic.*, 6 juin 1846.)

DIAGNOSTIC. — Nous allons d'abord passer en revue les caractères propres à la fièvre typhoïde et dont l'ensemble fonde son essentialité morbide :

1° L'*âge* peu avancé des sujets : nous avons vu que la maladie, rare avant deux ans, exceptionnelle au-dessus de quarante, était surtout commune de dix-huit à trente ;

2° Le *séjour nouveau* dans une grande ville ;

3° Certaines *causes hygiéniques*, les chagrins, la misère, l'habitation dans un endroit mal sain, etc. ;

4° La *céphalalgie*, qui existe presque constamment au début et se trouve remplacée vers le huitième ou dixième jour par le délire ou la somnolence ;

5° La *stupeur* avec *dilatation des pupilles* (M. De Larroque), qui se manifeste presque toujours dès le début où dès les premiers jours ;

6° La *somnolence*, succédant vers le dixième ou quinzième jour à la stupeur, mais dont il est possible de faire sortir le malade ;

7° Le *délire*, qui ne se montre presque jamais dès le début, augmente pendant la nuit et dont le malade peut sortir par une vive interpellation ;

8° La *prostration*, qui se manifeste dès les prodrômes par cet état de faiblesse, cette démarche chancelante appelée ivresse typhoïde et qui augmente de plus en plus ;

9° Certains mouvements *spasmodiques*, tels que des spasmes, des contractures partielles, des soubresauts de tendons, de la carphologie, etc., se montrant seulement après le premier septénaire ;

10° Les *épistaxis*, dont la fréquence en fait un caractère distinctif, survenant soit au début, soit, mais plus rarement, dans la seconde période ;

11° Le *gargouillement* de la fosse iliaque droite, phénomène qui peut se rencontrer dans beaucoup d'autres maladies, mais très-commun ici, et le plus souvent *douleur* à la pression dans cette partie, douleur constatée quand le malade ne peut parler, par l'expression pénible de la face au moment où l'on appuie sur cette région ;

12° Le *météorisme*, qu'une percussion attentive fait toujours reconnaître, accident rare dans les autres maladies ;

13° L'état de la *langue*, qui d'abord humide est de jour en jour plus gluante et finit par devenir sèche, noire, encroûtée, état qui se retouve d'ailleurs dans beaucoup d'autres circonstances (voyez **LA SÉMÉIOLOGIE**);

14° L'*éruption* cutanée, dont la principale est constituée par les taches rosées lenticulaires, se montrant du huitième au quinzième jour, chaque tache restant visible pendant trois ou quatre jours : les *sudamina* ne viennent qu'après le second septénaire et sont plus rares ; les pétéchies sont en quelque sorte exceptionnelles ;

15° La sécheresse et la rudesse de la *respiration* dès les premiers jours ; puis un peu plus tard la toux avec râle sonore, sibilant, disséminé sur toute l'étendue de la poitrine et signes de congestion pulmonaire ;

16° L'*hypertrophie de la rate*, ne s'observant aussi marquée dans aucune pyrexie continue ordinaire, dans nos climats, et reconnaissable à la percussion ou même à la palpation ;

17° Les *hémorrhagies intestinales ;*

18° La facilité avec laquelle à une époque avancée se forment des *escharres* sur différentes parties du corps, mais surtout sur celles qui sont comprimées, etc. ;

19° Enfin la *durée* de l'état fébrile, qui dans aucune autre pyrexie continue de nos contrées ne se montre au delà du quinzième ou vingtième jour.

Après avoir ainsi rappelé les traits distinctifs de la dothiénentérie, il nous reste à la mettre en regard des maladies qui pourraient la simuler. Pour rendre ce parallèle plus utile au praticien, nous prendrons successivement la fièvre typhoïde aux différentes phases de son existence, et nous la comparerons aux états morbides qui peuvent présenter de la ressemblance avec cette maladie à un moment donné de son évolution.

Au début, quand la dothiénentérie survient brusquement, ce qui est rare quoi qu'on en ait dit, et s'annonce par du frisson, de la fièvre, etc., elle peut être prise pour une phlegmasie viscérale intense. Le diagnostic est ici une question de temps : il faut attendre, examiner soigneusement chaque jour tous les appareils organiques, et les signes propres à la phlegmasie ne tarderont pas à se révéler, ou la fièvre typhoïde se manifestera par l'ensemble de ses caractères et sa marche propre.

Les fièvres éphémère et synoque s'en distingueront par les caractères que nous avons énoncés plus haut (v. SYNOQUE). Les fièvres éruptives à leur période d'invasion peuvent simuler la dothiénentérie ; mais dans la variole il y a rarement des prodrômes avec affaiblissement notable des forces et de l'intelligence ; les douleurs lombaires, l'intensité des vomissements, la coloration quelquefois assez animée de la face, la constipation ou l'état naturel des selles établissent déjà des différences que la sortie des pustules au front et à la face viennent compléter au bout de quelques jours. Les épistaxis de la rougeole ne sauraient induire en erreur quand on les voit avec des symptômes de coryza, de la toux, la rougeur de la face et le larmoiement, surtout chez un enfant et dans un temps d'épidémie. La scarlatine s'annonce par un état fébrile avec angine, absence de dévoiement, phénomènes qui la distinguent de la fièvre typhoïde. Les anomalies peuvent, dans ces différents cas, rendre le diagnostic difficile, mais c'est ce qui a lieu pour toutes les maladies.

On a voulu faire de la fièvre typhoïde un appareil fébrile symptomatique de l'entérite aiguë. Nous avons vu plus haut (**PATHOGÉNIE**) les traits principaux qui séparent ces deux affections bien distinctes l'une de l'autre chez l'adulte. En effet, l'entérite se développe à tout âge; ses causes agissent plus particulièrement sur l'intestin; son début est brusque, la fièvre peu intense, la céphalalgie rare et légère; la diarrhée se montre d'emblée plus abondante, accompagnée de douleurs abdominales plus vives surtout à la pression, sans météorisme, avec état satisfaisant des forces, netteté de l'intelligence, absence de stupeur et des phénomènes adynamiques ou ataxiques, sans éruption de taches rosées, sans gonflement de la rate, sans accidents pectoraux, etc. Chez l'enfant le diagnostic peut être très-difficile, parce qu'il se rencontre, dans les premières années surtout, une sorte d'entérite à forme typhoïde dont les symptômes se confondent avec ceux de la dothiénentérie. Toutefois dans l'entérite typhoïde, le gargouillement iléo-cœcal, le gonflement de la rate et les taches rosées sont très-rares ou peu apparentes si elles existent; dans certains cas le diagnostic est réellement *impossible* : il faut bien le savoir d'avance.

La méningite, plus particulièrement chez l'enfant, pourrait être prise pour une fièvre typhoïde débutant avec les phénomènes ataxiques. Notons cependant que dans la méningite, la céphalalgie est beaucoup plus vive, les vomissements plus abondants, plus opiniâtres; le pouls moins fréquent, souvent irrégulier; que la constipation est presque constante, avec rétraction plutôt que distension du ventre; qu'il y a absence de sécheresse de la langue et de fuliginosités; absence de toux, de râle sibilant; pas de gonflement de la rate; enfin que le délire survient bien plus tôt que dans la fièvre typhoïde, dès le premier ou second jour; qu'il est plus violent, accompagné d'une agitation plus marquée, etc. Toutefois le délire, l'agitation, l'anxiété, l'insomnie, les mouvements spasmodiques peuvent être portés au plus haut degré dès le début d'une fièvre ataxique chez l'adulte, et la constipation opiniâtre qui existe ordinairement dans ces cas vient encore augmenter les difficultés du diagnostic. Il faut une grande expérience et beaucoup de tact pour éviter l'erreur. On peut y parvenir quelquefois en se rappelant que la méningite chez l'adulte est ou traumatique ou spontanée : que la première est précédée de circonstances qui mettent sur la voie du diagnostic; que la seconde se rattache dans la presque généralité des cas, si ce n'est toujours, comme la méningite des enfants, à la diathèse tuberculeuse, et que, dans la constitution du sujet, dans les affections antérieures, on peut trouver des signes importants pour le diagnostic. Enfin il est quelques signes diagnostics différentiels d'une haute valeur et parmi lesquels nous citerons la dilatation pupillaire au début de la fièvre typhoïde, la contraction dans la méningite; la photophobie dans la méningite, son absence dans la fièvre typhoïde ; la rareté du pouls, les vomissements opiniâtres, l'absence de troubles du côté de la poitrine, les accidents spasmodiques ou convulsifs souvent partiels, bornés à une partie dans la première maladie ; la fréquence presque constante du pouls, la sécheresse et la moindre *densité* du bruit respiratoire, les râles secs disséminés sur toute l'étendue du thorax, la généralisation des accidents spasmodiques dans la seconde.

La fièvre typhoïde une fois développée, les phénomènes d'affaissement et de stupeur se rencontrant aussi plus ou moins apparents dans certaines maladies ; il pourrait y avoir confusion, et tout d'abord nous devons bien distinguer la maladie qui nous occupe de l'état adynamique qui accompagne si fréquemment les phlegmasies viscérales et surtout celles de la poitrine et des voies urinaires chez les vieillards. C'est faute d'avoir fait cette distinction que les auteurs anciens regardaient la fièvre putride ou adynamique comme très-commune dans la vieillesse. On évite aujourd'hui cette erreur en faisant attention que la fièvre typhoïde est tout-à-fait exceptionnelle passé soixante ans, et que les phénomènes adynamiques se manifestent après le développement d'une phlegmasie viscérale qui s'est montrée d'abord avec ses symptômes ordinaires. Un examen approfondi de l'état des poumons fera reconnaître une pneumonie ; l'examen des voies urinaires, mais surtout des urines, fera constater la lésion des reins ou de la vessie, qui produit des phénomènes équivoques. Il est cependant une forme typhoïde de la pneumonie décrite par MM. Hourmann et Dechambre dans laquelle le diagnostic, basé sur les seuls symptômes et sans la considération de l'âge, serait presque impossible, d'autant plus qu'à l'autopsie on trouve les plaques de Peyer développées mais jamais ulcérées.

Le catarrhe pulmonaire, la phthisie aiguë accompagnée de bronchite capillaire simulent assez bien quelque fois la fièvre typhoïde dyspnéïque ; il y a là des symptômes communs et une dyspnée accompagnée d'anxiété qui masque tous les phénomènes et fait sortir le malade de la stupeur, comme la douleur abdominale l'en tire également dès qu'il survient une perforation intestinale. L'âge du malade, les circonstances antécédentes, les conditions au milieu desquelles la maladie a éclaté, la diarrhée avec endolorissement de la fosse iliaque droite, les épistaxis répétées, etc., tels sont les signes propres à éclairer le diagnostic.

La fièvre puerpérale, l'infection purulente s'accompagnent à une certaine période de phénomènes d'adynamie ou d'ataxie ; mais ils ont été précédés dans le premier cas d'un accouchement plus ou moins laborieux, très-souvent de phénomènes d'inflammation dans le petit bassin ; enfin la fièvre puerpérale typhoïde ne survient guère que sous l'influence du génie épidémique. Pour l'infection purulente on a les circonstances antécédentes d'une plaie, d'une lésion veineuse et les phénomènes qui caractérisent le début de l'inflammation veineuse. Les frissons violents et irréguliers jouent un grand rôle dans l'infection purulente. (Voyez **DIATHÈSE PURULENTE**.)

La morve avec sa cause contagieuse antécédente, ses douleurs musculaires, ses abcès disséminés, son jetage par les narines, son éruption pustuleuse, ses gangrènes humides disséminées, ne saurait aujourd'hui être prise pour une fièvre typhoïde. (Voyez **DIAGNOSTIC DE LA MORVE AIGUE.**)

Certaines phlegmasies latentes peuvent, dit-on, être confondues avec la maladie qui nous occupe, et l'on cite pour exemple la péritonite latente. Mais dans ces différents cas, un examen approfondi des divers organes doit mettre promptement sur la voie. Ainsi dans cet exemple, les douleurs de l'abdomen, la forme rétractée de celui-ci ou sa distension par du liquide, l'aspect grippé ou douloureux de la face, la constipation, l'état petit et serré du pouls, la tendance au refroidissement, suffisent pour éclairer le praticien.

La période de collapsus des phlegmasies cérébrales ressemble beaucoup à la forme adynamique de la fièvre typhoïde et peut induire en erreur quand on est privé de renseignements sur les circonstances antérieures. Cependant l'aspect plombé du *facies* dans la dothiénentérie, les traces d'épistaxis dans les narines ou même dans l'arrière-gorge, les taches rosées ou les pétéchies quand elles existent encore, l'existence de la diarrhée, pourront servir au diagnostic. La période adynamique du choléra offre aussi quelques analogies avec la fièvre typhoïde grave. Cependant dans le choléra, la face est plutôt bleuâtre que terne et exprime la douleur; l'intelligence reste intacte; le ventre est déprimé, douloureux; la langue n'est jamais dure, noire et sèche, etc.

Quand la fièvre typhoïde succède à une autre maladie, il est souvent fort difficile de la reconnaître, et ce n'est guère que la prolongation d'un état fébrile avec symptômes adynamiques, des épistaxis, etc., qui peuvent faire soupçonner la nature réelle de la maladie.

On a parlé de certaines remittentes suivies de pseudo-continues qui simulent la fièvre typhoïde; mais cela ne s'observe pas dans nos climats. Voyez d'ailleurs l'**HISTOIRE DES FIÈVRES INTERMITTENTES ET RÉMITTENTES** parmi les pestes.

La forme latente est d'un diagnostic très-difficile et, disons-le franchement, parfois impossible; il faut souvent une attention très-minutieuse à suivre les diverses phases de la maladie et une habitude pratique que les livres ne sauraient donner. Ce que nous devons faire ici c'est de mettre les élèves et les praticiens en garde contre ces cas insidieux, de les engager à bien comparer les divers phénomènes qu'ils observent et ceux que nous avons assignés à la fièvre typhoïde. De ce rapprochement et de cette circonstance si importante, la prolongation de la fièvre, pourra jaillir la lumière.

Quant au parallèle du typhus avec la fièvre typhoïde, il trouve naturellement sa place à l'article **TYPHUS**.

PRONOSTIC. — Il est généralement très-grave; cependant nous devons faire une remarque, c'est qu'il varie beaucoup suivant que le cas est léger, moyen ou grave. Dans les cas légers, la mort est l'exception, et elle ne survient que par l'un des accidents mentionnés à propos des terminaisons, perforation, hémorrhagie, etc.; dans les cas moyens , la mortalité est encore très-peu marquée; mais elle devient très–considérable dans les cas graves. Les divers auteurs qui ont parlé de la fièvre typhoïde ont tous rapporté des statistiques dont les résultats offrent des différences très-notables. Nous avions bien songé à présenter ici ces chiffres si différents, puis à les grouper pour en tirer une moyenne commune ; mais nous avons dû y renoncer à cause des éléments trop divers que nous aurions fait entrer dans ce résumé. Tous les auteurs ne s'accordent pas précisément sur ce qu'il faut entendre par fièvre typhoïde. Beaucoup regardent comme telles des embarras gastriques ou intestinaux, des synoques, etc., dont l'innocuité vient singulièrement affaiblir le chiffre exprimant la mortalité. Cependant, si nous nous en rapportons aux observateurs qui paraissent entendre comme nous l'expression de *fièvre typhoïde*, MM. Louis et Chomel par exemple, et si nous invoquons nos propres souvenirs, nous dirons, sans craindre de nous éloigner beaucoup de la vérité, que la mortalité de la fièvre typhoïde varie d'un tiers à un sixième des cas suivant les années et certaines circonstances peu appréciables, ce qui donne en moyenne un décès sur quatre malades et demi. Ajoutons, pour ce qui est du pronostic en général, qu'il ne faut jamais se prononcer d'une manière trop formelle dans les cas légers et annoncer une guérison certaine : les accidents dont nous avons parlé ou l'apparition brusque de l'état adynamique ou ataxique pourraient donner au médecin un cruel démenti ; le pronostic sera donc toujours sérieux et réservé.

Certaines circonstances empruntées à l'histoire de la maladie peuvent servir au pronostic ; nous les passerons rapidement en revue. — L'*âge* exerce une influence réelle; ainsi la mortalité est moins grande chez les jeunes enfants qu'à une époque plus avancée ; l'époque de la plus grande fréquence de la maladie, de dix-huit à trente ans, est aussi l'époque à laquelle on observe le plus de décès, toute proportion gardée. — Si les femmes sont moins fréquemment atteintes que les hommes, elles le sont tout aussi gravement : la mortalité est la même chez les deux *sexes*. — Les *constitutions* robustes sont peut-être plus sérieusement attaquées; c'est sur les sujets offrant la constitution la plus vigoureuse que la maladie sévit avec le plus de violence et fait le plus de victimes. Parmi les autres causes, les *chagrins* violents antérieurs, la misère, l'*habitation* dans des localités très-malsaines, etc., ajoutent au danger de la maladie. — Quant aux *symptômes*, des épistaxis abondantes de sang fluide et décoloré, une altération profonde du facies, une indifférence complète à tout ce qui se passe, une somnolence dont on ne peut tirer le malade, ou bien un délire violent, surtout venant de bonne heure; les mouvements spasmodiques, les soubresauts des tendons, la carphologie, un météorisme très-considérable ; des selles fréquentes, très-abondantes, involontaires, brunes, sanguinolentes, excessivement fétides ou renfermant des escharres en grande quantité; l'accélération extrème ou le ralentissement du pouls au-dessous du type normal, au milieu de symptômes graves, etc. etc., sont autant de circonstances qui doivent inspirer au médecin de sérieuses inquiétudes. Parmi les formes de la maladie qui laissent le moins d'espoir, nous devons citer d'abord la forme ataxique, puis la forme pulmonaire et adynamique; les autres formes se rattachent plutôt aux cas légers ou moyens. Nous devons faire une réserve pour ces variétés anormales et latentes qui peuvent conduire le malade au tombeau par une sorte d'épuisement sans qu'il se soit présenté des phénomènes bien alarmants. Parmi les différents modes de terminaison, le plus grave est sans contredit la perforation intestinale; elle est presque constamment mortelle. Les érysipèles, les laryngites, les escharres peuvent hâter une terminaison funeste. Il en est de même de l'hémorrhagie intestinale, symptôme toujours grave, mais non toujours mortel : « Sur sept cas de fièvre typhoïde avec hémorrhagie observés à l'Hôtel-Dieu, dit M. Chomel (ouvrage cité), six se sont terminés par la mort. » Suivant certains observateurs, il faut se défier des rémissions survenant du second au troisième septénaire; elles sont ordinairement suivies d'une réapparition plus violente des symptômes. Enfin la convalescence elle-même n'est pas exempte de dangers : la mort peut encore avoir lieu à cette époque, soit par·rupture de l'intestin, soit par l'épuisement et les douleurs qui succèdent au travail d'élimination des escharres.

Un mot actuellement sur les *crises*. Leur existence dans la fièvre typhoïde est très-contestable. Cependant MM. Chomel et Genest ont noté sur six malades des abcès extérieurs occupant des parties non soumises à la compression, et les six malades ont guéri. Les parotides, si fréquemment mentionnées par les anciens, se montrent très-rarement chez nous. M. Andral les regarde comme une complication fâcheuse. (*Cliniq. méd.*, t. I, p. 580; 1830.) M. De Larroque, qui en a observé quelques exemples, les attribue à l'action du froid ou du calomel. (*Traité de la fièvre typhoïde*, t. I, p. 70.) Du reste nous reviendrons sur les parotides à l'occasion du typhus. Pour les sueurs, la question n'a pas été résolue d'une manière satisfaisante; cependant il est incontestable que dans les cas heureux, à l'époque où les accidents diminuent, c'est-à-dire vers la fin du troisième septénaire ou dans le courant du quatrième, on voit assez souvent survenir des sueurs abondantes à la suite desquelles le malade se sent plutôt soulagé qu'affaibli. Quant aux hémorrhagies nasales ou intestinales, aux évacuations alvines, aux éruptions de taches rosées, elles n'ont réellement rien de critique, et à l'exception des taches rosées, qui n'ont de valeur que pour le diagnostic, on peut plutôt les regarder comme contribuant à affaiblir le malade.

TRAITEMENT. — La fièvre typhoïde est assurément, et en dépit des assertions contraires, une des maladies sur lesquelles la thérapeutique a le moins de prise. Aussi les auteurs ont-ils proposé une multitude de médications, les unes empiriques, les autres appuyées sur des théories, et la plupart du temps entièrement opposées les unes aux autres ; tous enfin annoncent les plus brillants résultats. Il ne se passe guère de mois que l'Académie de médecine n'ait à faire un rapport sur quelque moyen, plus ou moins nouveau, dont la communication lui a été adressée. Malheureusement on a vainement cherché jusqu'à ce jour un moyen réellement curatif, qui soit à la fièvre typhoïde ce qu'est le quinquina à la fièvre intermittenteParmi ces médications que les auteurs ont eu le tort de proposer d'une manière si absolue, il en est quelques-unes qui méritent de nous arrêter quelques instants avant que nous n'exposions le traitement dit rationnel, c'est-à-dire celui qui est applicable aux différentes périodes, aux différentes formes, aux différents accidents de la maladie. — Ces médications sont les suivantes : 1° antiphlogistiques ou émissions sanguines, 2° évacuants, 3° toniques et antiseptiques, 4° contre-stimulants, 5° divers moyens empiriques dont nous examinerons les principaux.

1° *Émissions sanguines*. — Dans l'antiquité comme dans les temps modernes, il s'est toujours trouvé des praticiens qui ont fait plus ou moins largement usage des saignées dans les fièvres graves. On cite plus particulièrement Botal, Sydenham et Chirac comme ayant surtout insisté sur l'emploi de ce moyen. L'école de Broussais , regardant la fièvre typhoïde comme une entérite, y opposait les émissions sanguines, mais de préférence des sangsues. De son côté M. Bouillaud , guidé par des vues analogues, proposa sa *formule* des émissions sanguines *coup sur coup*, générales et locales combinées, et en tenant compte de l'âge, du sexe, de la force du sujet, de l'intensité et du degré de la maladie, etc. Dans les cas très-graves, M. Bouillaud fait retirer en moyenne 1,500 à 2,500 grammes de sang dans l'espace de trois à quatre jours ; dans les cas graves ou moyens, de 750 à 2,000 grammes dans le même espace de temps ; enfin dans les cas légers, la soustraction n'est que de 820 au plus ; quand le cas est très-léger on peut s'abstenir. L'auteur que nous citons tient surtout à mettre la méthode en usage pendant les premiers jours : « Toutes choses égales d'ailleurs, dit-il, nous avons moins saigné les individus arrivés aux dixième, douzième et quinzième jour de la maladie que ceux chez lesquels la durée de cette maladie n'avait pas encore dépassé les huit premiers jours. » (*Cliniq. méd.*, t. I, p. 352.) Il conseille même de s'abstenir quand on peut supposer que les ulcérations se sont formées et que le travail de résorption putride est commencé. Ce sont alors les antiseptiques qui conviennent. Ordinairement il pratique chaque jour une ou deux saignées de trois palettes, et dans l'intervalle des deux saignées il fait faire une application de sangsues ou plutôt de ventouses au moyen de laquelle on doit retirer la même quantité de sang. A l'aide de ce traitement M. Bouillaud prétend non-seulement obtenir une mortalité très-peu considérable, un mort sur huit ou neuf malades, mais même juguler la maladie. Les résultats statistiques de M. Bouillaud, examinés avec soin par des critiques sévères , ont été ramenés à des proportions moins brillantes mais satisfaisantes cependant, un mort sur six malades. Quant aux guérisons dans l'espace de quelques jours, il s'agissait évidemment de phlegmasies intestinales ou de synoques.

M. Forget, tout en adoptant en grande partie les idées de M. Bouillaud sur la nature de la fièvre typhoïde, n'en pousse pas la conséquence aussi loin dans l'application pratique : il ne saigne que dans la première période, quand il y a réaction fébrile intense, et la moyenne dans les cas graves ne s'élève guère à plus de 1,093 grammes, tandis que M. Bouillaud arrive jusqu'à 2,500 grammes. Les effets de cette médication n'ont pas été très-heureux : M. Forget a perdu un malade sur quatre.

De son côté, M. Andral, tant dans sa *Clinique* que dans la discussion académique qui eut lieu en 1837, a établi, d'après des faits bien observés, que la saignée n'avait modifié que d'une manière peu appréciable les accidents de la fièvre typhoïde, et que souvent après les saignées, l'amélioration avait coïncidé précisément avec l'époque à laquelle les phénomènes commencent d'ordinaire à diminuer spontanément quand la guérison doit avoir lieu. Enfin M. Louis a reconnu que la saignée pratiquée dans les dix premiers jours peut abréger un peu la durée de la maladie, diminuer même la mortalité, sans exercer d'ailleurs sur les accidents une action immédiatement appréciable. Mais M. Louis ne parle que de la saignée pratiquée seulement une ou deux fois pendant la première période, ce qui ne ressemble pas à la formule de M. Bouillaud. Cette formule, essayée par ces deux derniers observateurs, n'a point répondu aux promesses de son auteur.

Les médecins qui se sont occupés des maladies propres à l'enfance, MM. Rilliet, Barthez, Taupin, etc., regardent les émissions sanguines comme étant plutôt nuisibles qu'utiles chez les jeunes sujets. Nous avons eu l'occasion de faire la même remarque. Aussi, à moins d'indications particulières bien caractérisées, doit-on s'en abstenir et cela d'autant plus rigoureusement que le sujet est plus jeune ; en agissant autrement on le jette dans un état de faiblesse et d'épuisement dont il n'est souvent plus au pouvoir de l'art de le retirer.

En résumé, les émissions sanguines peuvent être utiles au début quand les phénomènes inflammatoires sont très-marqués, que la fièvre est très-intense, que le sujet est jeune et vigoureux, qu'il y a des signes de congestion viscérale, etc. On préférera, suivant l'âge ou la force du sujet et la nature des accidents que l'on veut combattre, soit la saignée du bras, soit les sangsues ou les ventouses scarifiées. Quand il y a du côté de l'abdomen des phénomènes qui paraissent indiquer l'emploi des sangsues, on les appliquera plutôt sur les parois de cette cavité qu'au pourtour de l'anus, où les piqûres irritées par les matières fécales, âcres et fétides que rend le malade peuvent s'ulcérer et se gangrener.

Aux antiphlogistiques il faut rattacher les boissons rafraîchissantes, les topiques émollients, les bains, etc., dont nous parlerons plus bas.

2° *Évacuants.* — On sait l'usage que les anciens, d'après leurs idées humorales, faisaient de la médication évacuante dans les fièvres putrides et malignes. De nos jours les Anglais y ont fréquemment recours sous le nom de *méthode d'Hamilton*, tandis qu'en France l'arrêt de proscription lancé par Broussais contre tous les médicaments de cette classe les avait presque entièrement bannis de la pratique. Le docteur De Larroque, médecin de l'hôpital Necker, entreprit de les réhabiliter. Prenant pour point de départ une théorie humorale que nous avons exposée plus haut, il proposa hardiment l'emploi des vomitifs et des purgatifs *coup sur coup* comme moyen principal de traitement dans la dothiénentérie. La méthode de M. De Larroque ou méthode évacuante comprend deux ordres de médicaments, les vomitifs et les purgatifs, dont l'emploi est subordonné à des règles et à des indications exposées par l'auteur avec un remarquable esprit pratique.

A. *Vomitifs.* — Ils doivent être administrés en premier lieu. L'état saburral de la langue, les nausées, les vomissements, etc., indiquent leur emploi. Or, comme cet état saburral est, suivant M. De Larroque, un préliminaire constant, nécessaire de la maladie, il conseille de l'attaquer immédiatement par un émétique ou un éméto-cathartique, qu'il renouvelle le lendemain ou le surlendemain lorsque les effets ont été nuls ou peu marqués. Si la bouche est sèche, aride, si la chaleur intérieure est très-vive, on commence par donner des boissons rafraîchissantes et délayantes. Si la langue est très-rouge, dépouillée, avec douleur le long de l'œsophage et au niveau de l'épigastre, sentiment d'oppression, vomissements aqueux ou verdâtres, il faut s'abstenir; de même s'il y a phlegmasie pulmonaire vraie, on aura recours aux émissions sanguines et aux émollients, malgré les inconvénients que M. De Larroque leur attribue sur la marche de la fièvre. La complication vaincue, il renonce pour tout-à-fait à l'emploi du vomitif, de peur de rallumer la gastrite; il met seulement en usage les laxatifs doux. Le vomitif, employé dans les conditions indiquées plus haut, enlève, suivant l'auteur, les accidents saburraux, diminue la céphalalgie, la stupeur; relève les forces musculaires, agrandit le champ de la respiration, diminue la soif et la sécheresse de la langue.

M. De Larroque emploie surtout le tartre stibié, auquel il associe le sulfate de soude afin d'obtenir une action par haut et par bas. Si le médicament produit peu d'effet, si les nausées, les vertiges, la céphalalgie persistent, il donne vingt-quatre heures de répit au malade, lui fait prendre abondamment des liqueurs acidulées, rafraîchissantes et renouvelle l'administration du vomitif.—L'émétique est donné, étendu dans trois ou quatre verres d'eau, de demi-heure en demi-heure; si les deux ou trois premières doses produisent l'effet voulu, on ne donne pas le reste, et on favorise le vomissement au moyen de l'eau tiède ou de l'infusion légère de camomille romaine. Quand la constitution est nerveuse, délicate, impressionnable, on préférera l'ipécacuanha à la dose de 120 centigrammes administré deux fois en dix ou quarante minutes. L'action de l'ipéca sera favorisée par l'addition de 25 milligrammes de tartre stibié. Enfin il fait prendre quelquefois la potion d'émétine impure ainsi composée :

Pr. Émétine. . . . .   20 centigr.
      Eau distillée.. . . . . . .   120 grammes.
      Sirop d'ipécacuanha. , .   60 grammes.

Deux cuillerées toutes les dix minutes jusqu'à vomissement. Cette préparation fatigue moins l'estomac que l'émétique ; elle est moins dé-sagréable au goût que l'ipécacuanha.

M. De Larroque a quelquefois recours à cette médication dans une période avancée de la maladie, quand l'adynamie est très-prononcée. L'encroûtement de la langue et des dents, la mussitation, la prostration, l'inertie de certains organes diminuent souvent après l'emploi de ce moyen. Enfin il est encore utile dans les complications de catarrhe bronchique et dans la forme dyspnéïque.

B. *Purgatifs.* — Après les évacuations supérieures, M. De Larroque commence l'administration des purgatifs doux, surtout quand il y a douleur avec gargouillement dans la fosse iliaque droite, que les déjections alvines sont rares ou peu abondantes. A tous les autres purgatifs il préfère l'eau de Sedlitz, qui purge sans coliques et ne répugne pas trop aux malades. Si le sujet est fort, on lui fera prendre tous les jours une bouteille d'eau de Sedlitz à 48 grammes en quatre grands verres de vingt en vingt minutes. Si le sujet est délicat, lymphatique, s'il sagit d'un jeune sujet ou si l'on veut seulement entretenir la liberté du ventre, on se contentera de l'eau à 32 grammes : « Au fur et à mesure que le météorisme et le gargouillement se dissipent, dit M. De Larroque, que les systèmes généraux s'améliorent, je diminue la dose de l'évacuant pour en cesser tout-à-fait l'usage lorsque les battements du pouls sont plus rares que dans l'état normal, quand les parois abdominales sont plutôt aplaties que distendues, quand la chaleur de la peau est douce comme dans l'état physiologique, quand enfin il n'est plus possible de provoquer le gargouillement de la fosse iliaque droite par des pressions alternatives. » (De Larroque, ouvrage cité, t. II, p. 21.)

Quelle que soit la forme, le médecin de l'hôpital Necker agit de la même manière et insiste d'autant plus sur les évacuants que les phénomènes ataxiques et adynamiques sont eux-mêmes plus tenaces et en apparence plus indépendants de toute complication. C'est pour l'ordinaire au bout de huit à dix jours de traitement que les accidents les plus graves ont disparu.

Quand les malades se dégoûtent de l'eau de Sedlitz et la rejettent, on a recours à la crème de tartre soluble, au sulfate de potasse, à l'eau magnésienne saturée, à l'eau de Pullna. Ces purgatifs ayant produit à leur tour le dégoût, on se rejettera sur le protochlorure de mercure à doses variées suivant l'âge, le sexe, la force des sujets. M. De Larroque

ne l'élève presque jamais au delà de 60 centigrammes ; il se tient même
bien souvent au-dessous, et il en tire d'excellents avantages. Chez les
enfants la dose est de 5 à 30 centigrammes, qu'il fait avaler en pilules, en
pastilles ou dans un looch huileux (1), dans du miel, des confitures, etc.
Peut-être vaudrait-il mieux encore donner le calomel à doses réfractées,
5 centigrammes mêlés à 15 grammes de sucre en poudre et divisés en
douze parties à prendre d'heure en heure. Déjà, au reste, plusieurs
praticiens étudient cette médication, qui compte quelques succès. Un
inconvénient du calomel signalé par M. De Larroque lui-même, c'est
son action quelquefois très-prompte sur la bouche et les glandes sali-
vaires. L'huile de ricin n'est ordonnée en quelque sorte qu'à la dernière
extrémité à cause de son goût détestable que beaucoup de malades ne
peuvent supporter. Il faut alors masquer ce goût en suspendant l'huile
dans une émulsion édulcorée avec un sirop acide ou dans du bouillon
aux herbes. L'huile de ricin est quelquefois parfaitement tolérée quand
les purgatifs salins sont rejetés. M. De Larroque prépare dès la veille
certains de ses malades à cette purgation avec le jus de pruneaux ou la
pulpe de tamarins ; mais il ne donne jamais ces substances seules : elles
n'agiraient pas suffisamment.

Quant aux drastiques, ils doivent être généralement rejetés de la pratique à cause de l'irritation vive et des coliques qu'ils déterminent. On
y aura cependant recours quand la constipation est opiniâtre et ne cède
pas aux moyens précités ; alors on s'adressera à la gomme gutte, à l'aloès,
à la scammonée, à la résine de jalap, séparées ou réunies, aux doses pur-
gatives ordinaires. Enfin l'huile de croton-tiglium est quelquefois nécessaire pour *déboucher* l'intestin, comme le dit M. De Larroque. Cet
effet obtenu, on prend les cathartiques déja indiqués.

L'amélioration une fois acquise, les purgatifs suspendus, si l'appétit
se perd, s'il survient de la difficulté dans les évacuations, qu'il y ait de
la fièvre le soir, on donnera de nouveau les purgatifs. C'est alors surtout que l'huile de ricin (de 48 à 60 grammes) et la potion purgative
du Codex sont indiquées. Ces médicaments nettoient mieux le canal digestif.

Les circonstances qui contre-indiquent les évacuants sont les hémorrhagies intestinales et les signes de péritonite. Mais, circonstance remarquable, de l'aveu de tous les observateurs, ces graves complications sont
très-rares chez les sujets traités par la méthode dont il s'agit. Une diarrhée trop abondante est quelquefois régularisée par les purgatifs ; si elle
devenait plus intense sous leur influence, on les suspendrait. Les coliques et le météorisme sont les circonstances qui doivent le plus engager

---

(1) Il ne faut jamais donner le calomel dans un looch blanc, parce qu'alors l'acide
cyanhydrique que contiennent les amandes amères réagissant sur le protochlorure
de mercure, il se forme un *cyanure de mercure* et quelquefois un peu de *deutochlorure*,
substances éminemment toxiques.

les praticiens à faire usage des évacuants et à insister sur leur emploi. Ce point de pratique a été surtout recommandé par M. Féron de Bayeux.

A l'aide de ce traitement, M. De Larroque assure ne perdre qu'un malade sur dix. Entre les mains de M. Piédagnel, le résultat a été moins satisfaisant quoique bien remarquable encore, un sur sept. Enfin M. Andral, dans ses expériences thérapeutiques, est arrivé à la mortalité de un sur six. De pareils succès ont été obtenus par MM. Beau, Bricheteau, Louis, etc., qui donnent aujourd'hui la préférence à la méthode évacuante, et les faits que nous avons observés nous rattachent à la même méthode thérapeutique.

Quant aux enfants, la question est encore indécise. Ainsi tandis que M. Taupin se félicite de l'emploi des purgatifs et les conseille comme le meilleur moyen, MM. Rilliet et Barthez, frappés de la fréquente coïncidence de l'entérite avec la dothiénentérie et peut-être sous l'influence de quelques cas fâcheux dans lesquels des sujets traités par les purgatifs ayant succombé ont offert des traces d'inflammation intestinale, rejettent cette médication comme plus nuisible qu'utile. Nous pensons que MM. Rilliet et Barthez ont été, comme il arrive souvent, témoins d'une série malheureuse, car nous n'avons pas vu que chez les jeunes sujets les purgatifs eussent plus d'inconvénients que chez l'adulte; seulement comme à cet âge il y a souvent complication d'entérite, il faudra en surveiller l'action avec beaucoup de précautions.

3° *Toniques.* — On y rattache les *antiseptiques* ou *antiputrides*, parce que les substances dites *toniques* ou *stimulantes* étaient surtout employées pour combattre la putridité des humeurs, regardée comme cause de l'adynamie. On a surtout rattaché cette pratique à Pinel. En effet, dans la fièvre adynamique, Pinel voulait qu'aussitôt après l'administration de l'*émétique*, on eût recours aux toniques, tels que le quinquina, le vin, les amers, l'eau à la glace, etc. MM. Petit et Serres arrivèrent après bien des essais à préférer la même méthode, à laquelle on a aujourd'hui recours seulement dans les formes adynamiques bien prononcées. Les toniques mentionnés dans nos pharmacopées sont très-nombreux. Nous ne parlerons ici que du quinquina et du vin, dont l'emploi est plus journalier.

Quinquina. — On l'administre sous différentes formes. En extrait, à la dose de 16 à 30 ou 45 grammes, dans une potion stimulante avec l'infusion de menthe et de mélisse, le sirop d'éther ou d'œillet, à prendre par cuillerées dans les vingt-quatre heures. Quand l'estomac se refuse à l'emploi de ce moyen, on l'administre en lavements, à moins que le dévoiement ne soit très-abondant, parce qu'alors il serait rejeté aussitôt que pris et ne pourrait être absorbé. Les frictions avec la teinture alcoolique de quinquina peuvent être encore très-utiles pour ranimer la circulation périphérique et réveiller les forces. Le vin à l'intérieur peut encore être administré à la dose de 30 à 60 grammes en trois ou quatre fois. Le vin est particulièrement employé dans la convalescence.

— Suivant les exigences de la pratique, on pourra remplacer le quin-quina par d'autres amers, tels que la gentiane (vin, extrait, infusion), le quassia amara, la petite centaurée, la camomille, etc., en infusion. Quant au sulfate de quinine, il en sera traité à part.

Vins généreux. — Quand l'adynamie est peu prononcée ou que l'on craint la susceptibilité de l'estomac, on débute par la limonade vineuse faite avec 60 grammes de vin de Bordeaux ou de Bourgogne dans un litre d'infusion de camomille ou d'angélique. On peut en même temps donner 60 à 90 grammes de vin de Bordeaux pur en trois ou quatre fois par cuillerées à bouche. Cette médication étant bien tolérée ou l'adynamie étant plus profonde, on augmente la dose de vin de Bordeaux, que l'on porte à 200 grammes, ou mieux encore on donne les vins alcooliques de Madère, de Malaga, de Malvoisie, d'Alicante, par cuillerées d'abord deux ou trois fois par jour, puis à intervalles plus rapprochés, d'heure en heure par exemple. On peut ainsi faire prendre jusqu'à 120 et 200 grammes dans les vingt-quatre heures.

La stupeur, l'état fuligineux de la langue et des dents, la faiblesse du pouls, la tendance de la peau à se refroidir, certains états ataxiques, la forme lente nerveuse, etc., sont autant de circonstances qui réclament hautement les toniques. La diminution des phénomènes graves sous l'influence de ces moyens doit rendre le praticien plus hardi dans leur administration.

4º *Antiputrides.* — Nous voulons parler sous ce titre des chlorures qui ont eu un moment de vogue entre les mains de M. Chomel. Nous spécifierons plus loin les circonstances qui peuvent les indiquer. Disons seulement ici que le chlorure de soude s'administre à la dose de 15 à 20 gouttes par pot de solution de sirop de gomme ou d'infusion amère, camomille ou petite centaurée, ou bien à la même dose dans une potion. On donne soir et matin un lavement émollient contenant la même quantité de chlorure; trois ou quatre fois par jour on fait sur tout le corps des lotions avec la même liqueur pure; on en arrose des cataplasmes destinés à être appliqués sur le ventre; on le fait prendre en bain (une pinte pour le bain), et enfin on l'asperge sur le lit du malade ou même on peut en faire des évaporations. Dans les premiers temps que M. Chomel fit usage de cette médication, il obtint des succès remarquables. Mais les années suivantes, comme il arrive si souvent dans cette maladie, la veine changea, et les chlorures rentrèrent à peu près dans la catégorie des médicaments ordinaires. M. Bouillaud, qui les avait déjà anciennement conseillés, est à peu près le seul aujourd'hui qui ait recours à leur emploi.

5º *Contre-stimulants.* — Deux substances, le sulfate de quinine et le tartre stibié ont été employés à ce titre dans les fièvres typhoïdes. Bien que ces médications n'aient pas été généralement acceptées en France, nous devons dire quelques mots de leur mode d'action.

Sulfate de quinine. — Torti, auquel nous devons de si belles recher-

ches sur l'emploi du quinquina dans les fièvres intermittentes, proscrivait
cette substance du traitement des fièvres continues simples ou putrides
(*Therapeutice specialis,* lib. V, chap. II, page 447, et chap. VI, page 537;
Modène, 1730). Nous avons vu cependant que le quinquina comme tonique peut être très-utile dans la maladie qui nous occupe. Mais ce n'est
pas à titre de tonique que le sulfate de quinine a été proposé, c'est à
à titre d'hyposthénisant et à *hautes doses*. Jusqu'à quel point était-il bien
rationnel de proposer un hyposthénisant pour une maladie dont l'adynamie est le caractère fondamental? Ceci tient à des théories imaginées
par Rasori et ses disciples et dans le détail desquelles nous ne pouvons
entrer ici. Qu'il nous suffise de dire que ce moyen, proposé par M. le
docteur Broqua, ayant été employé par plusieurs praticiens de Paris,
les résultats obtenus par MM. Husson, Martin Solon, etc., n'ont pas été
assez heureux, du moins chez l'adulte, pour engager les praticiens à suivre les préceptes de M. Broqua. Le sulfate de quinine peut être utile
quand il y a des accidents de rémittence.

MM. Rilliet et Barthez (*Archives gén. de méd.,* juin 1841) ont étudié
d'une manière spéciale l'action du sulfate de quinine dans la fièvre typhoïde des enfants, et ils lui ont trouvé quelques avantages. Les doses
étaient, suivant l'âge, de 30 à 50 centigrammes en poudre mélangé avec
du sucre; ce mélange était fractionné en plusieurs paquets et administré
à plusieurs reprises dans la journée. Ces doses sont peut-être trop fortes,
et M. Rilliet pense qu'il vaut mieux commencer par une plus faible proportion. Un mode d'administration assez commode est la solution à l'aide
de quelques gouttes d'acide sulfurique dans une potion édulcorée avec
un sirop agréable; on ferait prendre ainsi dans le courant de la journée
et par cuillerées d'heure en heure 2 à 4 décigrammes de sulfate de quinine dans 60 grammes d'eau. Dans ce cas le pouls perd de sa fréquence, la chaleur s'abaisse, l'état des selles et des forces musculaires
s'améliore, enfin il survient souvent des sueurs abondantes à une époque où il n'est pas ordinaire de les voir se manifester. M. Szokalski a
constaté les mêmes résultats. (*Gaz. méd.,* décembre 1846).

Tartre stibié à haute dose. — Nous n'avons pas de notions bien positives sur l'action du tartre stibié essayé avec succès, dit-on, par Rasori
lui-même dans la fièvre pétéchiale de Gênes, que l'on a assimilée à
notre fièvre typhoïde, mais qui est peut-être plutôt le véritable typhus.

6° *Médication expectante.* — La médecine expectante n'est pas, comme
on l'a dit, une méditation sur la mort, mais une surveillance attentive
et suivie de tous les phénomènes morbides afin de se trouver prêt à combattre les symptômes qui tendraient à prendre un développement nuisible. Ainsi comprise, la médecine expectante a été adoptée par beaucoup de médecins qui se bornent, surtout au début, à l'usage de simples
délayants et ne réservent leur thérapeutique que pour les indications
spéciales. Du reste, cette méthode thérapeutique ne convient réellement
que dans les cas légers et dans la forme latente.

7° *De quelques médications dites spécifiques.* — Outre les moyens que nous venons de passer en revue, il en est quelques autres décorés pompeusement du titre de spécifiques et dont nous devons au moins indiquer les principaux ; nous parlerons en même temps des moyens empiriques.

a. L'alun a été vanté par quelques personnes comme un remède très-avantageux ; mais les effets n'ont pas répondu à l'attente de ceux qui l'ont essayé.

b. Camphre. — « Traiter les fièvres malignes sans le camphre, disait Ettmuller, c'est vouloir combattre sans armes. » Il y a là certes une grande exagération ; cependant le camphre peut être réellement utile dans la forme ataxique, quand les phénomènes nerveux sont très-développés. M. De Larroque dont nous pouvons citer les habitudes pratiques, ne le donne pas en potion, mais en lavements à la dose de 30 à 60 centigrames dissous dans un jaune d'œuf et étendu dans une suffisante quantité d'infusion de valériane ou de serpentaire de Virginie. On répète ces lavements soir et matin. Il conseille aussi les frictions avec un mélange à parties égales de baume tranquille et d'huile de camomille camphrée. Le camphre ne doit être employé que quand la chaleur fébrile est peu intense.

c. L'acide carbonique a été préconisé par le docteur Clanny de Sunderland, vers la fin du dernier siècle, dans le but théorique de rendre au sang des sujets atteints de fièvres graves l'acide carbonique dont il le croyait privé. M. Chomel et M. Louis ont beaucoup employé l'eau de Seltz à titre d'essai ; mais cette liqueur gazeuse, sans action sur la marche de la maladie, est restée dans la thérapeutique de la dothiénentérie comme boisson agréable et légèrement stimulante.

d. Boissons aqueuses abondantes. — Elles ont été conseillées anciennement par plusieurs médecins. De Haën a insisté sur leur emploi, et il leur attribuait de diminuer la chaleur et l'aridité de la peau, et d'empêcher la sécheresse et les fuliginosités de la bouche ; il conseillait surtout les boissons acidulées et l'eau d'orge. (*Rat. méd.*, t. I, p. 3 et suiv. ; Leyde, 1761.) M. Piorry, parmi les modernes, est assurément celui qui a le plus insisté sur l'emploi de ce moyen ; mais on ne saurait voir là une thérapeutique spéciale.

e. Du sulfure noir de mercure. — Guidé par l'analogie qui existe entre l'éruption intestinale de la fièvre typhoïde et l'éruption variolique et par les succès qu'il a obtenus dans cette dernière affection de l'emploi des topiques mercuriels, M. Serres a été conduit à essayer l'effet de moyens analogues sur l'éruption typhoïde. Après un examen attentif des diverses préparations mercurielles et de leurs effets sur l'organisme, le sulfure noir lui a paru le plus propre à remplir l'indication qu'il se proposait d'obtenir. Voici le mode d'administration auquel il s'est arrêté :

Le traitement se compose de l'administration du mercure à l'intérieur et à l'extérieur : à l'intérieur sous forme de sulfure noir de mercure (éthiops minéral) en pilules, à l'extérieur sous forme de pommade mercurielle en frictions sur l'abdomen. Les frictions ou plutôt les onctions à la dose de 8 ou 10 grammes sont répétées tous les matins. Les pilules de sulfure sont prescrites généralement tous les deux jours au nombre de 4 à 6; voici leur formule :

> Pr. Éthiops minéral. . . . . 4 gr.
> Poudre de gomme adraganthe. . . 0, 50 gr.
> Sirop simple. . . . . Q. s.
>
> Faites quatre pilules.

Le traitement ainsi formulé peut, le plus souvent, être continué pendant huit ou dix jours sans interruption, avant que l'on ne voie survenir de traces de stomatite. Lorsque la muqueuse gingivale ou buccale commence à rougir, on suspend d'abord les frictions, on diminue de moitié la dose du purgatif mercuriel si l'on juge nécessaire de le continuer et l'on fait faire usage aux malades de gargarismes aluminés, de frictions avec des tranches de citron sur les gencives.

« Sous l'influence de ce traitement, on voit, dit M. Serres : 1° la diarrhée se modérer et les selles devenir moins fréquentes lorsque le médicament a épuisé son effet purgatif; 2° le ballonnement du ventre diminue ou disparaît, s'il existe, et ne se manifeste pas si le médicament est administré dès le début de la maladie. En outre de ces effets locaux, le pouls diminue de fréquence, les accidents cérébraux perdent de leur intensité. » M. Serres avoue qu'à l'aide de ce traitement on n'abrége pas la durée de la maladie, mais que l'on diminue sa gravité. (*Acad. des sciences*, août 1847.)

Ce médicament agit-il comme simple purgatif ou faut-il lui attribuer une action spécifique? Les résultats que l'on obtient de son emploi ne sont pas assez prononcés pour que l'on puisse admettre la dernière hypothèse. Il y a cependant là quelques expériences à suivre à cause de la facilité que présente l'administration de ce purgatif.

f. Révulsifs cutanés. — Quelle que puisse être leur utilité, les révulsifs ne sauraient constituer une méthode thérapeutique. On les emploie, soit comme moyen de stimulation pour toute l'économie, soit à titre de révulsifs proprement dits, dans le cas de congestion viscérale. Les moyens auxquels on a habituellement recours dans ce double but sont les sinapismes et les vésicatoires. Quelques auteurs, et notamment M. Louis, se sont élevés contre l'emploi des vésicatoires, auxquels ils attribuent comme conséquence fâcheuse : 1° de déterminer une accélération de la circulation qui s'ajoute encore à la fièvre existante ; 2° d'entraîner des suppurations longues et très-fatigantes pour le sujet, déjà épuisé par le fait seul de la maladie, et de favoriser la tendance aux gangrènes qui viennent si souvent frapper les surfaces dénudées. Cette question mérite d'être examinée, et d'abord nous dirons que le principal inconvénient des vésicatoires est de ne pas remplir le but pour lequel on les emploie le plus ordinairement, c'est-à-dire pour diminuer les accidents cérébraux. Il est très-vrai aussi que dans le cas d'ataxie, quand le malade est dans le délire, qu'il est très-agité, les vésicatoires loin d'amender cet état tendent plutôt à l'exaspérer, et cela d'autant plus que le malade est plus jeune et plus impressionnable. Il n'en est pas de même dans les cas de congestion pulmonaire : les larges vésicatoires appliqués sur la poitrine sont généralement suivis d'un bon effet. Quant aux dangers de la gangrène, ils sont plus particulièrement à craindre chez les sujets épuisés, dont la constitution antérieure a été délabrée par la misère ou les excès. — Les sinapismes n'ont pas les mêmes inconvénients.

Au total on ne devra guère appliquer les révulsifs actifs sur les jeunes sujets, sauf le cas d'adynamie profonde, de somnolence ou de coma ; on mettra alors des sinapismes ou plutôt des cataplasmes sinapisés, que l'on aura soin de ne pas laisser trop longtemps. Les vésicatoires ne seront jamais appliqués pendant la première période, lorsqu'il y a réaction inflammatoire très-vive ou dans le cas d'ataxie. S'il y a congestion pulmonaire et que le sujet soit excessivement irritable, on appliquera le vésicatoire sur les parois de la poitrine avec la précaution de le retirer quand il aura amené de la rubéfaction, c'est-à-dire au bout de quelques heures. Si le sujet est bien constitué ou que l'adynamie l'emporte sur l'ataxie, on lèvera l'emplâtre vésicant lorsque l'effet aura été produit, et on videra seulement l'ampoule sans détacher l'épiderme ; la surface irritée sera revêtue d'un linge très-fin enduit de cérat saturné ou même très-légèrement opiacé si les douleurs ont été vives et que le malade ait été sur-excité par l'emploi de ce moyen. Dans les cas de somnolence, on promènera les sinapismes sur les extrémités inférieures, ou bien on appliquera de larges vésicatoires à la partie interne des jambes ou des cuisses, et l'on s'efforcera d'en tarir la suppuration le plus promptement possible. A l'aide de ces précautions, nous pensons que l'on peut éviter les inconvénients signalés plus haut et qui tiennent plutôt, comme le dirait Baglivi, à l'*abus* qu'à l'usage des vésicatoires.

g. Emplâtre de M. Ranque. — M. Ranque, d'Orléans, s'appuyant sur des idées théoriques que nous n'avons pas à reproduire ici, en est arrivé à proposer pour le traitement de la dothiénentérie d'envelopper l'abdomen d'un épithème ainsi composé : masse emplastique de ciguë 500 gr., diachylon gommé 250 gr., thériaque 125 gr., camphre 90 gr., soufre 125 gr. ; faites ramollir les emplâtres à un feu doux ; retirez du feu quand la fusion aura lieu, ajoutez-y les autres substances ; mélangez convenablement et conservez dans un vase de verre ou de terre vernissée bien couvert. Pour s'en servir on recouvre cet emplâtre de deux morceaux de forte toile ou de peau assez larges pour couvrir l'un le ventre, l'autre les lombes en totalité. La quantité de cette masse emplastique pour l'épithème du ventre doit être, pour un adulte, environ 180 gr., et pour les lombes 125 gr. (Ranque, *Nouv. méth.*, etc., br. in-8°. Paris, 1843.)

A l'aide de cette méthode, M. Ranque assure n'avoir perdu que 62 malades sur 733 traités dans l'espace de vingt ans environ, c'est-à-dire 1 sur 11,82. Ce résultat mérite de nouvelles expériences ; aussi avons-nous donné cette formule dans le but d'engager le praticien à tenter de nouveaux essais.

h. Réfrigérants ou méthode hydrothérapique. — Déjà depuis long-temps, dans quelques cas de fièvre grave, les praticiens avaient conseillé l'eau froide à l'intérieur, et les affusions froides ou les bains à peine tièdes. On avait aussi noté les avantages de la réfrigération extérieure. (Lacorbière , *Du froid intus et extrà,* p. 362 et suiv. Paris, 1839.) L'hydrothérapie est venue régulariser cette méthode de traitement, qui dans certaines circonstances spéciales peut être fort avantageuse. Les moyens employés sont : à l'intérieur, l'eau fraîche, donnée non pas pré-cisément à discrétion, mais par petits verres et très-souvent, de quart d'heure en quart d'heure ou de demi-heure en demi-heure ; quatre à cinq petits lavements froids à 14° donnés dans la journée de deux heures en deux heures ; et à l'extérieur, l'application sur le ventre de compres-ses très-larges et très-épaisses trempées dans l'eau froide et tordues avant d'être appliquées, renouvelées toutes les heures ou toutes les deux heures. Quand la chaleur générale est brûlante , on peut se trouver très-bien d'envelopper tout le corps d'un grand drap mouillé et tordu, renouvelé à deux ou trois reprises de demi-heure en demi-heure ; puis on remet le malade dans son lit, bien essuyé et dans du linge sec. Cette opération se fait sur un lit de sangle recouvert d'un matelas. Les bains de siége à 8 ou 10° et d'une durée d'un quart d'heure sont encore, dit-on, très-utile dans le cas d'excitation cérébrale intense.

M. Beau, sans s'astreindre à toutes ces minuties, emploie un moyen dont nous avons pu constater les effets favorables. Le malade est déposé entièrement nu sur un matelas, et deux ou trois personnes lui passent rapidement sur le corps des éponges imbibées d'eau froide ; le malade est immédiatement essuyé avec des linges secs et reporté dans son lit. Ces manœuvres durent à peine deux ou trois minutes, et cependant le ré-sultat est des plus satisfaisant. La chaleur générale qui est habituelle-ment sèche et âcre se trouve diminuée ; la réaction fébrile, l'agitation di-minuent, et le malade en arrive à réclamer l'emploi de ce moyen, auquel il ne s'était d'abord prêté qu'avec une répugnance extrême.

M. Jacquez, médecin distingué à Lure (Haute-Saône), a fait des réfri-gérants sa méthode principale, et les résultats qu'il a obtenus sont telle-ment satisfaisants que nous devons mentionner ici et la pratique et les chiffres sur lesquels il s'appuie.

Le traitement de M. Jacquez consiste dans l'emploi de l'eau froide *intus et extrà.* Il faut appliquer sur le front des compresses trempées dans l'eau froide, à 7 ou 8 degrés au-dessus de zéro, et sur le ven-tre, des compresses trempées également dans de l'eau froide, mais assez grandes pour en couvrir toute la surface. Quand la chaleur est brûlante, l'intervalle de ces applications doit être de cinq à dix minutes, d'une demi-heure ou même d'une heure lorsque la température de la peau s'élève peu au-dessus de l'état normal. Ces applications, il les continue dix, trente, quarante jours s'il est nécessaire, c'est-à-dire tant qu'il voit persister ou reparaître le moindre reste de chaleur fébrile. M. Jacquez ne donne à ses malades d'autres boissons que de l'eau pure, froide, en assez grande quantité. Du reste, il ne se borne pas toujours à ces applications et à ces boissons d'eau froide : il emploie souvent les vomitifs, puis les purgatifs doux, rarement les vésicatoires, plus rarement encore les saignées. Il met constamment les malades à la diète pendant les sept ou huit premiers jours de la maladie, quelque légère que soit celle-ci, et même dans les quinze ou trente jours suivants si ces symptômes persistent ou prennent plus d'intensité.

Suivant M. Jacquez, aucun symptôme, aucune complication ne s'opposent à l'emploi des applications froides : peu importe que les malades toussent très-souvent et beaucoup, qu'ils aient une grande oppression, que les organes respiratoires soient fréquemment engorgés ou enflammés, que la peau soit couverte de sudamina ; non-seulement les applications froides ne sont pas nuisibles dans ces cas, mais encore elles hâtent la résolution des phlegmasies intérieures. Il ne faut consulter, pour graduer l'énergie de ce mode de traitement, que le degré de chaleur des parties sur lesquelles les linges doivent être appliqués. En général, il faut autant que possible équilibrer la température, l'augmenter s'il est nécessaire aux extrémités, mais en même temps l'affaiblir partout où elle s'élève trop, principalement sur le tronc.

A l'aide de cette méthode, l'auteur assure que les phénomènes adynamiques et ataxiques ne tardent pas à disparaître et à faire place à une notable amélioration. D'après les faits que ce praticien rapporte à l'appui de cette méthode de traitement, il n'aurait perdu qu'un malade sur seize ou dix-sept. M. Jacquez exerce en province, et il faut bien se rappeler que suivant les localités la fièvre typhoïde est ou plus grave ou plus bénigne, et dès lors les résultats obtenus en province ne sont pas absolument comparables avec ceux des hôpitaux de Paris.

Après avoir ainsi passé en revue les principales médications, il nous reste à déterminer les indications qui les réclament ou les excluent suivant la forme ou les complications que la maladie peut présenter. Cette tâche sera bien abrégée par les détails dans lesquels nous sommes entré.

Traitement des différentes formes de la fièvre typhoïde. — Nous suivrons ici une marche un peu différente de celle que nous avons adoptée pour la description de la maladie. Nous parlerons d'abord du traitement de la maladie lorsqu'elle est *légère*, quelle que soit d'ailleurs la forme qu'elle affecte ; puis nous examinerons ce qu'il convient de faire dans les diverses variétés que nous avons admises et que nous supposerons intenses.

1° Le début ne s'accompagnant pas de symptômes bien graves, les indications ne sont pas urgentes, et la méthode expectante trouve ici son application. On tiendra le malade au lit dans une chambre bien aérée et à la diète. Pour boisson, la limonade citrique gazeuse, l'orangeade, les solutions de sirops rafraîchissants; l'eau pure est souvent préférée par le malade. S'il y a de la toux, on donnera les infusions légères de mauve, de violette édulcorées avec du sirop de gomme ou du miel. On pourra rendre les boissons légèrement laxatives avec l'addition d'un peu de crème de tartre soluble. Si les selles sont difficiles ou irrégulières, tous les matins ou tous les deux jours un ou deux verres d'eau de Sedlitz. Des compresses imbibées d'eau fraîche simple ou vinaigrée seront appliquées sur le front. On pourra aussi dans le cas de céphalalgie un peu vive avoir recours aux sinapismes.—Cataplasmes ou compresses mouillées sur le ventre, quarts de lavements émollients ou avec la tête de pavot si la diarrhée est un peu abondante. Vers le huitième ou dixième jour il survient parfois un peu d'abattement, de stupeur; alors on substituera aux boissons précédentes de la limonade vineuse légère. Ces moyens secondés de l'usage de quelques bains suffisent ordinairement pour conduire les malades à guérison. La convalescence exige des soins dont nous parlerons plus loin.

2° Quand l'affection, plus intense dans son invasion et dans ses allures, débute par la *forme inflammatoire*, on commencera le traitement par une saignée du bras de deux à trois palettes, que l'on répétera une seconde fois le lendemain ou le surlendemain si le sujet est vigoureux et que la réaction fébrile soit très-intense. Une douleur vive dans l'abdomen et surtout vers la fosse iliaque droite, dans les mêmes conditions, exigerait une application de 15 à 20 ou 25 sangsues chez un adulte, de 6 à 8 chez un enfant; mais à cet âge les applications émollientes ou fraîches seront préférées. Ajoutons enfin, comme nous l'avons déjà dit plus haut, que les émissions sanguines ne conviennent que dans la première période. En même temps on mettra en usage les boissons rafraîchissantes ou émollientes suivant les cas. Les purgatifs peuvent être indiqués par l'état des selles brunes et fétides avec météorisme ou peu abondantes, et alors on y aura recours d'une manière continue si l'amélioration des autres symptômes suit l'administration des évacuants et si la maladie s'aggrave quand on les suspend. Les compresses froides sur le front, les lotions fraîches sur toutes la surface du corps, les bains à peine tièdes, l'enveloppement dans le draps mouillé des hydropathes calmeront l'ardeur fébrile qui tourmente si souvent les malades; des quarts de lavements tièdes, des applications fraîches permanentes sur le ventre pourront être très-utiles. Si la forme inflammatoire persiste jusqu'au bout, on continuera l'emploi des mêmes moyens, secondés au besoin de quelques révulsifs cutanés. L'apparition des phénomènes adynamiques ou ataxiques pose de nouvelles indications.

3° Dans la *forme bilieuse*, la saignée est assez rarement indiquée. L'émétique administré suivant la méthode de M. De Larroque convient plus habituellement. Les boissons acidulées fraîches, les eaux gazeuses, si

avidement désirées par les malades, sont ici de rigueur. Les purgatifs
salins seront encore utiles ici, et leur emploi sera nécessairement subordonné aux avantages que le malade paraîtra en retirer. Le reste du
traitement se subordonne aux phénomènes qui surviennent.

4° Mais c'est plus particulièrement dans la forme *muqueuse* que les
évacuants trouvent leur application. Nous ne pouvons que renvoyer à
cet égard à ce que nous avons dit plus haut. L'état de dégoût et de nonchalance dans lequel se trouvent les malades exige une boisson légèrement
tonique : les infusions de germandrée, de camomille, de centaurée, etc.,
conviennent assez dans ces cas ; plus tard même on pourra y substituer
la tisane d'angélique avec le vin ou simplement la limonade vineuse ;
à une époque plus avancée de la maladie, les stimulants sont indiqués,
mais à un moindre degré que dans la forme adynamique.

5° La *forme ataxique* se montre d'emblée ou succède à l'une de celles
dont nous venons de parler. Quand un délire violent se montre dès la
première période avec coloration rouge de la face, injection des yeux,
chez un sujet jeune, bien constitué et placé dans des conditions hygiéniques favorables, on peut hardiment pratiquer une saignée du bras
ou du pied, ou même, comme quelques-uns le conseillent mais sans
avantage bien marqué, de l'artère temporale ; d'autres préfèrent les sangsues aux tempes, aux apophyses mastoïdes ou les ventouses à la nuque.
La force et l'âge du sujet ne sont pas sans influence sur le choix du
mode d'émission sanguine, les sangsues étant préférables chez les individus jeunes et peu forts. Quand le délire survient chez un sujet d'une
constitution éminemment nerveuse, que la maladie est venue à la suite
de chagrins, de misère, etc., les antiphlogistiques doivent être sévèrement proscrits ; on aura alors recours aux applications froides sur la tête,
aux bains de siége froids à la manière des hydropathes, tandis que les
parties inférieures du corps sont chaudement enveloppées ou entourées
de briques, de sachets remplis de sable chaud ou de cataplasmes sinapisés. Les affusions froides ou la glace sur la tête, les vésicatoires sur le
cuir chevelu, conseillés par quelques auteurs, sont parfois suivis d'accidents de réaction assez graves. Les révulsifs sur les extrémités inférieures peuvent être plus utiles. Quand l'ataxie survient à la suite de
l'une des formes précédentes, ou si elle continue sa marche après avoir
débuté avec ce caractère, on a ordinairement recours à quelques antispasmodiques, tels que le camphre, dont nous avons parlé plus haut,
l'*assa-fœtida*, le musc et le castoréum. Cette médication est plus particulièrement celle de la seconde période. Les antispasmodiques dont
nous venons de parler s'administrent soit dans des potions à la dose de
3 à 6 décigrammes, ce qui répugne beaucoup aux malades, soit, ce qui
est préférable, dans des quarts de lavement à la même dose et en dissolution dans un jaune d'œuf. A ces moyens on joindra les bains tièdes,
l'usage de boissons légèrement amères, camomille, feuilles d'oranger, etc.
Ici les évacuants ne conviennent pas comme méthode absolue ; cepen-

dant les purgatifs peuvent être utiles pour modifier l'état des garde-robes quand elles sont rares ou de mauvaise nature.

6° De même que la forme précédente, la forme adynamique se montre quelquefois dès la première période, ou bien elle succède ou s'allie aux autres variétés; c'est, nous l'avons vu, la plus fréquente et en quelque sorte le type de la fièvre typhoïde. Le traitement de l'adynamie mérite donc de fixer notre attention. Quand elle apparaît dès les premiers temps, le cachet de faiblesse qu'elle imprime à l'économie contre-indique les émissions sanguines et les débilitants. Les toniques sont ici plus particulièrement nécessaires; du reste on subordonne leur activité à l'intensité des phénomènes auxquels on les oppose. Dans la première période, quelques boissons amères, la limonade vineuse sont indiquées; en même temps on pourra, comme le veut M. De Laroque, donner le vomitif initial, à la suite duquel les purgatifs seront employés, non pas toujours d'une manière continue, mais au moins de temps en temps, suivant les exigences et surtout quand il y a météorisme, fétidité des selles, fuliginosité de la bouche, etc.

A une période plus avancée, et une adynamie profonde succèdant aux formes inflammatoire ou bilieuse, etc., les toniques doivent être donnés d'une manière plus énergique et plus suivie : c'est alors qu'on aura recours aux amers, aux préparations de quinquina, aux vins de Bordeaux ou même aux vins généreux dont nous avons indiqué plus haut le mode d'administration. Des frictions stimulantes avec les teintures alcooliques, des vésicatoires même seront mis en usage pour faire sortir le malade de son état d'abattement. L'observation suivante que nous empruntons à M. Chomel est un exemple à suivre en pareille occurrence : « Une jeune fille de vingt-quatre ans fut admise à la Charité dans un tel état d'adynamie qu'elle était sans mouvement et presque sans voix et sans pouls ; la bouche était couverte d'un enduit sec et noirâtre, son ventre météorisé, la peau froide et gluante ; les selles étaient involontaires. Je la fis envelopper de flanelles chaudes imprégnées de vins aromatiques ; je lui prescrivis une potion avec extrait de quinquina et d'éther à haute dose, des lavements de quinquina camphré et du vin de Malaga par cuillerées à intervalles rapprochés. Son état était si grave qu'elle me paraissait agonisante... Le lendemain je la retrouvai vivante, mais dans un état si désespéré qu'elle ne semblait pas avoir quelques heures à vivre. J'insistai néanmoins sur les moyens propres à ranimer les forces, à rappeler la chaleur, et après trois ou quatre jours de cette lutte désespérée, la chaleur se rétablit, le pouls reprit quelque résistance et la physionomie quelque expression ; l'amélioration se consolida de jour en jour, et cette jeune fille guérit complétement. » (Ouvrage cité, p. 482.)

7° *Fièvre lente nerveuse d'Huxham.* — C'est le traitement de la forme adynamique et ataxique combinés, c'est-à-dire les toniques et les antispasmodiques.

8° *La fièvre hémorrhagique* est fort rare ; elle exige surtout que l'on s'occupe de tarir la source du sang, dont l'effusion menace la vie du malade. Contre l'épistaxis on a les ligatures sur les membres, les révulsifs aux extrémités, les refrigérants sur le front, les injections froides et astringentes dans les fosses nasales, les compressions de la carotide, moyen trop négligé, et le temponnement. Au flux sanguin on opposera : pour boisson, l'eau de riz ou de grande consoude acidulée d'eau de rabel et additionnée de quatre grammes de ratanhia par jour ; une potion gommeuse avec un extrait astringent, ces boissons étant données à la glace ; des quarts de lavements froids avec la poudre de ratanhia ; des applications froides sur le ventre. En pareille occurrence, le seigle ergoté, donné par prises de 15 à 20 centigrammes répétées plusieurs fois dans la journée, peut être avantageux. Il faut dans ce cas s'abstenir des purgatifs.

9° *La forme dyspnéique* n'indique la saignée qu'au début et dans d'assez rares conditions de vigueur et de plénitude du pouls de la part du sujet. Les boissons acidulées et froides conviennent moins que les boissons mucilagineuses miellées ou sucrées. Les évacuants peuvent être continués dans les limites des indications présentées par l'état du ventre. Le traitement spécial consistera dans l'usage de potions gommeuses avec le kermès porté de la dose de 2 à 3 décigrammes à celle de 1 gramme par des additions quotidiennes successives de 5 centigrammes ou 1 décigramme ; de la potion de Rasori ; dans l'application de larges vésicatoires ou d'onctions avec la pommade stibiée sur les parois de la poitrine. Chez les enfants, aux vésicatoires et à la pommade stibiée, qui ont parfois de graves inconvénients, on préférera l'huile de croton tiglium, qui produit un effet suffisant.

10° *La forme arthralgique* ne contre-indique pas les moyens ordinaires opposés à la fièvre typhoïde ; elle réclame l'emploi de sangsues appliquées autour des articulations en nombre variable, mais cependant jamais aussi considérable que pour les arthrites traumatiques par exemple : on dépasse rarement le nombre de 12 à 15. Les ventouses sèches ou scarifiées peuvent être utiles ; les applications émollientes et narcotiques, compresses imbibées d'eau de guimauve et de décoction concentrée de têtes de pavots, cataplasmes de farine de lin arrosés de laudanum, onctions avec les liniments camphrés ou opiacés, les vésicatoires volants autour de l'articulation et pansés avec l'hydrochlorate de morphine (de 2 à 5 ou 10 centigr.), tels sont les moyens recommandés par M. Bazin ; mais il faut être prévenu que leur emploi échoue bien souvent contre l'opiniâtreté de ces douleurs.

11° Nous ne saurions tracer de règles de conduite pour la *forme latente*, puisqu'ici c'est l'inattendu qui caractérise la maladie. Le rôle du médecin consiste à surveiller attentivement son malade afin de se tenir prêt à combattre les accidents qui pourront se manifester, et cela avec des armes proportionnées à la gravité du cas, à l'âge, à la force du sujet.

12° Quant à la fièvre typhoïde observée chez l'*enfant*, nous avons vu à l'occasion des différentes médications et du traitement des différentes formes les restrictions imposées au praticien dans la thérapeutique de la dothiénentérie du jeune âge.

13° Nous avons admis, en quelque sorte conditionnellement, l'existence d'une forme *rémittente*, assurément très-rare dans nos climats. Cette forme exige l'emploi du sulfate de quinine administré soit en pilules, soit en potion, suivant les règles prescrites ailleurs. (V. FIÈVRES INTERMITTENTES.)

Quelques *accidents* et *complications* de la fièvre typhoïde méritent une mention spéciale.

L'*érysipèle*, lorsqu'il attaque des sujets placés dans des conditions favorables aux émissions sanguines, peut être traité par la saignée du bras ou les sangsues aux tempes ou aux angles maxillaires; mais il est rare que l'on puisse user convenablement de ces moyens, car le plus souvent le sujet est déjà affaibli et par la maladie et par le traitement. Les évacuants par haut et par bas, les révulsifs sont à peu près les seuls moyens que l'on puisse opposer à l'érysipèle. Un vésicatoire sur le lieu où il se développe a été conseillé; mais c'est un moyen bien douloureux, qui peut amener une réaction du côté du cerveau et enfin dont l'inefficacité, dans les cas ordinaires, a été constatée nombre de fois.

Dans le cas de *perforation intestinale*, le malade sera placé dans une immobilité absolue; on supprimera les boissons, et pour calmer la soif on donnera des tranches de citron à sucer ou des morceaux de glace; on fera prendre d'heure en heure, d'après le conseil de MM. Graves et Stokes, une pilule de 5 à 8 centigrammes d'opium dont la dose peut être ainsi portée à un gramme dans les vingt-quatre heures. Ce traitement paraît avoir réussi dans quelques cas. (Chomel, ouvrage cité, p. 502 et suiv.). Nous renvoyons d'ailleurs à l'article PÉRITONITE.

Le *délire*, le *coma*, la *diarrhée* et leurs différentes formes, le *météorisme* ont été mentionnés dans les considérations précédentes sur le traitement qui convient aux principales variétés de la maladie; nous n'y reviendrons pas.

La *rétention d'urine* est un accident très-commun dans le courant de la seconde période et qui se reconnaît à la manière dont le malade urine (par regorgement) et par la matité sus-pubienne. Il faut alors avoir recours aux cataplasmes à peine tièdes sur la région hypogastrique et au cathétérisme.

Quand on redoute la formation des *escharres* sur les parties comprimées, on aura soin de changer le plus souvent possible le malade de position; on le placera tantôt sur un côté, tantôt sur l'autre; on pourra mettre sous le siége un coussin creux au centre et qui empêche ainsi la pression du sacrum sur le matelas; on a aussi proposé l'emploi de lits mécaniques qui répartissent la pression du corps sur de larges surfaces. Le malade sera fréquemment lavé avec de l'eau vineuse ou des infusions aromatiques pour éviter le contact des matières fécales ou de l'urine avec la peau des parties environnantes. Quand malgré ces soins l'escharre est formée, on la recouvre avec un morceau de sparadrap ; l'escharre une fois tombée, la solution de continuité sera lavée avec des infusions aromatiques, pansée avec des plumasseaux de charpie enduits de cérat si l'ulcération offre un bon aspect, ou de styrax, de poudre de quinquina, etc., si elle est blafarde, baveuse ou grisâtre. Ce même pansement convient à la gangrène qui s'empare des parties non comprimées.

La thérapeutique des phlegmasies qui se montrent intercurremment dans le cours de la fièvre typhoïde, etc., sera nécessairement modifiée par l'état général du malade. Cependant le traitement ordinaire à ces affections sera employé, mais nécessairement dans des limites beaucoup plus restreintes. L'*otite* qui se montre assez souvent, chez les enfants surtout, exige rarement un traitement spécial ; cependant quand l'otorrhée se déclare, des injections détersives et un vésicatoire derrière l'oreille peuvent être avantageux. L'*entérite* sera surtout combattue par les émollients et l'abstention momentanée des moyens excitants. Quant à la *pneumonie vraie*, si l'état des forces permet que l'on pratique des émissions sanguines, on le fera dans les limites de ces mêmes indications ; mais, en général, le traitement de la forme dyspnéique me paraît mieux approprié. Il est souvent fort difficile de distinguer une véritable méningite qui viendrait compliquer l'état typhoïde ; elle serait nécessairement prise pour l'état ataxique. Cependant si on la reconnaissait, la presque certitude qu'elle est d'origine tuberculeuse et l'issue nécessairement fatale de la maladie laissent ici le champ libre au praticien. Ce sont là des cas où il faut avoir le malade sous les yeux et dans lesquels il est impossible de poser des règles générales de conduite.

Les abcès qui se forment seront pansés et ouverts comme de coutume.

La *convalescence*, avons-nous dit, exige beaucoup de soins ; mais c'est surtout au point de vue du régime alimentaire qu'une observation rigoureuse et attentive est nécessaire. L'alimentation ne doit être permise que quand l'état fébrile a complètement disparu, que le ventre est parfaitement souple et libre : alors on commence par le bouillon de poulet, graduellement épaissi avec des fécules légères, le salep, le tapioka ; puis progressivement et toujours en tâtonnant, les potages au bouillon de bœuf et de poulet, les panades extrêmement légères ; puis enfin les poissons frits — tels que le merlan, la limande, — le poulet, etc., Ce n'est qu'en graduant ainsi l'alimentation et la suspendant au moindre retour de la fièvre que l'on parvient à éviter ces rechutes si fréquemment funestes. Cette rigueur est surtout nécessaire quand il y a eu une diarrhée très-abondante ou des hémorrhagies intestinales.

Pour donner une idée de l'importance qu'il y a de se livrer à une surveillance en apparence ridicule, nous citerons les observations suivantes. On est dans l'habitude d'accorder aux convalescents certains fruits, tels que le raisin, les cerises, etc. ; eh bien, il faut craindre que les pépins et les noyaux imprudemment avalés n'aillent irriter des plaques intestinales non encore cicatrisées et n'amènent de ces ulcérations rongeantes auxquelles succèdent si souvent les perforations. (De Larroque, ouvrage cité, t. II, p. 147 et suiv.). Or ces remarques sont appuyées sur des faits.

Le retour de l'appétit et de la santé sera facilité par l'usage des boissons amères, les bains alcalins, les frictions douces à la surface de la peau, le massage, le séjour à la campagne, etc.

L'*œdème* qui succède à la fièvre typhoïde sera combattu par la situation élevée des membres engorgés, les frictions aromatiques stimulantes; la *chute des cheveux*, par la section complète de toute la chevelure et les onctions avec des pommades excitantes; la paralysie, par les préparations de noix vomique, etc., etc.

Quant au *traitement hygiénique* proprement dit, aux conditions d'aération, de situation, nous renvoyons, pour éviter des redites, à l'article **THYPHUS**, où les moyens dont il s'agit sont surtout nécessaires.

CHAPITRE II.

DES EXANTHÈMES.

ARTICLE Ier. — VARIOLE (1).

HISTORIQUE. — La variole apparut, pour la première fois, en Espagne à la fin du onzième siècle ou au commencement du douzième et, de là, se répandit bientôt dans les diverses contrées de l'Europe; elle fut portée ensuite par les Européens en Amérique et dans toutes les îles de l'Archipel indien. Partout où elle pénétra pour la première fois, ce fut toujours sous forme d'épidémie générale, comme toutes les pestes; mais différente de celles-ci, qui ne font que passer, partout elle s'est naturalisée et a pris racine. Elle a pu s'assoupir pendant plusieurs années; mais toujours elle s'est réveillée épidémiquement, commençant ordinairement au printemps, sévissant avec fureur l'été, déclinant à l'automne, enchaînée par l'hiver.

On s'est habitué à la regarder comme un tribut que tôt ou tard il fallait payer, et l'observation ayant appris qu'elle était plus ou moins meurtrière, selon les saisons, les âges, etc., on s'est arrangé pour la subir dans les conditions les moins défavorables. De là est née l'inoculation, qui, pratiquée depuis longtemps à Constantinople, en Circassie, fut apportée en Angleterre par Lady Montagu et répandue ensuite dans le reste de l'Europe.

La vaccine, découverte par Jenner en 1798, détrôna l'inoculation, sur

____

(1) De *vari*, boutons; selon d'autres, de *varius*, bigarré.

laquelle elle a l'immense avantage de ne jamais occasionner la mort des sujets qui y sont soumis. On sait avec quel enthousiasme elle fut accueillie en France au commencement de ce siècle, avec quelle sollicitude tous les gouvernements cherchèrent à la propager. Elle a été portée dans tout l'univers; néanmoins elle n'a pu encore extirper la variole. Les médecins de Paris se rappellent la cruelle épidémie de 1825; il ne se passe pas d'année qu'on ne l'observe encore, même aujourd'hui.

A son apparition la variole attira nécessairement toute l'attention des médecins et engendra une polémique acharnée qui dura des siècles. — On peut la suivre dans Dehaen, Werlhof, Gruner, Mead.

Les uns voulurent à toute force, et parmi eux on remarque avec étonnement Rhazès, la trouver dans les mots *exanthemata, variolæ*, qui se rencontrent dans plusieurs traités de Galien; les autres, et nous nous rangeons à leur opinion, ne virent là que des mots s'appliquant à tout autre chose qu'à la variole, leur raison se refusant à admettre qu'une maladie aussi frappante n'eût fourni que quelques mots à l'observation antique, qui a décrit si minutieusement des maladies insignifiantes.

Aujourd'hui la variole est généralement considérée comme ayant été observée pour la première fois en Arabie en 622; (Manuscrit arabe à la bibliothèque de Leyde. — Reiske, cité par Mead.) originaire de l'Égypte ou de l'Éthiopie (Mead), ou de l'Asie centrale; existant de temps immémorial en Chine (Ainslic); importée en Europe par l'invasion des Arabes en Espagne et par le retour des croisés.

Aaron avait le premier écrit en syriaque sur la petite vérole; mais ses œuvres n'étant point parvenues jusqu'à nous, la description la plus ancienne que l'on possède est celle de Rhazès (922), reproduite dans le canon d'Avicenne, traduite par plusieurs auteurs dès le quinzième siècle et enfin par R. Mead. (*Opera omnia. Liber de variolis et morbillis*. Londres, 1747.) Rhazès décrit assez bien la variole et ses espèces; il signale dans l'invasion la *douleur de dos* comme propre à la distinguer de la rougeole et prescrit un régime pour prévenir ou adoucir la maladie, l'emploi de la saignée, des applications topiques dirigées contre les cicatrices, et termine par les signes favorables ou défavorables.

Depuis Rhazès la description de la variole se trouve dans tous les traités de médecine et particulièrement dans ceux des maladies des enfants, dans des traités spéciaux; dans tous elle est suivie ou précédée de celle de la rougeole. Il serait trop long d'énumérer tous les auteurs qui s'en sont occupés; mais nous ne pouvons passer sous silence Sydenham, dont le nom se rattache inséparablement à l'histoire de la variole. Il n'a pas donné de traité ex-professo; il a fait mieux, il a fait sortir de l'observation des varioles épidémiques de Londres — régulières en 1667, 1668 et 1669, irrégulières en 1670, 1671, 1672 — des vérités qui ont été reproduites dans tous les traités postérieurs : l'influence des constitutions médicales sur le caractère de la maladie; la description précise, exacte de certains symptômes; la réforme de la thérapeutique incendiaire en usage avant lui. On lui a reproché d'avoir assigné à quelques symptômes une existence trop constante, une valeur trop absolue. Ces reproches sont mal fondés et prouvent qu'on n'a pas bien compris Sydenham. On n'a pas vu que Sydenham a tracé l'histoire non de la variole en général, mais de celles qu'il a observées; que c'est à elles seulement que s'appliquent ces symptômes qui pourront varier dans une autre épidémie.

Les auteurs de notre siècle reproduisent l'exposition des symptômes et de la marche donnée par leurs devanciers. Ils y ajoutent les modifications apportées par l'introduction de la vaccine; l'étude anatomique de l'exanthème commencée par Cotugno (1771); des circonstances qui favorisent ou empêchent son développement et enfin des moyens abortifs destinés à prévenir les cicatrices à la face.

SYNONYMIE. — *Petite vérole* (français vulgaire); *variolæ* dans les auteurs qui ont écrit en latin; *dermite varioleuse* de quelques auteurs français modernes.

DÉFINITION. — La variole est une maladie pyrétique, aiguë, contagieuse, caractérisée par une éruption qui parcourt les états successifs de taches, papules, vésicules, pustules et de croûtes, et laisse comme trace indélébile des cicatrices plus ou moins apparentes.

SYMPTÔMES, MARCHE, DURÉE, TERMINAISONS. — *Prodrômes* nuls ou ceux communs aux fièvres. — On a particulièrement remarqué que les enfants devenaient rêveurs, taciturnes, inquiets, renonçaient aux jeux de leur âge.

Invasion. — Frisson initial ou alternatives de frisson et de chaleur; puis chaleur intense, soif vive, céphalalgie, envie de dormir, nausées ou vomissement avec constriction épigastrique et douleur à la pression; diarrhée chez les enfants; accablement ou endolorissement général; douleur locale aiguë dans les lombes, dans le dos, dans les articulations des membres; parfois convulsions épileptiformes chez les enfants et les jeunes sujets.

Ces symptômes ont cela de remarquable que de prime abord et instantanément ils ont une certaine acuité; ils se succèdent rapidement quand ils ne sont pas simultanés, et à l'exception des convulsions, qui ne précèdent l'éruption que de huit à douze heures, ils existent ordinairement tous dès le premier jour. Le vomissement survient pendant le frisson et ne se répète pas; les autres symptômes persistent jusqu'à l'éruption, s'accroissant ordinairement. La fièvre et la céphalalgie sont continues ou avec des rémissions le matin, et le soir des paroxysmes dont le dernier est le plus violent; il y a de la sueur chez l'adulte; assoupissement léger dont il est facile de tirer le malade, mais dans lequel il retombe aussitôt qu'on l'abandonne à lui-même; un peu de stupeur au réveil: plus rarement agitation, insomnie; constipation, anorexie. — Les douleurs des membres sont erratiques; mais le lumbago reste fixe: il peut augmenter, mais diminue rarement avant l'éruption ; il peut manquer, mais son absence est beaucoup plus rare qu'on ne le croit. Quand il est léger, les malades ne s'en aperçoivent pas, distraits qu'ils sont par la céphalalgie ou la chaleur cutanée qui les obsèdent. L'importance diagnostique du lumbago exige que toujours on dirige son attention sur ce symptôme.

A ces symptômes ordinaires de l'invasion varioleuse il peut s'en ajouter d'insolites, appartenant plus spécialement à d'autres maladies : ainsi la rougeur et la bouffissure de la face, des épistaxis légères, le larmoiement de l'œil gauche (Rosen), l'éternument, le coryza, la toux sèche, la raucité de la voix, l'angine.

Éruption. — Commence à la fin du troisième jour ou dans le quatrième. On voit apparaître sur la face et le col, et successivement sur les diverses parties du corps de haut en bas, des taches d'un rose pâle, très-petites, quelques-unes comme des pointes d'aiguilles, sans élévation visible, mais déjà âpres et rudes au toucher, qui, avant la fin du premier jour, deviennent des papules ou petits tubercules, duriuscules rénitents, arrondis, très-rouges et tranchant ainsi avec la couleur naturelle de la peau libre. Ils sont disséminés au hasard, sans affecter aucune disposition régulière. L'éruption totale des papules se fait en vingt-quatre heures ; rarement quelques taches surviennent plus tard.

Le deuxième jour ces papules s'élargissent à leur base, qui s'entoure d'une auréole rouge, s'élèvent en pointe acuminée, laissent apercevoir au travers de leurs parois une humeur ténue, transparente ; elles sont devenues vésiculeuses. Néanmoins si on les ouvre avec une lancette, il ne s'en écoule rien ; on voit que l'épiderme est soulevé par une lymphe plastique adhérente à la couche sous-épidermique. Quelques vésicules offrent déjà une légère dépression centrale ou ombilic.

Le troisième jour, accroissement dans tous les sens ; la forme ombiliquée se prononce davantage, survient dans celles qui étaient restées acuminées.

Le quatrième jour les vésicules deviennent louches, blanchâtres ; si on les ouvre, il s'en écoule de la sérosité ; la peau intermédiaire commence à rougir. Toutes les taches papuleuses ne subissent pas cette évolution ; plusieurs disparaissent, s'effacent par une espèce de délitescence.

La fièvre et tous les symptômes généraux de la première période diminuent aussitôt que l'éruption commence et cessent quand elle est complète, c'est-à-dire à la fin du premier jour. Le malade se sent fort, demande même à manger. La sueur et la constipation persistent chez les adultes. Il survient quelquefois à la fin de cette période un peu d'angine et de salivation.

Suppuration. — Survient le cinquième ou sixième jour de l'éruption, le huitième ou neuvième à partir de l'invasion et se termine en trois ou quatre jours.

Les boutons continuant à s'accroître perdent tout-à-fait leur transparence pour devenir jaunes, leur forme ombiliquée pour s'arrondir ; la sueur se supprime ; la peau intermédiaire devient plus rouge et se tuméfie : cette tuméfaction, accompagnée d'une douleur tensive lancinante, de prurit, est surtout marquée à la face, aux paupières qui se ferment, aux lèvres, aux ailes du nez et plus tard aux mains. Enfin les pustules s'ouvrent irrégulièrement, le plus souvent à leur sommet, et laissent échapper une matière jaune glutineuse, ayant la couleur et la consistance du miel ou de l'humeur qui découle des paupières (Sydenham). Cette matière ne tarde pas à se concréter. Ce travail de suppuration s'accomplit comme le précédent, dans l'ordre d'apparition ; les pustules de la face sont déjà ouvertes et même desséchées que celles des mains sont encore entières et pleines de pus liquide. Ces dernières se fendent largement, se déchirent, se vident tout d'un coup.

Cette période est ordinairement annoncée par un retour de la fièvre dite *fièvre secondaire* ou par de simples frissons. Dans quelques cas elle est tout-à-fait apyrétique.

Dessiccation. — Apyrexie complète. — La tuméfaction abandonne la face pour se porter aux mains et aux pieds. Les pustules faciales se dessèchent et forment des croûtes jaunes ou brunes, mélange de pus et d'épiderme, qui tombent du onzième au quinzième jour de la maladie. Le malade exhale alors une odeur nauséabonde particulière. A la chute des croûtes succèdent des écailles ou lamelles furfuracées et enfin des enfoncements plus ou moins profonds. Mais ces enfoncements n'apparaissent pas immédiatement ; au contraire, il y a d'abord une apparence d'élévation. La peau conserve pendant des mois entiers une couleur brune d'un *aspect marbré,*

Les pustules qui ont leur siége sur les membranes muqueuses, sur les différentes parties de la bouche ou de l'arrière-bouche, celles qui siégent sur des portions de peau congestées ou chroniquement enflammées parcourent leur période plus vite que les autres pustules ; elles ont déjà disparu que ces dernières ne sont pas encore arrivées à parfaite suppuration.

Telle est la description de la variole comme type.

Mais elle ne se présente pas toujours ainsi à l'observation : le plus souvent elle offre des variations dans l'intensité des symptômes communs, dans le nombre des boutons, dans leurs caractères particuliers, dans leur ordre d'apparition, dans la durée de l'évolution ; elle entraîne des symptômes qui en sont une suite nécessaire, ou s'accompagne d'autres unités pathologiques complétement indépendantes. De là les divisions nombreuses admises par les auteurs d'après le caractère des boutons en vraie, légitime (pustuleuse) ; en fausse, illégitime, bâtarde, adultérine (tuberculeuse ou verruqueuse, vésiculeuse, siliqueuse, sanguine). Quelques auteurs ont même été jusqu'à rejeter entièrement de la variole certaines variétés, la varicelle, la varioloïde : — d'après le nombre et la disposition des boutons à la face, en discrète, où ils sont nettement séparés, et confluente où ils se réunissent de manière à former des vessies plus ou moins grosses; en cohérente, où se touchant sans se confondre ils forment des grappes ou des corymbes; — d'après l'ordre d'apparition, en régulière et irrégulière; — d'après le caractère général de la maladie, en bénigne et maligne.

Nous réduirons toutes ces variations à des distinctions de forme, à des accidents, à des complications; car toutes, quelques différentes qu'elles paraissent, appartiennent à une même maladie, développée sous l'influence de la même cause, modifiée seulement par les conditions épidémiques ou individuelles.

Formes de la variole. — Nous admettrons les suivantes :

1° Légère ou discrète, 2° intense confluente, 3° ataxo-adynamique, 4° hémorrhagique, 5° varioloïde, 6° varicelle.

1° *Forme légère (discrète).* — Les symptômes de l'invasion ont peu d'acuité. — La fièvre est peu intense; le vomissement, le lumbago peuvent manquer; néanmoins chez les enfants les convulsions épileptiformes surviennent fréquemment : c'était même pour Sydenham un signe que la variole serait discrète et régulière.

Dans quelques cas la fièvre peut manquer entièrement, l'éruption étant alors le premier symptôme de la maladie. (Marc. Donatus, Ingrassias, Marescot, Forestier, etc.) Il nous semble qu'il serait plus exact d'admettre que la fièvre a existé mais si faible qu'elle n'a pas été aperçue par le malade et n'a pu être constatée par le médecin, appelé trop tard.

L'évolution de l'exanthème est tout-à-fait apyrétique, elle est régulière; les pustules sont séparées, elles s'élèvent beaucoup et deviennent très-grosses, — elles laissent des cicatrices.

2° *Forme intense (confluente):* — L'invasion offre les symptômes ordinaires, mais avec une violence bien plus grande. — La constriction épigastrique arrête la respiration, le vomissement est énorme (Sydenham); le lumbago simule une colique néphrétique ou une pleurésie sur-aiguë; la sueur est absente et quelquefois remplacée par de la diarrhée.

L'éruption est plus prompte d'autant plus que la variole sera plus confluente; survient au commencement du troisième jour, quelquefois plus tôt : exceptionnellement elle se fait attendre trois, quatre et même cinq jours; mais cette lenteur, attribuée par Sydenham à l'atrocité des symptômes ou à l'oppression des forces, s'observe de préférence dans les varioles malignes, dont nous parlerons plus loin. — Elle n'est pas successive comme dans la discrète, mais à peu près simultanée, complète au bout de quelques heures; elle peut même couvrir le corps en moins de temps. La face est uniformément rouge, comme dans l'érysipèle ou la rougeole; des pustules en sortent innombrables, serrées, ou bien la rougeur générale laisse des intervalles blancs; les pustules, d'abord séparées, se réunissent bientôt par leur élargissement et forment des espèces de vessies. La face représente un masque rouge qui dégénère promptement en une large pellicule blanche, agglutinée partout, ne s'élevant jamais notablement (Sydenham). Les pustules ne se bornent pas à la peau ; elles s'étendent dans l'intérieur de la bouche jusqu'au pharynx, dans les narines, les globes oculaires. La tuméfaction de la face est plus rapide, plus générale, plus intense, et donne à toute la tête l'aspect d'une masse informe, où l'on ne reconnaît plus rien, hideuse à voir. Le masque blanchâtre se tend de plus en plus, se fend irrégulièrement et laisse sortir la matière jaune qui se concrète. Les pustules des autres parties du corps se comportent comme dans la variole discrète ; celles du dos, des mains, se réunissent souvent en vastes poches purulentes. Quand la variole est partout confluente, le malade, en proie à une douleur, à un prurit qui sont universels, ne sait plus quelle attitude prendre, toutes lui étant également insupportables.

La salivation et l'angine, que nous avons signalées comme rares et à l'état d'ébauche dans la variole modérée, se montrent ici constantes et autrement marquées (Sydenham). — La salivation apparaît avec l'éruption ou au plus tard le troisième jour. C'est d'abord une matière ténue, facile à cracher, dont l'abondance est telle que le malade mouille plusieurs mouchoirs ou remplit son crachoir dans l'espace d'une nuit; elle est continuelle et ressemble, sauf sa fétidité, à celle du mercure. — Vers le onzième jour à compter de l'invasion, elle devient plus épaisse, plus difficile à arracher. Quand le malade, tourmenté par la soif, veut boire, il tousse, les liquides ingérés revenant par les narines; elle cesse ordinairement alors et quelquefois reparaît après un ou deux jours. — Sa diminution coïncide avec la tuméfaction des mains. La fièvre ne cesse pas après l'éruption, tout au plus peut offrir une légère rémission pour se rallumer avec plus de violence au moment de la suppuration, avec céphalalgie opiniâtre, assoupissement continuel ou délire, insomnie. La diarrhée, si elle n'existait pas, survient ordinairement à la fin de la suppuration.

La dessiccation est toujours plus longue à s'établir; la chute des croûtes est rarement complète avant le vingtième jour, peut se faire attendre jusqu'au vingt-cinquième ou trentième jour; avant de tomber, les croûtes s'élèvent quelquefois très-haut, s'épaississent par le dessèchement du pus sous-jacent, se détachent partiellement, restent adhérentes par quelques points; en les pressant on en fait sortir du pus liquide. Les croûtes tombées, la peau d'abord rouge se recouvre d'une pellicule blanche comme dans la discrète ; à cette pellicule succèdent des écailles furfuracées qui se renouvellent plusieurs fois et sous lesquelles se creusent des cicatrices plus ou moins profondes.

Pendant toute cette période, le malade exhale une odeur d'une fétidité repoussante ; il y a de la diarrhée, un amaigrissement rapide.

La fièvre peut cesser complétement ou persister avec le type quotidien ou tierce.

3. *Forme ataxo-adynamique (maligne)*. — *Invasion*. — Ce qui distingue cette forme de la précédente, ce n'est pas l'intensité de la céphalalgie et du lumbago, qui est commune à toutes les deux, c'est l'exagération de quelques autres symptômes ou les discordances qui n'appartiennent qu'à l'ataxie ou à l'adynamie. Ainsi l'accablement particulier de la variole est devenu une prostration complète avec lipothymie ; la respiration est laborieuse , inégale , entrecoupée de longs soupirs ; le malade paraît prêt à suffoquer, bien que l'auscultation ne donne rien. Il y a des soubresauts des tendons, tremblement des membres ; coma profond avec stupeur au réveil, ou insomnie opiniâtre, délire furieux ; urines abondantes et claires ou complétement troubles, strangurie ; la diarrhée est un flux alvin continuel. Ainsi avec céphalalgie et lumbago atroces, la chaleur cutanée et le pouls sont dans l'état naturel. S'il y a de la chaleur, elle est âcre, mordicante ; sèche, inégalement répartie ; la tête et la poitrine sont chaudes, les extrémités froides ; le front est brûlant, les joues et la bouche sont glacées. S'il y a de la sueur, elle est ou particlle ou froide, visqueuse ; la peau est rouge , brune, pâle et livide. Si le pouls est fréquent, il l'est excessivement ; il est faible, inégal, etc.

Éruption. — Prématurée, comme dans la confluente simple, ou tardive, irrégulière , commençant par le tronc ou les membres inférieurs, employant trois ou quatre jours à se compléter , se faisant par jets successifs et l'intercalation de nouvelles taches entre les premières sorties ; finissant par rendre confluente une variole qui s'annonçait comme devant être discrète ; taches et papules peu colorées ; peau intermédiaire pâle, plombée, livide ; les vésicules s'élèvent lentement, inégalement, sont dissemblables de forme, de grandeur, de couleur ; petites, grosses, obtuses, acuminées, ombiliquées.

Suppuration. — S'établit tardivement (du huitième au dixième jour), incomplétement. Beaucoup de vésicules se déchirant sans suppurer, laissant après elle une surface rugueuse, brune, sèche. Les pustules ne s'élèvent jamais beaucoup, même dans la variole discrète, restent affaissées, flasques et molles, ne jaunissent pas , restent pâles et blanches. Il n'y a ni rougeur ni tuméfaction de la peau libre ; elle est toujours pâle comme au début de l'éruption ; il n'y a ni douleur ni prurit. Dans quelques cas la tuméfaction peut avoir lieu ; mais alors elle est plus prompte et ne dure pas. S'il y a de la douleur, elle est brûlante et profonde.

Cette forme peut se montrer dans la variole discrète ; mais elle est beaucoup plus commune dans la confluente.

Elle peut se terminer heureusement, et alors les accidents disparaissent ou diminuent notablement à la fin de la seconde période. La mort en est la terminaison la plus ordinaire : elle arrive exceptionnellement de bonne heure, le cinquième jour par exemple, le plus souvent du onzième au quatorzième ou dix-septième jour , fréquemment subite, et à l'autopsie on ne trouve rien qui puisse l'expliquer.

Si le malade échappe aux accidents qui le menacent, la dessiccation s'opère comme dans les formes simples.

4° *Forme hémorrhagique* (variole sanguine, noire de Sydenham). — Toujours franchement accusée; le sang transsude par les muqueuses et par la peau.

Par les muqueuses, ce sont des hémorrhagies abondantes, ou mieux de véritables flux que rien ne peut arrêter, durant sans interruption pendant des heures et même un jour ou deux, Épistaxis, flux par l'anus, hématurie, métrorrhagie, etc., survenant dès le début de l'invasion, au commencement de l'éruption, rarement dans sa période de suppuration.

A la peau, des pétéchies, des vergetures larges et irrégulières, ou une suffusion sanguine universelle. Les pétéchies peuvent se montrer partout, mais affectent de préférence le cou ou la face, précèdent ou accompagnent l'exanthème variolique, dont elles se distinguent par leurs caractères propres; intercalées entre les papules, elles les entourent d'une auréole brune et leur donne au premier aspect une forme irrégulière.

Les vergetures ne présentent ici rien de particulier. La suffusion sanguine universelle offre l'apparence de l'érysipèle le plus intense; elle s'accompagne de tuméfaction et de rénitence; elle précède immédiatement l'éruption.

Les vésicules sont remplies d'un liquide sanguinolent, souvent se réunissent et constituent de vastes ampoules qui en se déchirant laissent à découvert une vaste surface noire, sèche, ayant l'apparence de la gangrène. Quelques-unes au lieu de suppurer restent petites et le troisième jour se dessèchent en noircissant; d'autres parviennent difficilement, il est vrai, à l'état de suppuration. A la face, la rougeur générale persiste longtemps sans présenter aucune apparence de pustules. Elle se recouvre le onzième jour d'une pellicule blanche, luisante, d'où s'exhale une matière ou croûte également luisante qui n'est pas jaune mais d'un rouge foncé, semblable à une concrétion sanguine, qui finit par rendre tout le visage noir comme de la suie (Sydenham).

Cette forme se montre indifféremment dans la variole discrète ou confluente. Elle paraît surtout tenir à la constitution épidémique. Elle constituait le caractère dominant des varioles irrégulières observées par Sydenham en 1770, 71, 72 et 76.

Elle est plus meurtrière que la forme ataxo-adynamique, qui l'accompagne souvent.

5° *Varioloïde* (variole modifiée). — *Invasion.* — Peut, comme la variole normale, être précédée ou non de prodrômes, offrir exactement les mêmes symptômes : fièvre avec frisson, chaleur, soif, céphalalgie, constriction épigastrique, vomissement, lumbago; dans son cours, assoupissement ou insomnie et délire. Ces symptômes peuvent même être très-violents sans atteindre jamais la limite extrême de la variole confluente normale. Dans quelques cas ils se réduisent à de la fièvre légère avec un peu de céphalalgie ; enfin la fièvre d'invasion peut être insensible. La durée de cette période , quand les symptômes présentent une certaine intensité , n'est jamais de moins de deux jours entiers ; souvent elle est beaucoup plus longue que dans la variole normale. Nous l'avons vue chez les adultes être de sept, huit et même neuf jours : alors elle est surtout caractérisée par une céphalalgie opiniâtre accompagnée de stupeur et d'assoupissement.

Eruption. — Présente un grand nombre de variétés. Peut être confluente ou discrète, même lorsque l'invasion a présenté des symptômes intenses, alarmants ; peut marcher régulièrement comme dans la variole normale jusqu'à la suppuration, ou bien s'en distinguer dès le début par son irrégularité ; être précédée de légères rougeurs érythémateuses répandues irrégulièrement sur différentes parties du corps (Cazenave et Schédel) ; envahir simultanément la face , le tronc et les membres, ou commencer par ces derniers. Des auteurs ont même avancé qu'elle se montrait d'abord sur certaines parties: sur le dos (J. Franck) , sur la poitrine (Priou) , sur les membres inférieurs (Gaultier). Le fait est qu'il n'y a à cet égard rien de constant. Elle se fait par jets successifs pendant deux, trois et même quatre jours. Les papules sont très-inégalement distribuées, parfois agglomérées sur un point. Un grand nombre de taches avortent sans subir d'évolution ; les vésicules se forment promptement, sont en général petites, acuminées, quelques-unes très-grosses ; elles sont constamment inégales ; le fluide qui les remplit n'est pas transparent, mais blanchâtre, lactescent dès l'abord ; quelquefois elles sont entourées d'une auréole rouge qui leur donne une certaine ressemblance avec celles de la vaccine (Cazenave Schédel). Beaucoup de vésicules se flétrissent, se déchirent sans se changer en pustules et laissent des écailles épidermiques qui se détachent facilement.

Suppuration. — N'amène jamais le retour de la fièvre, ou du moins s'il y a de la fièvre, elle est extrêmement légère. Toujours prématurée ; on observe quelquefois des pustules à la fin du premier jour de l'éruption. Cette promptitude de vésiculation et de suppuration , jointe à la manière successive dont se fait l'éruption, amène une singulière confusion de toutes les périodes de l'évolution exanthématique ; on a à la fois un mélange de papules, de vésicules, de pustules et même de croûtes , caractère distinctif de cette forme. L'accroissement des pustules s'accompagne de tuméfaction de la peau intermédiaire à la face seulement, rarement aux mains. Cette tuméfaction arrive même beaucoup plus promptement que dans l'évolution normale , car elle précède souvent la suppuration. Les pustules sont comme les vésicules, inégales ; les unes petites, arrondies ; les autres plus grosses, comme une lentille, aplaties, ovalaires, hémisphériques. Au toucher elles sont molles, flasques, ne présentent aucune résistance élastique ; si on les ouvre largement, le liquide qu'elles contiennent s'écoule lentement, et la pustule ne s'affaisse pas. Rarement elles fournissent et contiennent du véritable

pus, comme dans la variole normale ; néanmoins cela arrive, bien qu'en
aient dit Cullen, Heim, Jahn et autres.

Dessiccation. — S'opère promptement, au bout d'un jour ou deux, de
plusieurs manières. Tantôt la pustule s'affaisse sans s'ouvrir par résorption du liquide contenu, et il se forme soit des écailles brunes, minces, plates, qui se détachent bientôt, ou des croûtes brunes, très-dures,
luisantes, qui sont comme enchassées dans la peau, à laquelle elles
restent attachées très-longtemps, quelquefois jusqu'au delà du vingtième
jour. Tantôt elle laisse sortir un peu de matière par le sommet, et la
croûte consécutive forme une espèce de calotte qui la coiffe dans une
étendue plus ou moins grande. A la chute de cette croûte, il reste soit
une papule, soit un tubercule en forme de verrue qui ne disparaît que
lentement et après plusieurs desquamations successives; la peau est longtemps brune, comme dans les varioles normales ; les cicatrices sont légères, peu profondes, arrondies, rares. La terminaison de cette forme
est presque constamment heureuse ; rarement la varioloïde s'accompagne des phénomènes ataxo-adynamiques ou hémorrhagiques.

Sa durée varie d'un à trois septénaires.

Varicelle (variole vésiculeuse), — petite vérole volante, vérolette.

Invasion. — Fièvre avec chaleur, soif, nausées, vomissement, douleur épigastrique, anorexie durant de vingt-quatre à quarante-huit
heures au plus, simple malaise ou absence de tout phénomène morbide.
Les malades, qui sont ordinairement des enfants, n'interrompent pas
même leurs jeux.

Eruption. — Commence ordinairement sur le tronc, la poitrine ou
le dos et gagne ensuite la face. Elle est successive, rarement confluente,
débute par des points ou élévations rouges du centre desquelles sortent
promptement des vésicules transparentes dont la forme et le volume ont
servi aux Anglais pour établir leurs deux variétés de *chicken pox* et de
swine pox. — Dans la première, les vésicules sont petites, augmentent de
de volume pendant deux à trois jours et deviennent les unes amincies,
les autres aplaties. A la fin du deuxième et au commencement du troisième jour elles perdent leur transparence, deviennent lactescentes et
en même temps s'affaiblissent : alors survient une démangeaison fort
incommode ; le quatrième jour, quelques-unes s'entourent d'une auréole
rouge ; le cinquième, elles commencent à se dessécher ; le sixième jour,
il y a des petites lamelles brunes, la vésication marche de la circonférence au centre, elle est terminée du neuvième au douzième jour. — Dans
la deuxième, les vésicules sont beaucoup plus grosses, globuleuses et par
conséquent à base plus étroite que la circonférence. Le travail d'évolution est le même ; seulement il est plus rapide, car dès le second jour
elles sont troubles, elles ont acquis tout leur développement, l'auréole
rouge les entoure. Le troisième jour, elles s'affaissent et deviennent légèrement jaunâtres ; la démangeaison plus forte entraîne souvent les
malades à se gratter et à déchirer les vésicules ; les croûtes sont plus

épaisses et plus longues à se détacher. Il reste parfois des cicatrices légères.

Cette forme est constamment bénigne.

Accidents de la variole. — a. *Abcès.*— Furoncles nombreux, disséminés sur toute la surface du corps et particulièrement sur l'abdomen et les membres inférieurs, se formant rapidement et laissant sortir à l'intérieur un pus sanieux, rougeâtre; foyers purulents creusés plus profondément sous la peau, dans les intestrices des muscles autour des articulations (Rilliet et Barthez), dans leur intérieur plus rarement cependant que dans l'induration du tissu cellulaire, dans le poumon (Andral); enfin pus dans les urines ou dans les selles. Ils surviennent ordinairement à la fin de la dessiccation, quelquefois au milieu de la suppuration, de préférence dans la fórme confluente; ne sont pas rares dans la discrète; s'observent même dans la varioloïde tuberculeuse. Nous avons vu à l'Hôtel–Dieu en 1840 une épidémie de varioloïde où cet accident survint chez tous les malades.

Ils peuvent se développer silencieusement ou s'accompagner d'une fièvre dont la persistance ou le retour à cette période peut mettre sur la voie du diagnostic dans le cas où les abcès sont profonds.

b. *Dermite et pustules d'Ecthyma.* — Déterminé par l'âcreté ou le séjour de la matière purulente, la dermite peut dans la variole confluente devenir générale, entretenir la fièvre comme les abcès; mais à titre d'accident elle est toujours sans gravité. Quand elle devient grave, ce n'est plus un accident mais un érysipèle, maladie nouvelle ou complication.

c. *Ophthalmie.* — Existe ordinairement à un degré plus ou moins fort dans la variole, mais mérite une attention particulière quand des pustules siégent sur la cornée transparente, car il peut en résulter des taies incurables ou même perforation de l'œil; elle peut survivre à la maladie chez les sujets scrofuleux.

d. *Otite.* — Écoulement abondant, opiniâtre par une ou par les deux oreilles, avec assoupissement, céphalalgie, surdité, carie des os du rocher.

e. Perte de substance, renversement des paupières, destruction de l'hymen, adhérences vicieuses du prépuce (Joseph Franck).

f. *Gangrène.* — Sagar, cité par Borsieri, dit avoir observé la gangrène de la mâchoire, de l'arrière-bouche et du nez. Cet accident doit être infiniment rare; mais il est assez commun de voir ici comme dans la fièvre typhoïde des escharres de toutes les parties sur lesquelles repose le corps, du sacrum, des trochanters et même du dos et des talons.

Complications. —A. *Rougeole et scarlatine.* — Les auteurs modernes, Guersant et autres, et avant eux Vogel et Home, Macbride, ne font aucune difficulté pour admettre cette complication et disent qu'ils ont vu les deux exanthèmes parcourir ensemble leurs périodes, le plus souvent est vrai modifiés et irréguliers dans leurs cours.

Roux (*Traité de la rougeole, pages* 42, 43, 44 *et* 45) rapporte quatre observations de rougeole et de variole inoculée où la rougeole a toujours suspendu la variole et s'est montrée la première. Montfalcon, au contraire, dit que la variole peut suspendre la marche de la rougeole.

Rosen, dont l'autorité est à nos yeux d'un grand poids, dit que la petite vérole et la rougeole règnent quelquefois ensemble dans le même lieu ; mais jamais il n'a vu de sujets être pris des deux maladies en même temps : ils les ont essuyées l'une après l'autre : « Le professeur Bergius rapporte plusieurs exemples , ajoute Rosen , à l'appui de mon assertion (1). »

MM. Rilliet et Barthez, tout en admettant cette coïncidence , sont forcés d'avouer qu'ils n'ont jamais vu la variole normale se rencontrer avec une autre fièvre éruptive.

Nous croyons être dans le vrai en admettant comme règle générale la suspension d'un exanthème par l'autre , de la rougeole par la variole et *vice versâ ;* comme exception la coïncidence , et seulement dans le cas où il s'agit non d'une variole normale , mais d'une varioloïde ou d'une varicelle.

B. *Pneumonie*. — Assez rare, surtout chez les adultes ; ordinairement lobaire ou lobulaire, quelquefois généralisée, simple ou double ; se déclare pendant l'éruption ou la convalescence , moins souvent dans la suppuration ordinairement difficile à reconnaître, car ses symptômes sont souvent marqués par ceux de la variole. La difficulté de l'éruption, la pâleur des taches, la décoloration et l'affaissement subits des pustules doivent toujours engager le médecin à ausculter soigneusement et partout, attendu la localisation fréquente de la pneumonie. Cette complication ajoute toujours beaucoup à la gravité du pronostic.

C. *Œdème du poumon.* — Beaucoup plus commun que la pneumonie, général, propre aux varioles confluentes.

D. *Croup et anasarque.* — Très-rares ; ont été cependant observés.

E. *Méningite.* — Les convulsions, la somnolence, le coma et autres accidents cérébraux qui précèdent assez souvent la mort des varioleux n'indiquent point nécessairement une complication de méningite. Le cerveau et ses membranes examinés, dans ces cas, avec le plus grand soin ne laissent découvrir ordinairement qu'une congestion plus ou moins marquée de l'appareil vasculaire intrà-crânien, un peu d'aspect sablé de la substance cérébrale, une infiltration séreuse sous-méningée , et encore ces caractères organiques ne sont rien moins que constants. Nous regardons la véritable méningite comme une complication rare de la variole.

Influence sur les maladies préexistantes. — Mérite de fixer l'attention, car la variole est considérée par les gens du monde et par les détracteurs de la vaccine comme une maladie dépurative, et l'on a souvent attribué à la vaccine la plus grande fréquence de la phthisie tuberculeuse et de la scrofule observée depuis son introduction.

---

(1) Rosen, *Maladies des Enfants*, p. 257.

Nous ne reviendrons pas ici sur ce que nous avons dit à propos des exanthèmes; mais nous ajouterons que M. Legendre a observé que son influence avait été nulle sur un favus, favorable sur un eczéma chronique, un impétigo figurata, un lichen chronique, un prurigo qu'elle avait fait disparaître. M. Andral l'a vue emporter une pneumonie presque désespérée. Nous-même nous avons observé à l'hôpital Saint-Antoine en 1846 une fièvre quarte rebelle au quinquina, suspendue pendant toute la durée d'une variole modérée, reparaissant huit jours après la dessiccation, avec le même type, et cédant cette fois facilement à l'administration du fébrifuge. Nous avons également observé à la même époque deux femmes présentant l'une un épanchement pleurétique considérable, l'autre un énorme engorgement ovarique double, résistant opiniâtrément à tous les moyens employés, et dont il ne reste plus de traces après la variole. Beaucoup d'auteurs rapportent des faits analogues.

Guersant dit que la phthisie tuberculeuse reçoit ordinairement de la variole une impression des plus défavorables, que presque toujours sa marche est accélérée. MM. Rilliet et Barthez sont portés à conclure de leurs observations que la variole fait passer les tubercules à l'état crétacé.

Anatomie pathologique. — Celle de l'*exanthème* se fait en partie par la seule inspection, puisque le travail d'évolution s'accomplit sous nos yeux. Il ne reste plus à connaître que le mode de formation des matières contenues dans le bouton, les couches de la peau qui forment la paroi, enfin la cause de l'ombilication.

Cotugno, comme nous l'avons déjà dit, a ouvert la voie aux recherches de ce genre. Suivant lui la pustule variolique incisée verticalement montre de dehors en dedans : 1° une ligne blanchâtre formée par l'épiderme épaissi; 2° au-dessous une couche purulente; 3° une ligne rougeâtre formée par le corps réticulaire, enflammé; 4° tout-à-fait inférieurement le chorion non altéré; 5° enfin au centre même un petit corps blanchâtre dont l'extrémité supérieure filiforme s'implante au milieu de l'ombilic, tandis que l'inférieure renflée adhère au corps réticulaire. M. Rayer a observé jusqu'à trois de ces petits corps dans une seule pustule, un central plus court, deux excentriques plus allongés. Ce filament ou bride est considéré par les uns comme le canal excréteur des glandes sébacées, par les autres comme un follicule pileux : c'est lui qui constitue une bride qui retient l'épiderme et donne ainsi à la pustule sa forme ombiliquée; plus tard il se déchire et la pustule s'arrondit.

Là se sont arrêtées les recherches de Cotugno. Les modernes ont étudié le commencement du travail. Au début hypérémie, turgescence des bourgeons sanguins, alors que l'éruption est encore papuleuse; déjà l'épiderme est ramolli et détaché en partie, bien qu'on n'observe pas encore de liquide. Plus tard le liquide se forme sous l'épiderme, se réunit en cavité, il est limpide et transparent; les parois épidermiques deviennent opaques et grises : c'est l'état vésiculeux. Entre cette période et la pustule décrite par Cotugno, il se forme un travail très-bien décrit par M. Rayer. Un disque pseudo-membraneux, sécrété par le corps papillaire enflammé, se dépose à la surface du derme : c'est une matière d'un blanc mat, assez friable quoique ferme, intimement unie à l'épiderme, moins adhérente au derme dont plus tard elle se détache facilement en lambeaux assez considérables. Au-dessous d'elle, le derme rouge violacé présente des élévations et des dépressions. Quand les pustules ont suppuré, il est érodé, ulcéré plus ou moins profondément : c'est l'origine des cicatrices.

Exanthèmes internes, muqueux et autres. — A l'autopsie des sujets qui ont succombé à la variole, on trouve fréquemment, sur les diverses muqueuses, des ulcérations, des follicules hypertrophiés, des fausses membranes, des vésicules ou des pustules sur le foie, la rate, les poumons, etc. Les uns, avec Fernel, Baillou, Mead, Borsieri, considèrent toutes ces altérations comme des exanthèmes varioliques; les autres, avec Guersant, M. Rostan, etc., admettent la variole sur les muqueuses seulement. Haller et Tissot n'ont jamais rencontré l'exanthème au delà du pharynx. — M. Rayer regarde toutes ces altérations comme étrangères à la variole et déclare que les seuls organes intérieurs sur lesquels peuvent naître les pustules varioliques sont les muqueuses oculaire, nasale, buccale, l'œsophage, le larynx, la trachée artère, le prépuce, la vulve.

Altération du sang. — L'analyse faite par MM. Andral et Gavarret a porté sur un trop petit nombre de cas pour qu'on puisse en tirer quelque caractère.

Promptitude de la putréfaction. — M. Gendrin a signalé la putréfaction de la peau survenant plus rapidement sur les portions pustuleuses que sur celles restées libres. Nous ajouterons que cette putréfaction rapide est générale, qu'elle s'accompagne souvent d'un emphysème universel monstrueux vingt-quatre heures après la mort.

ÉTIOLOGIE. — *Causes prédisposantes.* — La prédisposition, contrairement à ce qui s'observe dans beaucoup de maladies, est ici la règle générale, l'immunité est l'exception; la prédisposition paraît propre à l'espèce humaine. Vainement on a tenté d'inoculer la maladie à divers animaux, au cheval, au chien, à la vache elle-même qui nous fournit un moyen prophylactique. Cette prédisposition s'éteint ordinairement, mais non toujours par une première attaque de la maladie ou par la vaccine : les exemples de varioles secondaires, tertiaires, vues après la vaccine fourmillent dans les auteurs. Aucun âge n'est à l'abri ; elle commence avec la vie et frappe la vieillesse la plus reculée. On a vu des enfants venir au monde avec des cicatrices de variole et des vieillards succomber aux atteintes de cette maladie à soixante-quinze ans. Borsieri cite l'observation d'une femme qui fut prise de la variole à cent dix-huit ans.

a. L'*âge* a une grande influence sur la fréquence. Rare dans la première et même la seconde année, elle est très-commune de quatre à quinze ans, pour redevenir de plus en plus rare, exceptionnelle dans la vieillesse.

b. Le *sexe* n'a aucune influence.

c. La *constitution*, le tempérament, les émotions morales paraissent à peu près insignifiants; néanmoins on a remarqué que l'immunité était en général le partage de la maigreur, que la frayeur à la vue hideuse d'un varioleux favorisait le développement de la maladie.

d. *Climats*. — Sévit de préférence dans les climats chauds. N'épargne pas les pays froids ; a pénétré dans les contrées froides, le nord de la Russie, la Suède, etc.

e. *Saisons*. — Le printemps fait généralement éclore les épidémies (voyez **HISTORIQUE**), qui peuvent parfois commencer au milieu d'un hiver rigoureux.

Causes déterminantes.—Principe contagieux ou varioleux, insaisissable dans son essence, échappant à l'analyse chimico-physique, mais suffisamment prouvé par ses effets (1). Sa source première est inconnue; mais il se reproduit chez l'individu malade au moment où la suppuration va s'établir. Il existe dans le liquide contenu dans la pustule, dans les croûtes qui en proviennent; il n'existe pas dans les variétés purement vésiculaires, dans le sang, dans la salive ou les autres humeurs des variolés.

Transmission par inoculation ou introduction sous-épidermique des matières qui le renferment, liquides ou croûtes.

Contact. — Avec l'individu malade, avec les objets qui lui ont servi, vêtements, lit. On cite plusieurs observations de gens qui ont été pris de variole pour avoir couché dans un lit qui trois ou quatre mois auparavant avait été occupé par un varioleux. Introduction dans les narines des matières pulvérisées et mêlées avec le tabac.

Infection. — Ce mode de transmission est le plus ordinaire. Tous les jours on voit dans les hôpitaux un varioleux être le point de départ d'une épidémie qui se borne à une salle ou aux salles d'un même bâtiment.

Les varioles ainsi engendrées ne sont pas toujours semblables à celles qui leur ont donné naissance. Tous les jours on voit des individus contracter une variole normale, confluente ou maligne, au contact d'un individu qui n'avait qu'une variole modifiée, discrète, bénigne : preuve irréfragable que toutes les différences que présente la variole ne portent que sur la forme et jamais sur le fond, toujours identique comme le principe contagieux.

PATHOGÉNIE. — *Nature, classification*. — La première opinion émise sur la nature de la variole est celle de l'altération des fluides constitutifs du corps. C'est à cette opinion que se rattache Rhazès, qui faisait dépendre la variole d'une altération du sang menstruel. Sydenham a modifié cette manière de voir en ajoutant à l'altération humorale l'idée d'un

---

(1) Voyez **PATHOLOGIE GÉNÉRALE**, *Étiologie*.

principe varioleux introduit dans le corps par contagion ou inoculation et, comme conséquence de cette introduction, la fermentation de ce principe et son élimination par le travail exanthématique. Cette opinion, adoptée par ses successeurs, a régné longtemps sans partage, et il faut venir jusqu'aux doctrines modernes de la localisation des maladies pour trouver d'autres hypothèses sur la nature de la petite vérole. Pour les organiciens actuels, la variole est une dermite simple ou spécifique. On ne peut se refuser à admettre le caractère inflammatoire de l'exanthème cutané, qui offre successivement un travail de congestion sanguine active, de sécrétion séreuse, de lymphe plastique et de pus, et les médecins qui ne font aucune distinction entre les mots phlegmasie et inflammation sont bien obligés d'accepter la variole comme une phlegmasie. Cependant la plupart des nosologistes n'ont pas classé cette maladie parmi les inflammations, mais parmi les fièvres; ils ont parfaitement senti qu'ils ne pouvaient la rapprocher des maladies qu'ils regardaient comme le type des inflammations, la pneumonie et la pleurésie par exemple. Tour à tour ils ont comparé la variole à la fièvre typhoïde, à la peste, sans la séparer cependant des autres exanthèmes fébriles auxquels, malgré la différence importante du travail organique de la peau, elle doit rester invariablement unie. Ce serait nous exposer à des répétitions inutiles que de dire ici pourquoi nous faisons de la variole un exanthème et non une fièvre ou une phlegmasie. (Voyez *les caractères différentiels* des classes dans la **PATHOLOGIE GÉNÉRALE.**)

DIAGNOSTIC. — Doit établir l'existence de la maladie, la forme, les accidents et les complications.

Repose sur des signes tirés de trois ordres :

1° Des circonstances étrangères à la maladie, de la présence ou de l'absence d'une épidémie, de cicatrices varioliques ou vaccinales, de l'âge du sujet;

2° Des symptômes de l'invasion ;

3° De l'exanthème, de l'époque ou du mode d'apparition, de ses caractères particuliers.

Ces signes ont une valeur progressive croissante :

Les premiers n'ont aucune valeur par eux-mêmes; mais réunis aux deux autres ils sont d'un grand secours dans les cas douteux : alors on ne doit jamais les négliger.

Les seconds n'ont de valeur que par leur réunion et leur expression franche et nette.

Les troisièmes enfin ont une valeur absolue, indépendante.

Diagnostic de la maladie. — Ne présente de difficultés que dans la période d'invasion, ou exceptionnellement le premier jour de l'éruption, tant que l'exanthème n'est pas encore caractérisé; mais c'est précisément à cette époque qu'il est le plus important de la reconnaître, car alors l'erreur de diagnostic peut compromettre la vie du malade et la réputation du médecin, qui ne peut la dissimuler comme dans d'autres maladies.

Dès l'invasion, la réunion de tous les symptômes dont nous avons présenté le tableau, nepouvant s'appliquer qu'à la variole, rend le diagnostic à peu près certain. Le lumbago est un signe en quelque sorte pathognomonique et a été donné comme tel par tous les bons observateurs, Rhazès, Sydenham. Son absence enlève au diagnostic une grande partie de sa portée. Heureusement cette absence est rare, et lorsque le malade ne l'accuse pas, il faut appeler son attention et s'assurer qu'il n'existe réellement pas; nous ne saurions trop insister sur ce point.

Les douleurs articulaires des membres n'ont pas à beaucoup près la même valeur; elles sont communes à la variole et à la fièvre typhoïde arthritique.

La constriction épigastrique a une grande valeur, moins grande cependant que le lumbago.

L'éclampsie chez les enfants a, suivant Sydenham, la même valeur que le lumbago chez les adultes; mais il faut qu'elle survienne chez ceux qui ont passé la première dentition. Nous pensons que son assertion est un peu absolue, et d'ailleurs ce symptôme est beaucoup moins commun.

L'absence du lumbago ou de la constriction épigastrique réduit le médecin aux symptômes communs à toutes les maladies aiguës fébriles et permet la confusion avec elles; l'exagération d'un symptôme, tel que la céphalalgie, l'assoupissement, le délire ou le vomissement, peut. faire croire à l'existence d'une phlegmasie cérébrale ou abdominale; l'irrégularité du lumbago limité à un côté et s'irradiant vers la plèvre ou le plexus rénal peut simuler une pleurésie ou une colique néphrétique, comme les douleurs articulaires, le rhumatisme.

La présence insolite des symptômes qui appartiennent plus spécialement à la rougeole ou à la scarlatine est encore une cause d'erreur. C'est dans ces cas qu'il faudra recourir aux signes du premier ordre et particulièrement à la présence ou à l'absence d'une épidémie.

L'existence d'une épidémie était d'un tel poids aux yeux de Sydenham, que lorsqu'il venait à se déclarer pendant son cours une fièvre semblable à la fièvre d'invasion, il n'hésitait pas à la considérer comme une fièvre varioleuse, bien qu'il ne survînt pas d'exanthème consécutif. C'était le fameux *variolæ sine variolis*. Il faut aussi analyser minutieusement les caractères des symptômes, se rappeler qu'ils possèdent rarement dans une autre maladie cette subitanéité d'intensité que nous avons signalée.

Diagnostic différentiel. — Avec la pleurésie et la colique néphrétique, ne présente aucune difficulté. Il suffit de signaler cette cause d'erreur pour l'éviter. Avec la méningite ou l'encéphalite, on aura égard aux caractères indiqués plus haut, à la chaleur cutanée toujours plus intense dans la variole. Avec toutes les autres fièvres la confusion sera toujours possible; il faudra de toute nécessité suspendre son diagnostic : le second jour l'intermittente, l'éphémère seront éliminées; il ne restera plus que la synoque, la typhoïde, la rougeole et la scarlatine. (Voyez les caractères propres de ces diverses fièvres ou exanthèmes.)

La confusion avec la fièvre typhoïde est celle qui se prolonge le plus ; elle est d'autant plus facile, que les symptômes communs sont à peu près les mêmes dans l'une et dans l'autre, que l'invasion plus prolongée arrive surtout dans les varioles modifiées par une variole antérieure ou par le vaccin. Heureusement alors l'erreur est moins grave.

Diagnostic de la forme, des accidents et complications. — En généra facile quand les symptômes sont réguliers et prononcés ; difficile dans le cas contraire.

Dans l'invasion, la modération des symptômes annonce ordinairement une variole discrète ; la violence n'annonce pas toujours une confluente.

La précocité de l'éruption au second jour est un signe certain de confluence ; le retard est commun à la variole normale ataxo-adynamique et à la varioloïde : quand il se prolonge au delà de cinq jours, il est propre à cette dernière. La régularité dans l'éruption est commune à la variole normale et à la variole modifiée, infiniment plus rare dans la dernière.

L'irrégularité est commune aux varioles normales ataxo-adynamiques et aux varioles modifiées.

L'existence de cicatrices varioliques ou vaccinales est un signe présomptif en faveur des varioloïdes.

La promptitude de la suppuration et de la dessiccation est un signe certain de varioloïde.

La persistance de la fièvre dans la période d'éruption d'une variole discrète doit faire soupçonner la forme ataxo-adynamique ou une complication pneumonique ; la même persistance vers la fin de la suppuration, la formation d'abcès ou de dermite érysipélateuse.

Pronostic. — La variole est généralement une maladie grave ; souvent elle entraîne la mort, et quand elle ne tue pas laisse à sa suite des difformités ou infirmités incurables, la perte de la vue, etc.

Il n'y a pas de maladie à laquelle s'applique plus exactement cet aphorisme d'Hippocrate : « Dans les aiguës, le pronostic est toujours incertain. » La variole la plus franche, la plus bénigne en apparence peut tout d'un coup changer et enlever le malade au moment où l'on pouvait rationnellement espérer la guérison, et réciproquement la plus confluente, la plus grave peut se terminer heureusement. Il est donc impossible de dire quand la variole commence comment elle finira. De là la nécessité de se tenir sur la réserve non-seulement au début, mais encore pendant tout le cours jusqu'à la dessiccation.

Il n'y a pas non plus de maladie qui échappe plus complétement aux lois de la statistique et aux tables de mortalité : une épidémie sera meurtrière au point d'enlever un malade sur trois ; telle autre n'en fera périr qu'un sur douze ou quinze. — Le pronostic est relatif : 1° aux circonstances antérieures à la maladie ; 2° à la forme et aux caractères particuliers dans chaque forme ; 3° aux accidents ; 4° aux complications.

1° *Circonstances antérieures*. — La variole sporadique est moins grave que l'épidémique. Celle-ci est moins grave au commencement ou à la fin qu'au milieu. L'épidémie est regardée comme moins grave quand elle commence au printemps, quand il s'est écoulé peu de temps depuis la dernière épidémie, quand il ne règne aucune autre maladie d'un mauvais caractère.

On a donné comme signes favorables : l'âge du sujet de quatre à quatorze ans, l'origine de parents où la maladie a été heureuse, un embonpoint médiocre, la peau blanche et perspirable, la bonne santé habituelle, — et comme signes défavorables : les états opposés, la première année ou l'extrême vieillesse, et la grossesse, qui entraîne fréquemment la mort du sujet ou l'avortement.

2° *Formes*. — La variole légère, discrète est moins grave que la confluente ; la forme ataxo-adynamique toujours très-grave ; l'hémorrhagique détermine presque constamment la mort. La varioloïde guérit généralement, la varicelle toujours : souvent elle mérite à peine le nom de maladie.

La variole discrète est d'autant plus favorable qu'elle s'éloigne plus de la confluente ; que les symptômes d'invasion sont modérés, les pustules moins nombreuses, plus larges, plus élevées, entourées d'une rougeur plus vive.

La variole confluente est d'autant plus défavorable que les symptômes de l'invasion sont plus violents, l'éruption plus prématurée, les pustules plus nombreuses, plus petites, moins élevées, la rougeur de la peau moins vive.

La variole maligne est d'autant plus grave que les symptômes de l'invasion sont plus intenses, que l'exanthème est plus confluent et plus irrégulier, que la pâleur et la lividité de la peau sont plus prononcées ; qu'elle survient spontanément et sans être provoquée par un traitement échauffant ; qu'elle se révèle à une période plus avancée au milieu de la suppuration : alors en effet elle est constamment mortelle, tandis qu'au début on peut encore espérer qu'elle cessera à la fin de l'éruption.

Dans la variole hémorrhagique, l'hématurie est un signe toujours mortel.

Nous n'avons rien à dire ici de la valeur pronostique des symptômes en particulier ; elle se tire nécessairement de leur signification diagnostique.

3° *Accidents*. — Les abcès seuls ont de l'importance au point de vue pronostic général. C'est par eux que la mort arrive assez généralement dans les varioles confluentes simples.

4° *Complications*. — Augmentent toujours la gravité du pronostic.

TRAITEMENT. — Se divise en *curatif* et *prophylactique*.

a. *Traitement curatif*. — A. *Médications spécifiques*. — On a succes-

sivement préconisé comme spécifique propre à prévenir la variole en
temps d'épidémie, ou tout au moins à l'atténuer singulièrement, une
foule de moyens : la saignée (Rhazès, Boerhaave, Delamettrie), ce
dernier les faisait toujours larges et fréquentes); l'éthiops martial (Lobb);
les pilules de Belloste, le musc, le camphre (Rosen) ; le goudron
(évêque de Berkley, Prior) ; le quinquina (Casimir Médicus); le sulfure
de mercure (Serres). La meilleure preuve qu'on puisse donner de l'inefficacité de tous ces moyens, c'est l'oubli dans lequel ils sont tous tombés.

Traitement topique (appliqué spécialementà la face). —Cautérisation ;
mercure ; emplâtres agglutinatifs.

Cautérisation. — Avec le nitrate d'argent, proposée pour la première
fois par M. Bretonneau.

Individuelle. — Avec une aiguille d'or ou d'argent qui traverse la vésicule en l'épointant ; après excision avec un crayon de nitrate d'argent (Velpeau).

En masse. — Avec un pinceau imbibé d'une solution concentrée du
même sel (15 à 16 grammes pour une cuillerée et demie d'eau).

La cautérisation en masse n'est ni longue ni douloureuse ; mais elle
ne pénètre pas au delà de l'épiderme et n'atteint nullement le but dé-
siré. On y a généralement renoncé.

La cautérisation individuelle peut faire avorter les boutons, empêcher la formation des pustules ; mais il faut qu'elle soit pratiquée de
bonne heure, dès le second jour de l'éruption, au moment où la vésicule commence à poindre. On incisera l'épiderme avec la pointe d'une
lancette ; le crayon de nitrate d'argent, extrêmement pointu, sera appliqué pendant quelques secondes. On conçoit facilement combien cette
opération répétée sur toutes les pustules doit, dans la variole confluente,
être longue, douloureuse, qu'elle peut même déterminer une violente
phlegmasie de la peau. On devra donc dans ces cas la borner aux plus
grosses vésicules, à celles du nez, des paupières. La cautérisation pratiquée au quatrième ou cinquième jour de l'éruption n'enraye nullement le travail pustuleux.

Mercure. — Employé dès le seizième siècle. Baillou vante ses merveilleux effets. Repris par M. Serres; expérimenté par une foule de
praticiens. On a employé l'onguent napolitain : onction matin et soir
avec 8 grammes — une pommade avec le calomel ; — l'onguent Vigo
cum mercurio, ramolli à une chaleur douce et étendu sur la face comme
une couche de mastic. Toutes ces préparations ont souvent, au dire de
leurs auteurs et de leurs partisans, fait avorter l'exanthème ; mais elles
doivent être continuées pendant toute la durée de la maladie. Elles pro-
voquent fréquemment une salivation mercurielle qui ajoutée à celle de
la variole peut parfaitement entraîner des accidents mortels.

Emplâtres agglutinatifs. — Mauvais moyens. Le plus souvent on est
forcé, par la douleur, le gonflement, de les ôter prématurément et non
sans peine.

b. *Médication rationnelle. — Invasion. —* On n'a ici qu'à satisfaire aux indications thérapeutiques tirées des symptômes. Il faudra, comme au début de toutes les maladies non encore caractérisées, être très-réservé, et cela d'autant plus qu'on aura des présomptions plus fortes en faveur de la variole.

Éruption. — Tous les moyens conseillés tendent à la favoriser. Une pratique ancienne, encore en usage aujourd'hui dans le peuple, enfermait rigoureusement le malade dans son lit entouré de rideaux, l'accablait de couvertures; lui prodiguait les boissons chaudes, le vin, les alexipharmaques; l'empêchait de changer de linge pendant toute la durée de la maladie. Sydenham le premier a démontré les dangers de cette pratique incendiaire. Il recommande les boissons fraîches, le renouvellement de l'air, fait lever le malade plusieurs heures par jour pendant toute la durée de l'éruption. D'autres, enchérissant sur ces idées, Dehaen en particulier, veulent qu'on fasse sortir le malade, qu'il reste assis devant sa maison, qu'il marche soutenu par des assistants s'il ne peut le faire sans aide.

On a conseillé la *saignée.* Chirac un des premiers l'introduisit en France, et dès lors on s'éleva fortement contre son emploi à cette période, car si elle paraît d'abord soulager le malade, ses inconvénients se feront sentir plus tard.

L'émétique, Haller le recommande fortement.

Les *purgatifs doux,* la crème de tartre, la pulpe de tamarin (Tissot) dans le cas où il y a des signes d'embarras gastrique.

Des frictions rudes sur tout le corps, à l'exception de la face; des piqûres avec une aiguille; l'application de vésicatoires ou de sinapismes sur les extrémités inférieures pour attirer sur ces parties l'exanthème, qui s'annonce comme devant être confluent.

Nous pensons que la plupart de ces moyens sont inutiles, quand ils ne sont pas dangereux; que la saignée et l'émétique ne peuvent être légitimés qu'exceptionnellement et dans le cas seulement d'une éruption difficile avec céphalalgie violente ou nausées continuelles; que l'éruption régulière doit être abandonnée aux soins de la nature aidée des moyens hygiéniques.

Le malade sera placé dans une chambre vaste autant que possible, à une température modérée, plutôt fraîche que chaude (15° centigr.), où l'air sera fréquemment renouvelé sans qu'il soit exposé directement à l'action des courants. Il restera au lit, couvert comme en santé; il pourra en sortir pour qu'on le fasse, même rester un peu levé; mais nous ne faisons pas de cette circonstance une recommandation expresse comme Sydenham. Il pourra changer de linge de corps à la fin de l'éruption en prenant toutes les précautions convenables. Ces règles hygiéniques seront observées dans toute la durée de la maladie. — Boissons légèrement chaudes : infusion de mauve, d'althæa, avec addition de bourrache, décoction de chiendent, etc. Diète absolue. Les enfants à la mamelle continueront à prendre le sein ; mais la nourrice s'abstiendra d'un régime échauffant ou d'une alimentation trop abondante.

Suppuration. — Boissons acidulées fraîches, lotions tièdes avec de l'eau ou mêlée à du lait ; décoction de guimauve sur la face, les yeux surtout ; gargarismes émollients ; si la chaleur et la douleur sont aiguës et amènent l'insomnie, sirop diacode le soir ; incision des grosses pustules. Lavement s'il y a constipation. Continuation de la diète ; bouillon pour les enfants.

Dessiccation. — Lotions émollientes sur diverses parties du corps ; bains pour favoriser le détachement des croûtes ; alimentation ; purgatifs doux, répétés plusieurs fois à la fin de cette période.

Accidents. — L'ophthalmie sera surveillée dès le commencement de la suppuration ; les pustules sur la cornée seront soigneusement cautérisées pour peu qu'elles aient de la tendance à creuser. Les furoncles et abcès seront ouverts aussitôt que reconnus.

Les complications seront combattues par les moyens ordinaires. Dans la pneumonie, on n'emploiera la saignée qu'avec réserve ; on insistera de préférence sur l'émétique à haute dose. Ce traitement s'applique parfaitement à la variole discrète, à la variole modifiée, à la varicelle.

Forme confluente. — Réclame souvent, en raison de la violence plus grande de la plupart des symptômes, des modifications à ce traitement ou l'emploi de moyens nouveaux. Dans l'éruption, la saignée pourra être nécessaire ; mais il ne faudra jamais la pratiquer à cette époque sans une nécessité absolue. Dans la suppuration, l'intensité de la fièvre secondaire avec pouls fort, plein, céphalalgie, chaleur vive, exigera la saignée : elle est recommandée alors par tous les praticiens (1).

La salivation doit être respectée ; mais elle demande des gargarismes plus fréquents, émollients ou acidulés. L'exanthème doit être surveillé plus exactement, les pustules de la cornée cautérisées, surtout si elles ont de la tendance à s'ulcérer. La violence de la douleur et de la chaleur cutanées pourra exiger, outre les lotions et l'incision des pustules déjà exposées, des bains tièdes, qui dans la forme précédente ne venaient qu'à la dessiccation. On a même conseillé quand la chaleur est excessive et accompagnée de délire les affusions et bains froids. Nous n'osons pas nous prononcer d'une manière absolue sur un sujet aussi grave ; nous nous contenterons de rapporter une observation qui nous a frappé. Un homme, tourmenté par une chaleur intolérable au milieu de la suppuration d'une variole confluente, échappe à la surveillance de sa garde, va prendre un bain dans la Seine en plein mois de décembre et revient tranquillement se coucher dans son lit, où la maladie suit une marche régulière et se termine heureusement. La constipation demande non

---

(1) Freind rapporte à ce propos que trois grands rois, Charles II d'Espagne, Louis XIV de France et Charles II d'Angleterre, ont été guéris par la saignée.

plus des lavements mais des purgatifs. Dans la dessiccation on continuera l'emploi des moyens topiques; on n'omettra pas de faciliter le détachement de ces grosses croûtes sous lesquelles se creusent des foyers profonds.

Forme ataxo-adynamique.— Exige toute la sagacité du médecin, qui doit avant tout s'assurer du génie de la constitution épidémique; c'est à proprement parler une véritable médecine de symptômes. On emploiera pour favoriser l'éruption languissante, pâle : à l'extérieur, les frictions, les sinapismes, les vésicatoires sur les extrémités, les bains chauds; à l'intérieur, le vin généreux à petite dose, la serpentaire de Virginie ou le safran. Le quinquina est l'agent thérapeutique le plus précieux; tous les médecins sont unanimes pour proclamer ses bons effets, et il doit être continué pendant toute la durée de la maladie.

· La céphalalgie pourra exiger la saignée locale ou générale; les déjections alvines, le vomissement, seront combattus par les moyens ordinaires, surtout par l'opium; les symptômes nerveux, soubresauts des tendons, convulsions répétées chez les enfants, etc., par l'opium, les préparations de zinc, le camphre, le musc, associés au quinquina.

Forme hémorrhagique.—Réclame—outre le quinquina, le vin, etc.,— les acides végétaux et minéraux, les limonades sulfurique, alumineuse, citrique, les lotions et affusions froides, le tamponnement des narines, etc.

B. *Traitement prophylactique.* — a. *Inoculation de la variole.* — Nous n'en parlons ici que pour mémoire, car elle est justement tombée en désuétude.

Elle se pratiquait comme la vaccine, ou par incision, vésicatoires, séton, introduction dans les narines des croûtes pulvérisées et mêlées avec le tabac. Le sujet était exempt de maladie et convenablement préparé par la saignée, la purgation, un régime rafraîchissant.

Le troisième jour une légère rougeur se manifeste autour de la piqûre : on sent alors en passant le doigt sur ce point une petite dureté circonscrite, plus prononcée le quatrième; le cinquième jour la rougeur est plus vive; le sixième jour formation d'une vésicule avec dépression centrale; le septième jour engorgement des lymphatiques; les jours suivants formation de la pustule, qui commence à se dessécher du douzième au quinzième jour; la croûte qui succède tombe du vingtième au vingt-cinquième jour et laisse une cicatrice ineffaçable.

Mais bien avant ce temps, du huitième au dixième jour, se déclarent les symptômes de l'invasion variolique, qui sont exactement ceux de la variole spontanée. La variole inoculée, ordinairement discrète et bénigne, peut néanmoins devenir confluente et mortelle; elle peut manquer, bien que la pustule d'inoculation se soit développée, et *vice versá.*

b. *Vaccine.* — Nous ne ferons pas ici l'histoire de la vaccine : elle remplit des volumes; elle a soulevé des discussions académiques; elle se trouve partout.

La vaccination se pratique par inoculation sous-épidermique à l'ajde d'une lancette ou au besoin d'une aiguille chargée du fluide recueilli sur le bras d'un individu qui en est porteur. C'est ordinairement au septième jour que le fluide vaccin est considéré comme ayant acquis toute sa vertu. Souvent il n'est pas possible d'avoir ainsi à sa disposition du vaccin frais et liquide, et alors on se sert de celui qui a été conservé soit entre deux plaques de verre, soit dans un petit tube hermétiquement fermé. Alors il faut le mouiller avec un peu d'eau ou de salive pour qu'il puisse s'attacher à la lancette.

On vaccine ordinairement chaque bras à la partie moyenne et externe; on fait plusieurs piqûres pour être plus certain du succès de l'opération. Il est bon que la piqûre ne détermine pas un écoulement de sang qui pourrait entraîner le fluide vaccin. Immédiatement après la piqûre, on aperçoit une légère rougeur avec tuméfaction qui se dissipe bientôt. Dans les trois jours qui suivent on n'aperçoit rien; le quatrième jour, apparition d'une petite dureté entourée d'une légère rougeur ; le cinquième jour, vésicule qui dès le sixième devient manifestement ombiliquée, d'un blanc mat; le septième elle augmente de volume, le fluide qu'elle renferme est parfaitement limpide, transparent et sort facilement en gouttelettes par une incision épidermique. Dès le huitième jour la vésicule se trouble, s'entoure d'une auréole rouge et devient enfin pustule; souvent elle s'accompagne de tuméfaction de la peau, du tissu cellulaire sous-cutané, et enfin elle forme des croûtes à la chute desquelles il reste des cicatrices gauffrées plus ou moins irrégulières, car souvent l'opérateur a piqué deux ou trois fois et a ainsi déterminé une confluence de pustules. Une fièvre légère accompagne souvent l'éruption ou la suppuration.

Cette évolution régulière de la pustule vaccinale n'arrive pas toujours; elle peut être avancée d'un jour ou retardée d'un, de deux ou même de trois septénaires, circonstance rare. La vaccination peut n'être suivie d'aucune trace d'éruption, ou bien l'éruption qui survient est tout-à-fait irrégulière : c'est une papule rouge qui s'élève et disparaît sans devenir vésiculeuse, sans laisser de cicatrice, bien qu'elle puisse déterminer une démangeaison vive et même l'engorgement des ganglions axillaires ; une vésicule qui se déchire et forme croûte sans s'être transformée en pustule, ou une pustule qui n'a point passé par l'état vésiculeux et ne laisse pas de cicatrice. Toutes ces irrégularités, qui constituent les fausses vaccines des auteurs, prouvent, quand il est certain que le fluide inoculé était bien du vrai vaccin (et cette certitude est toujours facile à acquérir quand il a développé chez un autre individu une véritable vaccine), que le sujet vacciné est actuellement réfractaire à la vaccine et font présumer qu'il doit également l'être à la variole. — Au reste tous les doutes peuvent être facilement levés par une nouvelle inoculation.

A quel âge doit-on vacciner? On peut vacciner à tout âge; mais on attend généralement que l'enfant ait au moins six semaines ou deux mois. Avant cette époque le vaccin ne prend pas le plus souvent, et l'on sait d'ailleurs que la variole est rare avant un an.

Le sujet n'a pas besoin de préparation. Chez les sujets âgés il convient d'assouplir la peau par un bain, un cataplasme ; de laisser la lancette un peu plus longtemps appliquée.

On ne vaccine pas pendant le cours des maladies aiguës.

Doit-on vacciner les sujets atteints de scrofules, de ces engorgements chroniques sur lesquels la variole exerce souvent une heureuse influence ? Doit-on leur en laisser courir les chances ? Ce serait peut-être le seul cas où l'inoculation de la variole serait préférable à celle du cowpox.

En temps d'épidémie, on doit vacciner tous les sujets susceptibles de contracter la maladie, même les jeunes enfants. Nous ne pensons pas qu'on doive se laisser arrêter par ce que M. Legendre a cru remarquer, savoir que la vaccine favorisait alors le développement de la variole. Nous croyons que les observations de M. Legendre portent sur un trop petit nombre de faits. M. Eichorn veut qu'on vaccine même les sujets déjà dans la fièvre d'invasion variolique et conseille alors de faire un grand nombre de piqûres, de cinquante à soixante. On peut toujours le tenter ; mais il est probable que l'espérance qu'il a de modifier, d'atténuer la variole ne se réalisera pas souvent.

Dégénération du vaccin, revaccination. — Ces deux questions ont été soulevées depuis une vingtaine d'années. On a cru remarquer que la varioloïde et même la variole devenaient plus fréquentes à mesure qu'on s'éloignait de l'origine de la vaccine, de l'époque de la vaccination. On en a conclu que le virus vaccin s'était affaibli, avait dégénéré en passant toujours de l'homme à l'homme ; qu'il fallait de temps en temps le reprendre à la source ; ou bien que sa vertu préservatrice n'était que temporaire, limitée par les uns à vingt ans, par les autres à dix. De là la nécessité des revaccinations. Ces questions ont acquis de l'importance , elles ont ému les académies ; les gouvernements ont prescrit les revaccinations.

En Suède, en Prusse, on a revacciné à la fois des régiments tout entiers. Partout on a obtenu les mêmes résultats : chez quelques sujets une véritable vaccine ; chez la plupart une éruption nulle ou une de ces éruptions irrégulières, fausses, que nous signalions plus haut. Ces expériences ne sont donc nullement concluantes en faveur des hypothèses émises. Chez quelques sujets la vaccine s'est développée deux fois. Mais qu'y a-t-il là d'étonnant ? Est-ce qu'avant la vaccine, la variole ne récidivait pas une et même deux fois, et ce à des intervalles variant de quelques mois à un grand nombre d'années, à trente ans par exemple ? Ces expériences ne prouvent qu'une chose , c'est que la vaccine ne préserve pas plus sûrement que la variole elle-même. Mais tout en repoussant le principe scientifique , nous sommes très-disposé à admettre en pratique la rénovation du vaccin et la revaccination, qui n'est jamais dangereuse et peut préserver les sujets exceptionnels chez lesquels la prédisposition n'a pas été épuisée ou s'est reproduite.

Art. II. — ROUGEOLE.

HISTORIQUE. — Rhazès, au dire de Sprengel (voyez Sprengel, *Histoire de la médecine*, t. V, p. 549), connaissait deux fièvres éruptives en dehors de la variole. On les trouve désignées dans son livre sous les noms de *hamikâh* et *hasbâh*. La première correspond aux *roetheln* des Allemands et l'autre à la rougeole des auteurs français. Le roetheln n'est pas, comme on pourrait le penser, la scarlatine : il en diffère par l'éruption qui ne se montre que le quatrième jour ; mais il s'en rapproche par les caractères des taches, qui, par leur confusion, forment de larges plaques ou une surface uniformément rouge et analogue à la congestion érysipélateuse.

Les expressions latines *blacciæ, morbilli*, dont se servirent les premiers traducteurs de Rhazès, ont été sans doute regardées à tort comme synonymes par Sauvages, Gruner et d'autres ; elles ne répondaient point en effet à un seul mot arabe, ainsi qu'ils l'ont cru, et si l'on ne veut pas admettre, avec les auteurs allemands, entre la rougeole et la scarlatine une espèce morbide intermédiaire, il faudra voir dans le mot *blacciæ* plutôt une désignation de la scarlatine qu'une dénomination de la rougeole.

Quoi qu'il en soit, les deux fièvres éruptives, la rougeole et la scarlatine, restèrent longtemps confondues, regardées par les uns comme de simples nuances et par les autres comme deux degrés de la même maladie.

Daniel Sennert, l'un des premiers auteurs qui cherchèrent à établir le diagnostic différentiel de la rougeole, regardait la scarlatine comme une variété et non comme une maladie séparée de la rougeole. Morton voulait aussi faire une seule unité pathologique de la rougeole et de la scarlatine, qu'il appelait *morbilli confluentes*. Ettmuller et plusieurs de ses contemporains désignaient la scarlatine par cette expression *morbilli ignei*, rougeole de feu. (Voyez **HISTOIRE DE LA SCARLATINE.**)

Sydenham est le premier auteur qui ait nettement établi les caractères différentiels et qui ait donné une description fidèle de la rougeole. Dans les traités généraux de Joseph Frank et de Borsieri, on peut encore en lire une histoire parfaitement exacte.

De nombreux travaux sur les complications et le traitement de la rougeole ont vu le jour depuis la fin du dix-huitième siècle jusqu'à l'époque actuelle.

C'est particulièrement en Allemagne, en Angleterre et en France que la rougeole a été l'objet des recherches d'un grand nombre de médecins distingués. Il nous serait impossible de mentionner tous ces auteurs et de faire connaître leurs travaux ; qu'il nous suffise d'en citer quelques-uns. En Allemagne, Ziegler, qui a particulièrement étudié le diagnostic des exanthèmes fébriles ; Fleisch, qui a fait connaître les complications de la rougeole; Henke, qui en a décrit les formes malignes; Heyfelder, Berndt, Heft, etc. — En Angleterre et en Écosse, Home, à qui l'on doit l'inoculation morbilleuse; Watson, qui a laissé une admirable relation d'une épidémie de rougeole putride observée à Londres; Willan, qui a décrit une variété, la rougeole noire.—Et enfin en France, Roux (*Monographie de la rougeole* 1807); Boudin (rougeoles compliquées observées à l'hôpital des Enfants, — thèse inaug., Paris, 1835); Dechaut (*De la rougeole irrégulière et compliquée*, — thèse de Paris, 1842); Alibert, Cazenave et Schédel, Rayer (*Traité des maladies de la peau*).

Enfin pour l'étude de la rougeole il faut encore consulter les traités spéciaux des maladies des enfants, depuis celui de Rosen en 1771 jusqu'à celui de MM. Rilliet et Barthez en 1843.

SYNONYMIE. — *Morbilli*, *blacciæ*, *roseolæ* (traducteurs de Rhazès); *fièvre morbilleuse* (Hoffmann); *synoque morbilleuse* (Crichton); *exanthème morbilleux*; *rubeola* (traducteurs d'Hali–Abbas), *rougeole* de tous les auteurs français; *dermite morbilleuse*, etc.

DÉFINITION. — La rougeole est une maladie pyrétique, aiguë, contagieuse, épidémique, caractérisée par une éruption tégumentaire de petites taches rouges irrégulières, disposées en zig-zag, et ordinairement précédée des symptômes du coryza et du catarrhe bronchique.

SYMPTOMES, MARCHE, DURÉE, TERMINAISONS. — La rougeole est quelquefois annoncée par du malaise, de l'abattement, de la céphalalgie (*prodrômes, incubation*); le plus souvent elle se déclare brusquement sans phénomènes précurseurs.—*Invasion.* Frisson initial plus ou moins prononcé, manquant assez souvent, alternant quelquefois avec des bouffées de chaleur; sentiment d'inquiétude, d'anxiété; malaise, agitation; douleurs des membres, de la tête et des lombes; céphalalgie, picotement, prurit ou sensation de brûlure aux narines; écoulement de matière âcre limpide, irritant, excoriant les parties sur lesquelles elle coule; éternuments fréquents, parfois épistaxis; la pituitaire est rouge et tuméfiée; les yeux sont rouges, larmoyants, sensibles à la lumière; les paupières gonflées, douloureuses; toux sèche, dure, déchirante, plus ou moins fréquente, quelquefois par quintes, ayant un caractère de *raucité* tout particulier (*toux férine*); plus rarement tuméfaction des amygdales, rougeur douloureuse du palais et de l'arrière–gorge, déglutition difficile, tuméfaction des ganglions cervicaux; anorexie, nausées dans certains cas, vomissements, sensibilité épigastrique, constipation et plus souvent diarrhée; les urines sont rouges, acides et d'une émission quelquefois douloureuse; il y a abattement, tristesse, somnolence ou agitation, délire, surtout chez les enfants; le pouls varie de 110 à 140 ou même 160 pulsations par minute; la respiration est fréquente; la langue est blanche, humide ou dans l'état normal; la soif est vive, la peau toujours chaude, sèche ou couverte de sueurs (Rayer) auxquelles on avait cru reconnaître une odeur acide spéciale. Ces phénomènes ont une durée variable: ils vont le plus souvent en croissant jusqu'à la sortie des taches; mais quelquefois la fièvre tombe pour réapparaître au moment de l'éruption (*rougeole irrégulière*); puis l'éruption se manifeste. C'est ordinairement le troisième jour qu'elle se montre; mais on peut la voir survenir prématurément dès le second jour, et dans d'autres cas arriver tardivement le quatrième ou cinquième jour (*rougeole irrégulière*).

Éruption.—Sur la face, les lèvres, sur les parties latérales du cou on voit poindre de petites taches rosées ou rouges, semblables à des morsures de puces, à de petites aspérités plus sensibles au toucher qu'à la vue; dans quelques cas elles ont une forme arrondie, sont plus saillantes à la surface de la peau, moins confluentes (*rougeole boutonnée*), et dans d'autres cas encore surmontées de petites vésicules en pointes (*rougeole miliaire*), qu'il ne faut point prendre pour des sudamina, vésicules globuleuses, se confondant moins avec la tache rubéolique. Ces taches se répandent bientôt sur toute la surface du corps en gagnant la poitrine, le ventre et les extrémités; elles se rapprochent, se réunissent et forment de petites plaques rondes ou oblongues, carrées, angulaires ou semi-lunaires, déchiquetées. Ces petits groupes laissent entre eux des intervalles de peau saine et par leur réunion donnent lieu à des grappes ou zig-zag, disposition qui d'ailleurs est loin d'être constante. Si l'éruption est confluente, les taches toutes réunies et confondues couvrent une région entière et même toute la surface du corps : c'est particulièrement à la face et aux mains que s'observe cette continuité de l'éruption morbilleuse. La couleur des taches n'est pas constante : le plus souvent rosée, elle peut être d'un rouge cerise ou d'un rouge vineux. Cette coloration dépend d'ailleurs de l'époque de l'éruption, de l'intensité et des redoublements du mouvement fébrile, de la situation plus ou moins déclive des parties où on l'observe.

L'éruption morbilleuse ne commence pas toujours par le col ou la face; au lieu de cette marche descendante, on lui voit quelquefois suivre une marche ascendante, commencer par le ventre et remonter à la poitrine, puis à la face. Mais elle ne se borne pas toujours au tégument externe; souvent elle envahit le tégument interne : la voûte palatine, le voile du palais, les amygdales sont les parties où il est le plus facile de constater de petits points rosés qui font évidemment partie de cette éruption.

En même temps que l'éruption rubéolique suit son évolution, les autres symptômes de la maladie cessent ou diminuent; quelques-uns peuvent prendre une nouvelle intensité. L'anxiété, l'inquiétude, le délire diminuent d'habitude dès qu'apparaît l'éruption; il en est de même le plus souvent des phénomènes du catarrhe nasal et oculaire. Les vomissements cessent (Sydenham), les hémorrhagies cessent également (Roux); la toux devient moins sèche, moins rauque, moins pénible. Quelques éclats de toux offrent encore de la sécheresse et de la raucité, tandis que d'autres éclats offrent déjà de l'humidité, puis enfin la toux est tout-à-fait grasse. Le pouls est encore variable de 110 à 130 : il est plein, développé, d'autres fois petit et faible ; quelquefois il augmente de fréquence pendant tout le temps que s'accroît l'éruption. La peau est chaude, ordinairement sans sueurs ; la chaleur cutanée est bien moins ardente que dans la scarlatine (37 à 38°).

La poitrine auscultée fait entendre dans la plupart des cas des râles sonores des deux côtés. Le ventre est libre ; parfois on voit survenir de la diarrhée au début de cette période. Langue blanche, soif toujours vive ; la muqueuse buccale rouge, sensible ou couverte d'exsudations blanchâtres ; dans certains cas les gencives sont molles et tuméfiées.

L'éruption croît pendant un jour ou deux, puis décroît pendant le même espace de temps, de manière à durer en totalité trois à quatre jours ; mais elle peut se prolonger pendant cinq ou six jours et plus dans quelques cas exceptionnels.

Desquamation. — Vers le sixième ou septième jour de la maladie, le troisième ou quatrième de l'éruption, les taches morbilleuses pâlissent, prennent un aspect jaunâtre ou d'un gris sale, obscur ; la peau semble se flétrir, elle est légèrement rude au toucher. C'est la troisième période qui commence, appelée *desquamation* parce qu'elle est en général accompagnée, à la surface des plaques morbilleuses éteintes, d'un soulèvement et d'un détachement de l'épiderme sous la forme de petites écailles ou de poussière, rarement sous forme de lamelles assez larges. Cette desquamation manque rarement, quoi qu'on en ait dit, excepté peut-être chez les très-jeunes enfants (Trousseau) ; mais elle peut échapper à la vue si l'on n'y porte toute son attention. La desquamation s'opère le plus souvent dans l'ordre de l'éruption des taches, quelquefois dans un ordre inverse ; elle est souvent accompagnée d'un sentiment de prurit ou de démangeaison à la peau.

La cessation du mouvement fébrile signale la période de l'exfoliation ; mais le catarrhe bronchique survit ordinairement à l'exanthème et suit ses évolutions. La toux, plus ou moins fréquente, avec ou sans quintes, est accompagnée d'une expectoration de crachats épais, opaques, arrondis, qui nagent au milieu d'un fluide mucoso-glaireux plus ou moins abondant. L'appétit se fait sentir dès que viennent à tomber les symptômes fébriles, de sorte que la période d'exfoliation morbilleuse pourrait être considérée comme faisant partie de la convalescence. La durée de cette période fixée par la durée de l'exfoliation est variable de six à dix ou douze jours, ce qui donne à la durée totale de la rougeole, quand il y a à peine une légère desquamation ou que celle-ci se prolonge au delà du terme ordinaire, une durée de huit, dix ou quinze jours ; quant au catarrhe bronchique, il peut durer un temps beaucoup plus long.

La rougeole se termine presque toujours par le retour à la santé, sauf dans les cas de complication ; mais la *convalescence peut être* enrayée par divers accidents dont nous parlerons ci-après.

Formes de la rougeole. — Certaines irrégularités dans la marche, l'évolution ou l'intensité des symptômes ont fait admettre à Sydenham et à tous les auteurs qui se sont postérieurement occupés de la rougeole une espèce particulière sous le nom de *rougeole irrégulière;* mais comme il n'y a rien de constant dans ces irrégularités, rien qui modifie essentiellement et d'une manière générale l'expression de la maladie, nous ne pouvons reconnaître cette *individualité.* Toutefois nous ferons une exception pour les rougeoles sans catarrhe et les fièvres morbilleuses sans éruption. Dans ces cas, en effet, un symptôme essentiel manque, et il ne peut manquer sans modifier profondément et essentiellement tout l'ensemble de la maladie.

Nous admettrons les cinq formes qui suivent :

1° *Rougeole bénigne* (régulière, simple, légitime). — C'est celle que nous avons décrite comme le type général de la maladie. Ses périodes sont fixes, ses évolutions régulières, sa durée de sept à neuf jours, ses terminaisons favorables.

2° *Rougeole putride* (adynamique, maligne, ataxique). — Watson a donné une excellente description de cette forme d'après l'épidémie de rougeole observée à Londres en 1763 et 1768. (*Account of the putrid measles, as they were observed at London, in* 1763 *and* 1768.) Les signes sont à peu près les mêmes que ceux rapportés d'après Naumann dans le compendium de MM. Monneret et Fleury.

Invasion. — Larmoiement, toux, faiblesse générale, agitation. Le lendemain fièvre considérable, douleur et pesanteur de tête; l'*éruption* apparaît : elle se montre presque en même temps sur toute la surface du corps ; elle est quelquefois pâle, à peine apparente, ou elle devient bientôt livide, violacée, noirâtre, quelquefois confondue çà et là avec de véritables pétéchies. Chaleur considérable, agitation, oppression, dyspnée, toux sèche sans expectoration, peau sèche, gorge d'un rouge foncé, soif considérable, pouls très-vif sans dureté, sentiment de faiblesse et presque de défaillance. L'éruption disparaît vers le quatrième jour. Puis *seconde période* caractérisée par les symptômes adynamiques et putrides : oppression, dyspnée, agitation, anxiété, quelquefois délire, bientôt suivi de la mort; faiblesse extrême, pouls lent et irrégulier, diarrhée, amaigrissement; la mort a lieu dans la seconde ou la troisième semaine. On constate souvent des gangrènes, des ulcères putrides sur divers points du corps : aux parties sexuelles, au rectum, à la bouche et aux lèvres; poumon sphacelé. On a vu les gencives ramollies et putréfiées, les joues creusées et perforées par la gangrène.

La rougeole putride est toujours irrégulière dans la marche de ses diverses périodes et dans l'évolution de ses symptômes. L'invasion est ordinairement plus courte, l'éruption imparfaite ; des complications graves du côté des yeux, du poumon ou du tube digestif peuvent en hâter la fâcheuse terminaison.

3° *Rougeole hémorrhagique.*—La rougeole hémorrhagique ne fait pas nécessairement partie des épidémies de rougeole maligne, car il serait inutile s'il en était ainsi d'en faire une forme spéciale; mais elle peut s'observer individuellement dans des épidémies de rougeole simple et se montrer primitive ou secondaire à une autre affection et de préférence chez des sujets atteints de diathèse tuberculeuse ou de cœco-colite (Rayer).

Dans cette forme, l'éruption devient violacée, et les taches morbilleuses ne sont bientôt que de véritables taches hémorrhagiques. Il peut se manifester aussi de prime-abord des pétéchies ou ecchymoses à la surface de la peau. L'épistaxis, l'hémorrhagie buccale et gingivale, le flux de sang par l'anus, par l'urètre, la vulve, etc., sont des phénomènes propres à cette terrible variété de la rougeole.

4° *Rougeole sans catarrhe (rougeole anomale).*—Cette forme n'est pas admise par tous les auteurs. Nous doutions nous-même de son existence, quand il y a deux ans nous fûmes témoin, dans une pension de Paris, d'une épidémie de rougeole sans catarrhe. Le contagium fut apporté, dans l'établissement où sévit cette épidémie, par un élève qui avait contracté la rougeole ordinaire chez ses parents et était rentré à l'institution pendant la période de desquamation. Chez quelques enfants l'éruption fût précédée de céphalalgie, d'un peu de fièvre et d'angine. Chez un seul il y eut du délire, et nous vîmes sortir à la surface de la poitrine, dès le second jour, des taches morbilleuses et parmi elles, çà et là, des pustules de varioloïde. Chez tous les autres, peu ou point de fièvre, absence complète de coryza, de larmoiement et de catarrhe bronchique. Tout-à-coup ou après un jour ou deux de malaise et d'inappétence, la peau devenait le siége d'une chaleur brûlante, quelquefois de picotements, de prurit, puis d'une éruption morbilleuse parfaitement caractérisée se répandant promptement sur toute la surface du corps. — Cette éruption était en général d'un rouge foncé ou même lie de vin, et dans quelques points elle était tellement confluente qu'elle ne laissait aucun intervalle de peau saine. Il y eut une desquamation lamelleuse et furfuracée.

La rougeole sans catarrhe, bien décrite par Willan, a été de nouveau observée par tous les auteurs modernes qui se sont occupés de dermatologie. Son existence ne peut donc être révoquée en doute; mais on a voulu séparer cette forme de la famille des exanthèmes en en faisant une *dermatite* insignifiante. L'épidémie que nous venons de rapporter, où la rougeole simple, régulière, avait joué le rôle de cause primitive, et le caractère contagieux de cette épidémie; un fait de M. Rayer où la rougeole sans catarrhe s'était manifestée sous la même influence que la rougeole catarrhale, — telles sont les observations qui ne permettent pas de distraire cette variété de la rougeole ordinaire.

5° *Rougeole sans éruption (morbilli sine morbillis).* — Nous ne faisons aucune difficulté d'admettre la fièvre morbilleuse sans éruption externe ou même sans éruption sur les muqueuses. Cette forme aurait été observée, dans les épidémies de rougeole, par des auteurs dignes de foi. Notre observation particulière ne nous a rien appris à cet égard.

Accidents de la rougeole. — Nous voulons parler ici de quelques affections qui se rattachent plus directement à la rougeole que les complications dont il sera question plus loin ; ils en sont essentiellement dépendants: l'ophthalmie purulente, les abcès, la gangrène et l'anasarque.

a. Ophthalmie purulente. — On la voit se développer à toutes les périodes de la maladie, mais le plus souvent vers le déclin, du dixième au douzième jour. M. Boudin rapporte dans sa thèse un cas semblable. Il y eut ulcération et perforation des cornées, les deux yeux se vidèrent. Tous les observateurs ont vu des cas pareils. La fille d'un de nos professeurs les plus illustres succomba à un accident de cette nature. — L'ophthalmie purulente a été aussi observée épidémiquement.

b. Abcès. — Ce sont des dépôts qui ne diffèrent que par le siége de l'ophthalmie purulente. Quelquefois même c'est une collection purulente formée dans une cavité muqueuse, les fosses nasales ou le conduit auditif, collection qui peut dépendre d'une altération de la sécrétion muqueuse ou d'un abcès ouvert dans l'intérieur de cette cavité.

Les abcès peuvent se former sur différents points du corps. Semblables aux abcès dits *critiques* de la variole, on en voit apparaître au cou, à la région sous-maxillaire, aux membres, sous la peau ou plus profondément, ce qui d'ailleurs n'a lieu que rarement.

c. Gangrène. — Nous en avons suffisamment parlé à propos de la rougeole putride. Tout ce que nous voulons dire ici, c'est que la mortification des parties organiques n'est pas l'apanage exclusif de la rougeole maligne dans le sens que nous avons donné à cette expression. Dans les onze cas de gangrène que rapportent, dans leur ouvrage, MM. Rilliet et Barthez, huit fois la bouche était affectée, quatre fois les poumons.

d. Anasarque. — L'anasarque est aussi rare à la suite de la rougeole qu'elle est fréquente à la suite de la scarlatine. Comme dans cette dernière, il peut y avoir albuminurie, et l'accident se déclare d'ordinaire pendant la convalescence. (Voyez la SCARLATINE.)

Complications. — Ce sont d'autres unités pathologiques qui viennent s'adjoindre à la rougeole et en augmenter plus ou moins la gravité. Un coup d'œil sur ces complications.

A. *Exanthèmes.* — La variole et la scarlatine peuvent compliquer la rougeole, la première plus souvent que la seconde.

Nous avons vu précédemment que la rougeole suspendait ordinairement le cours de la variole ; que d'autres fois elle cédait la place à cette dernière ; qu'enfin, dans des cas beaucoup plus rares, les deux éruptions marchaient ensemble et parcouraient l'une à côté de l'autre leurs évolutions successives.

La scarlatine peut coexister avec la rougeole, et souvent dans ces cas il est difficile de dire quelle est l'éruption primitive.

B. *Pneumonie.* — C'est la complication la plus ordinaire ; c'est par elle que succombent la plupart des enfants qui meurent de la rougeole.

— Elle est simple ou double, ordinairement lobulaire , accompagnée ou non de pleurésie. Sa marche est rapide. Le travail inflammatoire arrive promptement à suppuration. Elle se déclare à toutes les époques de l'évolution morbilleuse, mais ordinairement du quatrième au huitième jour (Léger), et modifie les caractères et la marche de l'éruption ; les taches pâlissent, s'effacent ou même disparaissent complétement. La pneumonie ne doit pas être confondue avec la simple congestion accompagnée de bronchite, ou même avec l'induration pulmonaire, qui a tant de ressemblance, chez l'enfant plus encore que chez l'adulte, avec la véritable hépatisation pulmonaire et sur laquelle M. Legendre a publié un mémoire plein d'intérêt.

C. *Entérite.* — Complication fréquente de la rougeole : diarrhée tenace, opiniâtre, brûlante, endolorissement du ventre, etc. On ne doit pas la confondre cependant avec la diarrhée simple qui se remarque ien souvent dans la rougeole (Rilliet et Barthez).

D. *Croup.* — Il a été souvent observé dans la convalescence de la rougeole. Des pellicules membraneuses se forment sur la luette, les piliers du voile du palais, les amygdales, etc., et bientôt tous les symptômes du croup se déclarent. On le voit tout aussi bien dans les petites que dans les grandes épidémies de rougeole. La bronchite pseudo-membraneuse, que nous regardons comme une variété du croup, est une complication peu commune de la rougeole.

E. *Méningite.* — Ce que l'on a décrit comme une complication de rougeole et de méningite ne nous paraît autre chose que la convulsion, qui n'est alors qu'un symptôme qu'on observe si souvent à l'invasion et dans le cours des maladies pyrétiques de l'enfance, ou bien une complication de rougeole et de méningite tuberculeuse. (Voyez PHLEGMASIES, article MÉNINGITE).

F. *Coqueluche.* — Home et beaucoup d'autres ont observé cette complication ; elle n'a rien qui mérite de fixer notre attention.

Influence de la rougeole sur le développement et la marche de quelques autres maladies. — Il est rare que quand deux ou trois maladies coexistent sur le même individu, elles ne s'influencent pas réciproquement. Une seule cependant peut être modifiée s'il en existe deux, tandis que l'autre parcourt régulièrement ses périodes. Nous avons vu déjà le rôle que joue la rougeole quand d'autres exanthèmes viennent à la compliquer ou qu'elle vient compliquer elle-même les autres exanthèmes. Nous ne reviendrons pas sur ce que nous avons dit. (Voyez page 101.)

La rougeole doit être considérée comme une prédisposition à la pneumonie, à la bronchite pseudo-membraneuse, etc., en un mot à des maladies que nous avons indiquées comme complications. Mais quelle action la rougeole exerce-t-elle sur le développement et la marche des maladies chroniques des enfants, la scrofule, le carreau, les tubercules pulmonaires, etc. ? C'est un fait d'observation que les sujets scrofuleux ou tuberculeux atteints de la rougeole ne sont pas en général avantageusement modifiées par celle-ci. Il en résulte presque constamment une activité plus grande dans l'évolution des tubercules et la marche envahissante de la maladie. D'un autre côté la rougeole peut encore faire éclater une tuberculisation jusque-là restée à l'état latent (1). On voit même, dans quelques cas, les accidents de la diathèse tuberculeuse se montrer à la suite de la rougeole chez un enfant seulement prédisposé, n'offrant aucun des accidents de la scrofule ou des tubercules, soit en voie de développement, soit arrêtés dans leur marche.

ANATOMIE PATHOLOGIQUE. — Les lésions propres à la rougeole qu'il ne faut pas confondre avec celles des complications sont les suivantes :

Système tégumentaire. — Injection des capillaires sous-épidermiques; çà et là destruction de l'épiderme; dans quelques points ramollissement, infiltration sanguine : cette altération se remarque surtout au système muqueux, particulièrement aux gencives, érosions, ulcérations, gangrène.

Sang. — Fluidité, même proportion ou diminution de la fibrine; absence de couenne, augmentation proportionnelle des globules. (Andral, *Essai d'hémat.*)

Voies respiratoires. — Rougeur diffuse de la membrane muqueuse, infiltration sanguine, congestion, ramollissement du tissu pulmonaire, indurations lobulaires ou lobaires.

Voies digestives. — Ramollissement de la muqueuse stomacale; hypertrophie des plaques de Peyer, légère, avec un pointillé gris ou noir : elles sont ordinairement rouges, infiltrées de sang; congestion, friabilité de la rate.

On a parlé de taches morbilleuses répandues non-seulement sur toutes les membranes muqueuses, mais encore à la surface des viscères, le poumon, le foie et la rate. Ces taches n'étaient sans doute autre chose que des injections pointillées ou maculées, de petites ecchymoses ou même le résultat d'une imbibition cadavérique.

ÉTIOLOGIE. — *Causes prédisposantes.* — *Age.* — La rougeole attaque particulièrement l'enfance. Mais est-elle un tribut qu'il faille nécessairement payer, et l'âge mûr et la vieillesse n'en sont-ils exempts qu'à la condition d'avoir antérieurement payé ce tribut?

La rougeole peut se déclarer sur le fœtus dans le sein maternel; l'enfant l'apporte en venant au monde (Vogel).

Toutes les périodes de l'enfance n'y sont point également sujettes. D'après Billard et Baron, la rougeole serait beaucoup plus rare sur les enfants à la mamelle qu'après le sevrage, plus commune après qu'avant la première dentition. D'après MM. Rilliet et Barthez, ce serait de trois à cinq et de six à dix ans qu'on observerait le plus grand nombre de rougeoles. L'âge adulte y est plus exposé que la vieillesse; mais cette

---

(1) Une fois sur onze des tubercules naissent dans les poumons à la suite de la rougeole (Billiet et Barthez).

dernière n'en est pas absolument à l'abri. Heim cite une femme qui eut la rougeole à soixante-seize ans.

Sexe. — Il résulte de nombreux relevés statistiques que les deux sexes en sont atteints à peu près dans une proportion égale.

Climats, saisons. — Elle peut se développer dans toutes les saisons et dans tous les climats. Peut-être les variations brusques de température, les changements de saison exercent-ils quelque action sur la transmission de la rougeole. On ne possède pas de documents assez nombreux ni assez certains pour asseoir une opinion à cet égard.

Déterminantes. — La cause de la première rougeole qui a paru dans le monde est et restera probablement toujours inconnue. Quant à la rougeole actuelle, sa cause est dans un *virus* qui peut se transmettre par contagion, infection et inoculation. Suivant le nombre des personnes atteintes, on dit que la rougeole est *sporadique* ou *épidémique*. Est-il nécessaire pour expliquer les épidémies de rougeole, pour expliquer encore certaines rougeoles sporadiques qui se manifestent sans contagion apparente, sans que l'on puisse suivre la trace du principe qui les a déterminées ; est-il nécessaire, dis-je, d'admettre une rougeole spontanée ?

Cette question sera traitée à propos de la contagion des exanthèmes dans la pathologie générale. (Voyez *Transmission des maladies par contagion dans l'*ÉTIOLOGIE GÉNÉRALE.

a. Contagion. — Ce mode est généralement admis et repose sur des faits nombreux et incontestables.

b. Infection. — Les épidémies de rougeole que les auteurs ont rapportées sont très-nombreuses ; elles nous intéressent surtout par deux côtés : le côté symptomatologique, dont il a été parlé, et le côté étiologique, sur lequel nous devons dire ici quelques mots.

Plusieurs auteurs, Sydenham entre autres, ont noté avec soin dans la description des épidémies rubéoliques les époques correspondantes des saisons, les conditions atmosphériques sous lesquelles se développaient et marchaient ces épidémies

Les épidémies de Londres décrites par Sydenham (1669, 1670, 1671, 1674) commençaient au mois de janvier, étaient à l'équinoxe du printemps dans toute leur force et finissaient en juillet.

L'épidémie de Normandie en 1773, rapportée par Duboscq de La Roberdière, commença vers le printemps et finit également en juillet.

L'épidémie de la Salpétrière observée par Pinel en 1799 commença en février et se termina vers l'approche de la belle saison.

L'épidémie de 1809, à l'hôpital des Enfants, éclata à la fin de mars et au commencement d'avril.

Il semblerait résulter de là que la saison des équinoxes et particulièrement de l'équinoxe du printemps aurait une grande influence sur la marche des épidémies morbilleuses.

c. Inoculation. — L'inoculation de la rougeole a été pratiquée pour la première fois par Home en 1758. (*Princ. de méd.*, trad. franç.

par Gastellier, p. 600 et suiv.; Paris, 1772). Ce fut l'inoculation de
la variole qui conduisit l'observateur écossais à pratiquer cette opération : « En considérant, dit-il, combien cette maladie (la rou-
» geole) est dangereuse dans quelques saisons, combien elle est fu-
» neste à plusieurs personnes qu'elle fait périr même dans les épidémies
» les plus bénignes, enfin combien elle est nuisible aux yeux et aux
» poumons, j'ai cru que je rendrais un service important à l'humanité
» si je parvenais à la rendre plus douce et moins dangereuse par le moyen
» que les Turcs ont imaginé pour rendre la petite vérole moins cruelle.»
(Ouvrage cité, page 605.) Il se servait pour pratiquer cette opération
d'un peu de coton qu'il appliquait à la surface d'une légère incision faite
aux plaques morbilleuses. Le coton imbibé de sang était aussitôt porté sur
une petite plaie faite au bras de l'enfant qu'il voulait inoculer et maintenu quelques jours en contact avec cette plaie. Cette inoculation, douze
fois pratiquée par Home, réussit neuf fois, et dans les neuf cas de rougeole inoculée les symptômes furent moindres que dans la rougeole ordinaire. Le coryza seul fut aussi prononcé, mais la toux existait à peine ;
douze ou quinze taches étaient répandues sur le corps. La rougeole inoculée se jugeait comme la rougeole primitive par de la diarrhée ; la durée
de l'incubation était de six jours. Home voulut savoir s'il parviendrait
aussi à inoculer la rougeole en portant dans les narines un peu de coton
imbibé du sang morbilleux ou des larmes du sujet malade; mais les trois
expériences qu'il fit n'eurent aucun succès.

Speranza répéta, dans une épidémie de rougeole qui eut lieu à Milan
en 1822, les expériences de Home avec un procédé d'opération quelque
peu différent de celui du médecin anglais. Il piquait la tache morbilleuse
avec la pointe d'une lancette, recueillait une gouttelette de sang et l'in-
sérait par une autre piqûre sous la peau du bras de l'enfant qu'il voulait
inoculer. Ses expériences confirmèrent celles de Home. — Alibert,
MM. Temmen et Tellegen ont depuis répété sans succès l'inoculation de la
rougeole ; mais d'un autre côté, Michael de Katona aurait été plus heureux, et sur cent inoculations, soit avec le sang, soit avec les larmes des
sujets atteints de rougeole, quatre-vingt-treize fois il aurait réussi à produire une rougeole bénigne.

Des récidives. — La rougeole peut-elle se montrer deux fois sur le
même individu? Rosen assure n'avoir jamais vu de récidives ; mais la
plupart des auteurs en citent des cas non contestables. Sans doute parmi
les observations rapportées par les auteurs comme exemples de récidives,
il en est dont on ne doit pas tenir compte, parce que la rougeole y est
évidemment confondue avec la roséole, le strophulus, etc. Mais trop de
médecins dont les lumières et le talent d'observation ne sauraient être
révoqués en doute ont vu la rougeole récidiver pour que l'on puisse
professer deux opinions différentes sur ce point (Van Swiéten. Klein,
Vogel, MM. Guersant et Blache, Cazenave, etc.). Home a vu dans l'épidémie d'Édimbourg la rougeole se reproduire jusqu'à trois fois sur le même

sujet ; mais d'un autre côté, Morton n'avait jamais vu qu'un seul cas de récidive. Concluons que la récidive peut avoir lieu, mais qu'elle est rare, et qu'on ne saurait ajouter foi à toutes les observations qui en ont été données par les auteurs.

PATHOGÉNIE. — *Classification.* —Les auteurs arabes, sous l'influence des théories galéniques, ont attribué la rougeole comme la variole à une altération des humeurs, opinion qui eut cours longtemps dans la science.

L'analogie de la rougeole avec la variole, sa contagion, la régularité de ses périodes, la possibilité de la transmettre par inoculation firent admettre l'existence d'un *virus* ou *principe spécifique.* Ce principe introduit dans le sang y subirait une sorte de fermentation et se répandrait ensuite à la surface du tégument et jusque dans l'épiderme (Vogel); on le retrouverait encore dans les larmes et dans le mucus nasal.

La doctrine de Broussais vint à son tour assigner la place de la rougeole parmi les inflammations. Trois hypothèses différentes furent émises: 1° la rougeole est une simple gastro-entérite, 2° elle est une bronchite simple ou un catarrhe spécifique, 3° elle est une dermite.

Nous n'ajouterons qu'un mot. Pour nous, toute question de nature se réduisant à une question de nosologie ou de classification, nous dirons que la rougeole est un exanthème, parce qu'elle présente dans ses causes, sa marche , ses déterminations pathologiques une parfaite analogie avec la variole qui la précède dans le cadre nosologique et la scarlatine qui la suit.

DIAGNOSTIC. — Il est en général facile et repose sur les considérations suivantes :

1° La rougeole est contagieuse et le plus souvent épidémique; elle sévit de préférence sur les enfants. On sait qu'elle règne dans un endroit, dans un quartier de la ville, ou que même il y a des rougeoles dans la maison où l'on est appelé.

2° L'effusion des larmes, l'éternument, la toux rauque permettent ordinairement de la reconnaître avant l'éruption.

3° Caractères particuliers de l'éruption.

4° Desquamation furfuracée.

5° Caractères particuliers de l'expectoration.

Le diagnostic différentiel de la rougeole peut surtout offrir quelque difficulté dans les cas où il faut distinguer cette maladie de la scarlatine; aussi nous paraît-il important de donner le tableau du diagnostic différentiel de ces deux fièvres éruptives, tableau qui a d'ailleurs été si bien présenté par Ziégler, Alibert et M. Chomel.

ROUGEOLE.	SCARLATINE.
Coryza, ophthalmie, bronchites, Symptômes du catarrhe prononcés angine légère.	Symptômes de l'angine très-marqués.
Phénomènes cérébraux moins violents, plus rares.	Céphalalgie plus violente, — convulsions plus fréquentes, — accidents fébriles plus intenses.
L'invasion dure 3 à 4 jours.	L'invasion dure de 20 à 48 heures.
Taches irrégulières formant de petites plaques semi-lunaires ou disposées en zig-zag.	Pointillé régulier ou coloration uniforme.
Les taches sont rugueuses, raboteuses au toucher.	Elles sont uniformes, lisses au toucher.
Rosées ou rouges.	D'un rouge vineux ou framboisé.
L'éruption miliaire qui peut compliquer la rougeole n'a pas de siège déterminé.	L'éruption miliaire occupe particulièrement les aines, les aisselles et les parties latérales du ventre.
La langue est muqueuse, blanchâtre ou naturelle.	Elle est d'un rouge vif sur les bords et à la pointe, quelquefois rouge et sèche sur toute la surface.
Exfoliation sous forme de furfures ou de petites lamelles.	Desquamation sous forme de larges plaques ou écailles.
Laisse après elle des catarrhes, des ophthalmies.	Laisse après elle des hydropisies, des douleurs rhumatismales.
Les mains ne s'enflent pas. Il y a sur la fin une expectoration de crachats blancs, arrondis, nageant dans un liquide clair et abondant.	Gonflement des mains; expuition bucco-pharyngienne, filante glaireuse, caséeuse ou pseudo-membraneuse.

Malgré tous ces signes distinctifs, il est encore un certain nombre de praticiens qui reconnaissent une scarlatine morbilleuse (roetheln des Allemands).

La variole offre des caractères distinctifs dans l'invasion et l'éruption qui ne permettent pas de la confondre avec la rougeole. La douleur dorso-lombaire, les vomissements, la céphalalgie sus-orbitaire caractérisent la fièvre varioleuse. Lors de l'éruption, les taches n'apparaissent point aussi brusquement et ne se propagent point aussi vite que dans la rougeole. Les points rouges sont moins nombreux, plus isolés; ils deviennent bientôt tuberculeux, puis vésiculeux, ce qui n'arrive pas dans la rougeole *boutonnée*, la variété que l'on peut le plus facilement confondre avec la petite vérole.

La rougeole épidémique a été quelquefois confondue avec la grippe ou la coqueluche, qui la précèdent assez souvent. Il ne faut qu'un peu d'attention pour lever tous les doutes.

La rougeole hémorrhagique ne doit pas être confondue avec la rougeole noire de Willan. Cette dernière se remarque de préférence sur des sujets cachectiques, scrofuleux, tuberculeux (Rayer). Les taches morbilleuses ne sont point des hémorrhagies cutanées.

La rougeole sans catarrhe ne peut être reconnue que par les caractères particuliers de l'éruption et les conditions étiologiques au milieu desquelles elle se montre ; c'est elle surtout qu'il faut éviter de confondre avec la roséole, l'urticaire , le strophulus, etc. (Voyez SÉMÉIOTIQUE de la peau.)

La rougeole sans éruption peut être facilement prise pour une bronchite simple, un coryza, une ophthalmie simple ; ce n'est aussi que par la considération des conditions étiologiques qu'on parviendra à reconnaître la véritable origine de cette affection. On a pensé que peut-être l'examen microscopique de la salive, en faisant reconnaître des lamelles d'épithélium, pourrait être de quelque secours dans le diagnostic ; mais ces lamelles existent également dans la salive normale.

La rougeole irrégulière peut induire en erreur, et cette circonstance doit d'autant plus fixer notre attention que c'est principalement dans les rougeoles compliquées qu'on observe cette irrégularité. Si l'invasion rubéolique se prolonge au delà de quatre à cinq jours et est accompagnée d'épistaxis, d'oppression , on devra soupçonner quelque complication et examiner le malade avec la plus grande attention.

Quand la rougeole est secondaire, c'est-à-dire quand elle vient compliquer une maladie préexistante, les phénomènes d'invasion sont souvent masqués, et c'est surtout alors qu'elle échappe à notre investigation si l'on n'apporte le plus grand soin à l'examen de tous les symptômes offerts par le malade.

PRONOSTIC. — Ordinairement peu grave. Ses signes se tirent :

1° *De l'âge.* — Plus sérieux chez l'enfant nouveau-né, l'adulte et le vieillard.

2° *De certaines conditions physiologiques.* — Plus grave chez les femmes enceintes ou chez celles qui sont récemment accouchées.

3° *Du mode de transmission.* — La rougeole épidémique est en général plus grave que la rougeole sporadique ; cependant il faut faire attention au cachet et à l'âge de l'épidémie. Le plus souvent la mortalité augmente dans les épidémies morbilleuses, comme dans toutes les épidémies en général, jusqu'à une certaine période pour décroître ensuite. Dans quelques cas exceptionnels l'épidémie est plus meurtrière au début ou sur la fin qu'à toute autre époque de sa durée.

4° *De certains caractères de l'éruption.* — La confluence des taches est un signe fâcheux (Trousseau) ; leur couleur noirâtre annonce en général un état plus grave.

5° *De la forme.* — Régulière et simple, la rougeole est toujours bénigne. — La forme putride ou adynamico-ataxique est essentiellement grave, la forme hémorrhagique presque constamment mortelle.

6° *De la marche.* — L'éruption prématurée ou retardée est mauvaise. La disparition brusque de l'éruption quand elle est accompagnée d'oppression et de fièvre annonce un danger très-grand.

7° *Des complications.* — Ce sont elles qui font surtout varier le pronostic. La pneumonie et la gangrène sont les plus communes et aussi les plus fâcheuses : à peine sauve-t-on un malade sur quatre ou cinq dans les rougeoles compliquées de broncho-pneumonie (Rilliet et Barthez).

8° *Des accidents.* —L'ophthalmie purulente à la suite de la rougeole est un accident toujours redoutable ; il peut entraîner la perte de l'œil ou des deux yeux ; il peut occasionner la mort.

TRAITEMENT CURATIF. — Il n'y a pas contre la rougeole de médication spécifique. C'est en se plaçant au point de vue théorique que les auteurs ont préconisé tel ou tel traitement rationnel.

La *saignée* a été recommandée par Rhazès, Mead, Freind, Selle, Sydenham, Roux, etc., dans le but de diminuer la chaleur, d'apaiser les accidents fébriles, de soustraire une partie du principe morbilleux, de prévenir la pneumonie, que Mead redoutait si fort dans les épidémies rubéoliques. Rosen, qui recommandait aussi la saignée, a trouvé le sang constamment couenneux ; il est probable que dans ces cas il existait une complication phlegmasique.

Les observateurs modernes se sont montrés plus prudents dans l'emploi des émissions sanguines, soit par la saignée, soit par les sangsues ; ils ont généralement trouvé qu'elles étaient pour le moins inutiles, quelquefois nuisibles, et qu'elles ne devaient être mises en usage que dans les cas de complication de pneumonie ou d'une autre phlegmasie.

Les *vomitifs* ont été beaucoup vantés dans le traitement de la rougeole. Rosen employait l'ipécacuanha soit contre l'embarras gastrique, soit dans le but de favoriser l'éruption.

Les *purgatifs* ont été et sont encore journellement employés dans la rougeole. C'est surtout au déclin de l'éruption, quand la diarrhée *critique* n'existe point qu'on les a conseillés. On préfère pour remplir cette indication les purgatifs doux, comme la manne ou l'huile de ricin. C'est une action *dépurative* que bon nombre de praticiens se proposaient d'obtenir dans ce cas. D'autres fois les purgatifs sont employés à titre de dérivatifs, et l'on choisit de préférence dans ce dernier cas les drastiques, le jalap, la scammonée, le calomel, etc.

Les *lotions et affusions froides* mises en usage par quelques médecins pour apaiser la chaleur de la peau nous paraissent dangereuses dans la rougeole. Elles peuvent occasionner des phlegmasies thoraciques. On dit cependant en avoir obtenu de bons effets dans les rougeoles malignes.

Les *révulsifs cutanés* ont été mis en usage dans le but de détourner des congestions sanguines ou de rappeler l'éruption supprimée.

La rougeole régulière et simple n'exige pour ainsi dire que des soins hygiéniques. — Le malade sera médiocrement couvert ; il ne faut pas le surcharger de couvertures dans le but de favoriser la sortie de l'éruption : la température de la chambre sera de 15 à 20 degrés. Les boissons seront mucilagineuses ou légèrement sudorifiques : on donnera une infusion de mauve ou d'althæa, de tilleul, de bourrache ou de sureau. Ces boissons seront prises à la température de la chambre. — Les yeux seront garantis d'une trop vive lumière, le malade soumis à une diète sévère pendant toute la durée de la fièvre. Si vers le déclin de la période d'éruption le ventre n'est pas libre, on provoquera les garde-robes par des lavements rendus légèrement laxatifs avec quelques cuillerées d'huile ou de miel ou par l'administration d'un léger purgatif à l'intérieur.

La rougeole adynamique sans complication phlegmasique du côté de la poitrine ou de la tête, sans complication d'entérite, sera combattue par l'emploi du quinquina, et du camphre s'il existe des accidents nerveux ou ataxiques; l'infusion de serpentaire ou d'angélique, le sirop d'écorces d'orange, pourraient ainsi que le vin pur ou coupé avec l'eau être utilement mis en usage. Les vésicatoires aux cuisses ou aux jambes et les sinapismes promenés sur divers points des membres inférieurs, les fumigations simples ou aromatiques conviennent plus souvent dans cette forme que dans tout autre, soit comme stimulant, soit pour appeler à la peau l'éruption qui tend à s'effacer ou qui déjà même n'existe plus.

La rougeole hémorrhagique demande à être traitée par les astringents et les stimulants, les boissons froides, etc.

Les rougeoles sans catarrhe ou sans éruption sont des formes avortées toujours simples et qui ne réclament aucun traitement.

On s'attachera par-dessus tout à reconnaître et bien traiter les complications par les moyens appropriés. La pneumonie, les convulsions, l'ophthalmie elle-même exigent le même traitement que dans les cas ordinaires : la saignée plus ou moins répétée, suivant les force du sujet, les préparations antimoniales, etc., contre la pneumonie; les sangsues derrière les oreilles, les cataplasmes en bottines sur les membres inférieurs contre les convulsions; les sangsues derrière les oreilles, le vésicatoire à la nuque, les purgatifs répétés et, mieux que tout cela peut-être, l'emploi topique du nitrate d'argent contre l'opththalmie.

b. Prophylaxie. — On doit séparer, isoler les enfants, les éloigner le plus possible des foyers de contagion. Le camphre, le soufre, la belladone ont été employés comme moyens préservateurs : leur action est nulle ou incertaine. — L'inoculation a été mise en usage : nous en avons longuement parlé à propos des causes, et, bien que les auteurs soient encore très-partagés sur l'utilité de ce moyen prophylactique, nous n'en croyons pas moins devoir le recommander aux praticiens dans les épidémies de rougeole qui ont un certain caractère de gravité.

Article III. — SCARLATINE.

HISTORIQUE. — Les auteurs de l'antiquité ont-ils connu la scarlatine ? C'est vainement qu'on a interprété certains passages tronqués tirés de Thucydide, de Celse, d'Arétée, d'Aétius, etc., pour résoudre cette question. Ce qui paraît le plus évident, c'est que depuis les Arabes jusqu'au seizième siècle elle a été confondue avec la rougeole. Ph. Ingrassia est le premier auteur qui ait débrouillé cette confusion. Dans son traité *De tumoribus præter naturam,* publié en 1536, il dit positivement que l'on connaît depuis longtemps en Italie une espèce de fièvre éruptive nommée *rossania* ou *rossalia,* et il la distingue de la rougeole (*morbilli*), parce que dans la première , la rougeur couvre de larges surfaces , tandis que dans la seconde elle est comme par grappes (*racematim*). C'est cette même affection que Coyttar, de Poitiers, paraît avoir décrite en 1557 sous le nom de *pourpre.* La description laissée par Baillou d'un exanthème qui régna épidémiquement en 1574 a été donnée comme se rattachant à la scarlatine; les phénomènes concomitants, larmoiement, coryza et angine, laissent dans le doute de savoir s'il s'agissait d'une rougeole avec angine ou d'une [scarlatine avec coryza. (*Epid.* et *Ephem.,* t. I , p. 41, édit. Tronchin.)

A partir du dix-septième siècle, les auteurs deviennent plus explicites ; la maladie leur devient plus familière. Michel Fehr, dans son livre bizarrement intitulé *De anchora sacra, seu de scorzonera* (1636 , page 89), où il trouve moyen de parler d'une foule de choses plus ou moins intéressantes , parle aussi de la scarlatine , qu'il désigne sous le nom de *rossalia,* emprunté aux Italiens. Suivant lui , cette maladie , observée seulement jusqu'alors au delà des Alpes, se montra en Allemagne en 1652 pour la première fois. Il la distingue très-bien de la rougeole et rapporte que dans l'épidémie observée par lui, elle était fréquemment jugée par des hémorrhagies ou de la diarrhée. Vient enfin Sydenham, qui prononce le nom de *scarlatine* (*febris scarlatina*), lequel restera à la maladie qui nous occupe. (Sydenham, trad. de Gault, t. I, p. 245, sect. VI, chap. 2.) Les Italiens l'avaient nommée *rossalia* (*rosso,* rouge) ; les Anglais en avaient fait la fièvre écarlate (*scarlat fever*); d'autres l'appellent *pourpre.* Morton, vers le même temps, en observe une épidémie ; mais il ne la distingue pas de la rougeole : il en fait seulement un degré plus avancé (*morbilli confluentes*). C'est ainsi qu'en suivant les différents auteurs, nous les voyons confondre ou séparer ces deux affections jusqu'au milieu du siècle dernier, où les travaux et les articles de Storch (en allemand, 1742); de Plenciz (*Tract. de scarlatina in op. med. phys.*; Vienne, 1762), qui parle déjà des hydropisies ; de Dehaen (*Rat. med. contin.,* pars I, 1772, p. 44-68); de Rosen (*Mal. des enf.,* chap. XVI, trad. fr., p. 276-295) ; de Sauvages (*Nosol.,* t. I, p. 604, trad. fr. , édit. in-8°), etc., etc., fixent enfin la place de la scarlatine à côté de la variole et de la rougeole.

Il est bien difficile de décider si les épidémies d'angine gangréneuse décrites par divers auteurs du dix-septième siècle, tels que Mercatus, J.-A. Sgambatus (*De pestil. fauc. affect.*; Naples, 1620), Aétius Cletus (*De morbo strangul.*; Rome, 1636), M.-A Severino (*Pædanchone loimodes, seu, etc.,* in *de recond. abcess. nat.*; Francfort, 1643), etc., si le garrotillo des Espagnols (Zacutus Lusitanus , *De praxi med. adm. lib.,* obs. 92), etc., etc., se rapportent réellement à une forme particulière de scarlatine nommée *angineuse*, ou s'il s'agit de diphthérites. Les descriptions laissées par ces auteurs manquent de détails suffisants pour résoudre cette question historique. A dater de Huxham et de Forthergill, dont nous citerons plus tard les recherches, le doute n'est plus permis ; mais c'est surtout à M. Bretonneau que revient l'honneur d'avoir posé les véritables caractères de l'angine couenneuse propre à la scarlatine.

Les auteurs que l'on peut consulter sur l'affection qui nous occupe sont, après ceux que je viens de citer, Jahn (*Journ. compl. des sc. méd.*, t. XXXVI et XXXVII), Alibert, Rayer, Cazenave et Schédel ; les articles de MM. Guersant et Blache (Dict. en 30 vol.), l'ouvrage de MM. Rilliet et Barthez, le mémoire de M. Guéretin sur une épidémie qui régna au Lion-d'Angers (*Arch. gén. de méd.*, 1842, t. XIV), etc., etc.

SYNONYMIE. — *Rossalia*, *rossania* (Ingrassias); *morbilli confluentes* (Morton); *febris scarlatina* (Sydenham) ; *purpura, pourpre, fièvre pourprée, fièvre rouge* des auteurs et du vulgaire ; *angines gangréneuses*, etc., des épidémiographes.

DÉFINITION. — La scarlatine est une maladie pyrétique, aiguë, contagieuse ; affectant surtout les jeunes sujets ; caractérisée par le développement à la peau de larges plaques d'un rouge écarlate ; accompagnée de rougeur, de douleur et parfois de fausses membranes dans l'arrière-gorge et se terminant par desquamation.

SYMPTOMES, MARCHE, DURÉE, TERMINAISONS. — Quand il y a eu contagion, il s'écoule un temps plus ou moins long entre l'action de la cause et la manifestation des premiers phénomènes de la maladie : c'est le temps de l'*incubation*. Nous ne saurions en faire une période, puisque dans l'immense majorité des cas, le travail intérieur du contage ne se manifeste par aucun symptôme. Cependant Alibert, qui a étudié la scarlatine dans des colléges où elle régnait épidémiquement, assure avoir quelquefois rencontré avant l'invasion un peu de chaleur à la peau, un sentiment de tristesse et de débilité. (*Monogr. de dermat.*, t. I, p. 374.) La durée de l'incubation est diversement appréciée par les auteurs; on s'accorde cependant à lui assigner pour limites extrêmes de trois à huit jours. M. Guéretin croit que l'incubation peut se prolonger jusqu'au douzième et quinzième jour.

La marche de la maladie peut se partager en trois périodes.

Première période. — Invasion. — La scarlatine débute ordinairement d'une manière brusque au milieu de la meilleure santé, quelquefois pendant le jour, le plus souvent pendant la nuit. Rarement le début a lieu par des frissons, mais plutôt par une chaleur vive à la peau avec accélération du pouls, qui donne de 100 à 120 pulsations par minute; en même temps malaise, sentiment de fatigue, douleurs dans les lombes et dans les jambes. Il y a rarement de la céphalalgie; mais la face est rouge, vultueuse, les yeux animés ; la langue est rouge à la pointe et sur les bords, blanchâtre à son centre : souvent cette portion blanchâtre est comme granitée de petits points rouges dus au développement des papilles. Les nausées, les vomissements plus ou moins opiniâtres de matières alimentaires ou bilieuses s'observent assez communément. La diarrhée et la constipation sont à peu près également rares.

Parmi les phénomènes qui caractérisent le début, il faut noter une gêne plus ou moins marquée de la déglutition, avec douleur dans l'arrière-gorge s'étendant parfois aux oreilles par la trompe d'Eustache ; dès lors il y a rougeur lisse et luisante avec tuméfaction des amygdales, occupant les piliers du voile du palais et la paroi postérieure du pharynx ; dans quelques cas rares, de la toux et un peu de gêne de la respiration.

Chez les jeunes enfants, il n'est pas rare de voir des convulsions assez intenses précéder l'éruption ; ailleurs c'est de l'assoupissement, de l'accablement ; ailleurs enfin c'est un délire plus ou moins violent et continu, ou bien seulement de l'agitation, de la jactation, de l'insomnie, avec exaltation de la sensibilité cutanée.

Cette période a une *durée* variable ; elle est ordinairement de vingt-quatre à quarante-huit heures. Dans certains cas regardés comme des formes irrégulières ou *anomales*, on voit la période d'invasion manquer entièrement, ou n'être caractérisée que par des symptômes insignifiants à peine appréciables, ou bien durer seulement quelques heures, ou bien enfin se prolonger pendant trois et même quatre jours, et cela tantôt avec des phénomènes peu marqués, tantôt au contraire exagérés. La fièvre peut alors être très-intense avec des accidents cérébraux graves, de la diarrhée, de la toux et autres désordres insolites.

Deuxième période.—Éruption.—L'exanthème apparaît ordinairement au cou et de là envahit d'un côté la face, de l'autre la poitrine, d'où il se propage sur le reste du corps en finissant par les extrémités inférieures ; d'autres fois c'est du tronc qu'il rayonne vers les extrémités ; d'autres fois enfin il suit une marche inverse de la première, et débutant par les pieds ou les mains, il remonte sur le tronc et à la tête. En observant à la loupe le phénomène de l'éruption, on voit, suivant Jahn, qu'elle est précédée de l'apparition de petits points rougeâtres ; au total elle consiste dans des plaques ou plutôt des taches non saillantes, de dimensions variables, irrégulièrement arrondies, à bords déchirés ou dentelés, d'un rouge plus ou moins vif disparaissant par la pression du doigt. Ces taches, en s'agrandissant, ne tardent pas à se réunir, et alors, c'est-à-dire le second ou troisième jour de l'éruption, tout ou portion de l'enveloppe tégumentaire offre une coloration écarlate ou cramoisie que l'on a comparée à celle de l'écrevisse cuite ou du jus de framboise ; quelquefois la teinte est rose vif ou bien comme nuancée de jaune. Les plaques scarlatineuses examinées de près font voir sur un fond rouge clair une ponctuation rouge foncé : de la fréquence, de la rareté ou de l'absence de ces points résultent les différences dans l'aspect général de la coloration.

La coloration est habituellement plus ardente le soir quand il y a des exacerbations fébriles, quand le malade est en proie à une émotion vive. On observe parfois pendant le jour des alternatives d'augmentation et d'affaiblissement dans la rougeur des plaques scarlatineuses, soit dans toute l'étendue, soit dans une partie seulement des téguments. Quelques personnes ont cru voir là des intermittences régulières, une sorte de flux et de reflux, mais cela n'est pas prouvé. La teinte caractéristique de la scarlatine est plus foncée au visage, aux plis des articulations, aux aines, aux aisselles, c'est-à-dire là ou le sang se porte avec plus de facilité, et aux parties déclives, telles que les fesses, les lombes. Enfin l'éruption n'est pas toujours générale, elle peut être bornée à une seule partie. Elle est assez communément accompagnée d'un prurit ou d'un picotement très-variables quant à l'intensité et à la durée; en même temps la peau est sèche, tendue, sensible au toucher, unie, ou bien au contraire chagrinée, surtout à la partie externe et postérieure des membres.

A l'efflorescence scarlatineuse se joint très-fréquemment vers le second jour une éruption de petites vésicules miliaires (*scarlatine miliaire*) qui se montrent surtout autour du cou, aux aisselles, aux aines, au pli du bras. Ces vésicules se forment au niveau des points rouges légèrement saillants qui se sont développés sur les plaques de la scarlatine; la partie la plus extérieure de cette petite saillie qui entoure la vésicule lui fait une auréole, laquelle va en s'agrandissant à mesure que la vésicule grossit. Au total ces soulèvements épidermatiques sont très-petits, ne se groupent jamais d'une manière confluente; ils renferment une matière blanchâtre, et Alibert les compare pour le volume et l'aspect à des œufs de vers à soie. Dès le lendemain de leur apparition ces vésicules se vident par résorption, et l'épiderme se détache immédiatement ou bien il persiste jusqu'à la période de desquamation.

Quelques auteurs disent avoir vu des bulles analogues à celles de l'érysipèle ou du pemphigus. Ces cas doivent être fort rares.

En même temps que l'efflorescence cutanée se manifeste et s'accroît, la rougeur de la muqueuse buccale et pharyngienne fait des progrès, les amygdales se tuméfient encore davantage, et les parties enflammées de l'arrière-gorge conservent leur rougeur ou bien se recouvrent en totalité ou en partie de plaques minces, molles, d'une substance blanchâtre comme pultacée, quelquefois grisâtre et plus ou moins adhérentes. Ces fausses membranes se montrent vers le troisième ou quatrième jour de l'apparition de l'angine, ou plus tard vers le sixième ou huitième jour; la déglutition est gênée, mais rarement empêchée; il y a dans toute la région pharyngienne une douleur que l'on augmente en pressant sur les parties latérales du cou à l'entour des angles de la mâchoire inférieure. Les ganglions sous-maxillaires et même le tissu cellulaire voisin peuvent être engorgés, ce qui, s'ajoutant à la tuméfaction des amygdales appréciable à l'extérieur, donne aux parties latérales et supérieures du cou une grosseur et une tension très-pénibles pour le malade, qui peut à peine entr'ouvrir les mâchoires.

Les premiers phénomènes de l'angine précèdent souvent, comme nous l'avons vu, l'apparition de l'exanthème; d'autres fois elle se montre pendant l'éruption tégumentaire ou ne vient qu'à la suite; il y a parfois une sorte d'intermittence des accidents gutturaux, qui diminuent pour reprendre ensuite leur marche ordinaire.

La rougeur buccale et pharyngée pénètre-t-elle plus profondément? descend-elle jusque dans le tube digestif de manière à former une efflorescence sur toute la muqueuse intestinale ou *énanthème*, correspondant à l'efflorescence tégumentaire externe ou *exanthème?* Quelques auteurs allemands l'ont avancé; mais cette assertion ne nous paraît pas étayée de preuves suffisantes pour être admise quant à présent.

Tandis que l'éruption et l'angine se manifestent et se développent, la fièvre se maintient avec la même intensité, le pouls est plein, fréquent, donnant 100 à 120, 130 et même 150 ou 160 chez les très-jeunes enfants. La chaleur cutanée est très-marquée, plus marquée, même d'après les observateurs modernes, que dans les autres exanthèmes. M. Andral sur des adultes a trouvé en maximum 40,75 et en minimum 39, et M. Roger a constaté également sur les enfants 40,75 en maximum et 38 en minimum (*De la tempér.*, etc., p. 58 et suiv.; Paris, 1845) : « Cette augmentation de la chaleur est, dit M. Roger (p. 62), en raison de l'intensité de l'éruption, des complications de la maladie et de sa gravité; mais elle ne répondait pas à la fréquence du pouls. » La peau reste ordinairement sèche; quelquefois cependant l'éruption s'accompagne de sueurs peu abondantes. Il y a tuméfaction plus ou moins considérable au visage, mais surtout aux pieds et aux mains; la flexion de ces parties peut être très-difficile.

La face est rouge, vultueuse, gonflée; les yeux vifs, brillants, injectés, rarement larmoyants; les narines sont habituellement sèches pulvérulentes : on peut cependant observer de légers symptômes de coryza. La céphalalgie, nulle ou peu marquée au début, se montre alors quelquefois: il y a de l'agitation, de l'insomnie, parfois même du délire. Les forces se maintiennent en bon état, et le malade se couche indifféremment sur les deux côtés et se met aisément à son séant.

La langue présente des particularités curieuses à noter. Au commencement de la période qui nous occupe, elle se nettoie de son enduit blanchâtre et devient rouge, lisse, luisante, comme vernissée : on la croirait *dépouillée* de son épithélium; elle est dans certains cas hérissée de papilles, ce qui l'a fait comparer à une fraise (Guersant). Assez souvent on voit des points aphtheux sur les bords de l'organe et sur le reste de la muqueuse buccale; l'haleine est fétide; on observe parfois un peu de ptyalisme; la soif reste vive; l'appétit est nul; les vomissements sont rares. Il y a assez communément un peu de diarrhée succédant à la constipation et s'accompagnant de coliques avec ou sans tension du ventre ; ailleurs la constipation persiste.

Il est rare que la respiration soit troublée ; on note seulement de l'accélération , surtout au commencement. L'angine, quand le gonflement est considérable, peut y apporter un peu de gêne.

Quand l'éruption est terminée et qu'arrivée à son summum d'intensité elle commence à pâlir, les accidents fébriles dimimuent d'intensité, le pouls perd de sa fréquence , la peau devient moins chaude, le gonflement diminue, les accidents nerveux perdent leur intensité , le sujet est plus calme ; tout annonce une détente et un déclin dans la maladie, qui va entrer dans la troisième période, celle de la desquamation.

La marche de la seconde période peut présenter aussi des *anomalies* qui ne sauraient constituer une forme à part. Ainsi l'éruption , comme nous l'avons vu plus haut, est tantôt retardée, tantôt avancée ; elle peut être limitée à quelques régions seulement, au cou, aux aisselles, aux aines, au tronc, aux extrémités ; la coloration peut être à peine apparente et seulement rosée, et ce défaut de rougeur peut devenir inquiétant s'il s'agit d'enfants étiolés ou affaiblis par des maladies antérieures. D'autre fois au contraire la peau est d'un rouge foncé, vineux, violacé; tantôt les accidents de réaction sont très-violents avec une éruption légère, tantôt au contraire presque nuls avec une efflorescence générale et vivement colorée ; ici l'angine est très-intense, là elle manque, etc. La durée dans ces cas est également variable : la période que nous venons de décrire, et dont la durée moyenne est de trois à quatre jours, peut être seulement de deux jours ou au contraire de cinq ou six ; l'éruption après avoir disparu peut se montrer de nouveau, etc., etc.

Troisième période.—Desquamation.— Vers le cinquième, sixième, huitième ou neuvième jour à dater de l'invasion , l'efflorescence scarlatineuse perd son aspect éclatant, devient terne, passe au rose, pâlit encore et disparaît; alors commence un nouvel ordre de phénomènes, l'exfoliation épidermatique ou desquamation.

Quand l'éruption a été intense, la fièvre vive, la desquamation se montre dès la seconde période sur les points les plus anciennement envahis, tandis que les autres parties sont encore d'un rouge incandescent. Dans tous les cas elle apparaît dans l'ordre suivi par l'éruption; elle commence par la face, le col, la poitrine, gagne ensuite le reste du tronc et les membres. Le phénomène qui nous occupe a été minutieusement étudié par MM. Rilliet et Barthez. Voici les résultats de leurs observations. (Ouvrage cité, p. 578.)

Quelquefois on voit l'épiderme se soulever en une petite saillie miliaire ne contenant pas de liquide ; au-dessous un nouvel épiderme s'est formé. Arrivé au volume d'une tête d'épingle, ce pseudo–sudamen se rompt à son centre, et il ne reste plus qu'un cercle épidermatique qui va en s'agrandissant par le décollement successif de la membrane jusqu'à ce qu'il se joigne aux cercles voisins et se confonde avec eux. Alors il en résulte que la surface de la peau présente une multitude d'ilots irréguliers formés par des portions d'épiderme en partie détachées sur leurs bords, d'étendue variable : sortes d'écailles ou de squames minces, légères, sèches et opalines, qui bientôt se détachent complétement et tombent à des époques variables.

Dans d'autre cas les pseudo-vésicules ne se rompent pas, et les soulèvements épidermatiques s'étendant de proche en proche et se rejoignant, il en résulte une surface plus ou moins étendue sur laquelle l'épiderme inégalement soulevé, maintenu par place, toujours opalin et sec, simule à quelque distance des plaques de moisissure qui se seraient déposées à la surface de la peau. Tôt ou tard l'épiderme soulevé se rompt et se sépare en larges écailles ou plutôt en véritables lambeaux, quelquefois de la grandeur de la main.

Cette desquamation par larges plaques se montre surtout au tronc et sur quelques parties des membres; à la face les écailles sont plus petites, parfois même c'est une véritable furfuration. L'épiderme des extrémités s'isole parfois sur tout un doigt, toute une main ou un pied et s'enlève comme un gant; dans quelques cas, fort rares d'ailleurs, on a vu les ongles eux-mêmes se détacher et tomber. MM. Rilliet et Barthez croient avoir observé que quand le pointillé rouge de l'éruption est très-abondant, la desquamation se fait surtout alors par le soulèvement pseudo-vésiculeux, tandis que quand la rougeur était unie, la desquamation a lieu par larges surfaces. Ce phénomène s'accompagne chez beaucoup de sujets d'un prurit plus ou moins intense ou même d'un état particulier d'hyperesthésie cutanée.

Le travail que nous venons de décrire dure ordinairement de trois à quatre ou cinq jours. Mais ici encore s'offrent un certain nombre d'*anomalies*, et d'abord au lieu de se manifester au moment où les accidents de l'éruption commencent à décroître, la desquamation peut se faire attendre quinze jours, trois semaines, un mois; sa durée, qui dans les circonstances ordinaires est de trois à quatre ou cinq jours, peut se prolonger pendant deux ou trois semaines.

Tandis que l'efflorescence pâlit, les autres phénomènes s'amendent, diminuent et finissent par disparaître, de sorte qu'au moment ou la desquamation s'accomplit, les fonctions sont ou à peu près rentrées dans l'état normal. Les pseudo-membranes gutturales sont rejetées, assez souvent même la gorge est le siége d'une exfoliation épithéliale analogue à celle de la peau, tandis que la douleur, la rougeur et le gonflement s'effacent progressivement. La fièvre diminue pour disparaître tout-à-fait; la chaleur exagérée fait place à la température normale; cependant la peau reste ordinairement sèche et rugueuse. Dans cette dernière période il n'est pas rare de voir survenir des évacuations alvines ou des sueurs évidemment critiques. Les hémorrhagies se montrent rarement dans ces circonstances; elles ont un caractère tout-à-fait différent que nous apprécierons plus bas.

Marche. — Comme nous l'avons vu dans le cours de cette description, la marche de la scarlatine n'a pas cette régularité qui distingue si éminemment la variole et la rougeole, et après ce que nous avons dit, il serait difficile de formuler d'une manière rigoureuse la marche de la maladie.

Durée. — Il faut en dire autant pour la durée, puisque d'après les anomalies ci-dessus indiquées, elle peut être de quelques jours seulement ou d'un mois ou six semaines en y comprenant la desquamation.

Terminaison. — La scarlatine se termine par la santé ou par la mort. Dans le premier cas on voit survenir tous les phénomènes que nous avons décrits dans la période de desquamation, et le malade entre en *convalescence :* celle-ci doit être surveillée avec beaucoup de soin, car plusieurs des accidents qui surviennent dans la scarlatine peuvent se montrer à cette époque, l'hydropisie plus particulièrement. Dans le second cas, l'issue fatale est déterminée par les troubles divers que nous allons décrire à propos des formes, des accidents et des complications de la maladie. Ainsi tantôt les progrès de l'angine, tantôt les désordres si graves de la forme maligne, tantôt une hémorrhagie, la gangrène, des abcès énormes autour du cou, le croup, une pneumonie, une péricardite, une anasarque, etc., etc., entraînent la mort du malade et terminent la scarlatine.

Formes de la scarlatine.— On en reconnaît trois principales : la forme *simple* ou *bénigne*, la forme *angineuse*, la forme *maligne;* on peut y ajouter la forme *hémorrhagique*, comme nous l'avons fait pour la fièvre typhoïde et la rougeole.

1° *Forme simple, régulière, bénigne.* — C'est celle que nous avons décrite plus haut et qui nous a servi de type. Rappelons-en les traits principaux. — Début ordinairement brusque, appareil fébrile plus ou moins intense, nausées, vomissements, un peu de gêne de la déglutition, rougeur et chaleur à la gorge ; quelquefois des accidents nerveux.— Au bout d'un ou deux jours apparition au col ou à la face de taches rosées, puis d'un rouge vif, se propageant aux autres parties, se réunissant quelquefois de manière à occuper toute la surface du corps; augmentation des phénomènes de l'angine, qui peut devenir couenneuse. L'éruption faite, diminution des accidents fébriles. — Puis vers le sixième, septième ou huitième jour à dater de l'invasion, cessation de la fièvre, extinction progressive de l'éruption et de l'angine et desquamation. Tout étant terminé dans l'espace de un à deux septénaires au plus. Ici la guérison est la règle; mais le malade est encore exposé à voir la convalescence entravée par quelques accidents.

2° *Forme angineuse (scarlatina anginosa).* — Elle se montre surtout dans les épidémies. L'angine intense qui se manifeste ici ne doit pas être regardée comme une complication, puisqu'elle n'est que l'exagération de l'un des phénomènes normaux de la maladie. Les détails suivants seront empruntés aux épidémiographes Fothergill (*Descript. du mal de gorge*, etc., trad. franç.; Paris, 1749), Huxham (*Dissert. sur le mal de gorge*, etc.; in *Essai sur les fièvres*, trad. franç.; Paris, 1794), Trousseau (*Arch. gén. de méd.*, t. XXI, 1829) et Guéretin (même recueil, t. XIV, 1842). Notons seulement qu'avant les belles recherches de M. Bretonneau, les fausses membranes de l'angine scarlatineuse étaient prises pour des escharres.

L'invasion est caractérisée par les phénomènes ordinaires, mais plus intenses que de coutume. Il y a déjà sentiment de raideur et de tension dans les muscles du cou et de la mâchoire; dès le second jour, rougeur vive de la muqueuse buccale et pharyngée et gêne de la déglutition. Les amygdales, la luette, ne tardent pas à se tuméfier, et le gonflement peut être tel qu'elles arrivent à se toucher. Alors difficulté extrême dans la déglutition, rejet des boissons par le nez. Les parties enflammées se recouvrent d'une matière visqueuse, collante, qui provoque à chaque instant des mouvements d'expuition excessivement pénible et même des efforts de vomissement. Très-souvent (dans la moitié des cas, Guéretin) on voit se former des fausses membranes, molles, blanchâtres, caséeuses, quelquefois colorées en brun par une exsudation sanguine et se détachant avec facilité. Quelquefois la surface des amygdales est déchiquetée, comme coupée à pic, et les fausses membranes qui la tapissent semblent être enfoncées dans l'organe, qui paraît avoir perdu de sa substance (Guéretin). C'est cet aspect mal étudié qui en aura imposé pour des ulcères de la gorge. L'inflammation couenneuse remonte souvent à la partie la plus reculée des fosses nasales, où le malade accuse un sentiment de chaleur, de douleur avec sécheresse et d'occlusion qui l'oblige à respirer par la bouche, ce qui dessèche l'arrière-gorge et augmente la gêne de la déglutition. D'autres fois l'extension se fait dans le larynx et la trachée, et alors toux sèche, enrouement, gêne de la respiration. La formation de fausses membranes dans cette partie, c'est-à-dire le croup, est assez rare. M. Guéretin l'a vu une seule fois; mais la fréquence de cette complication varie suivant les épidémies. Dans cette forme, l'engorgement des glandes cervicales et le gonflement du cou sont ordinairement très-considérables.

L'exanthème dans son apparition et dans son évolution offre ici beaucoup de diversité. Assez ordinairement il se montre plus tard que de coutume; il est à peine marqué : on voit seulement quelques plaques rouges sur le cou, à la poitrine, sur le ventre, etc.; les mains jusqu'au bout des doigts sont rouges et tuméfiées (Fothergill); ailleurs ce sont des rougeurs isolées, fugaces, allant et venant d'une manière capricieuse. Ici l'éruption offre les caractères bien tranchés de la scarlatine; là ce sont seulement des points rouges, lenticulaires, dans certains cas comme papuleux, souvent compliqués de vésicules miliaires, ou bien encore mais plus rarement d'élevures ortiées. L'éruption disparaît quelquefois dès le jour de sa manifestation pour reparaître ensuite. Le gonflement de la face, des mains et des pieds est parfois très-considérable. Enfin dans certains cas la durée de l'exanthème est plus longue que de coutume.

Dans d'autres cas au contraire , et ces faits nous paraissent hors de doute, l'éruption peut manquer : c'est ce que l'on a appelé *scarlatina sine scarlatinâ*. M. Trousseau (mémoire cité) a mis le fait hors de doute, et M. Guéretin assure que dans les cas légers ou moyens de l'épidémie observée par lui, l'exanthème a fait défaut dans la moitié des cas.

Les phénomènes de réaction sont ordinairement ici très-intenses : la peau est très-chaude ; le pouls fréquent, peu développé, etc.

La desquamation présente également beaucoup d'irrégularités : quelquefois elle est très-abondante, quoique l'exanthème ait été à peine marqué (Huxham) ; d'autrefois elle se fait longtemps attendre et consiste dans une légère furfuration, etc.

La durée totale dans cette forme est plus considérable que dans la précédente, et la mort peut survenir par le fait des accidents ou des complications que nous examinerons plus bas. ,

3° *Forme maligne.* — Les différentes circonstances qui constituent la malignité de la scarlatine sont assez nombreuses et surtout très-variables suivant les différentes épidémies. Nous n'avons donc pas la prétention de les décrire toutes ; il nous suffira d'en donner une idée.

L'affection débute parfois à la manière ordinaire ; puis au bout de deux ou trois jours, les phénomènes prennent tout-à-coup une gravité effrayante : délire ou coma profond, convulsion, dyspnée ; pouls petit, serré, fréquent, irrégulier ; angine parfois peu prononcée ou au contraire avec des plaques très-épaisses s'étendant dans le nez et dans le larynx ; éruption peu marquée , blafarde , livide ; diarrhée abondante , prostration profonde et assez souvent terminaison funeste. Ailleurs le début est violent : l'angine est des plus intenses ; il y a brisement des membres, porté bientôt jusqu'à la prostration ; frissons intenses, répétés et durant ainsi pendant plusieurs jours. Presque dès le début, délire intermittent d'abord, puis continu , nausées presque continuelles, vomissements énormes (Bretonneau) ; pouls comme dans le cas précédent ; peau brûlante par places, froide dans d'autres ; exanthèmes survenant promptement, d'abord d'un rouge écarlate, ou pourpre prenant bientôt une teinte blafarde et violacée avec teinte ictérique de la peau. — Vers le troisième ou quatrième jour , délire violent, continuel ; soubresauts des tendons, carphologie , déglutition presque impossible , yeux ternes, décoloration et lividité de l'efflorescence. Mort du troisième au neuvième jour, parfois au milieu de sueurs âcres, visqueuses parues le dernier jour (Guéretin).

Dans d'autres cas l'affection suit une marche plus *lente*. L'angine, qui se montre dès les premier jours, est caractérisée par un gonflement très-considérable des amygdales et des pseudo-membranes assez épaisses. Cette angine, peu douloureuse d'ailleurs, persiste ainsi pendant plusieurs jours avec des frissonnements irréguliers, des malaises, une lassitude générale, fièvre modérée, pâleur et bouffissure de la face, gonflement considérable et raideur du cou; assez souvent extension des pseudo-membranes dans les fosses nasales, quelquefois des épistaxis; fétidité extrême de l'haleine. —Vers le cinquième jour ou même plus tard, apparition de l'exanthème, souvent constitué par des ponctuations rouges ou livides disparaissant à peine sous le doigt dans certains cas; ailleurs, larges plaques blafardes, quelquefois rien; gorge remplie de couennes lie de vin, noirâtres, infectes; prostration de plus en plus marquée, gangrène des vésicatoires et des parties comprimées, œdème de la face, ballonnement du ventre; selles abondantes, parfois sanglantes; convulsions. Mort du huitième au quatorzième jour. Dans les cas de ce genre, alors même que le malade échappe aux dangers de la forme maligne, il peut succomber à la diarrhée, aux ulcérations qui succèdent à la chute des escharres.

4º *Forme hémorrhagique.* —Elle est plus rare que les trois formes précédentes; la science en renferme cependant quelques exemples. Le plus souvent la maladie débute comme à l'ordinaire; mais au bout de quelques jours il survient des pétéchies, des ecchymoses à la surface du corps, des exhalations sanguines très-abondantes à la surface de la muqueuse pharyngienne qui peuvent entraîner la mort (*Arch. gén. de méd.*, t. X, p. 493, an 1841); d'autres fois le sang est exhalé par la muqueuse intestinale, ailleurs par la vessie, et il en résulte une hématurie, etc.

Accidents. —Ils peuvent être assez nombreux. Nous citerons les suivants : abcès, gangrène, différentes sortes d'hydropisies.

Abcès. — Le docteur Graves a publié (Dublin, *Quarterly journ. of med. sc.*, mai 1847) l'histoire fort intéressante d'une petite fille de cinq ans qui à la suite d'une scarlatine fut prise successivement d'abcès derrière l'oreille, à la nuque, au coude droit, au coude gauche, au sacrum et dans l'aine (provenant du psoas); cet abcès fut le dernier, et cette série d'accidents ne dura pas moins de huit mois. Mondière a vu une glossite avec collection purulente (*Revue méd.*, 1842); mais le siége le plus ordinaire des abcès est sur les parties latérales du col au niveau des engorgements celluleux et glandulaires dont nous avons parlé. Ces abcès sont souvent très-considérables, accompagnés de décollements étendus, de suppuration qui épuise les malades et peut les conduire au tombeau. Les véritables parotides sont rares; il ne faut pas les confondre avec les abcès dont nous venons de parler.

Gangrène. — Elle se montre presque toujours aussi au niveau de ces mêmes engorgements. Elle peut envahir de larges portions de peau et causer la mort. (*Gaz. méd. de Paris*, 1842.) On a vu cette gangrène amener l'érosion des vaisseaux du col, artériels ou veineux, et par suite la mort. Le docteur Barret en a, dans ces derniers temps, rapporté un exemple fort remarquable. (*The lancet.*, mars 1847.) La gangrène des amygdales et du pharynx est beaucoup plus rare qu'on ne le croyait autrefois.

Hydropisies. — Mais de tous les accidents qui peuvent succéder à la scarlatine, le plus fréquent est assurément l'*anasarque*, déjà depuis long-temps étudiée par les auteurs et qui s'est offerte à MM. Rilliet et Barthez dans un cinquième des cas. Elle ne se montre pas plus souvent dans une forme que dans une autre et paraît presque toujours due à un re-refroidissement. Aussi la rencontre-t-on plutôt pendant l'automne ou pendant l'hiver. C'est presque toujours entre la fin du second septénaire et celle du quatrième et pendant la desquamation que cette hydropisie se manifeste. Elle s'annonce par un peu de malaise, de tristesse, de dégoût; souvent des vomissements, de la diarrhée; les urines deviennent rares, épaisses et brunes, quelquefois noirâtres. L'œdème commence par la face, les paupières, et dans l'espace de deux à trois jours il est devenu général. Il existe avec ou sans accélération du pouls, différence qui constitue l'anasarque chaude ou froide des auteurs. Ces hydropisies peuvent être rapidement mortelles et tuer le sujet dans l'espace de douze à vingt-quatre ou quarante-huit heures. Les lésions qui déterminent cette terminaison fatale sont : les congestions séreuses au cerveau ; l'œdème aigu du poumon, très-bien décrit par M. Legendre (*Recherches anatomo-pathologiques et cliniques sur quelques maladies de l'enfance*, p. 324 et suiv.); l'hydrothorax, l'œdème de la glotte.

Plusieurs auteurs et entre autres M. Rayer, prenant en considération que dans cette anasarque il y a très-souvent d'une part de l'albumine dans les urines, de l'autre congestion dans la substance corticale du rein, ont cru à l'existence de la maladie de Bright à son premier degré; d'autres, tels que MM. Guersant et Blache, s'appuyant sur ce que l'albuminurie manque dans un tiers des cas environ, ont rejeté cette doctrine et déclaré que dans l'état actuel de la science, on ne pouvait voir qu'une simple coïncidence entre l'albuminurie et l'anasarque succédant à la scarlatine. M. Legendre, dans le mémoire cité plus haut, a fait voir que le précipité obtenu dans les urines par la chaleur et l'acide nitrique chez les sujets œdémateux n'était pas le même que dans la maladie de Bright. En effet, au lieu d'être blanc et floconneux comme dans celle-ci, il est épais et brunâtre et formé non d'albumine, mais de sang que M. Legendre suppose provenir du rein fortement hypérémié et laissant passer dans les urines ce fluide dont il est gorgé. A ce fait il en ajoute un autre, la curabilité habituellement assez prompte de l'anasarque suite de scarlatine, et en conséquence il rejette l'idée d'une néphrite albumineuse. Il se range donc de l'opinion de MM. Guersant et Blache, et il rejette toute relation de cause à effet entre l'anasarque et la congestion du rein avec coagulabilité de l'urine.

Complications. — Plusieurs maladies peuvent compliquer la scarlatine. Ainsi l'angine couenneuse peut descendre dans le larynx et déterminer ainsi un véritable *croup* presque constamment mortel; d'autres fois c'est une *pneumonie,* une *pleurésie,* une *péricardite* même, comme le docteur Scott-Alison en a dans ces derniers temps observé plusieurs exemples. (*Lond. med. gaz.,* févr. 1845, et *Archives de méd.,* septembre

1845.) Dans d'autres cas ce sont des douleurs *rhumatismales* ou du moins simulant le rhumatisme, car leur cessation après la maladie dans laquelle on les a vues survenir peut faire douter de leur nature réellement rhumatismale. On a beaucoup parlé de méningite dans la scarlatine; mais la plupart du temps il s'agissait de ces accidents nerveux si communs dans la forme maligne et qui à l'autopsie ne laissent aucune trace anatomique, et même dans les cas cités comme de véritables inflammations cérébrales, on n'a pu constater qu'une congestion séreuse analogue à celle qui se fait si souvent dans d'autres organes. (*Archives gén. de méd.*, mai 1847.)

La complication de la scarlatine avec la variole et la rougeole est extrêmement rare. Nous avons vu que des éruptions vésiculeuse, papuleuses et ortiées pouvaient se manifester pendant le cours de cette maladie.

ANATOMIE PATHOLOGIQUE. — Nous avons ici fort peu de chose à dire, car les lésions trouvées à l'autopsie sont celles des accidents ou des complications qui ont occasionné la mort. Si celle-ci a eu lieu dès les premiers jours, on ne retrouve aucune lésion appréciable. Plus tard on rencontrera des congestions sanguines ou séreuses du côté du cerveau, du poumon, du foie ou même des reins; mais cette dernière lésion est plus fréquente dans les anasarques, dont nous venons de parler. Assez souvent on trouve une hypérémie de la muqueuse gastro-intestinale, ce qui aura problablement fait croire à l'existence de ces *énanthèmes* dont parlent les auteurs allemands. On a noté assez souvent l'hypertrophie des glandes de Brunner et le développement des plaques de Peyer, lésions que nous avons distinguées des altérations analogues de la fièvre typhoïde. (Voyez **FIÈVRE TYPHOÏDE**.)

Le sang se présente sur le cadavre tantôt noirâtre et diffluent, tantôt en caillots résistants. Le sang tiré de la veine n'offre jamais de couenne, sauf le cas de complication phlegmasique. Aussi, d'après les recherches de MM. Andral et Gavarret, l'analyse n'y fait-elle pas voir de changement dans la proportion de fibrine ; seulement, suivant eux, le chiffre des globules est augmenté.

Dans les cas d'angine on retrouve à l'autopsie les caractères propres à ces lésions et qui seront décrits ailleurs. S'il y a engorgement du cou, il est d'abord constitué par une infiltration séreuse du tissu celluláire sous-cutané et intermusculaire et par le gonflement des ganglions lymphatiques. Plus tard il y a infiltration purulente, puis abcès, décollements plus ou moins étendus, gangrène des tissus, érosions artérielles, etc. (Vose, *Gaz. méd. de Paris*, 1842.)

ÉTIOLOGIE. — *Age.* — Les enfants à la mamelle sont très-rarement atteints de la scarlatine; elle se montre surtout à partir de l'âge de deux ou trois ans, et suivant les relevés de MM. Rilliet et Barthez, sa fréquence la plus grande est de trois à dix ans ; du reste on peut l'observer à toutes les époques de la vie, et certaines influences épidémiques font varier ces aptitudes des différents âges. — Un *sexe* y est-il plus prédisposé que l'autre? Les chiffres obtenus par MM. Rilliet et Barthez semblent indiquer une préférence pour les garçons (52 garçons et 35 filles); mais il faut tenir compte de la différence numérique des deux sexes.

Les *constitutions*, les *tempéraments* ne semblent jouer ici aucun rôle appréciable; il en est de même de la manière de vivre et des conditions hygiéniques. Quant aux maladies antérieures, on voit assez souvent la scarlatine pendant la convalescence d'une affection plus ou moins grave: sur 87 scarlatines, MM. Rilliet et Barthez en ont noté 33 consécutives à d'autres maladies.

Contagion. — La scarlatine peut se développer spontanément; mais on ne saurait révoquer en doute sa transmissibilité, quoique celle-ci paraisse moindre que celle de la variole et de la rougeole. Elle peut se communiquer par le contact ou d'une manière médiate. Il faut toutefois se tenir en garde contre plusieurs faits relatifs à ce dernier mode de transmission et qui sont évidemment empreints d'exagération. L'inoculation est-elle susceptible de reproduire la maladie? Certains faits observés par M. Miquel (d'Amboise), et dont nous reparlerons à propos de la prophylaxie, tendraient à le faire croire.

Épidémies. — La scarlatine règne très-souvent d'une manière épidémique, et les irrégularités que nous signalions dans la marche, les caractères et la gravité de cette affection se rencontrent surtout tant dans une même épidémie que dans les différentes épidémies comparées entre elles. Tantôt simples, bénignes pendant une longue suite d'années, elles revêtent tout-à-coup des formes excessivement graves: c'est ce que M. Bretonneau a noté pour les épidémies de scarlatine angineuse qui ont désolé quelques départements du centre de la France de 1820 à 1825; c'est ce que l'on peut voir actuellement pour l'Angleterre, qui depuis le commencement de ce siècle a été à plusieurs reprises en proie à des épidémies de scarlatine excessivement meurtrières. En 1840 cet exanthème n'a pas produit moins de 19,816 décès sur 10,434 seulement causés par la variole.

Les épidémies de scarlatine se montrent plutôt pendant l'été qu'à toute autre époque de l'année.

PATHOGÉNIE. — Qu'est-ce que la scarlatine? On ne saurait soutenir aujourd'hui l'opinion des médecins dits physiologistes, qui la regardaient comme une inflammation de la peau avec gastro-entérite. Nous ne répétons pas ici tout ce qui a été dit à l'article *rougeole* et qui s'adapte entièrement à l'affection qui nous occupe. La scarlatine, comme la variole, comme la rougeole, est une fièvre exanthémateuse.

DIAGNOSTIC. — Les traits qui distinguent la scarlatine sont: l'âge peu avancé des sujets, les conditions fréquentes d'épidémie et de contagion, le début avec pyrexie, le développement ordinairement simultané de l'éruption avec sa couleur caractéristique et ses larges plaques ponctuées, la rougeur également caractéristique de l'arrière-gorge, la fréquence des

pseudo-membranes caséeuses dans cette partie, l'engorgement et la raideur du cou, le gonflement des pieds et des mains, la rougeur luisante
de la langue, etc.

On a donné plus haut et en traitant de la rougeole le diagnostic différentiel de ces deux affections. Nous avons vu aussi en quoi son début
diffère de celui de la fièvre synoque et de la fièvre typhoïde ; nous n'y
reviendrons pas. Il nous reste seulement ici à séparer l'angine couenneuse ou diphthéritique ordinaire de l'angine couenneuse scarlatineuse
dans les cas où l'exanthème vient à manquer, car c'est alors l'affection de
la gorge qui attire l'attention du praticien. D'abord la rougeur de la
muqueuse est en général caractéristique dans la scarlatine, elle est d'un
rouge vineux ou framboisé. Quant aux fausses membranes, M. Bretonneau a donné les caractères différentiels suivants. Dans l'angine scarlatineuse, la muqueuse des tonsilles est recouverte d'une exsudation ca-
séeuse, pultacée, et non de véritables fausses membranes fermes, résistantes et adhérentes. Les fosses nasales, le pharynx, les amygdales sont
envahis d'emblée, tandis que dans la diphthérite la formation des couennes
a lieu par les amygdales et se répand ensuite progressivement aux parties
voisines. Dans la première, il n'y a jamais extension de la fausse membrane jusque dans les voies aériennes. Ces différences vraies pour certaines épidémies ne le sont pas pour d'autres. Ainsi M. Guéretin a vu
plusieurs fois un véritable croup se manifester après la formation des
couennes gutturales. Aussi engage t-il fortement les praticiens à ne pas
se rassurer sur l'état de la gorge tel qu'il a été décrit par MM. Bretonneau
et Trousseau, parce que l'extension des pseudo-membranes jusque dans
le larynx et la trachée peut très-bien avoir lieu si la maladie n'est pas
énergiquement combattue par les caustiques.

On comprend combien le diagnostic doit être difficile dans les scarlatines anomales et l'incertitude dans laquelle doit se trouver le médecin
jusqu'à ce que les phénomènes propres à la maladie, l'éruption ou l'angine, soient venus en déceler la nature. La circonstance d'une épidémie
régnante pourra mettre sur la voie ; mais disons bien qu'il est des cas
dans lesquels pendant les premiers jours le diagnostic est réellement
impossible.

PRONOSTIC. — Il est variable comme les formes, les accidents et les
complications de la scarlatine : favorable dans la forme régulière et primitive, qui est presque toujours suivie de guérison, il devient sérieux,
grave ou très-grave dans la scarlatine secondaire chez les sujets affaiblis par une maladie précédente, les excès, la misère, etc. On a remarqué que la maladie survenant chez les femmes à l'état puerpéral était
presque constamment mortelle. L'angine ajoute au danger si elle est
couenneuse, mais bien plus encore si elle est réellement gangréneuse.
Les phénomènes ataxiques intenses sont habituellement funestes, surtout
si le délire ou le coma se montrent dans les premiers temps de la maladie. Parmi les accidents de la scarlatine, les abcès du cou, les hémor-

rhagies abondantes, les gangrènes, les congestions sanguines ou séreuses
d'organes importants à la vie, l'extension des pseudo-membranes aux
voies aériennes, la pneumonie, la péricardite, la méningite, sont autant
de circonstances qui doivent faire porter le plus fâcheux pronostic.

M. Bretonneau a résumé dans l'aphorisme suivant les signes graves
dans l'affection qui nous occupe : « Des vomissements répétés et prolongés, la diarrhée qui se montre dès le début de la maladie, la fréquence, la petitesse et l'irrégularité du pouls présagent un grand danger.
Le délire, l'intensité de l'inflammation couenneuse du pharynx, la rougeur foncée et la chaleur brûlante de la peau ou l'abaissement de sa
température, sa lividité, celle des lèvres, une grande anxiété, la rétro-
cession de l'éruption, la persévérance des vomissements et de la diarrhée, la dyspnée sont autant de symptômes graves qui feront d'autant
plus redouter l'issue funeste de la maladie qu'ils se trouveront réunis en
plus grand nombre. » (*Journ. des conn. méd.-chir.*, t. I, p. 268.) Ajoutons que dans les épidémies il faut tenir grand compte du génie particulier à l'épidémie que l'on observe et qui enlève ou ajoute beaucoup
à la gravité du pronostic.

Enfin la maladie étant guérie, il faut se rappeler que pendant la convalescence le sujet reste exposé par le fait du moindre refroidissement
à ces hydropisies dont nous avons parlé et qui peuvent revêtir un caractère excessivement sérieux.

La scarlatine survenant dans le cours de certaines névroses, telles
que la chorée, la coqueluche, exerce sur celles-ci la plus heureuse in-
flence et les emporte en quelque sorte avec elle.

TRAITEMENT. — « On voit, dit M. Bretonneau, combien doivent différer les résultats des mêmes moyens thérapeutiques lorsqu'ils sont
opposés à une maladie aussi variable que la scarlatine. De là tant d'assertions vraies et cependant contradictoires, de là la difficulté d'apprécier la valeur des médications qui tour à tour ont été blâmées et pré-
conisées. Les émissions sanguines générales ou locales, les vomitifs et
les purgatifs, les stimulants diffusibles, les affusions froides, également
improuvées et recommandées, n'ont certainement point toute l'influence
qui leur a été attribuée sur l'issue de la scarlatine. » (*Id., ibid.*)

a. Les *saignées*, habituellement employées par beaucoup de médecins
des siècles derniers, ont été surtout vantées dans ces derniers temps par
le docteur André Dewar (*Edimb. med. and surg. Journ.*, juillet 1835). Il
les emploie dans tous les cas et quelquefois jusqu'à faire pâlir et disparaître l'éruption. Ce moyen, mis par lui en usage dans 183 cas, lui a,
dit-il, toujours parfaitement réussi. Il faut croire qu'il s'agissait de cas
légers ou d'une prédominance momentanée de phénomènes inflammatoires. Quant à nous, nous pensons que les saignées générales ou locales ne se trouvent indiquées que quand la maladie se développe avec
une réaction fébrile très-intense, engorgement considérable des amygdales ou des ganglions cervicaux, phénomènes de congestion cérébrale

attestée par de la pesanteur de tête, l'état vultueux de la face, ou bien congestion pulmonaire reconnue à la gêne de la respiration. Utiles quand l'angine a un caractère phlegmasique bien tranché, elles sont nuisibles quand le sujet est faible, qu'il y a des phénomènes d'adynamie, tendance à la gangrène, phénomènes nerveux, ataxiques, etc. Le délire qui se manifeste si souvent dans la scarlatine chez les enfants serait plutôt aggravé par les émissions sanguines, et la mort peut même être hâtée par l'emploi intempestif de ce moyen.

B. *Évacuants.* — Les *vomitifs*, quoique n'ayant pas les avantages qui leur ont été attribués par certains auteurs, n'offrent pas les mêmes inconvénients que la saignée dans les circonstances que nous venons d'énumérer. M. Guéretin (mémoire cité, page 300) les accuse d'affaiblir notablement les malades; cependant nous pensons que quand l'éruption tarde à se faire, un vomitif convenablement administré peut en hâter le développement.

Purgatifs. — Les médecins anglais se servent beaucoup des purgatifs et surtout du calomel associé au jalap et à la rhubarbe. Ce moyen peut être utile quand il y a constipation dès le début. M. Bretonneau associe 5 centigrammes de calomel à 15 ou 20 centigrammes de jalap et répète cette dose trois ou quatre fois dans les vingt-quatre heures. Peut-être serait-il préférable d'employer l'eau de Sedlitz, qui est moins irritante; on en donnerait deux ou trois verres par jour ou un verre tous les matins, suivant les dispositions du sujet et l'effet produit, car il ne faut pas provoquer plus de deux à trois selles dans les vingt-quatre heures. Enfin on donne encore les purgatifs à la fin de la maladie, pendant la période de desquamation pour remplacer l'évacuation alvine critique lorsque celle-ci n'a pas eu lieu. Chez les enfants on pourra donner de la manne, qu'ils prennent ordinairement avec moins de répugnance, ou chez les très-jeunes sujets le sirop de fleurs de pêcher ou de chicorée composé. La faiblesse du sujet, l'état adynamique, l'imminence de la gangrène contre-indiquent les purgatifs. La diarrhée intense est très-heureusement combattue par les purgatifs salins (Guéretin).

C. *Réfrigérants.* — Cette médication, qui heurte si violemment les idées reçues dans le monde sur le traitement des exanthèmes, est cependant acceptée aujourd'hui par les médecins les plus recommandables. On attribue généralement à Currie (*Médical reports on the effects of water cold*, etc.; 1814) les premières applications de la méthode des affusions froides au traitement de la scarlatine. Bateman et une foule d'autres praticiens anglais et allemands, MM. Guersant, Blache, Rilliet et Barthez, etc., en France, se louent beaucoup de l'emploi de ce moyen. On le pratique en jetant quelques sceaux d'eau froide sur le patient placé nu dans une baignoire. Peut-être vaudrait-il mieux avoir recours aux lotions fraîches avec l'eau pure ou vinaigrée, pratiquées comme nous l'avons dit à l'occasion de la fièvre typhoïde. C'est surtout ici, je crois, que conviendrait l'enveloppement avec le drap mouillé et tordu. MM. Scoutteten, Schédel, etc., ont constaté à Grœfenberg l'utilité de ce procédé thérapeutique trop peu usité parmi nous. L'action du froid à l'extérieur est applicable dans le cas d'ardeur brûlante à la peau et dans les formes malignes adynamiques et ataxiques. Il est évident que l'état puerpéral, l'existence d'une bronchite, d'une pneumonie s'opposent à l'administration extérieure des réfrigérants.

D. *Toniques.*— L'emploi des tisanes amères, des potions avec le quinquina, des préparations camphrées, musquées, chlorurées, etc., a été préconisé dans les cas d'adynamie avec gangrène. Ils peuvent en effet offrir quelque utilité dans ces circonstances.

E. Les *sudorifiques* ont eu longtemps la vogue; mais aujourd'hui il est bien reconnu que la médication antiphlogistique ou calmante est de beaucoup préférable. On n'aura recours aux sudorifiques que dans certains cas d'hydropisie ou de suppression brusque de l'exanthème.

F. *Révulsifs.* — On doit être excessivement réservé dans l'emploi des révulsifs extérieurs, vésicatoires et même sinapismes, surtout lorsque le sujet est faible et que la maladie a une physionomie adynamique, car la gangrène s'empare facilement des parties sur lesquelles ils ont été appliqués. M. Guéretin a constaté ce fait, et de plus qu'ils augmentent l'agitation ataxique en ajoutant à l'irritation fébrile.

G. *Carbonate d'ammoniaque.* — Dans un opuscule publié à Berlin en 1833, M. Strahl a parlé du carbonate d'ammoniaque comme d'un véritable spécifique. Il l'administre en potion par cuillerées ou demi-cuillerées toutes les heures, à la dose de 8 grammes dans 190 grammes d'eau distillée, édulcorée avec 30 grammes de sirop de guimauve. (*Répertoire annuel de clinique*, année 1835, p. 102.) Cette médication n'a pas été assez usitée en France pour que nous nous prononcions sur son utilité ; on pourrait l'essayer en temps d'épidémie.

Traitement des différentes formes. — *a.* Dans la *forme simple, bénigne,* le traitement ne diffère pas de celui de la rougeole : diète, séjour au lit dans un endroit médiocrement chauffé, révulsifs légers sur les extrémités inférieures s'il y a céphalalgie ou pour faciliter la sortie de l'éruption ; boissons adoucissantes, mucilagineuses ou légèrement diaphorétiques ; lavements simples ou légèrement laxatifs, quelques purgatifs doux vers la fin, tel est le seul traitement réclamé dans cette circonstance.

b. Dans la forme *angineuse,* de nouvelles indications se présentent. Si elle est légère, des gargarismes adoucissants de mauve ou de guimauve, ou bien rafraîchissants et légèrement astringents (eau miellée, acidulée avec le jus de citron, la solution de sirop de mûres, la décoction de ronces avec sirop acide), un gargarisme légèrement aluminé, suffisent ordinairement. Si l'inflammation est plus intense, on pourra saigner ou appliquer quelques sangsues aux angles de la mâchoire, suivant l'âge, les forces du sujet, et avant tout peut-être suivant que le génie épidémique s'accommode ou non des émissions sanguines. A la suite de celles-ci ou immédiatement si elles sont contre-indiquées, on aura recours à des garga-

rismes plus actifs que les précédents. M. Bretonneau employait le suivant : eau 120 gr., alcool 15 gr., vinaigre 8 gr., acétate de plomb 50
centigr. Enfin quand les pseudo-membranes sont un peu épaisses et se
reproduisent facilement, on s'adressera à la cautérisation. L'acide chlorhydrique associé en différentes proportions avec le miel rosat sera porté sur
les parties malades avec un petit pinceau de charpie ; une solution plus
ou moins concentrée de nitrate d'argent sera employée de la même manière. Dans une épidémie, M. Mondière (mémoire cité) se servait de
nitrate d'argent pulvérisé qu'il portait toujours sur lui dans un flacon bien
bouché. Pour l'employer il en répandait un peu dans le fond d'une as-
siette ; puis trempant dans l'eau l'extrémité d'un petit rouleau de papier
résistant, il le posait sur la poudre caustique, qui en s'y attachant formait une couche plus ou moins épaisse ; alors abaissant fortement la langue avec le manche d'une cuiller, il cautérisait largement le fond de la
gorge. Cette opération peut, suivant le cas, être répétée à deux ou trois
reprises. M. Guéretin ayant vu que les cautérisations étaient inutiles dans
l'épidémie qu'il observait, puisque la maladie ne s'étendait jamais dans
le larynx, se borna à l'usage des gargarismes aluminés. Ces mêmes
moyens, auxquels on ajoute le gargarisme avec extrait de quinquina,
seront employés quand l'angine a de la tendance à devenir gangréneuse.
(Voyez d'ailleurs l'article ANGINE.)

c. La forme *maligne* offrant une infinie variété d'aspects exige aussi un
traitement varié. Si l'ataxie prédomine, les saignées, les révulsifs énergiques seront sévèrement prescrits. Les antispasmodiques, camphre ou
musc en lavement ; les bains tièdes, les réfrigérants extérieurs, l'enveloppement dans le drap mouillé, ou, si les accidents cérébraux prédominent, les affusions froides seront très-utiles ; si c'est l'adynamie, les
réfrigérants extérieurs sont encore indiqués ; limonade vineuse, boissons
légèrement amères. (Voyez le traitement de la fièvre typhoïde.) C'est ici
surtout qu'il faut faire de la médecine de symptômes.

Dans la forme *hémorrhagique*, seigle ergoté, insufflation d'alun
dans la gorge ou gargarismes très-astringents.

La formation d'abcès, avec ou sans gangrène, réclame les moyens
chirurgicaux et les pansements appropriés. Il en est de même des complications phlegmasiques, qui seront combattues par les moyens ordinaires, c'est-à-dire les antiphlogistiques dans les limites imposées par
l'état du malade.

Un seul accident mérite de nous occuper un instant, c'est l'*anasarque.* Quand elle se manifeste, la saignée du bras est, sauf le cas de faiblesse profonde, le meilleur moyen à mettre en usage : cette saignée sera
proportionnée à l'âge et à la force du sujet. Elle varie en général entre
100 à 200 grammes ; on peut la répéter dès le lendemain, suivant les résultats obtenus. L'état fébrile ayant cédé, on aura recours aux sudorifiques
intérieurs et extérieurs (bains de vapeur) ; les sujets, couverts de flanelle, seront tenus au lit bien chaudement couverts. Les diurétiques (la

digitale à doses modérées) et les purgatifs, surtout les poudres de résine de jalap et de scammonée, peuvent rendre ici de très-grands services. La digitale quand on l'emploie doit, chez les jeunes sujets, être surveillée avec soin : 3 à 4 décigrammes de feuilles de digitale infusées dans 120 à 200 grammes d'eau suffisent pour des enfants de cinq à six ans. (Legendre).

La *convalescence,* avons-nous dit, exige de grandes précautions, surtout pendant les saisons froides et humides; le sujet sera tenu au lit tout le temps de la desquamation et gardera la chambre pendant quinze jours ou trois semaines, bien chaudement enveloppé et à l'abri de courants d'air. Si la maladie a eu lieu aux époques que nous venons de signaler, il sera prudent de faire usage de flanelle sur la peau pendant un mois ou deux.

Prophylaxie. — Plusieurs moyens ont été proposés pour empêcher le développement de la scarlatine dans les temps d'épidémie. Celui qui a joui de la plus grande réputation c'est la belladone. Essayée par quelques médecins allemands au commencement de ce siècle et avec succès, dit-on, ces tentatives ont été répétées par d'autres mais avec avec des résultats très-différents. Aussi tandis que Masius, Berndt, Murberg, Meglin, Schenck, etc., consignaient dans le *Journal d'Hufeland* les heureux effets de la belladone, qu'ils dressaient des statistiques pour montrer que tous ou presque tous les enfants qui avaient fait usage de la belladone avaient été préservés, Jos. Franck dans son grand ouvrage enregistrait les protestations de Wagner, de Kreysig, de Puchel, etc., qui assuraient avoir échoué. Tout récemment pareille contradiction s'est renouvelée. M. Stiévenard annonce à l'Académie de médecine de Paris (janvier 1843) les heureux effets de la belladone, et presque en même temps M. Debourge en constate l'inefficacité. (*Journ. de méd. d'Anvers,* mars 1843.) L'influence épidémique si variable aux différentes époques, dans les différentes localités, est-elle pour quelque chose dans la diversité de ces résultats? Cela est à la rigueur possible et exige de nouvelles expériences.

La belladone s'administre ordinairement ainsi : Pr. ext. de bellad. 0,15, eau distillée 30, esprit de vin rectifié 1; deux fois par jour autant de gouttes dans un peu d'eau sucrée que le sujet a d'années.

M. Miquel, d'Amboise, un de ceux qui ont vu échouer la belladone, a tenté l'inoculation du virus en piquant la peau avec la lancette chargée de sang pris sur une plaque scarlatineuse; il n'a jamais obtenu d'éruption générale, mais seulement quelques *rougeurs* autour des piqûres. Les enfants ainsi inoculés ont vécu au milieu de l'épidémie sans en être atteints. (*Acad. de méd.,* octobre 1834.)

On a encore parlé du soufre doré d'antimoine, du goudron, du calomel, etc.; mais de tous ces moyens, le plus certain est encore l'*isolement.*

CHAPITRE III.

DES PESTES.

ARTICLE Iᵉʳ. — DU TYPHUS.

HISTORIQUE. — Nous avons cité, en faisant l'historique de la fièvre typhoïde, un passage tiré du traité *De affectionibus internis* et dans lequel il est parlé du *typhus.* Cet article pourrait à la rigueur s'appliquer à l'affection qui va nous occuper, et dans tous les cas il aurait prouvé que les anciens avaient une idée très-nette sur le phénomène prédominant exprimé par le mot τυφος (*stupor attonitus*) si l'auteur ne l'avait appliqué à plusieurs maladies fort différentes les unes des autres et dont l'une paraît même être la goutte. Il est encore question de la fièvre typhoïde dans les auteurs anciens; mais évidemment le typhus proprement dit reste confondu avec les synoques putrides et les fièvres pestilentielles de Galien et des auteurs du moyen âge. Faut-il regarder comme un véritable typhus la fameuse peste d'Athènes décrite par Thucydide (livre II, § 49)? Plusieurs des symptômes qu'il rapporte pourraient le faire croire : invasion subite, céphalalgie initiale, état rouge et brillant des yeux, divers phénomènes du côté de la poitrine, éruptions cutanées, ardeur brûlante; puis à une époque plus avancée, une diarrhée abondante, des gangrènes des parties génitales ou des extrémités, perte de la mémoire à la suite de la maladie, etc. Ajoutons que cette peste — dont Thucydide attribue l'origine à une importation de la Lybie — se déclara à Athènes pendant la seconde année de la guerre du Péloponèse, dans un moment où la ville était *encombrée* par les habitants de la campagne qui s'y étaient réfugiés, enfin qu'elle était contagieuse. Mais, en même temps, les pustules et les ulcérations cutanées dont il parle peuvent faire croire à un véritable exanthème analogue à la variole qui se serait compliqué de typhus.

Plusieurs épidémiographes, Rasori (*Hist. de la fièvre pétéchiale de Gênes*, trad. franç., p. 200 et suiv.), Ozanam (*Hist. méd. des épid.*, t. III, p. 122 et suiv.), ont voulu reconnaître dans les auteurs anciens, Euryphon, Celse, Aétius, etc., des descriptions exactes de l'éruption pétéchiale du typhus; mais il est difficile de trouver dans ces écrivains tout ce que l'on a voulu y voir. Ce qu'il y a de certain, c'est que depuis ces temps reculés un grand nombre d'épidémies de typhus ont été mentionnées, soit par les médecins, soit par les historiens, sous les termes vagues de peste, de contagion, de fièvres malignes ou pestilentielles.

Fracastor décrit avec son verbiage accoutumé une maladie contagieuse *pétéchiale* (*De morbis contag.*, lib. II, c. 6: *De febre, quam lenticulas, vel puncticula, aut peticulas vocant*, p. 155; Genève, 1621) qui régna en Italie en 1505 et 1528 et qui, dit-il, était connue depuis long-temps à Chypre et dans les îles voisines.

Nous ne relaterons pas ici les épidémies qui eurent lieu en Europe à partir de cette époque et dont on nous a laissé, sous les noms les plus variés, des descriptions plus ou moins incomplètes. Ozanam en a recueilli les principales dans son intéressant ouvrage, auquel nous devons renvoyer le lecteur. Pringle (*Obs. sur les mal. des armées*, 3e partie, c. 7, trad. franç., p. 254) est, avant Hildenbrandt, l'auteur qui a le plus contribué à fixer l'attention sur la maladie qui nous occupe. Sa description de la fièvre d'*hôpital* ou de *prison*, comme il la nomme, est certainement une des meilleures que nous possédions. Huxham (*Essai sur les fièvres*, trad. franç.; Paris, 1784; chap. 8, p. 111), Sauvages (*Nosol.*, t. I, p. 401) en ont également très-bien parlé; mais c'est à Hildenbrandt qu'appartient l'honneur d'avoir débrouillé le chaos des fièvres dites *putrides* et *malignes* et d'avoir assigné au typhus son véritable caractère et sa place à part. (*Du typhus contag.*, trad. par Gasc; Paris, 811, in-8°.)

Aujourd'hui cependant, quelques personnes voudraient nous rejeter dans l'ancienne confusion. Ainsi dans un mémoire couronné en 1838 par l'Académie de médecine et très-bien fait d'ailleurs, M. Gauthier de Claubry s'est efforcé d'établir l'identité entre le typhus et la fièvre ty-phoïde, et quelques auteurs l'ont suivi dans cette voie. D'un autre côté, plusieurs médecins distingués, parmi lesquels je citerai MM. Gerhard, de Philadelphie (*Du typhus qui a régné*, etc.; *Expérience*, t. I, 1838), Rochoux (*Archives gén. de méd.*, février 1840), Landouzy (*Mémoire sur l'épid. de typhus qui a régné à Reims; Arch.*, janvier et mars 1842), combattent pour la non identité, et nous verrons plus bas sur quelles preuves ils s'appuient pour l'établir.

J'ai laissé de côté dans ce rapide historique les explications théoriques, humorales, solidistes ou vitalistes que les différentes écoles ont voulu donner des fièvres malignes et putrides. Ce que nous en avons dit à propos de la synoque et de la fièvre typhoïde suffit amplement à cet égard; nous y reviendrons d'ailleurs à propos de la pathogénie.

SYNONYMIE. — *Peste, contagion; fièvre maligne; fièvre nosocomiale, des camps, carcéraire* ou *des prisons, des vaisseaux; fièvre pétéchiale* ou *ponctuée; fièvre de Hongrie, de Gênes, de Naples,* etc.

DÉFINITION. — Le typhus est une peste contagieuse, à marche régu-lière, le plus souvent épidémique et développée sous l'influence d'une cause miasmatique; caractérisée par de la stupeur, un délire avec rêvas-series ou hallucinations, une adynamie profonde, le développement de pétéchies et sans lésions anatomiques constantes.

SYMPTOMES, MARCHE, DURÉE, TERMINAISONS. — La marche du typhus est généralement partagée en périodes comme la fièvre typhoïde et les exanthèmes, avec lesquels elle a d'ailleurs divers points de ressem-blance. Nous suivrons cette même marche.

Faut-il admettre ici une période d'*incubation* comprise entre le moment de l'imprégnation morbide, par contagion ou infection, jusqu'au moment de la manifestation des effets? Quelques personnes ont assuré qu'à l'instant où elles avaient reçu le germe de la maladie, en approchant un malade par exemple, elles avaient éprouvé une sensation particulière que Hildenbrandt attribue à l'imagination frappée, ou mieux à la manifestation des premiers accidents de la maladie acquise antérieurement. Ce temps d'incubation peut durer de quelques heures à huit, dix ou douze jours.

Divers *prodrômes* se montrent quelquefois avant l'invasion : ce sont des lassitudes, un état de malaise et de faiblesse avec tremblement des mains; de l'insomnie ou un sommeil non réparateur, de la tristesse avec insouciance, du dégoût, des vertiges, la fétidité de l'haleine, des douleurs lombaires, l'anxiété épigastrique, etc. Cet état peut durer de trois à cinq ou six jours.

Première période. — Invasion. (Période inflammatoire ou *exanthématique* des auteurs.) — La maladie débute par une fièvre très-intense; frisson avec horripilations, céphalalgie quelquefois atroce ou pesanteur de tête; vertiges, sorte d'ivresse, bourdonnements d'oreilles; état syncopal; prostration presque subite des forces; face rouge, animée; yeux brillants; quelquefois un peu de coryza ou d'angine; langue blanchâtre; des nausées, des vomissements; plutôt constipation que diarrhée; peau chaude, halitueuse; urines peu abondantes.

Le deuxième jour, les nausées et les vomissements se calment, l'angine et le coryza augmentent; la déglutition est pénible; il y a de la toux avec oppression, que Hildenbrandt attribuait à la pneumonie, mais qui est accompagnée seulement de râle sibilant; tête pesante, augmentation de la stupeur et des vertiges. Il survient déjà du délire, de la somnolence ou du coma. Douleurs plus ou moins vives dans les lombes, dans les membres et dans les articulations. La parole est difficile, lente et paresseuse. Les frissons ont cessé, et la peau reste d'une chaleur brûlante, remplacée quelquefois par des frissonnements quand on découvre le malade. Pouls fréquent, ordinairement dur et tendu ou plein et large, rarement déprimé.

Le troisième jour, la stupeur, les troubles sensoriaux augmentent encore; la prostration des forces est déjà portée à un très-haut degré.

Le quatrième jour, il survient assez souvent une épistaxis peu abondante, mais qui peut soulager la tête. Il y a ordinairement à cette époque une rémission des divers accidents, diminution de l'état catarrhal, de l'oppression, et en même temps apparition de l'*exanthème pétéchial* (*lenticulæ*, *puncticulæ* ou *peticulæ* des auteurs) : ce sont de petites ecchymoses, rouges, violacées, quelquefois noirâtres, souvent comparées à des morsures de puce, ayant depuis un millimètre jusqu'à cinq ou six centimètres d'étendue, mais en général petites, *ne s'élevant pas au-dessus du niveau de la peau, ne disparaissant pas sous la pression du* doigt. Elles peuvent être très-nombreuses et tellement rapprochées qu'à une certaine distance la surface cutanée paraît d'un rouge uniforme; mais en regardant de près, on voit les interstices qui les séparent. (Pringle, ouvrage cité, p. 262.) Les pétéchies se montrent surtout à la poitrine, au ventre, au cou; aux parties déclives du corps, le dos, les lombes; plus rarement aux membres, plus rarement encore à la face.

Pendant ce temps l'état fébrile persiste, et les jours suivants, l'adynamie et les autres symptômes prennent une nouvelle intensité. Le sang tiré de la veine est fluide ou normal; on l'a vu, mais rarement, couenneux. (Pringle, *loc. cit.*) Vers la fin de cette période on voit souvent apparaître un gonflement des parotides, avec douleur plus ou moins vive, et gêne plus ou moins considérable des mouvements de la mâchoire et de la fonction de l'ouïe. Pas de douleurs abdominales, pas de météorisme, pas de gargouillement.

Les accidents peuvent, dans cette période, être portés à un degré d'activité tel (*typhus sydérant*) que le malade succombe, soit dans le délire, soit au milieu d'un coma profond, dans les premières vingt-quatre heures ou au bout de deux ou trois jours.

Deuxième période. — État. (Période nerveuse ou d'adynamie.) — Elle commence vers le septième jour. La chaleur est devenue âcre, sèche, brûlante. Le pouls est fréquent et dur ou dépressible, mais rarement faible; il bat de 100 à 130, 140, 150 fois par minute : la fréquence n'est pas toujours en rapport avec l'intensité des symptômes. (Landouzy, *loc. cit.*, p. 28.) La peau est aride, quelquefois comme fendillée; soif ardente; déglutition difficile, soit par sécheresse de la gorge, soit par inertie des muscles; langue encore humide ou sèche, noirâtre et comme racornie; tension du ventre et surtout de l'hypochondre droit. Vers la fin de cette période, selles liquides, noires, fétides, ordinairement involontaires. Le météorisme, les douleurs abdominales sont assez rares; quelquefois du hoquet. Urines épaisses ou bien pâle et *nerveuses* comme le dit P. Frank (trad. Goudareau, t. I, p. 61). Fosses nasales obturées par des caillots, ou sèches, pulvérulentes. Toux plus ou moins rare, quelquefois symptômes de bronchite ou de pneumonie.

Dès lors affaissement profond, obtusion des sens, somnolence; réponses lentes, difficiles, embarrassées, quelquefois interrompues; rêvasseries; délire particulier connu sous le nom de *typhomanie :* « Une impression dominante et l'idée fixe et fantastique qui en résulte, dit Hildenbrandt, tourmentent sans relâche le malade tout le temps de la fièvre et causent souvent des angoisses terribles par leur constante incommodité. » (Ouvr. cité, p. 71.) Un de nos amis atteint du typhus voyait pendant cette période sa main se dépouiller de ses chairs chaque fois qu'une personne venait, dans son imagination, pour la lui presser. Dans des intervalles lucides, il reconnaissait l'inanité de cette illusion, à laquelle il espérait ne plus se laisser prendre et dans laquelle il retombait toujours.

Le délire dans cette période est plus ou moins animé. Les malades parlent, s'agitent, parfois même raisonnent assez juste, mais sans se rappeler ce qu'ils ont dit et fait. L'idée fixe et dominante est la seule dont ils conservent le souvenir après leur guérison.

L'insensibilité aux agents extérieurs est profonde; on observe des mouvements convulsifs partiels, des soubresauts de tendons; à l'éruption pétéchiale se joignent assez souvent, du huitième au dixième jour, les taches rosées lenticulaires de la fièvre typhoïde, tandis que les véritables pétéchies pâlissent ou plutôt revêtent une teinte jaunâtre.

Les accidents, vers la fin de cette période, prennent une nouvelle gravité, et quelquefois ont voit alors, c'est-à-dire vers le quatorzième ou quinzième jour, survenir quelques phénomènes regardés comme critiques : ce sont des sueurs plus ou moins copieuses, qui peuvent s'accompagner de *sudamina;* des selles liquides, abondantes; des urines claires, plus ou moins copieuses, ou sédimenteuses; des éruptions de parotides, qui se montrent ou qui déjà développées passent à la suppuration; des épistaxis quelquefois très-abondantes, un flux nasal, etc.

La durée de cette période est encore d'un septénaire environ, et pendant sa durée le malade peut succomber.

Troisième période. — *Terminaison.* — A partir de ce moment les accidents revêtent une physionomie différente, suivant que la maladie doit se terminer par la santé ou par la mort.

A. *Par la santé.* — Quelquefois vers l'époque que nous venons de signaler plus haut et à la suite des phénomènes critiques, le délire se dissipe, le malade semble sortir d'un sommeil profond et renaître au monde extérieur; la fièvre et les autres accidents ne tardent pas à se dissiper, et dans l'espace d'un à deux jours le malade est en pleine convalescence.

Dans des cas plus rares, ce n'est que graduellement que les accidents se dissipent et font place peu à peu à l'état normal.

La *convalescence* est, chez certains sujets, très-prompte, très-rapide : «J'ai vu, dit M. Chomel, deux personnes prendre *dès le premier jour* de la convalescence des aliments solides en quantité presque égale à celle qu'ils auraient prise dans l'état de santé et les digérer facilement.» (*Traité des fièvres*, p. 472). Mais en général si la convalescence survient très-vite, elle dure très-longtemps, plusieurs semaines ou plusieurs mois, comme celle de la fièvre typhoïde. Les accidents qui se montrent pendant la convalescence sont : une obtusion des sens et de la mémoire, des bourdonnements d'oreilles, des éblouissements, de la céphalalgie, divers troubles de la vue, de l'insomnie, un sommeil très-léger ou au contraire profond et peu réparateur, une faiblesse musculaire très-grande, la desquamation de l'épiderme, la chute des cheveux et même des ongles, des désirs vénériens très-vifs avec pollutions nocturnes, la suppression des règles chez la femme, parfois un appetit très-vif auquel il serait dangereux de satisfaire; ailleurs du dégoût. Les gangrènes qui ont été observées dans certaines épidémies, soit sur les parties comprimées, soit au nez, aux parties génitales, sont au contraire très-rares dans d'autres circonstances et ne se montrent même pas chez des sujets qui ont séjourné longtemps au lit. De l'otorrhée, de l'œdème des jambes, un flux diarrhéique ou de la constipation, des accidents de congestion cérébrale peuvent encore être la suite du typhus.

B. *Terminaison par la mort.* — Elle peut survenir, avons-nous dit, aux différentes périodes, soit par l'aggravation des phénomènes propres au typhus, soit par des complications.

Dans le premier cas, on voit les accidents nerveux prendre encore plus d'intensité; le pouls devient irrégulier, petit, d'une fréquence extrême; soubresauts de tendons continuels; agitation convulsive des muscles de la face, tremblement des mâchoires, craquement des dents et mort dans le coma et l'anéantissement de toutes les facultés. Quelquefois les accidents semblent diminuer un peu; mais les forces sont épuisées, et le sujet succombe plutôt à sa faiblesse extrême qu'aux progrès de la maladie : l'amaigrissement est au plus haut point; la pâleur a remplacé la turgescence de la face; les yeux sont creux, éteints, à demi fermés; les dents supérieures à découvert par la rétraction des muscles des lèvres; tous les sphincters sont relâchés; les extrémités sont froides, une sueur froide visqueuse couvre tout le corps; le pouls est devenu petit, misérable. Le sujet reste étendu sur le dos, glissant vers les pieds du lit, et la mort surprend le malade au moment où son intelligence semble avoir repris toute sa netteté.

Enfin les différents accidents ou complications qui peuvent amener la mort sont des gangrènes trop étendues et des ulcérations qui épuisent le malade; quelquefois une hémorrhagie par l'une des muqueuses, et alors en même temps le corps se couvre d'ecchymoses. Ailleurs c'est une congestion cérébrale ou pulmonaire, une pneumonie véritable, etc.

Certains sujets en apparence guéris sont pris de diarrhées opiniâtres, de pertes séminales, de sueurs continuelles et périssent lentement dans un véritable état de consomption.

Marche et durée très-variables. — Dans la forme régulière que nous venons de décrire, la guérison n'a guère lieu que vers le treizième ou quatorzième jour, rarement plus tôt, rarement plus tard; quant à la mort, on la voit souvent pendant le cours de la troisième période, c'est-à-dire du quatorzième ou du dix-huitième au vingtième jour, mais bien souvent plus tôt.

Formes. — On peut les établir d'après l'intensité : formes *très-grave* ou *foudroyante, grave* ou *moyenne* et *légère.* Les auteurs ont aussi distingué, comme forme, le typhus régulier ou irrégulier; mais les irrégularités qui constituent cette forme et qui portent sur la rapidité plus ou moins grande de la marche, l'absence de la prédominance d'un symptôme sont tellement variables, tellement modifiées par le génie épidémique et les circonstances locales ou individuelles, qu'on ne saurait en donner une description à part.

1° *Typhus foudroyant.* — Les accidents nerveux, la prostration, l'état syncopal, etc., sont tellement prononcés que la mort peut survenir dans les premières vingt-quatre heures; mais cette forme, assez rare, ne s'observe guère que dans les épidémies excessivement violentes, quand existent au plus haut degré les conditions d'infection que l'étiologie va nous faire connaître.

2° Le *Typhus grave* ou *moyen* est celui dont nous avons donné la description plus haut.

3° *Typhus léger.* — Ce sont les mêmes accidents mais à un moindre degré, et il suffit de se reporter au tableau de la maladie et d'en atténuer tous les traits pour comprendre en quoi consiste la variété (*typhus mitior*) dont nous parlons. Il faut ajouter que dans les temps d'épidémie, certains sujets sont pris de stupeur, de malaise, d'épistaxis, de céphalalgie ou pesanteur de tête, de vertiges, etc., mais sans fièvre ou avec une fièvre légère et sans même garder le lit; quelquefois il y a seulement l'éruption. Ces différents cas se rattachent évidemment au typhus.

Faut-il regarder comme des formes à part le *typhus fever* des Anglais, décrit par MM. Shattuck (*Archiv. gén. de méd.*, t. VI, 3e série, 1839), Reid (même recueil, t. I, 4e série, 1843), etc., et le typhus d'Amérique (il ne s'agit pas ici de la fièvre jaune), décrit par le docteur Gerhard (*Exp.*, mémoire cité), et les séparer des typhus nosocomial ou carcéraire? Nous ne le pensons pas, et les différences que l'on pourrait trouver entre le typhus *fever* et le typhus *carcéraire* sont celles que l'on pourrait trouver entre différentes épidémies de ce dernier.

Accidents. — Les principaux sont les parotides, les gangrènes.

Les *parotides* ne s'observent pas dans toutes les épidémies et n'appartiennent pas exclusivement au typhus. Elles se montrent ordinairement vers le second septénaire, quelquefois plus tôt, quelquefois plus tard, des deux côtés ou d'un seul, gênant d'ordinaire les mouvements de la mâchoire, et caractérisées par de la douleur, de la tension, de la rougeur et de la chaleur. La terminaison la plus commune est la résolution; la suppuration est rare.

Gangrènes. — On ne les rencontre également que dans des épidémies particulières. On voit alors tantôt le nez, tantôt les orteils être pris de gonflement avec coloration rouge, livide, puis de gangrène et se détacher.

Complications. — Diverses phlegmasies peuvent compliquer le typhus, mais beaucoup plus rarement que les auteurs ne l'ont prétendu, car bien souvent ils ont pris pour des inflammations de véritables congestions ou hypérémies : cela s'observe surtout pour le poumon.

ANATOMIE PATHOLOGIQUE. — *Intestins.* — Les lésions de ce côté sont très-variables, et il est difficile d'en faire l'histoire, parce que beaucoup de descriptions anatomiques de typhus ont été tracées avant que l'on connût bien les lésions propres à la dothiénentérie. Voici cependant ce que les auteurs ont noté. Tantôt on rencontre des rougeurs arborisées ou par plaques plus ou moins étendues, avec ou sans ramollissement de la muqueuse intestinale, et siégeant à différentes hauteurs ; ailleurs ce sont des taches ecchymotiques, voir même gangréneuses ; quelquefois des rougeurs et des ulcérations dans l'intestin grêle du côté de la valvule iléo-cœcale ; enfin M. Landouzy, dans six autopsies faites lors de l'épidémie de Reims, a trouvé dans *tous les cas* une saillie des plaques de Peyer avec éruption des follicules isolés et des ulcérations dans le siége d'élection (voyez *fièvre typhoïde*, p. 26) plus ou moins marquées suivant l'époque de la mort.

D'un autre côté, MM. Pellicot (*Archiv. gén. de méd.*, février 1830), Fleury (*Mém. de l'Acad. de méd.*, t. III) ont rencontré l'intestin exempt de toute lésion. A Philadelphie, *cinquante* autopsies ont été pratiquées par MM. Gerhard et Pennock, qui ont passé quelque temps à Paris, où ils ont étudié la fièvre typhoïde dans le service de M. Louis. Eh bien, ils n'ont rencontré qu'un seul cas, et encore le diagnostic était douteux, où il se trouvât une altération des plaques de Peyer ; dans *tous* les autres cas, ces organes étaient dans le plus parfait état d'intégrité, aussi bien que la membrane muqueuse environnante, moins injectée même qu'elle ne l'est dans les diverses maladies aiguës. M. Faure a, plus récemment, signalé des faits négatifs tout pareils observés à Doulens pendant une épidémie (*Acad. de méd.*, 24 février 1846) ; même chose pour M. Shattuck dans les observations analogues par M. Valleix (*Archiv.*, t. VI, 3ᵉ série). M. Stewart (*id.*, t. IX, 3ᵉ série, 1840), sur 101 autopsies de *typhus fever*, a vu 29 fois seulement les plaques de Peyer saillantes, 7 fois des ulcérations et 2 perforations. Comme beaucoup de médecins anglais confondent le typhus fever avec la dothiénentérie, il s'agissait peut-être de cette maladie pour les dernières lésions. On sait du reste combien il est commun en pathologie de rencontrer des séries de cas exceptionnels. M. Landouzy ne serait-il pas tombé sur une série semblable pour ses six autopsies ? Et d'ailleurs les plaques étaient en général peu saillantes, les ulcérations peu profondes.

Ganglions mésentériques. — Mêmes différences. M. Landouzy a constaté aussi les altérations propres à la fièvre typhoïde, et cela en proportion des lésions des plaques ; mais MM. Gerhard, Shattuck, etc., les ont trouvés sains.

Rate. — M. Landouzy n'y a reconnu aucune altération. A Philadelphie elle était ramollie dans la moitié des cas, et ramollie et hypertrophiée seulement dans un sixième des cas (Gerhard).

Foie. — Ordinairement sain, offrant dans certaines épidémies divers degrés de congestion et de ramollissement.

Poumons. — Parfois gorgés de sang à leur partie postérieure et inférieure, comme dans la dothiénentérie.

Cœur. — Sain ou bien mou, flétri, ramolli. contenant du sang fluide ; membrane interne des gros vaisseaux rouge ou marquée de plaques ardoisées.

Cerveau. — Quelquefois un léger ramollissement avec piqueté rouge. Congestion sanguine des méninges ; épanchement plus ou moins abondant de sérosité dans les ventricules et infiltration de la pie-mère. Pringle (ouvrage cité, p. 266) relate quelques cas d'abcès du cerveau. Ces cas ne tiendraient-ils pas à une diathèse purulente plutôt qu'au typhus ?... Intégrité des autres organes, larynx, pharynx, œsophage, etc.

ÉTIOLOGIE. — *Causes prédisposantes. — Ages.* — Le typhus atteint tous les âges, mais surtout l'âge adulte ; les enfants nouveau-nés sont en quelque sorte exempts. (Hildenbrandt, *loc. cit.*, p. 141.) Les vieillards sont assez souvent atteints. Sur 3,450 cas de *typhus fever* observés par Reil (*Archiv. gén. de méd.*, 4ᵉ série, t. I, p. 211, 1843), il y avait 250 personnes de 50 à 75 ans.—Les deux *sexes* paraissent également disposés. —Hildenbrandt croit que les sujets d'une *constitution* sèche en sont moins souvent affectés. Je ne sache pas que d'autres auteurs aient confirmé cette observation.

Conditions hygiéniques. — La misère, la malpropreté, l'habitation dans des localités malsaines et surtout mal aérées sont des causes incontestables : l'Irlande et l'épidémie de Philadelphie sont là pour le prouver. Les passions tristes, le découragement qui accompagne les grandes défaites, etc., contribuent assurément à la manifestation de cette maladie ; aussi la voit-on survenir dans les grandes calamités, à la suite de mauvaises récoltes. Mais les deux grandes causes d'origine et de propagation sont les deux suivantes, l'infection et la contagion.

Infection. — Comment se forme le miasme typhique ? Il provient plutôt des hommes sains ou malades que des localités. Depuis le typhus d'Athènes jusqu'à l'épidémie de Reims, on l'a vu presque constamment se développer dans les villes assiégées, les camps, les prisons, les vaisseaux, les hôpitaux, là où il y avait *encombrement* d'hommes, mais surtout d'hommes malades, de blessés : l'encombrement est donc le point de départ du typhus. La terrible épidémie de 1814, à l'époque de nos désastres, quand nos soldats se trouvaient entassés dans les villes, que les hôpitaux regorgeaient de blessés, de morts et de mourants, en est une preuve sans réplique. C'est là d'ailleurs un fait si connu, si universellement admis qu'il est inutile d'y insister plus longtemps.

Contagion. — L'existence de la contagion est également, je crois, hors de toute contestation. Elle est démontrée par ce grand fait qu'une armée atteinte du typhus le sème sur la route là où elle passe, le répand et le propage là où elle s'arrête, et quand des sujets atteints de typhus arrivent dans un hôpital, dans une maison particulière, ils y transmettent la maladie ; il se forme alors un nouveau foyer d'infection et de contagion d'où la maladie rayonne avec d'autant plus de violence que ce foyer est plus alimenté. Si les sujets malades sont dispersés dans les campagnes, ils peuvent bien encore la communiquer ; mais par le fait de la dispersion, l'influence du contage ne tarde pas à s'éteindre.

La *contagion* paraît se produire dans les circonstances suivantes : — 1° Par le seul contact du sujet affecté de typhus (*contagium vivum*). Ce mode de transmission parait être le plus rare. — 2º Par le contact d'objets lui ayant appartenu (*contagium mortuum*). Pour la classification bizarre et arbitraire des objets en *susceptibles* et *non susceptibles*, nous renvoyons à l'HYGIÈNE. Suivant Hildenbrandt, les objets contaminés ne conserveraient pas plus de trois mois la puissance contagieuse : assertion gratuite. — 3º *Par l'air*. Rester quelque temps dans un lieu où il y a des malades ou qui en a renfermé depuis peu. Ici l'infection et la contagion se trouvent confondues, et il n'est pas toujours facile de discerner ce qui appartient à l'une et à l'autre, sauf le cas où les sujets malades se trou-vaient transportés dans une localité saine auparavant.

Sont-ce les produits de sécrétion qui renferment le contage? sont-ce les exhalations cutanée ou pulmonaire? Les cadavres sont-ils susceptibles de transmettre la maladie? Les malades dans la seconde période sont-ils plus dangereux qu'à toute autre époque? C'est ce qu'il n'est pas facile de déterminer.

Les circonstances qui, d'après les auteurs, favorisent la contagion sont les suivantes : la peur, la tristesse, le découragement, l'usage d'un régime débilitant, voire des malades étant à jeun, etc. Nous y reviendrons à propos de la prophylaxie.

Dans le cas que nous venons de mentionner, le typhus règne d'une manière *épidémique*. Telle est habituellement sa manière d'être. Quant au typhus *sporadique*, dans les conditions ordinaires de la vie il est excessivement rare, son existence a même été révoquée en doute.

Les *récidives* du typhus sont assez rares, mais assurément moins que celles de la fièvre typhoïde. Cette dernière ne préserve pas du typhus; l'épidémie de Reims l'a démontré. (Landouzy, mémoire cité, page 32.) Enfin les *rechutes* ont aussi été observées. (Hildenbrandt, ouvrage cité, page 146.)

PATHOGÉNIE. — Les anciens assignaient au typhus des causes humorales et de putridité auxquelles l'aspect de cette maladie se prêtait merveilleusement. Pinel la rangea dans les fièvres et en fit en quelque sorte une variété de la fièvre adynamique. Vint ensuite Broussais : pour lui le typhus est nécessairement entérite par empoisonnement miasmatique. (*Comment. sur les proposit.*, p. 727.) Il n'est pas nécessaire de discuter ces différentes doctrines. Ce que nous avons dit plus haut à l'occasion de la *pathogénie* de la fièvre typhoïde peut s'appliquer ici.

La question en litige actuellement est la suivante : le typhus est-il ou non identique à la fièvre typhoïde? Si la réponse est affirmative, le typhus est une fièvre ordinaire; si elle est négative, et la nôtre le sera, il nous restera à déterminer quelle est sa place dans les cadres nosologiques.

M. Gaulthier de Claubry, qui s'est surtout occupé de cette question, et ceux qui ont suivi ses principes ont pris dans les deux maladies les symptômes un à un, et les comparant entre eux, ils sont arrivés à dire que ces phénomènes *pourraient* se rencontrer dans les deux maladies; ils ont fait de même pour les lésions anatomiques, et comme dans beaucoup d'épidémies de typhus les auteurs n'indiquent pas de lésions spéciales du côté de l'intestin, ils en ont rapproché les cas (si rares d'ailleurs) dans lesquels la fièvre typhoïde n'est pas accompagnée de l'altération des plaques de Peyer; enfin pour plus de commodité, admettant que la dothiénentérie est très-contagieuse, ils ont conclu à l'*identité*. En procédant ainsi il n'est assurément pas de maladies analogues par leurs caractères anatomiques et symptomatiques que l'on ne puisse confondre et réunir en une seule; c'est ce qu'il serait facile de faire pour la scarlatine et la rougeole par exemple.

Quelques personnes ont dit être plus frappées des analogies que des dissemblances. Quant à nous les dissemblances nous frappent davantage, et il suffit que ces dernières soient assez nombreuses et portent sur des points importants pour que l'on soit autorisé à nier l'identité. C'est ce dont on jugera par le parallèle suivant.

Causes. — Le typhus est éminemment contagieux; la fièvre typhoïde ne l'est pas ou presque pas. Le premier est presque toujours épidémique et résulte de l'encombrement, tandis que la seconde est habituellement sporadique et se développe dans des conditions toutes différentes. Le typhus atteint *tous les âges*, se montre assez rarement deux fois sur le même sujet; mais il peut frapper des personnes qui ont eu anciennement la fièvre typhoïde.

Lésions anatomiques. — Le typhus *peut* présenter quelques-unes des lésions propres à la fièvre typhoïde, mais non *toutes* ces lésions; très-souvent même la plus importante, celle des plaques de Peyer, manque complétement.

Symptômes. — Les phénomènes cérébraux, mais surtout la stupeur, sont beaucoup plus marqués dans le typhus et surviennent avec une grande intensité dès le second ou le troisième jour; la typhomanie avec l'idée fixe et sans agitation bien violente est habituelle ici, tandis que ces mêmes accidents ne se montrent avec la même fréquence, la même intensité dans la fièvre typhoïde que dans la seconde période; les yeux sont brillants dans le premier, mornes et éteints dans la seconde; les phénomènes abdominaux, douleurs, gargouillement, diarrhée, si marqués dans celle-ci, manquent, sont peu développés où se montrent tardivement dans celui-là. L'éruption pétéchiale abondante, qui se montre dès le quatrième ou cinquième jour dans le typhus, est exceptionnelle et moins abondante dans la fièvre typhoïde; c'est précisément l'inverse pour les taches rosées lenticulaires. Enfin l'odeur de souris, mais surtout la rareté des escharres au sacrum et sur les surfaces dénudées et l'absence des perforations intestinales sont particulières à la maladie qui nous occupe.

Marche et durée. — La marche est beaucoup plus rapide dans le typhus, et si la guérison doit avoir lieu, c'est vers la fin du second septénaire qu'elle se manifeste ; la cessation des accidents est aussi beaucoup plus prompte dans la dothiénentérie.

Quant au *traitement*, comme il n'y a pas ici de médication spécifique et qu'il faut faire une médecine rationnelle, nous n'avons pas de parallèle à établir ; cependant il faut peut-être admettre que les toniques, comme méthode générale, sont plutôt indiqués dans le typhus.

Enfin on ne saurait dire que le typhus est le degré le plus intense de la fièvre typhoïde, puisque l'on voit très-souvent des cas très-graves ou des épidémies très-meurtrières de cette dernière maladie dans laquelle ne se rencontrent pas les caractères du typhus, et réciproquement on voit des cas légers de typhus dont les caractères ne se confondent pas avec ceux de la fièvre typhoïde ordinaire. Ce n'est pas tout : dans les temps d'épidémie de typhus on voit des fièvres typhoïdes suivre leur marche habituelle sans être influencées par la maladie régnante.

Au total, nous pouvons bien admettre qu'il y a entre le typhus et la fièvre typhoïde des analogies suffisamment exprimées par le nom même de cette dernière, mais non pas identité, et d'après son origine infectieuse et ses manifestations, le typhus rentre tout-à-fait dans les *pestes*. (Voyez la **PATHOLOGIE GÉNÉRALE**.)

DIAGNOSTIC. — Les considérations détaillées dans lesquelles nous venons d'entrer à l'occasion de la pathogénie ont suffisamment démontré les différences qui séparent les dothiénentéries du typhus. Quant aux ressemblances de celui-ci avec la fièvre jaune ou la peste, nous en parlerons à l'occasion de ces deux dernières maladies.

PRONOSTIC. — Toujours très-grave, il diffère cependant suivant les épidémies et surtout suivant l'intensité des conditions d'infection qui ont présidé à son développement. C'est ce que l'on a vu dans les dernières années de nos malheureuses guerres de l'empire. A Dantzick, les deux tiers de la garnison et un quart de la population devinrent la proie de l'épidémie. A Torgau, 13,448 hommes sur 25,000, à Mayence 25,000 sur 60,000 succombèrent. Mais la mortalité n'est pas toujours aussi effrayante. Chez les malades traités à la Charité en 1814, la perte fut un sur trois. M. Herzog à Posen en 1830 a perdu un malade sur huit, et M. Delbosc à Alby, un sur dix-huit. (Voyez Gauthier de Claubry, *De l'identité*, etc., p. 308.)

Ce qu'il y eut de remarquable à Reims, c'est que sur 103 personnes atteintes par infection, la mortalité fut de huit ou un sur treize, et sur 35 frappées de la contagion elle fut de neuf ou un sur quatre. L'atteinte par contagion ajouterait donc à la gravité de la maladie. De même que dans les autres épidémies, la maladie est plus grave dans les commencements que vers la fin.

Quant au *typhus fever* ou au typhus d'Amérique, la mortalité paraît être la même que celle de notre fièvre typhoïde.

Dans la première période, les signes défavorables sont, suivant Hildenbrandt : l'altération profonde des traits de la face, l'absence absolue de la soif, un délire continuel et violent, l'apparition précoce des pétéchies; la persévérance de la toux et des phénomènes de pneumonie jusqu'à la seconde période avec expectoration rougeâtre; des parotides survenant de bonne heure pour disparaître ensuite, etc.

Dans la seconde, il faut noter comme d'un fâcheux augure l'adynamie profonde, la persévérance des pétéchies, un pouls lent ou excessivement fréquent, l'expression anxieuse de la face, la carphologie, la rétractation des lèvres, le ballonnement, le hoquet; une diarrhée très-abondante, involontaire. Les complications pulmonaire et cérébrale ajoutent beaucoup au danger de la maladie.

La marche de la maladie est parfois très-insidieuse. Le début peut être bénin en apparence; mais tout-à-coup, dans la seconde période, éclatent des accidents nouveaux graves. Il faut aussi se défier de la convalescence.

Les auteurs ont signalé comme crises les diverses sécrétions abondantes ou les abcès parotidiens qui se montrent chez plusieurs sujets à la fin de la seconde période. Nous en avons parlé plus haut.

TRAITEMENT. — Les mêmes médications que celles dont nous avons fait l'examen en parlant de la fièvre typhoïde ont été proposées et mises en œuvre par les médecins; ainsi les *antiphlogistiques*, les *évacuants*, les *toniques*, les *antiputrides*, les *contre-stimulants* et divers moyens *empiriques* sont les moyens propres à combattre le typhus. Nous renvoyons à l'examen qui en a été fait ailleurs. Il nous reste à dire comment on les emploie ici, car les indications ne sont pas précisément les mêmes. Prévenons du reste que pour le typhus comme pour les dothiénentéries et les fièvres éruptives, on peut bien diminuer l'intensité des accidents, mais non arrêter la maladie.

1° *Traitement médicamenteux rationnel.*—Quand l'affection est légère, qu'il y a cet état typhique dont nous avons parlé (page 137), on placera le malade dans des conditions sanitaires qui sont du ressort des moyens hygiéniques; puis on le soumettra à un régime tonique, vin de Bordeaux pur ou coupé, bains frais. Les procédés hydro-thérapiques pourraient dans ce cas être fort avantageux.

Quand l'affection est grave, les auteurs conseillent de débuter par un vomitif. Cette pratique, basée sur l'idée théorique qu'il faut expulser le miasme putride, procure, dit–on, d'excellents résultats. Laissant de côté l'hypothèse et nous bornant aux faits, nous dirons d'employer au début l'émétique ou l'ipécacuanha, comme il a été dit pour la fièvre typhoïde. On peut y associer, soit immédiatement, soit après les purgatifs, l'eau de Sedlitz, manne, huile de ricin, suivant les goûts du malade et les conditions dans lesquelles il se trouve. Il est rarement nécessaire d'insister longtemps sur l'emploi de ces moyens, comme on le fait dans la dothiénentérie. La *saignée* a été différemment appréciée par les observateurs : les uns la regardent comme mortelle, les autres comme très-avantageuse. D'après l'examen des circonstances dans lesquelles ces jugements si divers ont été portés, il nous a semblé que la saignée avait été surtout nuisible quand les conditions antérieures d'encombrement, de misère, de chagrin, d'épuisement avaient été portées au plus haut point, comme cela eut lieu dans plusieurs villes en 1814; tandis que dans des conditions plus favorables, à Reims par exemple, elle a été manifestement utile au début. Elle est contre-indiquée dans la seconde période ou quand l'adynamie est profonde. De même que dans toutes les autres affections épidémiques, il faut tâtonner quelque peu avant d'asseoir son traitement; mais ce que nous venons de dire pourra peut-être servir à guider le praticien. Du reste les saignées seront générales ou locales, indiquées ou contre-indiquées par l'intensité et la nature des accidents et des complications, comme pour la fièvre typhoïde.

Les *toniques* et les *stimulants* peuvent ici être employés dès le début, surtout quand l'adynamie prédomine dès les premiers moments de la maladie. Nous n'avons rien de particulier à en dire.

Les boissons seront, suivant les cas, la limonade vineuse, les infusions amères ou bien les solutions de sirops acides, la limonade, etc. Les malades préfèrent souvent l'eau pure, fraîche.

Beaucoup de personnes emploient les *révulsifs* dès la première période. Les circonstances qui réclament plus particulièrement leur emploi sont l'adynamie, les congestions viscérales bien caractérisées et surtout la pneumonie.

Les affusions ou les lotions froides, l'enveloppement dans les draps mouillés calmeront l'ardeur brûlante qui dévore les malades et, employés dans la seconde période, pourront préparer les crises par diaphorèse. Dans cette seconde période, il faut surtout se guider sur les prédominances symptomatiques afin de combattre les phénomènes qui se manifesteront avec le plus d'intensité. Il n'y a encore ici rien de particulier à noter.

2° *Moyens hygiéniques.*—Ce que nous allons dire à ce sujet s'applique au typhus et à toutes les maladies pestilentielles (*fièvre jaune, peste,* etc.); quelques détails nous feront éviter les redites.

Quand il se déclare une épidémie de typhus, la première chose à faire c'est de disséminer les malades et les envoyer le plus loin possible du foyer primitif de l'infection; plus ils seront isolés, moins il y aura de chances de voir la maladie s'étendre et se propager. On choisira autant que possible la campagne ou des localités élevées, où l'air soit sec, vif. Le transport ne peut qu'être avantageux au malade; c'est ce que l'on a vu cent fois dans les armées quand on évacuait les hôpitaux : le mouvement et le grand air, surtout si le temps était froid, produisaient d'excellents effets sur la marche du typhus. (Lacorbière, *Du froid intus et extra,* p. 368.) Les malades seront autant que possible placés seuls dans des chambres largement aérées, faciles à ventiler et exposées au soleil. Si l'on est obligé d'en réunir plusieurs dans une même localité, de vastes hangars seront, si le temps ne s'y oppose pas, très-commodes pour servir d'hôpital. Dans les pièces ordinaires on mettra le moins de malades qu'il se pourra ; plusieurs fenêtres seront constamment ouvertes, et, par intervalle, on ouvrira celles qui sont opposées afin d'établir des courants d'air ; pas de rideaux autour des lits : l'air et l'air frais doit librement circuler partout. Les fumigations chlorurées pourront être mises en usage. Le plancher sera fréquemment arrosé avec la liqueur de Labarraque. Les soins de propreté les plus minutieux seront observés tant par les malades que par ceux qui les approchent. Toutes les communications inutiles seront sévèrement interdites, et les individus forcément en rapport avec les malades devront éviter également toutes relations avec les personnes saines ; ils devront éviter aussi autant que possible de prolonger leur séjour auprès des malades ; ils ne s'exposeront à la contagion qu'après avoir pris quelque nourriture, un peu de vin généreux, avoir fait de l'exercice. Hildenbrandt conseille de fumer ; puis ils devront fermer soigneusement la bouche, se laver les mains, changer souvent de vêtements, etc.

A l'aide de ces différentes précautions, on pourra parvenir à limiter les progrès de la maladie, à en diminuer l'intensité sur les sujets atteints et à l'empêcher de se manifester chez ceux qui sont encore bien portants.

ARTICLE II. — ENDÉMIE PALUDÉENNE (*nosolimnie*) (1).

HISTORIQUE. — Tous les modes d'expression symptomatique de la nosolimnie se trouvent indiqués et décrits dans les livres grecs ; ils y figurent même, à titre de maladies, sous les noms de *fièvre quotidienne, tierce, double-tierce, quarte, causus, léthargus, phrénitis,* etc. Hippocrate en parle aux livres II et III des maladies. — Celse les indique et donne les moyens de les guérir ; il expose longuement le régime qui convient aux différentes sortes de fièvres.

Galien avait divisé les fièvres en *éphémère, hectique* et *humorale* ou *putride.* Cette dernière comprenait les *synoques,* qui trouvaient leur cause dans une putridité du sang, à l'exception toutefois de la *synoque simple ou légitime (synochus imputris),* que, pour cette raison, il rapportait aux éphémères. La tierce intermittente et la tierce continue s'expliquaient par une altération de la bile. La quotidienne intermittente et la quotidienne continue dépendaient de la pituite insipide, l'*épiale* de la pituite salée ou âcre, la quarte et la *tétartophie* de l'atrabile ; enfin la bile et la pituite, par leur mélange et leur putridité, occasionnaient une espèce de fièvre que Galien désignait par le mot ημιτριταιος, *semi–tertiana (de differentiis febribus).* On trouve dans Galien un ingénieux rapprochement entre la fièvre tierce et le causos, rapprochement suffisamment expliqué d'ailleurs par l'identité d'origine bilieuse de ces deux affections.

---

(1) De νοσος (maladie) et de λιμνη (marais).

L'engorgement de la rate, propre aux fièvres d'accès, n'a point échappé à l'observation du médecin de Pergame, et très-probablement il était déjà connu bien longtemps avant lui. Hippocrate (de l'air, des eaux et des lieux) dit que les habitants des marais ont la rate grosse et qu'ils sont sujets à des fièvres intermittentes quartes très-opiniâtres. Aétius (tit. III, § II, cap. vij) dit, en parlant des maladies de la rate, d'après Philagrius, que ces maladies se montrent souvent chez les individus qui habitent les contrées marécageuses. Si la tumeur de la rate est causée par de la *bile jaune*, outre les autres symptômes il y aura des exacerbations tous les trois jours, si par de l'atrabile des exacerbations tous les quatre jours, si par de la pituite tous les jours.

Une fièvre des marais (*febris palustris*) est indiquée et décrite par Galien (*De vulgarib. morb. comment.*, I); mais ce qui résulte d'une lecture attentive de ses ouvrages, c'est qu'il n'avait qu'une idée bien imparfaite de l'influence des marais sur la production des fièvres intermittentes, et que loin de réunir dans un seul tout les fièvres de différents types qui auraient reconnu cette influence pour cause, Galien s'efforçait bien au contraire de les différencier minutieusement tant au point de vue théorique qu'au point de vue pratique, regrettant en quelque sorte que ses théories humorales l'obligeassent à rapprocher des affections que la différence si remarquable du type et des symptômes semblaient devoir séparer à jamais : « Comment, dit Borsieri, Galien pouvait-il expliquer le passage si ordinaire de l'intermittence à la rémittence et à la continuité en rapportant chaque type à une humeur différente? »

Les formes pernicieuses intermittentes de la maladie paludéenne avaient dû frapper les observateurs grecs, et l'on s'étonne à bon droit qu'ils n'aient reconnu ni l'origine ni le caractère intermittent de ces affections. Praxagoras de Cos aurait cependant, si l'on en croit Torti, observé le premier la fièvre soporeuse ; mais que le fait soit exact ou non, ce qui est vrai c'est que la fièvre intermittente pernicieuse ne faisait point partie du catalogue scientifique des médecins grecs. Galien dit positivement que les fièvres intermittentes ne sont jamais mortelles.

Averrhoès, Avenzoar passent aussi pour avoir signalé des premiers certaines formes de fièvres pernicieuses. Cependant si l'on veut avoir une idée quelque peu exacte de ces maladies, des détails qui ne laissent pas le moindre doute sur l'identité des faits rapportés avec les faits actuels, il faut arriver à Mercatus, en 1574. Un peu plus tard l'importation d'un remède nouveau, le quinquina, son introduction comme agent spécifique dans la thérapeutique des fièvres, et d'un autre côté les remarquables travaux de Lancisi sur les miasmes marécageux, le rôle que jouent ces miasmes dans la production des fièvres d'accès, devaient évidemment concourir à relier entre elles toutes les formes de la maladie paludéenne. Mais telle était l'impression profonde laissée dans les esprits par une distinction de maladies, appuyée sur un caractère aussi frappant que le type de la fièvre, que longtemps encore on ne pensa point à détacher du groupe des fièvres continues et rémittentes des anciens les formes qui appartenaient évidemment à la nosolimnie. Cette tâche a été la part de notre siècle, et dans la liste assez nombreuse des auteurs qui y ont plus ou moins contribué, nous devons de préférence citer ceux dont les travaux ont le plus directement concouru à ce but.

L'étiologie des fièvres d'accès a été de nos jours singulièrement éclairée par les travaux de MM. Audouard et Montfalcon. M. Audouard n'est pas le premier sans doute qui ait attribué les fièvres intermittentes à l'influence exclusive des miasmes paludéens : Borsieri parle d'un auteur anonyme qui rapportait toutes les fièvres d'accès à l'action des miasmes marécageux ; mais M. Audouard a formulé son opinion d'une manière plus précise et l'a appuyée de considérations sur les fonctions de la rate et sur l'importance des hypérémies de cet organe dans les fièvres intermittentes. (Voyez **PATHOGÉNIE**.)

M. Montfalcon, par son *Histoire des marais*, a, plus que tout autre peut-être, contribué à établir l'unité de cause des fièvres intermittentes.

Dans la symptomatologie nous distinguerons les travaux de MM. Nepple, Maillot et Boudin. Ces derniers ont été, par l'observation pratique, forcément conduits à rattacher aux fièvres intermittentes des auteurs les fièvres rémittentes et certaines fièvres continues des pays chauds et marécageux.

M. Littré a profité de ces travaux pour passer à un nouvel examen la pyrétologie grecque, et avec le sens droit et profond que chacun lui connaît, il n'a pas eu de peine à démontrer que la plupart des observations rapportées dans les épidémies d'Hippocrate n'étaient que les fièvres rémittentes et pseudo-continues des observateurs de l'Algérie.

Il reste encore, pour compléter cette histoire si compliquée de la maladie paludéenne, à rechercher par l'observation attentive et minutieuse des faits si toutes les fièvres intermittentes, *régulières, idiopathiques, cédant complétement au quinquina*, n'ont pas leur point de départ dans l'influence marécageuse. Je suis persuadé, pour mon compte, qu'en interrogeant le malade avec soin et discernement, on parviendra, sinon toujours, du moins dans l'immense majorité des cas, à découvrir le foyer dans lequel il a puisé le principe de sa maladie.

Un autre côté de la nosolimnie mérite encore de nouvelles recherches ; mais elles ne peuvent être faites que par les médecins qui pratiquent l'art de guérir dans les contrées où la fièvre paludéenne revêt toutes ses formes. Ce côté de la maladie c'est le diagnostic : il faut établir les caractères symptomatiques différentiels des fièvres continues et rémittentes en tant qu'elles peuvent être de nature paludéenne, typhoïde, phlegmasique, etc. Il est vrai que si l'on en croit M. Boudin (*Traité des fièvres intermittentes, rémittentes et continues;* Paris, 1843), il y aurait antagonisme entre les fièvres d'accès et la fièvre typhoïde, ce qui simplifierait le diagnostic, puisque là où se montreraient des fièvres continues marécageuses il ne pourrait exister de fièvres typhoïdes; mais cela est bien loin encore d'être parfaitement démontré. On peut cependant assurer, sans crainte d'erreur, que la fièvre typhoïde est plus rare dans les localités où sévit la continue paludéenne. Restent toutefois le typhus, la dysenterie et les phlegmasies.

Notons encore avant de terminer ce petit tableau historique les principaux ouvrages où l'on peut puiser une connaissance exacte des diverses formes de l'intoxication paludéenne.

A. *Fièvres intermittentes simples.* — Cullen (*Eléments de médecine pratique*); Joseph Frank (*Praxeos médic. universal. præcept.*); Borsieri (*Institutionum medic. practic.*).

B. *Fièvres intermittentes pernicieuses.* — Morton (*Opera medic. — Pyretologiæ*); Torti (*Therapeutice spécialis ad febres periodic. pernicios.*, etc.).

Morton est de tous les médecins celui qui a le plus contribué à répandre en Europe l'écorce du Pérou. Torti a surtout donné une admirable description des formes pernicieuses. Il a été à peu près littéralement copié par tous les auteurs qui sont venus après lui. C'était le plus grand éloge que l'on pût faire de son livre.

Werlhof, Lautter, Comparetti, Alibert, Bailly de Blois ont encore écrit sur les fièvres pernicieuses. Leurs descriptions sont presque toutes empruntées à l'ouvrage de Torti.

C. *Fièvres rémittentes.* — Baumes (*De l'usage du quinquina dans les fièvres rémittentes*); Nepple (*Essai sur les fièvres rémittentes et intermittentes*; Paris, 1828); puis tous les travaux des médecins anglais qui ont exercé dans l'Inde (Clark, Balfour, Maculloch, etc.).

D. *Fièvres continues.* — MM. Maillot et Boudin; Littré (traduct. des œuvres d'Hippocrate).

E. *Affections paludéennes apyrétiques*; *fièvres larvées*; *fièvres toxiques.* — Casimir Médicus, Arloing (*Mémoire sur les fièvres locales*); Mongellaz (*Irritations intermittentes*). On trouve aussi dans l'excellent ouvrage de M. Nepple des exemples d'affections intermittentes apyrétiques.

F. *Affections spléniques.* — M. Audouard, déjà cité. — M. Piorry a plus que tout autre étudié l'état de la rate dans les fièvres d'accès. La plessimétrie lui a permis de mesurer avec la plus grande exactitude l'hypersplénotrophie, d'en suivre toutes les modifications pendant les accès et pendant l'apyrexie, de calculer mathématiquement l'action si prompte et si énergique des sels de quinquina sur cet organe. Nous dirons plus loin quel rôle ce professeur fait jouer à la rate dans la production des fièvres d'accès; mais tout d'abord avertissons nos lecteurs que ces doctrines qui donnent pour cause à la fièvre intermittente l'état de la rate ne sont rien moins que nouvelles. Avicenne (lib. III, fer. 15, tract. II, cap. I, *De ægritudinibus splenis*) dit que les gonflements de la rate peuvent donner lieu à différentes sortes de fièvres, de même que celles-ci engendrent sa tuméfaction. Ainsi elle est souvent gonflée à la suite des fièvres tierces impures, des fièvres pestilentielles et des fièvres mixtes, et ces lésions se montrent surtout dans l'automne.

SYNONYMIE. —Fièvres intermittentes. — Fièvres pernicieuses; fièvres continues et pseudo-continues des pays chauds. — *Causus.* — *Fièvre ardente* des anciens auteurs. — *Hémitritée, épiale* (Galien). — *Typhus paludéen, fièvre splénique* (Audouard); *limnhémie* (Boudin); *splénopathie, hypersplénotrophie, splénémie* (Piorry).

DÉFINITION. — La *nosolimnie* est une maladie ordinairement pyrétique, aiguë, donnant lieu à des manifestations morbides très-variées : symptomatiquement, à des fièvres intermittentes, rémittentes, continues, à des affections sans fièvre; organiquement, à des congestions très-diverses de la rate, — toutes manifestations caractérisées par une origine commune, l'influence marécageuse, et par la faculté de céder simultanément au même agent spécifique, le quinquina.

SYMPTOMES, MARCHE, DURÉE, TERMINAISONS. — Précédée ou non des phénomènes précurseurs communs à toutes les maladies spontanées (*prodrômes, incubation*), céphalalgie, vertiges, malaise, inappétence, lassitudes, brisement des membres, œil cerné, conjonctives légèrement jaunâtres, quelquefois nausées et vomissements, etc., la maladie éclate.

Invasion. — La nosolimnie se présente sous des aspects très-divers qui constituent autant de degrés ou plutôt de formes spéciales que nous réduirons à quatre pour donner une idée générale de l'ensemble de la maladie :

1° Nosolimnie *foudroyante.*

2° Nosolimnie *pernicieuse* continue, rémittente ou intermittente.

3° Nosolimnie *simple, bénigne* continue, rémittente ou intermittente.

4° Nosolimnie *apyrétique* organique ou fonctionnelle, continue, rémittente ou intermittente.

On voit, par ce tableau des diverses formes sous lesquelles la maladie paludéenne peut se présenter, que c'est bien là la marche et l'évolution ordinaires de toutes les pestes. Dans le plus haut degré de la maladie, il n'y a point de réaction; l'individu tombe comme foudroyé, frappé d'apoplexie ou de syncope. Dans un second degré ou plutôt dans un second mode d'expression phénoménale de la maladie, la marche est encore très-rapide, le danger très-grand. Un accès fébrile se déclare; mais l'un des stades se prolonge: les phénomènes qui le constituent acquièrent leur plus haut degré d'intensité, c'est le froid ou la sueur. Dans une autre circonstance ce sera l'un des symptômes ordinaires et communs de l'accès fébrile, la somnolence ou le délire, le vomissement, qui par sa prolongation et son aggravation jettera le malade dans un danger imminent. Il n'y aura pas de réaction, ou la réaction ne sera qu'imparfaite. Si la nosolimnie est continue ou rémittente, la mort a lieu du second au septième jour; si elle est intermittente, la mort aura lieu au second ou troisième accès, rarement plus tard.

Dans un degré moindre encore ou dans la forme la plus ordinaire de la maladie, l'affection est le plus souvent intermittente. Sa marche est beaucoup plus longue; la maladie est essentiellement pyrétique. Les accès fébriles, caractérisés par la succession des trois stades, frisson, chaleur et sueur, se répètent après des intervalles d'apyrexie, d'une durée déterminée, qui constituent le type de la fièvre. Quelquefois ces accès se rapprochent et finissent par s'enter l'un sur l'autre, en telle sorte que le frisson du nouvel accès se montre que la sueur de l'autre n'est pas encore survenue (*fièvre rémittente*); puis dans quelques cas les différents stades de froid allant à chaque retour en s'amoindrissant finissent par disparaître tout-à-fait (*fièvre continue*).

Enfin dans les formes pour ainsi dire avortées de la maladie paludéenne, formes que l'on peut comparer, avec assez de justesse, aux rougeoles sans catarrhe ou bien encore à ces bubons ou anthrax qui se manifestent sans fièvre chez certains pestiférés, le mal n'est plus caractérisé que par la congestion splénique, l'ophthalmie ou quelque névralgie périodique, et pour que l'on ne puisse conserver aucun doute sur le véritable caractère de ces affections sans fièvre, on observe des cas intermédiaires entre cette espèce et l'espèce précédente, c'est-à-dire des cas où une fièvre à peine sensible accompagne à chaque accès l'affection locale et même dit-on des fièvres partielles : le frisson ou la sueur bornés à une moitié du corps, à un bras ou à une jambe (*fièvres topiques*).

Toutes ces formes de la nosolimnie sont pour ainsi dire autant de maladies différentes. Toutefois il faut dire que dans les contrées marécageuses, il n'est pas rare d'observer la combinaison de ces différentes expressions morbides ou de les voir se succéder l'une à l'autre, se remplacer mutuellement. C'est ainsi que chez le même individu l'on peut voir apparaître successivement la fièvre intermittente simple, la fièvre rémittente, la fièvre continue, ou bien la fièvre intermittente devenir pernicieuse au troisième ou quatrième accès; réciproquement la fièvre pernicieuse peut se changer en fièvre intermittente simple. Ailleurs, plus ou moins de temps après une fièvre intermittente surviendra, une ophthalmie, une névralgie se montrant par accès avec le type de la fièvre qui l'a précédée. D'un autre côté ne voit-on pas dans les sphères de ces foyers de contagion paludéenne régner en hiver les fièvres intermittentes, au printemps les fièvres rémittentes, en été les fièvres continues, ce qui prouve l'affinité de toutes ces pyrexies quel qu'en soit le type.

La nosolimnie simple étant à Paris l'expression la plus ordinaire et pour ainsi dire la seule, à quelques exceptions près, de la maladie paludéenne, c'est par elle que nous croyons devoir commencer l'étude des formes. Ce n'est que le plus léger degré de la maladie; elle est à la fièvre pernicieuse ce que la cholérine est au choléra bleu.

NOSOLIMNIE SIMPLE.

Elle se présente sous les cinq aspects de fièvre intermittente, rémittente, continue, d'affection fébrile, d'affection sans fièvre.

A. *Fièvre intermittente* (simple, bénigne, régulière). — Elle est légère ou intense, constituée par une série d'accès fébriles séparés par un temps d'arrêt appelé *apyrexie.*

a. L'accès se compose de trois périodes ou stades ; il est précédé ou non des phénomènes précurseurs communs à toutes les maladies spontanées.

Premier stade. — *Frisson.* — Période de concentration, *tempus exhorrescentiæ* (Sydenham), — Annoncé par un sentiment de malaise général et de faiblesse, des bâillements et des pandiculations, de la tendance au sommeil, le froid s'empare du malade ; il commence le plus souvent par les extrémités et gagne successivement les parties les plus rapprochées du centre ; d'autres fois il semble partir du dos ou descendre des épaules, puis il se distribue plus ou moins irrégulièrement sur toutes les parties du corps, donnant au malade la sensation de courants froids qui semblent ramper à la surface de la peau ou d'un refroidissement général et tel qu'on l'éprouverait si le corps était en partie ou en totalité plongé dans l'eau froide. Les auteurs ont admis d'ailleurs trois degrés dans ce stade de froid : 1° un léger (*algor*) : c'est un simple refroidissement du corps ; 2° un degré moyen (*horror*) : au froid s'ajoute un sentiment d'horripilation, de frémissement avec érection des papilles cutanées (*chair de poule*) ; 3° dans un troisième degré (*rigor*), il y a tremblement général ; le corps est agité de mouvements presque convulsifs : craquements des mâchoires, grincements des dents ; les mouvements se communiquent aux couvertures et au lit sur lequel repose le malade. Le faciès, les mains présentent un aspect tout particulier : le visage semble amaigri, les mains sont diminuées de volume et assez même pour que les bagues aient pu tomber des doigts ; la peau est pâle, décolorée, d'une teinte légèrement verdâtre ou plombée, livide (*peau anserine*), les ongles bleuâtres, les paupières cernées. La sensation de froid éprouvée par le malade n'est nullement en rapport avec la température du corps constatée par l'application de la main ou du thermomètre. Loin de là même, il semblerait que le plus ordinairement dans les fièvres intermittentes simples il y aurait plutôt élévation (de 1° à 3°) que diminution de température ; c'est au moins ce que prouve l'application du thermomètre sous l'aisselle pendant le frisson de la fièvre. Les expériences qui ont eu pour but de constater ce fait sont déjà bien anciennes ; mais elles ont été répétées dans ces derniers temps par M. Gavarret, et ses résultats ont été confirmés par d'autres expériences semblables du docteur Monneret. Nous croyons qu'il n'en doit être ainsi que dans les fièvres simples, où la réaction commence pour ainsi dire en même temps que le frisson. Dans les fièvres algides, où le malade meurt souvent pendant la période de collapsus, les choses doivent se passer comme dans la période algide du choléra, où le thermomètre dénonce un abaissement de la température normale du corps. (Voyez l'art. *Fièvre* dans la **SÉMÉIOTIQUE** et la **PATHOLOGIE GÉNÉRALE**).

Pendant cette période, le malade offre les symptômes suivants. Légère mussitation ou difficulté dans l'exercice de la parole; la voix est cassée, entrecoupée, altérée dans son timbre. Plaintes continuelles du malade, qui pour se réchauffer se blottit et se ratatine sous les couvertures; quelquefois grincements de dents; d'autres fois sorte d'engourdissement ou de torpeur des facultés intellectuelles avec céphalalgie plus ou moins vive. La bouche est sèche, la langue normale ou légèrement muqueuse, la bouche pâteuse, la soif vive. Le pouls est ordinairement petit, faible et *accéléré :* les auteurs disent cependant qu'il est plus rare que dans l'état normal au début du frisson. Nous n'avons pas constaté ce fait. La respiration est aussi plus fréquente, courte, souvent anxieuse; les urines sont pâles, aqueuses, ayant tous les caractères des *urines crues* (1); souvent nausées et vomissements. Le malade se plaint quelquefois de douleurs dans les hypochondres, notamment dans l'hypochondre gauche, où la percussion, qui souvent développe la douleur quand elle n'existait pas, permet de constater l'augmentation du volume de la rate.

La durée du stade de froid est de vingt minutes, une demi-heure à une ou deux heures, rarement trois ou quatre et plus rarement encore cinq ou six heures, si ce n'est dans la fièvre algide.

Deuxième stade (chaleur), période de réaction ; *tempus ebullitionis seu fermentationis.*— Le froid diminue; la chaleur s'élève par degrés, se répand sur les parties extérieures du corps, puis gagne les parties profondes. Quelquefois le malade éprouve un sentiment de chaleur à l'extérieur et une sensation de froid intérieur. La réaction commence assez souvent par la tête ou l'épigastre pour gagner de là le reste du corps.

Au début du stade, la chaleur est modérée et douce; elle s'élève ensuite graduellement et devient quelquefois mordicante et âcre; sèche dans le principe, elle est sur la fin halitueuse, humide. La peau perd sa pâleur et devient rosée et rouge; les parties molles reprennent aussi et semblent même dépasser leur volume normal; la turgescence se fait particulièrement remarquer à la face: les veines sont gonflées, les artères battent avec force, l'œil est animé, les joues fortement colorées. Le malade

---

(1) Quelques auteurs disent que les urines sont plus rares pendant le frisson. Peut-être en effet sont-elles moins abondantes que pendant la chaleur; mais le malade éprouve à coup sûr plus souvent le besoin d'uriner ; seulement la quantité d'urine est chaque fois moins considérable que pendant le stade de réaction. La soif est plus vive pendant la période de la chaleur, la quantité de boissons ingérées dans l'estomac plus abondante, et avant la sueur il est certain que le malade doit rendre une quantité d'urine plus forte que pendant le stade de concentration. Cependant la plupart des auteurs disent le contraire.

éprouve un sentiment de douleur contusive, de fatigue générale ou de brisement des membres. La céphalalgie se déclare ou augmente; elle s'accompagne d'un poids sus-orbitaire qui n'existait pas dans la première période. — Le passage du froid à la chaleur est loin, comme on le voit, d'être un retour à l'état normal; cependant il n'est pas exempt d'un certain sentiment de bien-être quand la céphalalgie n'est pas trop violente. Quand la réaction est violente, chez les sujets nerveux on peut observer quelquefois un léger délire ou seulement un *subdélirium*; chez les enfants, des convulsions, des attaques d'éclampsie (Rosen). Le pouls se développe graduellement : il est au plus haut degré du stade plein, fréquent et fort ; la respiration est plus libre, plus grande. La soif est vive, provoquée par la chaleur et non plus comme dans le frisson par l'empâtement de la bouche. L'urine se colore; son émisssion a lieu moins souvent que dans le stade de frisson. La durée de ce stade est de 15 ou 20 minutes à plusieurs heures.

Troisième stade (*sueur*), période de dépuration; *tempus despumationis*.—La chaleur humide est le commencement de ce stade. Peu à peu la sueur augmente; elle est quelquefois partielle, plus souvent générale, rare ou abondante de manière à mouiller et à traverser les draps et même les matelas; inodore ou le plus souvent d'une odeur aigre particulière, ténue ou visqueuse, épaisse, jaunâtre. Sa présence au début du stade est accompagnée de chaleur et vers la fin d'un sentiment de froid qui tient tout ensemble à la chute de la fièvre et à l'abaissement de température du liquide appliqué à la surface du corps. Cette période se caractérise par l'amoindrissement et la cessation totale de la céphalalgie, l'ampleur et la mollesse du pouls, le sédiment urinaire, qu'on a comparé pour la couleur à la brique ou au bol d'Arménie. Il n'est pas rare de voir sur la fin de cette période le sommeil, provoqué par la fatigue qui succède à l'accès fébrile, s'emparer du malade et le réveil avoir lieu dans l'état d'apyrexie complète. La durée totale du paroxysme est très-variable : ordinairement de plusieurs heures, quelquefois l'accès se prolonge au delà de douze heures ou même de vingt-quatre ; il est le plus souvent de six à huit, et très-rarement il dure moins d'une heure.

Rapports et variations des stades. — Dans la fièvre dite *régulière*, les stades se succèdent dans l'ordre que nous venons de décrire. Mais la fièvre peut être irrégulière dès le principe ou le devenir quand elle a duré un temps plus ou moins long ; alors un stade peut manquer ou se trouver déplacé: la chaleur commence, puis bientôt elle est interrompue par le frisson. Quelquefois le frisson et la chaleur manquent; l'accès ne se compose que du stade de sueur. La durée proportionnelle des stades est également très-variable : le frisson est tantôt très-court, tantôt très-prolongé. Un stade peut dominer les autres: ce sera le frisson qui se fera sentir encore pendant la réaction imparfaite ou même pendant la sueur. On a vu la moitié inférieure du corps ou un membre seulement être le siége d'un froid glacial et la partie supérieure du corps ou un autre membre être simultanément le siége d'une chaleur brûlante ; mais cela ne s'observe en général que dans les !fièvres irrégulières *illegitimes*. (Sénac, *De recondita febrium natura*, etc., page 22.)

b. *Intermittence.* — Après la fièvre, le malade se rétablit plus ou moins complétement jusqu'à l'arrivée d'un nouvel accès. On donne à ce retour apparent de la santé le nom d'*apyrexie*. Le plus ordinairement il existe pendant cet intervalle quelques légers dérangements fonctionnels : sentiment de malaise, de fatigue ; inappétence ou même dégoût pour les aliments ; langue saburrale, œil cerné, teinte légèrement janâtre du faciès ; le pouls est un peu plus fréquent que dans l'état ordinaire de santé, etc. Cependant l'apyrexie peut être parfaite ; le malade mange et vaque à ses affaires tout aussi bien que dans l'état habituel.

Les différences plus ou moins tranchées du temps d'apyrexie ont fait donner à la fièvre intermittente les expressions de fièvres *légitime* ou *illégitime*, *vraie* ou *fausse*.

L'apyrexie est complète ou presque complète dans la fièvre *légitime*, incomplète dans la fièvre illégitime.

La durée de l'apyrexie est variable ; c'est elle qui détermine le *type* de la fièvre.

Quand l'apyrexie dure de douze à quinze ou vingt heures, la fièvre est dite *quotidienne*, elle revient tous les jours ; vingt-quatre à trente-six heures, elle est *tierce* et revient tous les deux jours ; quarante-huit heures, elle est *quarte* et se reproduit de trois en trois jours. Les auteurs ont encore admis des fièvres quintanes, sextanes, hebdomadaires, trimestrielles, annuelles : l'existence de ces types n'est rien moins que prouvée. Pour ce qui est de la fièvre mensuelle, il est probable que l'on a désigné sous ce nom le léger mouvement fébrile qui précède ou accompagne chez certaines femmes les époques menstruelles ; les fièvres trimestrielles ou annuelles ne seraient également que des éphémères périodiquement développées sous l'empire des révolutions saisonnières.

Les types simples peuvent se doubler et même se tripler.

Deux accès semblables, tous les jours, séparés par une apyrexie complète constituent la *double quotidienne*. — Deux accès le même jour avec un jour intercalaire, la *tierce doublée*. — Un accès chaque jour, correspondant pour l'heure de l'invasion, l'intensité ou la durée à un accès qui a eu lieu deux jours auparavant, c'est-à-dire de manière que le premier accès réponde au troisième, le second au quatrième, c'est la fièvre *double tierce*. — Deux accès le premier et le troisième jour, un seul le deuxième jour et le quatrième, c'est la *tierce triple*. — Un accès le premier et le deuxième jour, apyrexie le troisième, le premier accès correspondant par son invasion, son intensité ou sa durée à celui du quatrième jour, le second à celui du cinquième, tel est le caractère de la fièvre *double quarte*. — Deux paroxysmes se répétant tous les trois jours font la *quarte doublée*.

Les *quartes triple* et *triplée* ont encore été admises par les auteurs ;

mais de même que la tierce triple, elles ne sont pas regardées par Pierre Franck comme des fièvres intermittentes *légitimes*. La triple quarte, que beaucoup ont confondu avec la fièvre quotidienne, a été soigneusement distinguée de cette dernière par d'autres auteurs d'un mérite éminent. Rosen, notamment, insiste sur le diagnostic de ce type composé : l'accès du premier jour correspond à celui du quatrième, l'accès du second à celui du cinquième et l'accès du troisième à celui du sixième jour.

Nous ne nous arrêterons pas plus longtemps sur les combinaisons multiples des différents types de la fièvre ; ce que nous avons dit doit suffire.

Marche, transmutation des types, terminaisons. — La fièvre intermittente simple, composée d'une série d'accès fébriles séparés par des intervalles d'apyrexie quotidiens, tierces, quartes, etc., suit une marche parfaitement régulière quand elle se termine sans changement de type, ce qui peut arriver du sixième au quinzième ou vingtième accès. Alors à l'instar de la fièvre continue, elle commence, croît et décroît ; les accès vont en grandissant d'abord, puis ils diminuent et de longueur et d'intensité. La guérison spontanée de la fièvre peut avoir lieu ainsi, sans production de phénomènes critiques, ou bien la terminaison du dernier accès coïncide avec un herpès labialis, un sédiment briqueté de l'urine plus abondant qu'aux accès précédents, une sueur plus abondante et plus épaisse, une infiltration séreuse de quelque partie du corps ou de toute sa surface, accidents auquels on a donné le nom de *crises*. Si l'on ne compte, avec les anciens médecins, que les jours pyrétiques, la fièvre intermittente, quant à sa durée, ne différera nullement de la fièvre continue, sept, quatorze, vingt et un jours ; elle sera soumise à peu près aux mêmes lois d'évolution et de terminaison. Cette guérison spontanée de la fièvre intermittente aurait lieu très-probablement aussi souvent de nos jours qu'autrefois ; mais la découverte du moyen précieux d'en interrompre les accès ne nous laisse plus que bien rarement l'occasion de voir comment se comporte la fièvre quotidienne ou tierce abandonnée à elle-même. Toutefois nous pensons que la guérison spontanée des fièvres ne serait pas la terminaison la plus ordinaire, surtout si le malade restait sous l'influence des causes qui les ont amenées ; on verrait plus souvent les accès se reproduire indéfiniment et survenir la *cachexie fébrile*, caractérisée par la teinte jaune ictérique de la peau, la bouffissure de la face, la décoloration du sang menstruel, l'amaigrissement, l'abattement des forces, le dépérissement et enfin par l'hydropisie et l'engorgement extrême de la rate, qui peut remplir la moitié ou même les deux tiers de la cavité abdominale : on voit cet organe soulever l'hypochondre gauche, déterminer dans cette région une voussure manifeste, repousser le diaphragme et le poumon gauche en haut, descendre en bas jusqu'au pubis, se porter à droite au delà des limites de la ligne blanche et comprimer ainsi tous les viscères de l'abdomen.

La fièvre intermittente, pour peu qu'elle se prolonge, est fort sujette à changer de type et présente quelquefois des irrégularités dans ses retours (fièvre *erratique*), ou les accès se rapprochent (fièvre *anticipante*), et à peine un accès est-il terminé que l'autre commence (fièvre *subintrante*). Quelquefois les accès s'éloignent au lieu de se rapprocher (fièvre *retardante*).

Sous le climat de Paris on ne voit pas la fièvre intermittente se transformer en fièvre rémittente, puis continue; mais cela n'est pas rare dans les contrées marécageuses. Il en est de même de la transformation des fièvres simples en fièvres pernicieuses. Nous ne révoquons pas en doute les quelques exemples de fièvre pernicieuse observée à Paris, à de rares intervalles; mais dans ces cas la fièvre débute d'emblée avec son caractère de perniciosité et non consécutivement à une fièvre intermittente simple. Ajoutons toutefois qu'on ne peut réellement admettre une fièvre pernicieuse que là où la succession des stades, l'existence de deux accès séparés par une intermission, la congestion de la rate, ou encore certaines conditions étiologiques, telles que l'emploi à des travaux de terrassement, ne laissent aucun doute sur la véritable nature du mal. Il est possible de conjecturer qu'une mort subite est le résultat d'un accès de fièvre pernicieuse quand à l'autopsie on ne trouve rien de bien satisfaisant pour expliquer la mort, et, suivant l'ensemble des symptômes offerts par le malade, de dire qu'il a succombé à un accès de fièvre soporeuse, convulsive, cardialgique, cholérique, etc.; mais on ne peut évidemment avoir quelque droit à soutenir une pareille hypothèse que quand a existé l'une des circonstances énumérées ci-dessus.

Variétés. — Elles dépendent du type ou de la prédominance de quelques-uns des symptômes ordinaires de la fièvre.

1° *Fièvre intermittente quotidienne*. — L'accès a lieu le matin, ordinairement de huit à dix heures. Le froid est peu marqué; le *rigor* manque. Ce n'est en général qu'un refroidissement avec un peu d'horripilation. La chaleur arrive plus lentement; elle est plus douce, plus humide, bien que parfois assez âcre au toucher. Le paroxysme a une marche moins rapide que dans la fièvre tierce; sa durée est de huit heures et quelquefois plus, quoiqu'il n'y ait rien de fixe à cet égard. La fièvre quotidienne est sujette à changer de type; les accès peuvent se répéter deux fois et même trois fois dans les vingt-quatre heures (quotidienne doublée ou triplée). Dans les contrées marécageuses elle a une certaine tendance à devenir subintrante, rémittente ou pseudo-continue.

2° *Fièvre intermittente tierce*. — Elle débute ordinairement le matin, un peu plus tard cependant que la fièvre quotidienne. L'accès a ordinairement lieu de dix heures à midi. — Le froid n'a pas une très-longue durée; mais il est plus prononcé que dans la fièvre quotidienne : le *rigor* peut s'y montrer dans toute la plénitude et l'énergie de sa plus haute expression. Au sentiment de froid s'ajoute dans quelques cas une sensation de piqûre à la peau; le malade éprouve de violentes souf-frances dans les membres et la colonne dorsale, une sorte de constric-tion et d'anxiété qui s'étend du dos au cœur et arrête la respiration (Borsieri), des nausées et vomissements bilieux ou déjections alvines de même nature, sur la fin du frisson. Puis survient la chaleur, qui croît graduellement et finit par être intense, mordicante et âcre, brûlante et telle que le malade ne peut supporter les couvertures : il jette ses bras à droite et à gauche; la respiration est fréquente, la soif ardente, etc. La durée du paroxysme est de huit à douze heures.

Au dire des observateurs anciens, la fièvre tierce *légitime* se termine-rait spontanément au septième, quelquefois au cinquième ou au neu-vième accès; dans d'autres circonstances elle ne se jugerait qu'au qua-torzième au quinzième ou même trentième accès.

Dès le troisième, quatrième ou cinquième accès, la tierce simple peut devenir pernicieuse.

Les accès de la fièvre tierce peuvent se prolonger bien au delà de leur durée ordinaire. Les symptômes bilieux sont quelquefois d'une inten-sité remarquable, un ictère général peut même se déclarer; les urines sont safranées, il y a de l'agitation, de l'insomnie, du subdélirium : c'est la fièvre tierce *illégitime* (fébris tertiana *notha* aut *spuria*).

Enfin la tierce peut changer de type, doubler ses accès tous les deux jours et plus souvent se transformer en double tierce, quelquefois mais beaucoup plus rarement en triple tierce (fièvre *hémitritée*). La fièvre tierce devient parfois quotidienne; mais cette quotidienne n'est le plus souvent que la fièvre double tierce.

3° *Fièvre intermittente quarte.* — Ses accès ont lieu dans l'après-midi, vers le soir ou pendant la nuit. Le frisson est intense, prolongé, douloureux, accompagné de brisement des membres ou même de dou-leurs ostéocopes; sa durée peut être de deux, trois heures ou plus long-temps encore. — Le stade de chaleur n'est point en rapport pour l'inten-sité avec le stade de frisson. Moins forte que dans la tierce, la chaleur est cependant plus prononcée que dans la fièvre quotidienne; elle dure cinq ou six heures, accompagnée de pesanteur de tête, et se termine par l'apparition d'une sueur peu abondante, de courte durée, quelquefois même à peine sensible. Le pouls est peu accéléré, même pendant le stade de chaleur. Souvent il n'existe point de vomissement, ainsi que l'a re-marqué Sydenham. Les évacuations abondantes de matières pituiteuses par haut ou par bas, les urines blanches aqueuses signalées par Galien se rencontrent bien quelquefois; mais il est évident que c'était là plutôt une donnée théorique que le résultat de l'observation pratique. L'apy-rexie de la fièvre quarte a ceci de remarquable, après un certain nom-bre d'accès, que l'on croirait souvent à un rétablissement complet de la santé, le malade mangeant et vaquant à ses occupations ordinaires abso-lument comme dans l'état de santé.

Les auteurs ont divisé la fièvre quarte, comme la quotidienne et la tierce, en légitime et illégitime, cette dernière beaucoup plus prolongée, n'ayant pas d'apyrexie parfaite et succédant en général à d'autres fièvres continues ou intermittentes.

La quarte peut aussi se transformer, au bout d'un certain temps, en double quarte ou quarte doublée et même triple quarte ou quarte triplée. La durée de la fièvre quarte est plus longue que celle des autres types : on la voit quelquefois se prolonger des mois et même des années; elle est aussi plus souvent accompagnée ou suivie d'engorgements des viscères abdominaux et d'hydropisie.

4° *Fièvre intermittente inflammatoire*. — On ne doit pas la confondre avec la fièvre intermittente compliquée d'une phlegmasie viscérale; elle est due à des influences spéciales et à certaines conditions physiologiques. — Le frisson est de courte durée, la réaction très-forte : chaleur intense, céphalalgie violente avec pesanteur sus-orbitaire; face rouge, animée; pouls fort, large, plein; peau rouge, quelquefois même çà et là parsemée de plaques érythémateuses ou ortiées; veines tuméfiées, battements très-apparents des artères carotides et temporales; parfois épistaxis, somnolence ou délire; dyspnée, tension douloureuse des hypochondres, soif très-vive; la langue est naturelle ou uniformément rouge; les urines sont rouges, fortement sédimenteuses, briquetées. Le sang extrait de la veine est couenneux.

5° *Fièvre intermittente bilieuse* (gastrique), *febris tertiana notha* (Borsieri). Elle affecte le type tierce quotidien ou double tierce et tend assez souvent à la rémittence ou à la pseudo-continuité. Le frisson est court, accompagné de soif vive, de céphalalgie violente; la chaleur est ardente et âcre; la peau est flavescente, jaunâtre; les conjonctives, les ailes du nez sont jaunes; la bouche est amère et sèche, la langue recouverte d'un enduit muqueux jaunâtre; rapports nidoreux, vomissements bilieux, appétence pour les acides, cardialgie, douleur épigastrique, anxiété, douleurs vives dans les articulations et les lombes, sentiment de courbature ou de brisement général.

L'apyrexie est assez ordinairement incomplète. Il reste un peu d'accélération dans le pouls, de l'inappétence, de l'amertume à la bouche, des nausées ou même des vomissements. Parfois on observe un herpès labialis. Dans quelques cas les symptômes bilieux sont très-fortement accusés : ictère, vomissements de bile, diarrhée de même nature : « *Tanta insuper bilis copia in ejusmodi febribus gignitur ut emetico exhibito exundare videatur...* » (Sénac, ouvrage cité, page 14.)

M. Littré (*Dict. de méd.*, article *Fièvre intermittente*) dit qu'on peut rapporter à deux états morbides différents la fièvre intermittente bilieuse : 1° à l'embarras gastrique, 2° à une irritation des organes gastro-hépatiques. Cette fièvre ne serait plus une forme particulière, mais bien alors une complication. Si l'on veut cependant considérer que l'embarras gastrique et l'irritation gastro-hépatique ne sont que deux affections pour ainsi dire conjecturales, deux entités créées à plaisir pour expliquer

un fait ; si d'un autre côté on veut bien remarquer que les symptômes
bilieux augmentent avec la maladie, cèdent à la médication spécifique
dirigée contre elle, aux saignées dans la pneumonie, au quinquina dans
la fièvre intermittente, on sera naturellement conduit à ne voir dans cet
ensemble de phénomènes qu'un mode particulier d'expression propre à
toutes les maladies spontanées fébriles et non une complication.

6° *Fièvre intermittente muqueuse.* — Caractérisée par des évacuations
glaireuses, incolores, *pituiteuses*, les aphthes, les affections vermi-
neuses, le catarrhe bronchique, le type quotidien. D'autres circonstances
ont été empruntées à l'âge, à la constitution du sujet, aux saisons pendant lesquelles se déclare cette forme morbide pour ajouter aux traits qui
la distinguent des autres formes. Elle attaque particulièrement les enfants et les jeunes gens, les femmes, les sujets à tempérament lymphatique ; elle sévit en automne, se montre de préférence dans les localités
froides et humides. Cette fièvre intermittente muqueuse n'est pas seulement, comme on serait au premier abord tenté de le croire, une entité
humorale transmise d'âge en âge depuis la création des quatre humeurs,
des quatre tempéraments, des quatre saisons, jusqu'à nos jours : elle a
une base plus solide que la théorie, c'est l'observation pratique.

Fréquence relative des types. — C'est là sans doute l'un des points de
l'histoire des fièvres que la statistique aurait dû éclairer, et jusqu'à présent elle n'a donné que des résultats contradictoires. Évidemment les
observateurs n'ont pas tenu compte de tous les éléments du problème.

La plupart des médecins anciens, et avec eux Fernel et Hoffmann,
ont avancé que le type tierce était le plus commun, que les types quotidien et quarte ne venaient qu'après lui dans l'ordre de fréquence. Les
chiffres de nos contemporains ont confirmé l'observation quant au type
quarte, évidemment le plus rare des trois ; mais la question n'est pas
décidée relativement aux types quotidien et tierce. Voici les chiffres
proportionnels de MM. Nepple et Maillot.

Nepple, dans la Bresse,	quotidiennes.	198
	tierces.	115
	quartes.	59
Maillot, à Bone,	quotidiennes.	1,598
	tierces.	730
	quartes.	26
A Alger,	quotidiennes.	596
	tierces.	171
	quartes.	6

Assurément si l'on n'avait égard qu'à ces chiffres, ils parlent assez
d'eux-mêmes, et la fièvre quotidienne l'emporterait et de beaucoup sur
la tierce. Mais d'abord on ne peut s'empêcher de remarquer la différence qui existe sous le rapport de la proportion de ces chiffres entre les
observations recueillies sur le sol algérien et celles prises sur le sol de

la France. Dans les premières, la quotidienne est à la tierce comme 1 : 1,7, dans les secondes comme 1 : 2,4. Cela prouve de suite que la proportion varie suivant les climats ; elle ne varie pas moins sans doute suivant les âges, suivant le génie épidémique, et il n'en faut pas davantage pour expliquer la divergence d'opinion des auteurs ; et quand des relevés statistiques nombreux, exacts et tenant compte de toutes les circonstances indiquées se seront produits, on en reviendra au sentiment commun, que sous le climat de Paris la fièvre tierce est, année moyenne, un peu plus fréquente que la fièvre quotidienne. — Autre observation : c'est que la quotidienne et la double tierce se trouvent souvent confondues par les modernes, tandis que les anciens attachaient une grande importance à la distinction de ces deux types. On sait qu'ils avaient été même jusqu'à nier en principe l'existence de la quotidienne légitime ; il n'est donc pas surprenant que pour eux la tierce ait été placée au premier rang sous le rapport de la fréquence.

B. *Fièvre rémittente simple.* — Elle est constituée par des accès périodiques, intermittents, de frisson, chaleur et sueur, complets ou incomplets et séparés par un mouvement fébrile moins fort que pendant le stade de réaction. Comme la fièvre intermittente simple, elle est légère ou intense ; plus souvent elle affecte ce dernier caractère. — *Prodrômes.* —Céphalalgie, malaise général, sentiment de lassitude, nausées, abattement, dépression générale des forces, accélération du pouls. Puis bientôt le frisson se déclare ; il est ordinairement peu prononcé, quelquefois entrecoupé par des sensations irrégulières de chaleur. Le faciès est pâle, décoloré ; le pouls petit et fréquent.

La période de réaction ne tarde pas à se montrer ; mais de même que le stade de froid offrait un mélange de frissonnement et de bouffées de chaleur, le stade de chaud présente des alternatives de chaleur et de refroidissement. Cependant la réaction finit par l'emporter. Le pouls se relève ; la peau devient chaude, la face vultueuse ; la parole est animée ; on observe du délire ou du coma dans les cas où la fièvre rémittente a quelque tendance à revêtir le caractère pernicieux ; langue rouge et sèche ; quelquefois des nausées, des vomissements plus ou moins abondants et répétés ou de la diarrhée. Cette période de la chaleur, plus longue que les autres, se prolonge assez souvent douze ou quinze heures, et ce n'est que vers la fin que se manifeste la sueur. Après l'accès, le pouls reste fréquent ; le malade se sent abattu ; la soif et les nausées persistent ; l'urine dépose un sédiment briqueté.

Aux accès suivants, les symptômes augmentent peu ou décroissent ; les stades se régularisent, le frisson se prononce davantage ; la sueur est plus abondante, la période de la chaleur moins longue ; les accidents de l'intermission sont moins marqués ; la fièvre prend le caractère d'intermittente simple ou disparaît complètement. Le type de la fièvre rémittente est ordinairement double tierce ou quotidien, bien rarement tierce, et quarte bien plus rarement encore.

, Tel est le tableau de la fièvre rémittente simple considérée d'une manière générale. Les formes sont, comme celles de la fièvre intermittente, établies sur le type ou sur un ordre prédominant de symptômes.

Le type de la fièvre rémittente est ordinairement quotidien ou double tierce, quelquefois tierce, quarte même si l'on en croit Baumes. Les formes tirées des symptômes sont inflammatoire, bilieuse et muqueuse comme dans les fièvres intermittentes simples. Mais ici nous ajouterons une nouvelle forme que nous appellerons forme *putride* ou *typhoïde*.

Les rémittentes simples *légères* n'ont aucun caractère symptomatique prédominant ou se rapprochent des états inflammatoire et muqueux. Les rémittentes *intenses* se montrent plus particulièrement sous les formes bilieuse et putride.

Nous n'ajouterons rien à ce que nous avons déjà dit des états inflammatoire et muqueux à propos des variétés de la fièvre intermittente. Quelques mots seulement sur les deux formes spéciales de la fièvre rémittente intense.

a. *Rémittente bilieuse.*— Propre aux pays chauds et pluvieux, aux régions intertropicales ; endémique dans l'Inde ; confondue par les uns avec les phlegmasies du foie, par d'autres avec la fièvre jaune, qui suivant M. Chervin ne serait qu'une des manifestations de la maladie paludéenne, — la fièvre rémittente bilieuse a pour principaux caractères: céphalalgie intense, alternatives de frisson et de bouffées de chaleur, puis bientôt chaleur brûlante, sèche et âcre au toucher, répandue sur tout le corps. Le pouls d'abord petit et faible se relève bientôt et devient dur, vibrant et extrêmement fréquent; la soif est ardente; les nausées et vomissements bilieux sont accompagnés d'une épigastralgie des plus violentes, d'un sentiment de tension dans les hypochondres; la langue se sèche; les dents, toutes les parties de la bouche se recouvrent de fuliginosités; la peau présente une teinte ictérique, les conjonctives sont jaunâtres; l'urine est sédimenteuse; le ventre quelquefois resserré, plus souvent relâché; les déjections sont bilieuses, noirâtres, exhalent une odeur fétide. Somnolence, assoupissement ou délire, prostration extrême. La sueur survient ; elle est générale ou bornée à quelque partie du corps. Puis bientôt les accidents diminuent d'intensité; le malade éprouve un mieux sensible jusqu'au retour d'un nouvel accès.

b. *Rémittente putride.* — La maladie débute aussi d'ordinaire par un frisson, variable d'intensité, accompagné et suivi de céphalalgie, puis de réaction : chaleur à la peau, soif, rougeur sèche de la langue ; inquiétude, douleurs et brisement des membres; agitation, cris, plaintes du malade ; le pouls est dur, vibrant, très-fréquent; la sueur se montre à peine. Les accidents éprouvent bientôt une rémission marquée ; aux accès suivants vient tout le cortége des symptômes de la fièvre *ataxo-adynamique*, le délire, les mouvements spasmodiques, les convulsions même, les soubresauts de tendons, les pétéchies, les hémorrhagies intestinales, etc. La terminaison des formes rémittente bilieuse et rémittente putride est

toujours fatale quand la médication ne vient pas interrompre à temps la
marche des accidents graves qui les caractérisent.

·La fièvre rémittente putride est, tantôt, plus spécialement caractérisée
par l'appareil de symptômes propres aux *fièvres malignes*, tantôt par celui des fièvres *putrides* proprement dites.

C. *Fièvre pseudo-continue simple.* — Mouvement fébrile continu; caractérisé par les phénomènes propres au stade de chaleur, d'une durée
variable de trois, cinq, sept et même quinze et vingt jours, et se terminant par la cessation graduelle et définitive des symptômes qui le caractérisent ou par son changement en un type rémittent ou intermittent, régulier ou irrégulier.

Le frisson manque quelquefois ; d'autres fois c'est un simple refroidissement accompagné de petite toux. (*De recondita febrium*, etc., p. 91.)
Céphalalgie, peau chaude, pouls dur et fréquent, arthralgies ou douleurs
des membres inférieurs ; la langue est rouge et sèche ; il y a assoupissement, stupeur, coma ou délire, cardialgie, agitation, souplesse du ventre, diarrhée, pétéchies et quelquefois selles sanguinolentes ; le sang tiré
de la veine n'offre pas de couenne. Cet appareil de symptômes annonce
un état grave, et bien que les malades qui les ont présentés, et dont
l'histoire a été recueillie par M. Laveran et publiée dans un recueil périodique, aient guéri, on ne peut en conclure qu'une chose, c'est que le
quinquina a enrayé des accidents qui peut-être sans lui auraient eu une
autre issue. Assurément on ne peut pas regarder cet ensemble de phénomènes comme constituant essentiellement la fièvre paludéenne continue bénigne ; mais les symptômes ne devaient pas être, il y a lieu de
le présumer du moins, aussi graves dans les fièvres continues dont parle
l'auteur du livre *De recondita febrium*, fièvres continues de trois, cinq
et quelquefois quinze et vingt jours, qui régnaient en même temps que
des fièvres intermittentes : «Ces fièvres continues, dit l'auteur, recon-
naissaient la même origine, exigeaient le même traitement et se chan-
geaient quelquefois en rémittentes ou intermittentes, ou encore après
trois ou cinq jours de continuité, elles cédaient pendant un jour pour
reprendre ensuite leur marche continue. » (Ouvrage cité, page 91.) Il
est vraiment à regretter que Sénac, qui passe pour être l'auteur de cet
opuscule, n'ait pas donné une histoire plus circonstanciée des maladies
dont il avait si bien reconnu la véritable nature.

D. *Affection fébrile* (premier groupe des *fièvres larvées*). — Cette
forme de nosolimnie est assez rare. Elle est ordinairement intermittente et consiste dans un symptôme ou une affection locale, *névralgie,
congestion, hémorrhagie, convulsion*, revenant périodiquement sous le
type quotidien, tierce, double tierce ou quarte, et précédée ou accom-
gnée d'un accès fébrile peu marqué et le plus souvent incomplet.

E. *Affection sans fièvre* (*fièvre topique* ou *locale* et deuxième groupe
de *fièvres larvées*). — État morbide local, léger ou intense, intermittent ou rémittent, le plus souvent intermittent avec le type quotidien ou

tierce, très-rarement le type quarte et consistant soit dans un frisson borné à un membre ou dans une sueur locale, ce qui est rare, ou bien dans une congestion telle que l'ophthalmie, ou enfin dans une douleur locale, comme l'hémicrânie, la splénalgie, etc.

Marche de la nosolimnie bénigne; fréquence relative de ses formes principales.—L'aspect le plus ordinaire sous lequel se présente la nosolimnie bénigne est la fièvre intermittente; les fièvres rémittente et continue sont beaucoup plus rares. La fièvre intermittente s'observe à peu près dans toutes les localités, dans des proportions inégales il est vrai; mais elles n'en existent pas moins, soit qu'elles aient pris racine dans le pays même où on les observe, soit qu'elles proviennent d'un foyer de contagion plus ou moins éloigné. Dans les contrées marécageuses, dans certaines épidémies, comme celles dont parle l'auteur du livre *De recondita febrium*, on voit les intermittentes se changer en rémittentes ou continues. Ces transmutations, rares dans nos climats, sont très-communes dans les pays marécageux. C'est après un temps variable que ce changement a lieu. L'inverse peut également s'observer : c'est-à-dire qu'après avoir duré plus ou moins de temps, les fièvres rémittentes ou continues se changent en fièvres intermittentes.

NOSOLIMNIE PERNICIEUSE.

La nosolimnie maligne débute d'emblée avec les caractères qui lui sont propres ou succède à la nosolimnie bénigne. Elle peut se montrer au troisième, quatrième, cinquième accès d'une fièvre intermittente simple, d'une fièvre rémittente, ou vers le second, troisième ou quatrième jour d'une fièvre continue. La nosolimnie maligne *primitive* est *sidérante* quand elle tue dès le premier accès, *intermittente* quand le malade, après le premier accès, se rétablit à peu près complétement jusqu'au retour d'un nouvel accès, *rémittente* quand les symptômes ne présentent qu'une *rémission* et non une *intermission* proprement dite, enfin *continue* quand les symptômes se prolongent avec une intensité soutenue bien au delà du terme ordinaire des accès fébriles. Beaucoup de fièvres données par les auteurs comme des intermittentes pernicieuses ne sont que des fièvres sidérante, rémittente ou pseudo-continue.

Symptômes. — Son début est brusque ou marqué par des prodrômes, précédé ou non d'accès de fièvre bénigne.—*Prodrômes.* Céphalalgie, inquiétude, courbature, brisement des membres, vertiges ou somnolence, abandon des forces, etc. Si la fièvre commence par des accès simples, ces accès prennent un caractère plus sérieux; ils arrivent plus promptement à leur summum d'intensité, s'accompagnent de plus d'angoisse, de plus d'anxiété, et si l'on voulait admettre dans ce cas, avec la plupart des auteurs, une transformation de la fièvre bénigne en fièvre maligne, il serait assez difficile de dire où finit l'une et où commence l'autre; mais pour nous le caractère pernicieux existe dès le début, bien qu'il ne se révèle pas toujours par quelque phénomène insolite ou par les symptômes qui bientôt ne permettront aucun doute.

Les phénomènes caractéristiques de la forme pernicieuse consistent en des modifications des stades de la fièvre simple : irrégularité des accès, leur prolongation de douze à trente-six heures ; différences de proportion dans la durée des stades, anticipation d'un stade sur les autres, prolongation du frisson avec une durée à peine sensible de la période de réaction ; puis des sueurs froides ou sueurs dès le début; quelquefois c'est la période de réaction qui domine, mais qui est portée à des limites extrêmes : la peau est aride, sèche, brûlante; la soif inextinguible. Ces phénomènes sont accompagnés, comme en général toutes les maladies épidémiques, d'une dépression profonde des forces. — Une seconde catégorie de symptômes consiste dans les troubles fonctionnels d'un organe important. Rien ne varie plus que ces symptômes, qui demandent à être étudiés isolément dans chacune des formes spéciales de la fièvre pernicieuse. — L'intermittence est rarement parfaite dans la fièvre maligne, et le plus souvent elle est de courte durée ; c'est toujours une ombre des symptômes caractéristiques de la forme, qui persiste pendant l'intermission. Nous le répétons, l'apyrexie complète est rare ; la durée de l'intermission est en général fort courte, souvent irrégulière et insidieuse; elle tend le plus ordinairement à disparaître dès le second ou troisième accès et semble vouloir devenir subintrante ou continue.

Le type qu'affecte cette maladie est généralement le type tierce ou double tierce. Dans ce dernier cas, quoi qu'en aient dit les auteurs, la fièvre est bien de fait quotidienne, que les heures de fièvre se correspondent ou ne se correspondent pas, puisqu'il existe un accès tous les jours.

La fièvre pernicieuse se termine spontanément, dans quelques cas rares, par le retour à la santé : les symptômes graves ont peu à peu cessé; la fièvre est devenue bénigne, puis bientôt elle a cessé complétement. C'est là malheureusement l'exception, car la mort est en quelque sorte la terminaison élective de la fièvre pernicieuse. Elle peut avoir lieu dans toutes les périodes de l'accès fébrile, pendant le frisson comme pendant la sueur, à la fin de l'accès et même pendant l'intermittence.

Des accidents particuliers, tels que la rupture de la rate, peuvent s'adjoindre à la fièvre pernicieuse et en hâter la terminaison fatale.

Variétés. — Elles sont fondées : 1º sur le type ; 2º sur la prédominance excessive de l'un des stades de la fièvre (algide, diaphorétique, ardente) ; 3º sur la prépondérance des phénomènes communs ou sympathiques (cholérique, cardialgique, atrabilaire, dysentérique, délirante, soporeuse, etc.).

1º *Sidérantes et intermittentes pernicieuses*. — Torti les divise en *comitatæ*, accompagnées d'un phénomène insolite étranger à la symptomatologie ordinaire des fièvres, et *solitariæ* ou sub-continues, qui ne présentent aucun symptôme prédominant ou ne le présentent pas au même degré que les précédentes et tendent à la continuité. Ces dernières ne sont pas toutes malignes ou pernicieuses (1); elles comprennent encore les fièvres dites *spuriæ* ou *nothæ*. Torti partage en outre les *comitatæ* en *colliquatives* (cholérique, dysentérique, diaphorétique, etc.) et en *coagulatives* (syncopale, algide, comateuse).

Les divisions des auteurs modernes sont empruntées à l'anatomie et à la physiologie. Alibert (*Traité des fièvres pernicieuses*, page 142) propose de les diviser par rapport au siége en deux groupes correspondant aux vies organique et animale. M. Maillot les partage en irritations de l'appareil nerveux, des organes abdominaux et thoraciques. Toutes ces divisions nous paraissent pour le moins inutiles. Nous réduirons le nombre des fièvres pernicieuses autant que cela nous sera possible, et nous passerons en revue ces formes dans l'ordre de leur fréquence.

A. *Fièvre soporeuse, comateuse ou carotique.* — Après quelques jours de fièvre simple, pendant l'accès fébrile, sur le déclin du stade de froid ou pendant l'intermission, d'autres fois sans être précédé ni de prodrômes ni de fièvre bénigne, se déclare le symptôme apoplectique qui caractérise cette forme pernicieuse. Le malade tombe par degrés ou soudainement dans un coma profond dont ne le tirent qu'imparfaitement les excitants les plus forts. Il y a résolution des membres, cessation des mouvements, suppression ou obtusion de la sensibilité. L'œil est immobile ; la pupille, plus ou moins insensible à la lumière, est dilatée ou contractée. Le pouls, petit et faible pendant la période de concentration, se relève pendant le stade de chaleur ; il devient dur, vibrant et conserve quelquefois ce caractère pendant toute la durée des symptômes apoplectiques. Cet état persiste pendant un temps variable ; puis le malade recouvre, en partie du moins, l'usage de ses facultés intellectuelles, le sentiment et le mouvement. L'intermittence est rarement complète : le plus souvent il y a pendant cet intervalle propension au sommeil, altération de la mémoire. Le malade oublie souvent ce qu'il vient de demander ; il prend le vase à uriner et se rendort sans avoir satisfait au besoin qui venait à l'instant même de le tirer de sa torpeur. Le plus ordinairement il balbutie en parlant ou emploie un mot pour un autre. Quand l'accès doit se terminer d'une manière fatale, le carus est complet ; il y a insensibilité générale, même au contact des agents physiques les plus actifs ; la respiration devient profondément stertoreuse ; quelquefois survient du hoquet, une paralysie des muscles de la déglutition, et le malade ne tarde pas à succomber.

---

(1) Alibert (ouvrage cité, page 110) remarque avec raison que cette division de Torti est mauvaise, attendu que dans toutes les observations de fièvres solitaires ou sub-continues qu'il rapporte, on trouve un symptôme prédominant moindre mais tout aussi distinct que dans les *comitatæ*. Le type rémittent les distingue.

Le type de cette fièvre est le plus souvent tierce ou double tierce, très-rarement quarte. La terminaison fatale a rarement lieu au premier accès; le plus ordinairement elle n'arrive qu'au troisième ou quatrième.

B. *Fièvre algide.* — Elle commence avec le frisson et plus souvent (Maillot) pendant la période de réaction. La face pâlit, les lèvres deviennent bleuâtres, la langue se décolore, se sèche et se refroidit. .Le pouls se ralentit; il est petit et faible. Les battements du cœur se sentent à peine au toucher; bientôt on ne les perçoit qu'en appliquant l'oreille sur la région précordiale. La peau se refroidit; le refroidissement commence par les extrémités, le nez, les oreilles, la face, et gagne insensiblement les parties centrales. Il y a quelquefois des vomissements et des déjections alvines abondantes. A un degré plus avancé de la fièvre algide, l'œil s'enfonce dans l'orbite , la cornée devient terne, la figure est cadavéreuse; la peau, les muqueuses donnent au toucher une sensation glaciale; la langue est froide comme le marbre. L'air expiré est aussi très-froid, la voix est cassée, le pouls et les battements du cœur sont insensibles, les évacuations suspendues; l'intelligence seule reste intacte. Le malade n'a pas ordinairement conscience de son état; loin d'éprouver une sensation de froid glacial, comme dans le frisson intense de la fièvre régulière, c'est le plus souvent une anxiété, un sentiment de brûlure intérieure qu'il éprouve. Les accidents marchent pendant quarante-huit heures, et quelquefois plus, d'une manière progressive, sans intermission bien marquée. La mort a lieu le plus souvent inopinément, au milieu d'un calme apparent, interrompu seulement de temps à autre par de petits cris plaintifs ou des gémissements que pousse le malade.

La marche insidieuse de la fièvre algide a été signalée par tous les observateurs (Bailly, Maillot, etc.).

C. *Fièvre délirante.* — L'accès fébrile commence sans caractère pernicieux ; mais bientôt au plus fort de la réaction le malade est pris de délire; la face est le plus souvent rouge, congestionnée ; l'œil est brillant, la peau chaude, couverte de sueur. Le délire a le plus souvent les caractères du délire phrénétique : propos incohérents, cris, vociférations, gestes animés, inquiétude, anxiété, efforts continuels pour se lever et sortir du lit, etc. — La mort vient quelquefois au moment où l'on s'y attend le moins mettre tout à coup fin à cette scène. Dans quelques cas le délire est remplacé par le coma (Maillot).

Telles sont les trois formes les plus ordinaire de la fièvres pernicieuse. Elles ont été décrites par les auteurs anciens et modernes ; elles s'observent journellement dans les lieux où règne endémiquement la fièvre paludéenne. Les suivantes sont plus rares.

D. *Fièvre diaphorétique.* — C'est au troisième stade d'un accès fébrile que se manifestent les symptômes qui caractérisent cette variété. La sueur est très-abondante et froide, le pouls petit, la respiration génée;

des défaillances et des syncopes surviennent ; le malade succombe dans un état tout à fait pareil à celui qui caractérise la suette miliaire.

E. *Fièvre convulsive, tétanique.*—Au fort de l'accès se montre le symptôme convulsif qui a donné son nom à cette fièvre. — Quelques autres symptômes cérébraux ou spasmodiques, le délire, l'hydrophobie (*fièvre pernicieuse hydrophobique*), peuvent coexister avec les phénomènes convulsifs.

F. *Fièvre cholérique.* — Symptômes du choléra-morbus.—Vomissements bilieux jaunâtres ou verdâtres, avec ou sans selles de même nature, accompagnés d'efforts violents et bientôt d'un état de collapsus inquiétant ; voix rauque, cassée ; œil excavé, refroidissement des extrémités, anxiété, faiblesse des plus grandes.

Nous rattachons à la cholérique la *vomitive* (*febris emetica*); la *cardialgique,* admise par Torti, mais qui n'en diffère que par l'extrême sensibilité épigastrique, la sensation de morsure que le malade éprouve dans la région du cardia; la *dysentérique,* où les évacuations sont spécialement alvines et mucoso-sanguinolentes, accompagnées de coliques et de douleurs violentes dans l'abdómen; l'*hépatique* ou atrabilaire, caractérisée par un flux de ventre couleur de chair.

G. *Fièvre syncopale.* — Caractérisée par des lipothymies continuelles portées jusqu'à la syncope. Mais on sait que la défaillance est un phénomène commun à la plupart des maladies épidémiques, et il faut pour qu'elle puisse caractériser une forme spéciale qu'elle soit très-prononcée et se répète pour ainsi dire coup sur coup pendant la durée de l'accès.

Les auteurs ont encore admis d'autres fièvres pernicieuses et en trèsgrand nombre : la céphalalgique, l'hémicrànique, les catarrhale, pleurétique, peumonique, dyspnéique, asthmatique, néphrétique, exanthématique, etc. — Leur existence n'est pas rigoureusement démontrée. Des complications ou de simples accidents ont été regardés comme des symptômes pernicieux tenant à l'essence de la maladie et en modifiant la forme. Nous dirons plus : c'est que quelques-unes de ces fièvres, quand on veut se donner la peine d'en lire les histoires dans les traités originaux, sont loin dè justifier le titre que l'observateur a cru devoir leur imposer. Que signifient par exemple ces fièvres péripneumonique de Morton et pleurétique de Lautter ? Trompés par ces expressions menteuses, les auteurs modernes ont cru qu'il s'agissait là de pneumonie ou de pleurésie intermittentes, tandis que ce sont tout simplement des accès fébriles accompagnés d'une douleur violente des parois pectorales avec dyspnée très-forte. Ces fièvres de Morton et de Lautter seraient donc plus justement nommées fièvres *pleurodynique* ou *dyspnéique.*

2° *Rémittentes pernicieuses.* — S'observent plus fréquemment encore que les intermittentes. Les formes symptomatiques sont absolument celles que nous avons décrites sous les noms de *comateuse, délirante, diaphorétique, algide, cholérique, dysentérique, syncopale.* Le caractère pernicieux est aussi primitif ou consécutif. Ce serait nous exposer à des répétitions que d'insister davantage sur les rémittentes pernicieuses.

3° *Continues* ou *pseudo-continues pernicieuses*. — Comme les rémittentes pernicieuses, elles sont primitives ou consécutives, et *comateuses, algides, syncopales*, etc.

La fièvre continue paludéennne-*simple* n'est point pour nous celle qui se termine toujours par la guérison, pas plus que la *pernicieuse* n'est celle qui se termine constamment par la mort. La fièvre continue simple est légère ou intense : la première se présente avec les caractères de la synoque simple, la seconde avec les caractères de la fièvre typhoïde, à l'exception que les symptômes sont plus tranchés, plus brusques, la marche plus rapide.

La fièvre continue paludéenne *pernicieuse* se caractérise par l'apparition instantanée d'un symptôme spécial, la sidération des forces et la perte du malade dans un espace de temps très-rapproché. C'est une physionomie toute différente de celle que nous offre la forme précédente.

4° *Formes pernicieuses larvées, sidérante, rémittente, intermittente.*— Elles ne diffèrent des autres formes pernicieuses que par l'absence de tout mouvement fébrile ; mais comme ces dernières elles peuvent amener la mort sans que rien puisse arrêter la marche progressive des accidents qui ont tout à coup frappé le malade. D'autres fois les symptômes subissent une rémission bien marquée et toujours après le même laps de temps, ou bien c'est une suspension presque complète des phénomènes morbides jusqu'à la reproduction d'un nouvel accès. Les auteurs qui ont écrit sur les fièvres larvées, comme Casimir Medicus, M. Mongellaz, ont confondu la nosolimnie larvée avec toutes les autres maladies périodiques : il faut lire les observations qui se trouvent consignées dans leurs livres, et juger d'après la nature des causes et d'après le traitement celles qui doivent être rapportées à la nosolimnie. Le coma sidérant, rémittent ou intermittent est pour la nosolimnie larvée comme pour la nosolimnie fébrile une des formes les moins rares ; vient ensuite la convulsive, puis la synocopale.

Transmutation des formes pernicieuses. — Les différentes formes que nous venons de passer en revue ne conservent pas toujours leur caractère propre à tous les accès. C'est ainsi qu'on peut voir la nosolimnie pernicieuse se présenter au premier accès sous la forme soporeuse, au second sous la forme délirante, au troisième sous la forme convulsive ; ou encore la fièvre cholérique au premier accès, devenir synocopale au second et algide au troisième.

Accidents de la nosolimnie. — a. *Hypérémie splénique.* — L'engorgement de la rate ne constitue un accident que quand il acquiert des dimensions excessives, quand il remplit la moitié ou les trois quarts de la cavité abdominale, qu'il gêne par son poids, forme une voussure thoracique gauche, un plancher dur dans le flanc gauche, etc.

b. *Rupture de la rate.* — Elle a surtout été observée dans les fièvres pernicieuses. M. Bailly de Blois (*Traité anatomico-pathologique des fièvres intermittentes simples et pernicieuses*, p. 215, 216, 217) en rapporte trois observations. Tous les médecins qui ont été à même d'ouvrir des sujets morts de fièvre pernicieuse ont vu des cas pareils. — Cet accident est grave. M. Bailly lui attribue les douleurs vives, l'agitation, l'anxiété, qui ont précédé la mort dans les trois observations qu'il cite.

La rupture de la rate ne s'effectue pas toujours dans la cavité péritonéale. Il peut arriver que par suite d'adhérences contractées entre ce viscère et les organes voisins, comme le diaphragme, l'estomac, le colon, la rate se vide en tout ou en partie par le vomissement ou les selles, ou bien que la bouillie sanguine diffluente renfermée dans sa capsule passe par une perforation du diaphragme et vienne former un épanchement dans la plèvre gauche. Nous avons eu, il y a deux ans, dans notre service à l'hôpital Saint-Antoine un homme qui, après avoir été affecté pendant un temps assez long de fièvre intermittente, fut pris tout à coup de violentes épigastralgies, accompagnées de vomissements sanguins; l'hématémèse avait été abondante et répétée. Quand le malade fut soumis à notre observation, il était atteint de fièvre continue, avec retours quotidiens paroxystiques, frisson et tremblement général; il y avait en outre de l'anxiété, une soif ardente, des déjections noirâtres. L'hypochondre gauche percuté offrait une matité très-étendue occupant le tiers inférieur du poumon gauche et tout le flanc du même côté. L'oreille appliquée sur cette région percevait un bruit tout à fait analogue au tintement métallique avec un timbre abdominal. Ce bruit s'entendait sur toute la moitié inférieure du thorax, sur toute la région splénique et l'épigastre; il ne correspondait point aux mouvements de la respiration; la toux, la voix ne le provoquaient point, ne le modifiaient en aucune façon. On ne l'entendait pas constamment, et la pression sur la région splénique le reproduisait quand il cessait de se faire entendre. Nous annonçâmes une perforation de l'estomac et communication de ce viscère avec la cavité pleurale. L'autopsie vint bientôt nous apprendre en quoi nous avions diagnostiqué juste, en quoi nous nous étions trompé. Il existait bien une perforation de l'estomac; mais elle ne faisait pas communiquer ce viscère avec la poitrine : c'était avec la rate que l'estomac communiquait par la perforation. La capsule splénique formait un kyste considérable occupant le flanc gauche, avait refoulé le diaphragme et le poumon gauche et s'était logée sous les côtes; elle était remplie en partie d'air, en partie d'une bouillie gris rougeâtre.

c. *Hydropisie.* — L'hydropisie se montre assez fréquemment dans le cours des fièvres intermittentes : quelquefois elle semble alterner avec les accès fébriles; d'autres fois elle apparaît quand les accès viennent à cesser (*hydropisie critique*), ou bien elle survient quand la fièvre a duré longtemps et plus souvent, dit-on, dans la fièvre quarte. Quelle est la cause de cette hydropisie? C'est là une question qui n'a pas manqué d'exercer, dans tous les temps, l'esprit des pathologistes. Aujourd'hui voici quelles sont les hypothèses en faveur : altération du sang par le miasme paludéen ; suppression répétée du stade de sueur par des causes variables (Nepple) ; ralentissement de la circulation ; obstructions viscérales, et particulièrement engorgement de la rate, qui interrompent le cours du sang veineux, favorisent sa stagnation et la séparation du sérum ; altération présumée du rein ; irritation sécrétoire, etc.

L'hydropisie n'occupe en général au début que les membres inférieurs, les paupières, puis elle gagne toutes les régions : c'est l'anasarque. L'épanchement se fait aussi dans la cavité du péritoine, de la plèvre, des articulations : c'est l'ascite, l'hydrothorax, l'hydarthrose ; l'ascite s'observe plus souvent.

d. *Vers.* — Les vers s'observent assez communément chez les enfants et dans les localités basses et humides. Nous n'en faisons qu'un accident et non, comme quelques auteurs, une forme spéciale de la maladie (*fièvre intermittente vermineuse*).

Complications. — La nosolimnie peut s'unir à un très-grand nombre de maladies ou complications qui naissent en même temps qu'elle, la précèdent ou ne se développent qu'après elle. Ce serait un travail stérile et d'ailleurs fort long que de passer individuellement en revue chacune de ces complications ; mais nous aborderons ici quelques questions importantes dont la solution doit contribuer à éclairer la pathogénie de la fièvre des marais.

Toutes les maladies aiguës sont susceptibles de présenter dans leur cours des *phénomènes intermittents*. On dit généralement dans ce cas qu'elles se compliquent de l'*élément intermittent* et exigent l'emploi du quinquina. Ce serait particulièrement dans certaines saisons ou lorsque des fièvres intermittentes règnent épidémiquement qu'on observerait cette modification dans la marche des accidents morbides. Mais qu'est-ce donc que cet élément intermittent, sinon une complication non pas du *génie* épidémique mais de la maladie paludéenne elle-même ? Au surplus deux symptômes peuvent éclairer le praticien dans les cas douteux et lui permettre d'asseoir son opinion en toute connaissance de cause : ces deux symptômes sont, d'une part, le sédiment briqueté de l'urine, de l'autre la matité de la région splénique.

Les fièvres rémittentes sont-elles une forme simple, une expression morbide individuelle de la nosolimnie ? Résultent-elles de l'association d'une fièvre continue ou d'une phlegmasie avec une fièvre intermittente ? Est-ce en un mot un état simple on un état mixte ? Nous sommes pour la première opinion, et nos raisons les voici.

1° Les fièvres intermittentes et rémittentes règnent dans les mêmes contrées.

2° On observe au printemps des fièvres intermittentes et l'été des fièvres rémittentes.

3° Elles se suppléent réciproquement chez le même individu.

4° Le quinquina les guérit simultanément. Si leur nature était

double, la fièvre intermittente seule disparaîtrait, la continue persiste-
rait.

5° Les fièvres continues sont plus rares dans les pays où les fièvres
rémittentes sont endémiques. Cela semblerait au moins résulter des recherches de M. Boudin sur l'antagonisme de la maladie paludéenne
d'une part, de la fièvre typhoïde et de la phthisie de l'autre (1).

6° Le sang tiré de la veine dans les fièvres rémittentes ne se recouvre point
de la couenne propre aux phlegmasies.

Est-ce à dire pour cela que la fièvre intermittente ne puisse se compliquer de phlegmasie? Nous sommes loin d'avancer une pareille assertion ;
nous croyons même que beaucoup de phlegmasies, simples ou spécifiques, ont été méconnues, masquées par les symptômes de la fièvre
d'accès. On peut en dire autant de certaines pestes qui auront été prises
souvent pour des fièvres paludéennes. L'hépatite, la fièvre jaune, le choléra, par la marche plus ou moins insidieuse de leurs symptômes, en
ont plus d'une fois imposé au praticien, qui a dû croire à l'existence
d'une fièvre paludéenne. Mais où est le mal dans ce cas? Il n'y en a pas.
Tandis que dans l'erreur contraire, beaucoup plus de fois commise assurément, on compromet la vie du malade par une médication impropre
à enrayer la marche des accidents.

ANATOMIE PATHOLOGIQUE. — Les lésions propres à la nosolimnie
sont de simples congestions viscérales, parmi lesquelles on distingue surtout celle de la rate (*gâteau fébrile , — placenta febrilis*).

Congestions spléniques. — Elles ont existé 154 fois sur 161 malades (Piorry). Malgré l'imposante autorité de ces chiffres, nous croyons
qu'elles ne sont point constantes. C'est particulièrement à la suite des
fièvres pernicieuses sidérantes que cette altération de la rate doit manquer, et elle manque en effet, au dire des médecins qui ont observé ces
maladies sur le sol algérien. La congestion de la rate n'en doit pas
moins être considérée comme le caractère anatomique des fièvres d'accès.

La rate peut avoir dans l'état normal 7 à 9 centimètres de hauteur, 9 centimètres de largeur. Toutes les fois donc qu'on lui trouvera
des dimensions beaucoup plus considérables dans les fièvres d'accès, elles
devront être rapportées à un état pathologique. On a vu cet organe
acquérir jusqu'à 28 centimètres de largeur et peser 5 à 6 kilogrammes.

Les caractères de la congestion ne sont pas les mêmes dans les formes
simples et dans les formes pernicieuses de la maladie. Dans les pre-

---

(1) Les deux faits suivants pris parmi ceux que rapporte M. Boudin seraient les
plus concluants si leur existence était authentique et leur exactitude hors de toute
contestation. A Rutland, la phthisie était inconnue jusqu'à l'époque du desséchement
d'un marais voisin. Le rétablissement du marais fit revenir les fièvres intermittentes,
qui avaient cessé de paraître; la phthisie disparut. En Suisse, le desséchement du
Gasterland coïncida également avec la première apparition de la phthisie pulmonaire
et l'extinction des fièvres intermittentes.

mières, le parenchyme de la rate devient plus dur, plus friable ; il se rapproche du tissu pulmonaire *hépatisé*. Dans les secondes, il se ramollit, devient putrilagineux, couleur lie de vin, distend la capsule et la rompt quelquefois ; le tissu érectile est évidemment détruit, converti en putrilage.

Congestions hépatiques. — Après la rate, c'est le foie qui a offert les plus constantes altérations. Son tissu a été trouvé gorgé de sang, ramolli, ecchymosé sous sa capsule enveloppante.

Congestions cérébro-spinales. — A la suite des fièvres pernicieuses, et notamment de la fièvre comateuse, MM. Bailly de Blois, Maillot ont rencontré l'injection de la substance cérébrale et l'infiltration séro-sanguinolente de la pie-mère.

ÉTIOLOGIE. — A. *Causes prédisposantes.* — *Ages.* — La nosolimnie attaque tous les âges, mais non indistinctement : la jeunesse et l'âge adulte y sont plus exposés que l'enfance et la vieillesse. Le *sexe* ne paraît pas avoir d'influence sur son développement. Les *tempéraments* détermineraient, au dire des auteurs, plus spécialement telle ou telle forme : le lymphatique, la quotidienne muqueuse, le bilieux, la tierce gastrique ou bilieuse, le sanguin, la fièvre inflammatoire. Les choses ne se passent pas toujours ainsi, et l'on ne doit admettre qu'avec une grande réserve cette déduction logique des théories humorales de Galien. Le tempérament nerveux a-t-il quelque influence sur la production de la fièvre pernicieuse ? Nous ne le pensons pas.

Saisons. — Leur action est évidente. Non-seulement telle saison fournit plus de fièvres paludéennes, mais telle saison engendre encore plus de formes spéciales. C'est ainsi que les intermittentes quotidiennes sont les fièvres d'été, les tierces celles du printemps et de l'automne, les quartes celles de l'hiver ; les rémittentes et les continues s'observent aussi particulièrement en été : de là la division des fièvres en *vernales* et *automnales.*

Climats. — Ce que nous venons de dire des saisons s'applique également aux climats. Le nom seul de la maladie indique qu'elle doit être plus fréquente dans certains pays, beaucoup plus rare dans d'autres, et qu'enfin quelques contrées du globe doivent en être complétement exemptes. Il serait inutile et fastidieux d'énumérer toutes les localités habituellement ravagées par les fièvres d'accès, et d'autant plus qu'il nous serait impossible d'accompagner cette énumération des détails topographiques qui pourraient la rendre intéressante ; nous nous bornerons à citer les endroits les plus renommés par leur insalubrité.

En Algérie, beaucoup de points du littoral, et Bone en particulier, se font remarquer par le grand nombre de fièvres qui y règnent. On y observe toutes les formes de la nosolimnie.

En Italie, nous trouvons les fameux marais Pontins, les rizières de la Lombardie, qui engendrent tant de fièvres d'accès et de si graves ; les *maremmes* de la Toscane ; dans les régions intertropicales, Madagascar, la Guyanne, les rives du Mexique, et en Asie comme en Amérique, comme en Europe, c'est surtout à l'embouchure des grands fleuves que se rencontrent le plus ordinairement les foyers les plus actifs de l'infection paludéenne.

Enfin les provinces de la France où l'endémie sévit avec le plus de rigueur sont la Brenne, la Sologne, la Bresse, la Camargue à l'embouchure du Rhône, la Vendée, etc. A Paris même on a dans la rivière de Bièvre et le canal Saint-Martin deux petits foyers de fièvres intermittentes. Enfin les pays privilégiés, ceux où la nosolimnie paraît inconnue, sont l'Inde orientale ; au dire de Bontius, le cap de Bonne-Espérance, l'Islande, la Suède, etc.

B. *Causes déterminantes.* — Elles ont, comme celles des pestes en général, la plus grande part dans la production de la maladie ; cependant il faut admettre la prédisposition, puisque tous les individus exposés à l'action des influences marécageuses ne contractent pas la fièvre intermittente.

La cause déterminante de la nosolimnie consiste essentiellement : 1° dans l'influence délétère des marais et particulièrement des marais salants, où il se fait un mélange des eaux douces et des eaux salées ; des étangs, rivières, lacs, mares d'eau, puisards ; des fleuves, spécialement à leur embouchure ; de tous les cours d'eau et de ceux notamment où on fait rouir le chanvre ; 2° dans l'influence, moins meurtrière sans doute mais incontestablement efficiente, *fébrigène*, des terres profondément remuées, du défrichement de terrains incultes, du creusement de canaux ou d'égoûts, des travaux de terrassement pour les chemins de fer et les fortifications ; 3° dans les influences communes occasionnelles pour toutes les maladies : les alternatives de chaleur et de refroidissement, l'action de l'humidité favorisée par la chaleur, les écarts de régime, les crudités, les excès de tout genre, les émotions morales, etc.

Les deux premières catégories de causes ne peuvent être révoquées en doute : il suffit de traverser une localité marécageuse, les marais Pontins par exemple, pour être à l'instant même saisi de la fièvre. Le dessèchement d'un marais sera suivi de la suppression des fièvres dans un pays ; avec le rétablissement du marais coïncidera le retour de la maladie endémique. Les vents qui soufflent d'un pays marécageux transportent avec eux le germe de la maladie paludéenne et le déposent sur toute leur ligne. Dans les contrées paludéennes elles-mêmes, on voit quelquefois la maladie sévir sur les habitants qui demeurent au rez-de-chaussée ou au premier étage des maisons et ne pas atteindre ceux des étages supérieurs. Il est donc impossible de révoquer en doute l'action de ces causes : mais en est-il de même des influences communes dont nous avons parlé ? La chaleur seule, ainsi que le veut M. Faure, l'humidité ou les vicissitudes atmosphériques, les émotions morales sont-elles aptes à produire une fièvre intermittente ? Nous ne le croyons pas. Le nombre des fièvres d'accès dues à des causes ordinaires deviendra, de jour en jour, de plus en plus petit si, comme nous l'avons déjà dit, on interroge avec soin le malade sur sa profession, ses habitudes, ses promenades habituelles, etc., et si l'on fait attention que le *germe* de la maladie paludéenne reste quelquefois dans le corps pendant un temps fort lóng avant de développer la fièvre.

Les partisans des miasmes paludéens ont bien dit aussi que ces miasmes pouvaient se répandre à de grandes distances et ont expliqué par là comment les fièvres pouvaient se montrer sur des endroits secs et élevés ou dans des pays fort éloignés des cours d'eau; mais ce n'est qu'une simple hypothèse. En supposant que le régime alimentaire, les affections morales puissent concourir pour une part, si légère qu'elle soit, à la production des fièvres d'accès, nous n'admettrions cette influence occasionnelle que postérieurement à l'action insuffisante de la *cause spécifique*, qui dès lors jouerait le rôle de cause prédisposante.

Quant à certaines maladies, à quelques opérations, comme le cathétérisme, rangées par les auteurs au nombre des causes de la fièvre intermittente, il ne faut voir là qu'une fièvre périodique symptomatique qu'on ne peut assimiler sous aucun rapport à une maladie parfaitement régulière avec des accès franchement intermittents, l'urine briquetée, l'engorgement de la rate, etc.

Tout ce que nous venons de dire sur l'étiologie de la nosolimnie n'est que le résultat de l'observation. Voici maintenant ce qu'enseigne l'hypothèse.

Miasmes paludiques. — Les eaux stagnantes renferment des matières végétales et animales dont la décomposition s'opère par l'influence de la chaleur et de l'humidité. Cette décomposition donne lieu à des *effluves* ou *miasmes* qui en pénétrant dans le corps de l'homme altèrent le sang et produisent tous les effets dont l'ensemble constitue la nosolimnie. On a étudié les miasmes sous le rapport de leur nature, des circonstances qui favorisent leur production et leur propagation et enfin de leur action sur l'écouomie.

Nature des miasmes. — Trois hypothèses principales ont été émises sur la nature des miasmes : —1° La plus ancienne (Varon, Columelle) les considère comme formés par des vers, insectes ou infusoires engendrés dans la vase des marais. — 2° Une autre hypothèse qui compte un grand nombre de partisans parmi le peuple et parmi les savants, hypothèse à laquelle se rattache M. Boudin, fait provenir les effluves de certains végétaux parmi lesquels ce médecin distingue surtout le rizophore, le calamus et le chara vulgaris. Les plantes les plus redoutées des Américains seraient, au dire de Humboldt, le manglier et le mancénillier sauvage. — 3° Enfin la troisième opinion fait consister le miasme dans une altération par les gaz hydrogènes proto-carboné, azote, acide carbonique, hydrogène sulfuré et hydrogène carboné que l'on voit crever sous forme de bulles à la surface de l'eau et qu'on trouve dans la vase des marais. Mais les analyses les plus exactes n'ont découvert dans l'air qui plane au-dessus des marais d'autre altération qu'une réaction alcaline, peut-être ammoniacale, accompagnée d'une odeur sulfureuse. Une matière floconneuse d'une odeur infecte et très-putrescible a été trouvée dans la rosée des marais Pontins apportée par Rigaud de l'Isle à Vauquelin (Moscati, Dupuytren, Thénard). Un principe organique hydrogéné a été signalé dans l'air des plaines marécageuses de l'Amérique (Boussingault) ; mais dans tout cela rien de constant, et ce que l'on sait des propriétés de chacun de ces gaz en particulier est loin de donner à penser qu'ils doivent être la cause des fièvres d'accès.

Circonstances favorables à la production et à la propagation des miasmes. — Les effluves naissent de la décomposition et de la putréfaction des détritus végétaux et des débris animaux sous l'influence de la chaleur. C'est dans l'été, le printemps et l'automne que l'on doit observer le plus grand nombre de fièvres marécageuses ; dans l'été a lieu le travail de fermentation, et dans l'automne tous les produits de la corruption végétale sont mis à nu. Le froid de l'hiver arrête le développement des miasmes ; c'est pour cette raison que l'on voit moins de fièvres intermittentes en hiver et dans les pays froids. Saint-Pétersbourg, quoique entouré de marais, n'est pas un pays de fièvres. Il y a cependant quelques exceptions à cette règle. P. Frank dit avoir fréquemment observé la fièvre intermittente à Wilna par un froid assez vif pour congeler les marais voisins. Il existe encore une autre raison pour que la fièvre intermittente soit moins commune l'hiver, c'est la grande quantité d'eau qui recouvre les marais et s'oppose à l'exhalation des miasmes. Le dégagement des effluves non-seulement varie suivant la température et les saisons, mais encore suivant les époques de la journée. Tous ceux qui se sont occupés de l'histoire des marais assurent que c'est le soir et pendant la nuit qu'il y a le plus de dangers à se rapprocher de ces amas d'eau stagnante. Il ne faut pas non plus s'y hasarder le matin quand tombe un brouillard épais. Le moment de la journée qui semblerait offrir le plus de sécurité serait donc l'heure des plus fortes chaleurs. C'est en effet, disent les auteurs, quand le soleil a dissipé la rosée, les brouillards du matin et éparpillé les miasmes que l'on peut impunément visiter les marais.

On a été plus loin encore. Quelques auteurs ont calculé les diamètres de la sphère d'action des miasmes. Montfalcon leur donne en hauteur 200 à 300 mètres et en ligne horizontale 400 à 500 mètres. Mais, a-t-on dit, ces calculs sont trop précis, ce qui les rend inexacts ; une preuve : Sezze, situé à 306 mètres au-dessus des marais Pontins, est à l'abri de la fièvre intermittente, qui règne à Enaro, à 828 mètres au-dessus de la Vera-Cruz (Humboldt). — D'ailleurs les vents ne transportent-ils pas les miasmes à des distances incommensurables......

Action des miasmes sur l'homme. — Les miasmes, a-t-on dit, pénètrent dans l'économie par l'absorption pulmonaire, peut-être aussi par l'absorption cutanée. Quelques auteurs admettent encore leur introduction par les voies digestives. La réception du principe morbifère par la peau ou l'estomac aurait lieu à l'occasion du contact des parties tégumentaires avec l'atmosphère paludéenne et peut-être aussi avec l'eau des marais prise en boisson ou en bains.

Introduit dans le corps, le miasme y provoque instantanément la maladie : dans quelques cas rares, suivant la plupart des auteurs ; dans tous les cas où cette introduction est suivie d'un effet morbide, suivant M. Nepple. Ceux qui admettent l'*incubation* du miasme lui donnent une durée variable, dix à douze jours plus ou moins. On a rapporté des cas où la fièvre ne se serait montrée que cinq, six et huit mois après l'éloignement du foyer de la maladie. Mais était-ce bien alors à ce foyer qu'il fallait rapporter la cause de cette fièvre tardive ?

L'incubation est *latente* ou caractérisée, soit à l'instant même, soit au bout de quelques heures ou de quelques jours, par des vertiges, du malaise, de l'inappétence, de petits tremblements qu'il ne faut pas confondre avec le tremblement du frisson au moment de l'invasion.

Modes de transmission. — A. *Infection.* — Quand le foyer de l'infection paludéenne se trouve dans les conditions ordinaires et variables seulement suivant les circonstances atmosphériques, il y a *endémie*. Si le foyer d'infection est activé par des chaleurs excessives ou quelque cause qui nous échappe, le dégagement des effluves est plus considérable que de coutume, il y a *épidémie*. C'est ainsi que la plupart des auteurs et M. Nepple en particulier expliquent l'épidémie paludéenne. D'autres auteurs, au nombre desquels se range M. Littré, seraient plus disposés à rattacher ces épidémies soit à une constitution atmosphérique spéciale, soit à une constitution *épidémique* proprement dite : « Certaines épidémies sont trop générales, dit M. Littré, pour pouvoir être rapportées à l'influence marécageuse. »

La nosolimnie est épidémique, comme la fièvre jaune et la peste, et le développement de l'épidémie subordonné du moins en grande partie aux conditions atmosphériques. On est amené à cette conclusion quand on remarque que dans les pays où la nosolimnie exerce ses plus grands effets, dans les régions intertropicales, c'est particulièrement dans le temps de l'hivernage, où il tombe d'énormes quantités d'eau, qu'on voit sévir cette maladie avec tant d'intensité et attaquer un nombre si considérable de sujets qu'on n'hésite pas à la regarder comme une maladie épidémique.

B. *Contagion.* — Des trois maladies qui semblent naître sous la même influence, la fièvre pernicieuse, la fièvre jaune et la peste, la première est la seule qui soit regardée, par tous les auteurs sans exception, comme exempte du caractère contagieux. M. Audouard cependant a écrit en 1818 un mémoire sur la contagion des fièvres intermittentes ; mais cette opinion n'a pas eu beaucoup de partisans et paraît aujourd'hui abandonnée par l'auteur lui-même.

Récidives. — La fièvre intermittente est très-sujette à récidiver. Il n'y a rien de fixe sur l'époque à laquelle cette récidive peut survenir. Si l'on en croit M. Nepple, les quotidiennes et les tierces récidiveraient du onzième au vingt et unième jour, les quartes du vingtième au quarantième.

La guérison prématurée de la fièvre était regardée autrefois comme une cause de récidive, parce que, disait-on, toute la matière morbide n'avait pas eu le temps d'être expulsée ; mais une observation plus attentive apprend que la théorie humorale était ici en défaut. Plus la fièvre est ancienne, plus elle est sujette à récidiver après sa guérison. C'est là d'ailleurs une règle qui s'applique au plus grand nombre des maladies et à laquelle la fièvre intermittente ne fait point exception.

La congestion de la rate, qui persiste après la cessation de la fièvre, a été regardée comme une cause de récidive. Ce n'est point une cause, mais un signe qui annonce que la maladie n'est pas complétement guérie. Nous en dirons autant de la congestion hépatique.

Les écarts de régime, les fruits non parvenus à maturité, les excès de tout genre ou les privations et les fatigues, les temps pluvieux, la prolongation du séjour dans les pays marécageux, telles sont les causes qui favorisent les récidives.

On doit les craindre quand on voit se manifester chaque jour, à la même heure ou de deux jours l'un, un petit malaise, de la pâleur, un léger tremblement avec refroidissement, de l'inappétence, etc.

PATHOGÉNIE. — Elle doit comprendre : 1° toutes les hypothèses émises pour rendre compte de l'origine et de la marche des symptômes, toutes celles émises sur la nature de la maladie ; 2° les raisons qui nous ont déterminés à placer cette maladie parmi les pestes.

Origine des symptômes. — Théorie de l'intermittence. — Nous ne répéterons pas ici ce que nous avons dit déjà des doctrines humorales anciennes à propos de l'historique ; nous ne donnerons pas une récapitulation de tous les systèmes anciens ou modernes qui, en réduisant toutes les maladies à une, deux ou trois altérations primitives, ont dû nécessairement rapporter les fièvres d'accès à l'une de ces altérations. Aujourd'hui encore, ces questions de nature travaillent l'esprit de quelques-uns de nos contemporains, et c'est en se plaçant au point de vue du phénomène primitif que les uns voient dans la fièvre intermittente une névrose, ganglionnaire pour Ackermann, Lobstein et M. Brachet, cérébro-spinale pour MM. Rayer, Nepple, etc., les autres une irritation ou inflammation de la rate (Pezerat), du système cérébro-spinal (Maillot).

La fièvre rémittente est considérée par ceux-ci comme une névrose ou une irritation inflammatoire de même nature que la névrose ou l'irritation intermittente, par ceux-là comme une complication de fièvre intermittente et d'une irritation ou inflammation locale.

La fièvre pseudo-continue est rattachée à l'*intoxication* paludéenne ou expliquée par une complication d'irritations viscérales.

Dans la fièvre larvée, on voit ici une névrose intermittente et là une irritation intermittente.

La nature de l'altération splénique elle-même, le rôle que joue cette altération dans la maladie, ont donné lieu à de grandes élucubrations scientifiques, à une polémique assez vive et à des discussions académiques interminables. Nous avons déjà vu que depuis un temps immémorial le gonflement de la rate a été regardé tantôt comme la cause et tantôt comme l'effet de la fièvre intermittente. De nos jours encore, les uns ont pris parti pour la première opinion, les autres pour la seconde, et tous ne manquent pas d'apporter de bonnes et solides raisons en faveur de leur manière de voir. Ces disputes, qui menacent de se prolonger longtemps encore, ne tiennent qu'à la confusion du symptôme et de la maladie, de la lésion et de la maladie. L'hypertrophie de la rate où la lésion et la fièvre ou le symptôme sont des produits de la maladie au même titre; ils se développent simultanément ou successivement sans qu'il y ait entre eux de relation de cause à effet. Quant à la nature de l'altération anatomique, il y a encore ici divergence d'opinion; on s'accorde assez généralement cependant à ne voir dans l'hypertrophie de la rate qu'une congestion et non une inflammation. Mais suivant quelques-uns, la congestion serait simple ou hémorrhagique; le parenchyme fibreux de la rate serait tantôt intact et tantôt ramolli, ou complétement liquéfié, et cette altération serait produite par un sang *vicié*. M. Bailly admet un étranglement du tissu fibreux de la rate; cet étranglement serait la cause des symptômes graves dont la rate est le point de départ.

L'*intermittence* n'est pas un phénomène exclusivement réservé à la fièvre paludéenne; on l'observe encore dans d'autres maladies, l'urticaire, les suppurations profondes, certaines névralgies, et cependant il faut dire qu'en général le type intermittent parfaitement régulier est *rare* dans les affections étrangères à l'infection paludique. A quoi tient cette marche intermittente des symptômes? Pourquoi cette prédilection du type intermittent pour les accidents de la nosolimnie?

Sur ces deux questions nous ne pouvons répondre que par des hypothèses.

La doctrine humorale ancienne qui faisait consister la fièvre dans un travail expulsif de la matière morbide rendait compte de la continuité, de la rémittence et de l'intermittence du mouvement fébrile par la difficulté plus ou moins grande qu'éprouvait la nature dans la coction de cette matière. Tantôt la crise était parfaite, tantôt elle était imparfaite, et les divers accès de la fièvre n'étaient que des efforts accompagnés d'une expulsion incomplète de cette humeur peccante. Cette théorie ne donne pas la raison du retour successif et régulier des accès après un intervalle de temps d'une durée constante.

L'explication du type intermittent a été cherchée par les auteurs modernes dans l'intermittence des causes et dans l'intermittence des fonctions, dans la puissance de l'habitude.

Les alternatives de chaud et de froid auxquelles le corps est soumis pendant le jour produisent des alternatives d'action et de réaction qui cessent avec la nuit pour se reproduire le lendemain. L'économie finit par en contracter l'habitude, et quand une irritation vient dans ces circonstances à se manifester sur un organe, l'estomac surtout, elle donne lieu à des symptômes intermittents. Telle est l'explication de M. Roche.

La fièvre intermittente, suivant M. Bailly, n'existerait pas chez les animaux, et cela tiendrait à ce qu'ils sont toujours dans une situation horizontale. L'homme au contraire est pendant le jour dans une position verticale et la nuit dans une position horizontale : de là des modifications dans la circulation, d'où résulte une congestion matutinale des organes abdominaux qui disparaît chaque soir et se reporte vers le cerveau. La fièvre intermittente n'est que l'exagération d'un *nycthéméron*, c'est-à-dire de l'ensemble des actes organiques dont nous venons de parler..... Toutes les fièvres ont leur point de départ dans les organes abdominaux..... Si l'homme peut être pris de fièvre intermittente dans la position horizontale, couché dans son lit depuis un temps plus ou moins long, cela vient de la puissance de l'habitude, en vertu de laquelle s'opère la grande modification nycthémérale malgré la permanence de la situation horizontale.

C'est à l'action de la chaleur qui favorise le développement et l'absorption des miasmes et aux retours périodiques de l'inflammation solaire que M. Audouard attribue le type de la fièvre et le retour des accès.

La quantité plus ou moins grande des miasmes absorbés dépend de la saison, de la chaleur atmosphérique, de l'influence solaire, et détermine, suivant M. Boudin, le type continu, rémittent, intermittent quotidien l'été et par les fortes chaleurs. le type tierce au printemps et en automne, le type quarte en hiver et dans les temps froids. On explique aussi par là pourquoi les accès ont lieu le matin dans la quotidienne, vers midi dans la tierce et le soir dans la quarte.

Toutes ces théories n'expliquent pas la prédilection du type intermittent pour la maladie paludéenne. En assignant à la rate une fonction spéciale, celle de neutraliser les miasmes des marais, M. Piorry nous paraît être le seul qui puisse donner une raison de cette préférence ; mais ce professeur est-il bien sûr que ce soit là en effet l'usage de la rate ?...

Un auteur, M. Mongellaz, a cru échapper aux difficultés du problème en niant l'unité de la maladie. Il veut voir une série de maladies différentes dans les divers accès de la fièvre. Chaque accès est une irritation externe ou interne dont la cause n'offre rien de spécifique..... Transporter ainsi le type du symptôme à la maladie, ce n'est que reculer la question et non la résoudre ; il faut toujours expliquer pourquoi survient ainsi chez le même sujet cette succession de petites maladies, enchaînées d'ailleurs par un lien commun, la congestion splénique, qui persiste pendant leur intervalle.

Nature de la nosolimnie. — Les vaines recherches du phénomène primitif d'une maladie conduisent toujours : 1° à une question de siége, 2° à une question sur la nature de l'acte intime.

C'est dans les deux systèmes appelés générateurs, les systèmes sanguin et nerveux, que ce phénomène a toujours trouvé sa place. C'est une névrose, une concentration ou accumulation du fluide nerveux pour les uns ; c'est une altération du sang, un empoisonnement miasmatique pour les autres. M. Audouard assure même que le sang vicié par le miasme paludéen est plus épais, plus visqueux et plus apte à déterminer des congestions. *Intoxication paludéenne*, telle est l'expression sous laquelle on désigne assez généralement aujourd'hui la maladie qui nous occupe. C'est une *intoxication* pour MM. Roche, Audouard, Boudin, Piorry.

Dans l'opinion de M. Audouard, le sang vicié par le miasme s'arrête dans la rate et détermine la congestion, phénomène organique qui par suite des fonctions intermittentes de la rate est aussi en partie intermittent. C'est la congestion splénique, qui fait éclater l'accès fébrile.

M. Piorry est pour l'intoxication et pour la névrose. Dans son opinion, le miasme pénètre dans le sang, l'altère, détermine la congestion de la rate, qui comme toute autre altération du même organe agit sur le plexus splénique et de là de proche en proche sur tout le système nerveux. Cette irritation nerveuse est la cause immédiate de la fièvre.

Les raisons ne manquent pas à l'appui de l'opinion qui considère la nosolimnie comme une intoxication, et quand on réfléchit un instant aux fièvres pernicieuse, comateuse, algide, cholérique ; quand on voit que certaines épidémies n'ont offert que des comateuses ou des cholériques, on est près de se laisser aller à l'idée d'un empoisonnement causé par le miasme et peut-être par certaines plantes vénéneuses des marais. Mais en définitive ce n'est là qu'une hypothèse, et pour qu'il y ait empoisonnement il faut un poison, qui n'existe ici que dans notre imagination. Aussi n'avons-nous pas cru devoir conserver le mot *lymhémie* créé par M. Boudin ; nous l'avons remplacé par le mot *nosolimnie*, qui ne préjuge rien sur la nature de la maladie.

Les causes, les symptômes et la marche générale de la nosolimnie nous ont obligés à la ranger parmi les pestes à côté de la fièvre jaune, qui a d'ailleurs de si grands rapports avec elle qu'un observateur consciencieux et habile (Chervin) a cru devoir en faire une forme de la maladie paludéenne. (Voyez **FIÈVRE JAUNE**.)

DIAGNOSTIC. — En général facile, obscur dans quelques cas, le diagnostic de cette maladie repose toujours sur les *symptômes spéciaux* : les différents stades de la fièvre, l'ordre et la succession de ces stades ; le caractère particulier du frisson initial, le retour régulier des accès, le dépôt briqueté des urines ; le faciès, qui quelquefois seul décèle la maladie ; — sur le retour régulier des accès ; — sur les *symptômes physiques*, qui se tirent de l'exploration de l'hypochondre gauche par la percussion et par la palpation abdominale ; — sur les circonstances *étiologiques* et enfin sur l'emploi à titre d'essai de l'agent spécifique de curation, le *quinquina*.

Diagnostic différentiel. — Dès le premier accès de fièvre intermittente, on peut quelquefois établir le véritable caractère du mal ; mais on peut aussi confondre la fièvre intermittente avec la fièvre éphémère, typhoïde, éruptive ou même avec une phlegmasie quelconque. Cependant le frisson de la fièvre intermittente est toujours plus long, plus intense que celui des fièvres continues et des phlegmasies ; il se fait sentir même alors que le malade est couché et sous le poids des couvertures, tandis que le frisson phlegmasique cède ordinairement dans les mêmes circonstances.

Au second ou au troisième accès, la fièvre intermittente peut encore être confondue avec une fièvre typhoïde qui débute par des accès fébriles intermittents ; mais l'état des urines et surtout la percussion exacte de la région splénique pourront suffisamment éclairer le diagnostic.

Enfin à une période encore plus avancée de la maladie, la fièvre paludéenne peut être confondue avec un abcès profond, la diathèse purulente, la diathèse tuberculeuse, la morve. Le plus souvent dans ces dernières affections, la fièvre n'est pas aussi régulièrement périodique ; mais il peut arriver d'un côté que la fièvre intermittente soit encore mal réglée ou que l'on ait à faire à une fièvre irrégulière ou subintrante, et d'un autre côté que la fièvre symptomatique soit exactement intermittente. La tuberculisation, la fièvre purulente traumatique sont ordinairement accompagnées de circonstances comme les accidents du côté de la poitrine ou des lésions physiques qui mettent en garde le praticien contre une erreur de diagnostic. Il n'en est pas de même pour la diathèse purulente spontanée, la morve ou le farcin, et si le médecin, non prévenu, oublie d'interroger les antécédents du malade, il tombera presque infailliblement dans le piége. On sait que nombre de fois la morve et le farcin ont été pris, avant l'apparition des tumeurs ou pustules carastéristiques, pour des fièvres intermittentes et traités comme tels. Toutes les fois qu'il y aura doute, le médecin devra s'attacher à constater la périodicité plus ou moins parfaite, l'heure du début des accès, qui se montrent en général vers le soir dans la fièvre symptomatique. La percussion de l'hypochondre gauche pourra être d'un grand secours pour éclairer le diagnostic.

Quelques maladies peuvent encore simuler la fièvre intermittente, par exemple la néphrite et l'orchite à leur début. C'est en étudiant avec soin les circonstances antécédentes, les symptômes que le malade présente en dehors des accès fébriles qu'on parviendra à éviter l'erreur (1).

Diagnostic spécial. — Est-il possible au début du premier accès de

---

(1) La fièvre symptomatique est quelquefois franchement intermittente et cède au quinquina. Nous avons en ce moment dans notre service à l'hôpital une femme qui est entrée atteinte d'une double quotidienne dont les accès revenaient chaque jour

fièvre intermittente de dire avec Galien si le malade sera atteint de fièvre éphémère, de fièvre quotidienne, tierce ou quarte, et cela par les différences des stades fébriles sous le rapport de leur durée et de leur intensité proportionnelle, des modifications du froid et de la chaleur, de l'heure d'apparition des accès, etc.? Nous ne le pensons pas.

Un point beaucoup plus important du diagnostic serait de bien distinguer les caractères qui peuvent faire prévoir la transmutation d'une fièvre intermittente simple en une fièvre pernicieuse qui s'annonce par des accès simples, du moins en apparence. C'est souvent une chose fort difficile, de l'aveu des meilleurs auteurs, que le diagnostic des formes graves ou pernicieuses de la maladie qui nous occupe.

Si la fièvre pernicieuse débute d'emblée par les caractères qui lui sont propres, elle échappe rarement à la sagacité du médecin en temps d'épidémie; quelquefois même on peut avant l'invasion en prévoir le développement par certains prodrômes, la céphalalgie, les vertiges, la somnolence, etc. Mais à l'état sporadique il n'est pas rare de la voir méconnue. Combien de morts subites qui n'étaient sans doute autre chose que des fièvres pernicieuses! Et *vice versâ*, combien d'hémorrhagies, de névroses, de phlegmasies, de maladies pestilentielles (choléra ou suette) ont été prises pour des fièvres intermittentes pernicieuses!

Quand la forme de la maladie ne prend un caractère bien évident de *perniciosité* qu'au troisième ou quatrième accès, à quels signes peut-on reconnaître que ce changement aura lieu?

Torti, Lautter et généralement tous les auteurs qui ont observé les formes graves des pays chauds ont insisté sur ce point difficile de diagnostic sans lever toutefois complétement les difficultés. On peut cependant, disent-ils, soupçonner ou craindre la forme pernicieuse quand il reste dans l'intermission quelque phénomène insolite, quand il se passe quelque chose d'irrégulier ou d'ataxique pendant les accès fébriles. La face cadavéreuse; le pouls inégal, petit, faible ou insensible; le dépôt excessif de l'urine, l'inquiétude, l'anxiété, les défaillances, les syncopes, les sueurs froides, la dyspnée, les vomissements répétés et persistants de matières érugineuses, la persistance trop prolongée du frisson de la fièvre; le froid pendant la sueur; le subdélirium, la somnolence, l'anxiété, la soif, etc., pendant l'intermittence, — tels sont les caractères qui devront plus particulièrement éveiller l'attention du médecin.

Quant aux formes rémittente et pseudo-continue de la fièvre paludéenne, leur diagnostic exige une attention toute particulière de l'observateur pour ne pas les confondre avec les diverses formes de la fièvre

---

régulièrement à midi et à minuit. Cette fièvre a cédé au sulfate de quinine en même temps qu'un vaste abcès se montrait à la face antérieure de la cuisse sous l'aponévrose fémorale.

typhoïde, la diathèse purulente, les phlegmasies graves. Mais si l'on veut bien retenir que ces formes se présentent dans les pays chauds, dans les localités où sévissent habituellement d'une manière épidémique les fièvres de marais; si l'on veut avoir égard à la marche en général paroxytique de ces affections; si l'on veut percuter avec soin la région splénique, examiner avec attention les urines du malade; si l'on veut même tenter au besoin comme pierre de touche l'emploi du sulfate de quinine, — on devra dans l'immense majorité des cas éviter une erreur d'autant plus funeste qu'elle pourrait entraîner la mort du malade.

Les fièvres dites *larvées* prennent naissance dans les mêmes circonstances que les autres formes de la maladie : l'urine est briquetée; la rate est ordinairement augmentée de volume ; enfin elles sont coupées par le quinquina.

PRONOSTIC. — Il n'est peut-être aucune maladie où les circonstances étiologiques et les formes symptomatiques influent autant sur le pronostic. Sporadique et simple, la fièvre d'accès n'est jamais une maladie sérieuse ; épidémique, intermittente, pernicieuse, rémittente ou pseudo-continue, son pronostic est de la plus haute gravité. Apprécions quelques-unes de ces influences.

A. *Conditions étiologiques*. — La fièvre endémique est toujours plus grave, toutes choses égales d'ailleurs, que la fièvre sporadique. La fièvre intermittente épidémique est en général plus dangereuse chez les étrangers non acclimatés que sur les habitants des localités marécageuses où elle sévit. Les fièvres *automnales* sont, dit-on, plus sérieuses que les fièvres *vernales*; les fièvres *estivales* plus graves que les fièvres *hivernales*.

B. *Symptomatologie*. — *Lésions*. — La nosolimnie simple est rarement mortelle. Ses formes rémittente bilieuse et pseudo-continue, sa prolongation, ses complications peuvent seules inspirer quelque danger. Les formes pernicieuses, rémittentes, pseudo-continues sont toujours immédiatement graves ; mais le danger varie pour chacune de ces formes et pour chaque variété. Les formes pernicieuses peuvent se ranger dans l'ordre suivant pour la gravité : algide, cholérique, syncopale, tétanique, convulsive, délirante, comateuse, diaphorétique, etc., etc.

Les symptômes isolés ont également une valeur pronostique. Les auteurs regardent comme d'un funeste augure, parmi les symptômes *communs*, l'ataxie. Ici chaleur brûlante et là sensation d'un froid glacial; d'un côté des urines de bonne qualité, de l'autre des selles liquides, abondantes, excessivement fétides ; le faciès livide avec écume à la bouche ; le coma profond ou le coma compliqué de convulsions ou alternant avec le délire ; la respiration stertoreuse ; le pouls petit, irrégulier, intermittent, surtout dans la fièvre soporeuse ; le hoquet sur la fin du paroxysme ; le météorisme et l'extrême douleur de l'abdomen au moindre contact de la main sur les parois abdominales ; des selles fétides et colliquatives ; des urines rares, de couleur noire, involontaires. Parmi les symptômes *spéciaux*, les interversions des stades et leur irrégularité ; le début de l'accès par une chaleur brûlante qui annonce, suivant Cleghorn, un paroxysme très-fort ; l'extrême prolongation du frisson, des sueurs froides, visqueuses, gluantes.

L'hypertrophie de la rate , dans les fièvres simples, quand elle est en rapport avec l'intensité et la durée de la fièvre n'a aucune gravité. Si cependant cette hypertrophie était considérable, si surtout elle ne diminuait pas rapidement sous l'influence des doses répétées de sulfate de quinine, elle annoncerait une longue durée et une très-grande opiniâtreté de la maladie. Dans les fièvres pernicieuses, l'engorgement de la rate qui atteint rapidement un accroissement considérable doit inspirer des craintes ; il annonce toujours un caractère sérieux de la maladie en indiquant une diffluence du parenchyme splénique et une rupture possible de sa capsule.

L'hydropisie quand elle est légère, bornée aux membres inférieurs, n'annonce rien de bien grave ; mais si l'anasarque est générale, s'il existe de l'ascite, de l'hydropisie thoracique, ce symptôme indique en général un état sérieux et doit inspirer des craintes.

Les complications d'entérite, de dysenterie, de fièvre jaune, etc., augmentent toujours la gravité de la maladie.

C. *Type.* — Le type a une valeur pronostique. Les fièvres continues, rémittentes, double tierces ou quotidiennes sont, toutes choses égales, plus graves que les tierces et les quartes. La *subintrance* annonce toujours une aggravation de la maladie. On a dit d'une manière générale que la fièvre anticipante était plus grave que la fièvre retardante. Cette règle est trop absolue. Dans les fièvres pernicieuses, il est toujours avantageux que de continue la fièvre devienne rémittente, de rémittente intermittente, de double tierce tierce simple, que de tierce elle devienne quarte.

D. Le *traitement* enfin est une des conditions qui doivent le plus modifier le pronostic des fièvres d'accès. Abandonnée à elle-même, la fièvre pernicieuse est presque toujours mortelle ; sagement traitée par l'administration opportune des fébrifuges, elle guérira, sinon dans tous les cas, du moins dans le plus grand nombre. Ce serait ici le lieu de donner les tables de mortalité qu'on trouve dans les auteurs ; mais les chiffres se ressemblent si peu qu'il serait impossible d'en tirer une conséquence quelconque pour le pronostic considéré d'une manière générale dans les fièvres pernicieuses. Tel médecin n'a perdu qu'un malade sur quatre, tel autre seulement un sur dix. Il est évident que tout cela dépend nonseulement des méthodes de traitement , mais aussi des localités, des formes de la maladie et des complications, de la confusion des fièvres simples avec les fièvres pernicieuses, etc.

TRAITEMENT. — A. *Curatif.* — a. *Médication spécifique.* — z. *Du quinquina.* — Parmi les agents employés comme spécifiques de la nosolimnie, on doit sans contredit placer au premier rang le *quinquina*. Ce n'est pas ici le lieu de faire l'histoire de ce précieux médicament. Cette histoire trouvera sa place ailleurs. (Voyez THÉRAPEUTIQUE et MATIÈRE MÉDICALE.) Les détails que nous devons donner ici concernent l'indication des diverses préparations du médicament, le choix de ces préparations, le mode d'administration suivant telle ou telle méthode et le temps pendant lequel il est nécessaire de prolonger son emploi.

Avant la découverte du sulfate de quinine, on employait le quinquina dans le traitement des fièvres, soit en poudre fine, suspendu dans un véhicule aqueux, ou mieux à la manière de Sydenham, sous forme d'électuaire, mêlé à de la conserve de roses, en pilules ou en bols. On peut aussi le donner dans une potion acidulée. La dose est de 8 à 16 grammes pour un adulte.

Chez les enfants la dose sera moins forte. Pour les enfants à la mamelle, Rosen (*Traité des malad. des enfants*, page 370) conseille de faire prendre le quinquina à la nourrice.

Le sulfate de quinine a d'incontestables avantages sur le quinquina. Il n'est aucun praticien qui aujourd'hui ne le préfère dans le traitement des fièvres intermittentes. On l'administre sous forme pilulaire, associé ou non à une petite quantité d'extrait d'opium dans la vue de prévenir ou de diminuer la gastralgie qui succède assez souvent à son administration. On peut aussi le faire prendre dans du pain azyme, de la gelée de groseilles ou de la gelée de pommes. Ce mode d'administration a l'avantage de dissimuler l'amertume du médicament; mais il vaut mieux quand on le peut le donner par cuillerée à bouche dans une potion acidulée avec une goutte ou deux d'acide sulfurique. Dans ce dernier cas, le sulfate de quinine est à l'état de bisulfate plus soluble et plus facilement absorbé. Tous les malades ne peuvent pas prendre cette potion, à cause de son amertume. On a conseillé différents moyens pour la masquer, entre autres de se servir comme véhicule d'une infusion de thé, qui diminue la saveur amère, mais ne la détruit pas complétement. La dose ordinaire de sulfate de quinine chez un adulte est de 30 centigrammes à 2 grammes. Nous verrons plus loin toutes les circonstances qui doivent faire varier cette dose. Le sulfate de quinine peut aussi être employé en lavement, en pommade sur les aisselles et les aines, saupoudré sur des cataplasmes ou sur des surfaces dénudées.

Chez les petits enfants, M. Trousseau préfère la quinine à cause de son insipidité.

A quel moment doit-on administrer les différentes préparations de quinquina et des sels de quinquina? Dans les formes continues de la nosolimnie, il semble qu'il n'y ait point de temps d'élection; cependant il est rare que dans une maladie aiguë, si continue qu'elle soit, il n'y ait point quelques rémissions. Or nous croyons qu'il serait assez raisonnable de profiter de ces moments où les symptômes paraissent vouloir s'amender pour administrer le quinquina. Dans les formes rémittentes et intermittentes, c'est pendant la rémission ou l'apyrexie que tous les auteurs conseillent de le donner. Les uns (*méthode de Torti*) le font prendre peu de temps avant l'accès; les autres (*méthode de Talbot*) immédiatement après l'accès. La première méthode ne vaut pas la seconde. Donné peu de temps avant l'accès, le sulfate de quinine augmente presque toujours les symptômes, rapproche quelquefois l'accès suivant. On a renoncé à cette méthode. Quant à la méthode de Talbot, elle doit être modifiée. Si la fièvre est rémittente, quotidienne, double quotidienne, double tierce, on donnera en effet le sulfate de quinine immédiatement après l'accès, et même on n'attendra pas que la sueur de l'accès qui précède soit terminée pour commencer son administration; mais dans la fièvre tierce et surtout dans la fièvre quarte, donner le fébrifuge immédiatement après l'accès sans continuer à le faire prendre pendant tout le temps de l'apyrexie serait s'exposer à n'apporter que peu ou point de modification dans les accès à venir. Après beaucoup de tâtonnements pratiques, on s'est généralement arrêté à cette règle que le sulfate de quinine doit être administré cinq, six ou sept heures au plus avant l'explosion de l'accès.

Combien de temps faut-il continuer le sulfate de quinine?

La dose indiquée suspend complétement ou incomplétement l'accès de fièvre, ou elle ne le modifie pas. Dans les deux derniers cas il faut augmenter la dose, plus quand l'accès s'est reproduit avec une égale force que quand il s'est amoindri. Dès que la fièvre est coupée, cessera-t-on le sulfate de quinine pour n'y plus revenir? Quelques auteurs le conseillent, M. Nepple entre autres. D'autres veulent qu'on suspende pendant cinq à six jours seulement l'emploi du fébrifuge pour le reprendre ensuite. Il est certain que la longue continuation du sulfate de quinine finit par amener dans l'économie un état de sur-saturation qui se traduit par des douleurs de tête, des sifflements d'oreilles, de la gastralgie, de l'inappétence, etc. Mais entre ces deux manières d'agir, il y a un milieu qui nous paraît devoir l'emporter sur les deux extrêmes: il faut continuer le sulfate de quinine huit ou dix jours après la cessation de la fièvre, plus longtemps même si le malade s'en trouve bien, et le cesser s'il survient des phénomènes toxiques. On devra d'ailleurs consulter la rate, qui doit servir de guide au praticien, et commander la reprise du fébrifuge de temps à autre jusqu'à ce que cet organe soit rentré dans ses limites normales. Quand le sulfate de quinine produit des effets toxiques, on se trouve souvent assez bien de le remplacer par ses succédanés, comme la salicine, le petit houx, etc.

ε. *De 'arsenic.* — Il a été employé comme fébrifuge d'abord et depuis fort longtemps en Allemagne, puis en France dans ces derniers temps par MM. Gasc et Boudin. M. Gasc a employé la solution d'arséniate de soude avec des succès variés. Dans une première épidémie, l'arsenic n'a pas réussi; dans une seconde il aurait procuré des cures très-nombreuses, et ses vertus fébrifuges auraient pu rivaliser avec celles du quinquina.

M. Boudin prétend qu'avec l'arsenic on peut guérir autant de malades qu'avec le quinquina; et que beaucoup de cas qui ont résisté à ce dernier ont cédé à l'arsenic. Il emploie l'arsenic en pilules à la dose d'un centième de grain.

Voici sa formule :

Pr. Acide arsénieux, 1 centigramme.
Sucre de lait pulvérisé, 1 gramme.

On ajoute le sucre de lait par petites portions, et on triture de manière que le mélange soit intime; puis on divise en 20 paquets, et chaque paquet, délayé dans une cuillerée d'eau, est donné au malade cinq heures avant l'accès.

De nouvelles expériences sont nécessaires avant de pouvoir se prononcer sur les propriétés fébrifuges de l'arsenic. On pourrait toutefois y recourir si le quinquina avait été longuement et inutilement mis en usage. Trois fois nous avons employé ce médicament et toujours avec succès. Le cas le plus remarquable était celui d'un malade atteint de fièvre quarte ancienne qui avait été traité inutilement par le quinquina. L'arsenic réussit complément ; il fut administré à la dose d'un cent vingt-cinquième de grain.

γ. *Salicine.* — Elle est douée d'une action fébrifuge, non pas aussi sûre à beaucoup près que celle du quiquina; mais enfin nous l'avons vue réussir dans nombre de cas, et son innocuité permet d'en élever considérablement la dose. On peut en commencer l'usage par 60 ou 75 centigrammes et porter rapidement ce médicament à 2, 3 et 4 grammes par jour.

δ. *Petite centaurée.* — Douée de propriétés actives et journellement administrée en tisane, concurremment avec le quinquina, dans le traitement des fièvres intermittentes.

Les auteurs indiquent un nombre prodigieux d'autres fébrifuges où l'on voit figurer presque tous les amers, les toniques, les astringents, les stimulants diffusibles, les plantes aromatiques, et dans le règne minéral le soufre doré d'antimoine, le camphre, calomel, chlorhydrate d'ammoniaque ; toutes ces listes si nombreuses ne prouvent qu'une chose, c'est qu'un très-grand nombre de fièvres guérissent d'elles-mêmes. Un seul agent est doué d'une action qu'on peut considérer comme constante, c'est le quinquina : il mérite le titre de spécifique. Quant à ses prétendus succédanés, si l'on excepte trois ou quatre médicaments que nous avons cru devoir mentionner séparément, il est douteux que les autres aient une part, quelque faible qu'elle soit, dans la guérison des fièvres d'accès.

Les vomitifs, les purgatifs ont aussi été employés autrefois et même encore de nos jours à titre de spécifiques dans le traitement des fièvres d'accès; mais généralement aujourd'hui on n'y a recours que comme adjuvants pour combattre l'embarras gastrique ou intestinal.

Nous en dirons autant des opiacés, donnés anciennement comme fébrifuges et aujourd'hui comme sédatifs contre les douleurs de l'estomac ou du ventre. Nous avons vu plus haut qu'on se trouvait bien de les associer à l'opium.

b. *Médication symptomatique.* — Elle consiste : 1° à prévenir l'accès ; 2° à le combattre ou à en diminuer s'il se peut la violence dès qu'il s'est manifesté ; 3° dans les soins hygiéniques que réclame le malade pendant l'apyrexie et pendant l'accès.

Prévenir ou retarder l'accès. — Tous les moyens employés dans ce but sont des agents perturbateurs : vomitifs répétés, purgatifs drastiques, bains de pieds très-chauds ; sinapismes promenés sur les membres ou laissés en place jusqu'à vésication, pendant deux heures (Audouard) ; bain tiède ou bain froid, immersion dans l'eau froide, affusions froides quelques instants avant l'heure du frisson, ligature des membres, émotions vives, — tous les moyens qui peuvent agir fortement sur l'esprit des malades et même toutes les pratiques empruntées des sciences occultes. On a avancé que les moyens moraux pouvaient à eux seuls guérir radicalement la fièvre ; mais peut-être ne s'agissait-il dans les cas observés que de légers troubles périodiques entretenus par la puissance d'une habitude depuis longtemps contractée et non d'une maladie proprement dite.

Abréger l'accès, diminuer sa violence. — On a proposé dans ce but les émissions sanguines employées pendant le frisson (Mackintosh, Giacomini), pendant le stade de chaleur (médecins physiologistes) ; le sulfate de quinine donné pendant l'accès, l'immersion froide (Giannini) ; enfin tous les révulsifs et moyens perturbateurs dont il a été ci-dessus question.

Soins hygiéniques à donner au malade pendant l'accès et pendant l'apyrexie. — Le frisson, la chaleur et la sueur, commandent des soins spéciaux sur lesquels nous ne pouvons trop nous étendre ici, obligés que nous serons d'y revenir dans la séméiotique ; nous nous bornerons à les indiquer sommairement. Réchauffer le malade pendant le frisson, lui donner une boisson chaude légèrement tonique ou aromatique, comme une infusion de tilleul, de camomille, de thé, de petite sauge, et le rafraîchir légèrement pendant la chaleur en diminuant le poids des couvertures, en lui donnant quelque tisane acidulée, comme l'orangeade, l'eau de groseilles, l'eau édulcorée avec le sirop de cerises ; enfin le changer de linge pendant la sueur en apportant à cette opération tous les soins convenables, évitant toute cause de refroidissement ; donner de nouveau une infusion légère de tilleul ou de feuilles d'oranger, de mauve ou de violette, — telles sont les indications les plus ordinaires de l'accès de fièvre. Pendant l'apyrexie le malade fera usage d'une tisane amère et sera soumis à un régime d'autant plus sévère que l'apyrexie sera moins complète. Il devra dans cette période être traité comme un convalescent.

Le traitement curatif de la nosolimnie varie suivant son caractère de simplicité ou de perniciosité, suivant les formes, les accidents et les complications, suivant aussi les variétés quant au type.

Nosolimnie simple. — On doit la combattre dès que le diagnostic de la maladie et du type est parfaitement établi. Cette indication est d'autant plus obligatoire que le malade séjourne dans un pays à fièvres plus malignes. Attendre jusqu'au septième accès avant de couper la fièvre est une pratique qui n'a aucun avantage et peut avoir de grands inconvénients. Ça a été une erreur, partagée autrefois par un grand nombre de médecins, de croire que la fièvre coupée trop tôt pouvait engendrer des engorgements viscéraux, ou que le quinquina trop tôt administré devait amener des hydropisies, des congestions de la rate ou du foie. Aucun médecin instruit n'accepte aujourd'hui une pareille hérésie.

Faut-il donner d'emblée le sulfate de quinine ou le faire précéder d'évacuations sanguines, d'un vomitif, d'un purgatif? Règle générale, le malade n'a pas besoin d'être *préparé* au sulfate de quinine, et l'*irritation* ou l'*embarras gastrique*, dont il faut faire justice avant son administration, dans l'esprit des médecins physiologistes ou des partisans des théories humorales, ne sont que deux symptômes qui cèdent parfaitement à son emploi. Si cependant après la cessation de la fièvre le malade conservait de l'inappétence, de l'amertume ou de l'empâtement de la bouche, le vomitif serait parfaitement indiqué.

Nosolimnie pernicieuse. — Ici, de l'aveu de tous, le péril est imminent, et l'homme de l'art ne saurait trop se hâter d'administrer l'agent propre à enrayer les accidents. Il n'y a point un instant à perdre. Il faut, quand on le peut, l'administrer par la bouche et choisir de préférence la solution de bisulfate, qui a une action plus prompte et plus énergique, et quand cette voie n'est pas libre ou que le sel est à chaque instant rejeté par le vomissement, force est bien de le donner en lavement, en friction, ou mieux en application sur une surface cutanée, promptement dénudée.

On commencera l'usage du sulfate de quinine dès que le caractère pernicieux de cette maladie sera bien établi, avant même dans les cas douteux. C'est surtout dans les formes qu'on sait ne pas affecter en général le type intermittent, et qui souvent tuent dès les premiers accès, qu'on doit, sans attendre la rémission des accidents graves sous le coup desquels se trouve le malade, donner ce médicament.

Chez les adultes on peut hardiment commencer par 75 centigrammes à 1 gramme (15 à 20 grains) et d'heure en heure, ou même de demi-heure en demi-heure, si le médicament est toléré, donner une dose plus faible, 25 à 30 centigrammes par exemple, jusqu'à 2, 3 ou 4 grammes. — Si des accidents toxiques se manifestent, on suspend la potion ou les pilules pour les reprendre dès qu'ils auront cessé. On continue le sulfate pendant quelques jours encore après la guérison.

Sous l'influence des idées théoriques, on a aussi dans le traitement de la nosolimnie maligne conseillé de débuter par le vomitif et les émissions sanguines, la saignée générale, les applications de sangsues; mais comme ici le danger est pressant, les praticiens n'ont pas fait, il faut le dire, grande attention à ces recommandations.

Forme inflammatoire. — Outre le sulfate de quinine, on s'est bien trouvé, dit-on, d'attaquer cette forme spéciale de la maladie par les évacuations sanguines, les délayants, les purgatifs doux, etc.

Forme bilieuse. — S'il existe une complication, hépatite, dysenterie, etc., on doit l'attaquer par des moyens appropriés. Si la forme bilieuse est grave, on ne saurait perdre de temps avec les moyens rationnels : il faut de suite recourir au spécifique. Si la forme bilieuse est légère avec un état *saburral* des premières voies : vomitif, de 5 à 15 centigrammes de tartre stibié ou de 1 à 2 grammes d'ipécacuanha dans trois ou quatre verres d'eau; — boissons acides, laxatifs doux.

Forme muqueuse. — Évacuants anthelmintiques. — Quelques légers opiacés en lavement s'il existait de la diarrhée avec douleur abdominale.

Forme soporeuse. — Agent spécifique avant tout; *moyens rationnels*; saignée générale, artériotomie (Maillot), sangsues et ventouses scarifiées derrière les oreilles et à la nuque; — révulsifs puissants sur les membres inférieurs;—sinapismes et vésicatoires; —applications froides sur la tête.

Forme algide. — Sulfate de quinine... Comme moyens rationnels on a proposé les stimulants diffusibles, l'éther, le musc, l'acétate d'ammoniaque, les toniques, les frictions irritantes, les lavements éthérés, — tous les moyens propres à réchauffer le malade. (Voyez **CHOLÉRA**.)

Formes délirante et convulsive. — Traitement de la soporeuse.

Forme cholérique. — Les vomissements ne sont pas toujours un obstacle à l'emploi du sulfate de quinine par la bouche; on devra du reste employer les boissons et les potions froides ou même à la glace. Les révulsifs les plus puissants seront également mis en usage.

Hypérémie splénique. — C'est encore ici le sulfate de quinine qui est l'agent sur lequel on doit le plus compter pour amener sa résolution. On a de plus proposé la saignée générale, les sangsues et ventouses scarifiées sur l'hypochondre gauche, le vésicatoire, etc.

Hypérémie hépatique. — Mêmes moyens.

Hydropisies. — Le quinquina les guérit également quand elles n'ont d'autre origine que l'influence paludéenne et l'engorgement des viscères abdominaux. On devra aussi mettre en usage les diurétiques, la teinture de digitale en frictions sur les parties malades, les bains de vapeur, etc.

Complications. — Seront combattues par les moyens convenables; mais elles ne doivent pas être un obstacle à l'emploi du fébrifuge. — Les deux ordres de moyens seront employés concurremment.

Type. — Que la nosolimnie soit continue ou rémittente, fébrile ou larvée, du moment que son diagnostic est établi ou qu'il y a doute, on doit sans attendre donner le quinquina; il en est de même encore dans toutes les formes de la nosolimnie pernicieuse. Mais si la nosolimnie est simple et intermittente, si le malade habite un pays où les fièvres sont habituellement légères, le type aura ici quelque influence sur le traitement, ainsi que nous l'avons vu plus haut.

B. *Prophylaxie*. — On met à l'abri de la fièvre intermittente : 1° en soustrayant le sujet à l'influence des localités marécageuses et de toutes les causes déterminantes de la fièvre ; 2° en assainissant le pays.

L'éloignement des contrées marécageuses est non-seulement un moyen de prévenir le développement ou les récidives des fièvres d'accès, mais encore de guérir les personnes qui en sont affectées. Ne voyons-nous pas tous les jours arriver de l'Algérie ou d'une autre contrée marécageuse des sujets atteints de fièvres rebelles avec engorgement énorme de la rate, fièvres qui avaient jusque-là résisté au quinquina et qui cèdent dès que le malade met le pied sur un sol plus hospitalier ? A Paris même il est important de bien remonter aux causes de la fièvre d'accès, afin de les éloigner si cela est possible. Nous avons donné il y a quelques années des soins à une personne atteinte de la fièvre tierce que nous ne pouvions parvenir à guérir. En interrogeant le malade, nous apprîmes que pendant l'intermission il faisait des promenades habituelles le long du canal Saint-Martin. Nous lui recommandâmes de s'abstenir de ces promenades, et la fièvre ne tarda pas à guérir.

Habitation dans un endroit sec et élevé, le plus loin possible des eaux stagnantes, à l'abri des vents qui ont passé sur ces eaux ; régime doux ; abstinence de crudités, d'excès dans aucun genre ; précautions contre les vicissitudes atmosphériques, vêtements de laine ou de flanelle ; calme de l'esprit, — tels sont les moyens hygiéniques propres à prévenir les fièvres d'accès.

On a encore conseillé l'usage habituel du vin de quinquina et des autres fébrifuges chez les habitants des marais ; mais ces moyens ne les mettent pas à l'abri de la maladie.

Quant à l'assainissement des marais, à leur dessèchement, aux soins que réclame la santé des militaires dans les camps, pour les préserver des atteintes de la nosolimnie, tout ceci regarde l'hygiène. (Voyez **HYGIÈNE DES MARAIS, HYGIÈNE MILITAIRE.**)

ARTICLE III. — DE LA FIÈVRE JAUNE.

HISTORIQUE. — La fièvre jaune a-t-elle été connue des auteurs anciens ? Peut-on la retrouver dans les écrits de la collection hippocratique ? Certaines personnes s'appuyant sur quelques aphorismes où il est parlé d'*ictères* survenant dans des fièvres de mauvais caractère (section 4, aph. 62 et 64), et de *vomissements de sang* (section 7, aph. 37) et de *déjections noires* (section 4, aph. 21) dans les mêmes circonstances, en ont conclu que le père de la médecine avait connu et voulu designer la fièvre jaune. Mais comme l'a fait observer M. Littré (V. pl. haut, p. 161), ce sont là des accidents propres à la rémittente bilieuse des pays chauds. Du reste nous verrons plus loin, à propos de la pathogénie, que la fièvre jaune a plusieurs rapports avec les rémittentes bilieuses des régions tropicales.

La maladie que nous allons décrire n'a réellement été connue que depuis la découverte de l'Amérique, où elle règne à peu près exclusivement. Elle a été longtemps regardée comme contagieuse par les médecins et les populations ; mais depuis la fin du siècle dernier, des doutes sérieux se sont manifestés, une polémique très-vive, sur laquelle nous reviendrons en son lieu, s'est élevée entre les médecins et paraît s'être terminée aujourd'hui par l'entière défaite des contagionistes.

Les principaux auteurs qui ont pris part à cette lutte et dont les ouvrages nous ont servi à composer cet article sont les suivants : Devèse (*Dissertation* en 1804, et *Traité de la fièvre jaune*; Paris, 1820), Bailly (*Du typhus d'Amérique*, 1814), Valentin(*Traité de la fièvre jaune*; Paris,1813), Dalmas (*Recherches historiques et médic.*, etç.; Paris, 1822), Audouard (*Relation hist. et méd.*, etc.; Paris, 1822); Bailly, François et Parizet; (*Hist. de la fièvre jaune*, etc.; Paris, 1823), Rochoux (*Recherches*, etc., Paris, 1822), Levacher (*du typhus ictérode* in *Guide médical des Antilles*; Paris, 1840), Louis (*Rech. sur la fièvre jaune*, etc.; *Mém. de la société méd. d'observ.*, t. II); les nombreux opuscules, mémoires, rapports, etc., publiés par Chervin, l'infatigable athlète de la non-contagion, mais surtout celui de ses derniers travaux intitulé *De l'identité de nature des fièvres d'origine paludéenne de différents types* (br. de 115 p.; Paris, 1842), etc. Enfin ceux qui voudront étudier à fond les graves et importantes questions que soulève l'histoire de la fièvre jaune pourront consulter la notice bibliographique très-détaillée que M. Littré a ajoutée à son excellent article **fièvre jaune** du *Dictionnaire de médecine* en 30 volumes.

SYNONYMES. — *Typhus ictérodes* (Sauvages); *causus endémique des tropiques*, *typhus d'Amérique; fiebre amarilla, vomito prieto* ou *negro* (des Espagnols); *mal de Siam* (de quelques auteurs anciens); *fièvre matelotte, coup de [barre* (du vulgaire).

DÉFINITION. —Peste pyrétique aiguë, particulière, à certaines régions, d'origine infectieuse, caractérisée par un début brusque; une fièvre intense continue ou rémittente accompagnée, d'agitation excessive, de troubles cérébraux, de vomissements bilieux ou de matière noire, d'hémorrhagies par diverses voies, avec coloration jaune des yeux et des téguments.

SYMPTOMES, MARCHE, DURÉE, TERMINAISONS. — Le temps qui s'écoule entre l'action du miasme infectieux et le développement de la maladie, ou temps d'incubation, paraît être très-variable ; il est généralement fort court, de quelques heures seulement à trois ou quatre jours au plus.

Quant à la maladie elle-même, on peut, à l'exemple des auteurs, la partager en trois périodes.

Première période. —*Invasion.* —Presque toujours elle a lieu brusquement; dans certains cas, assez rares, le début est précédé de pesanteur de tête, de malaise, de perte d'appétit, ou quelquefois d'un véritable accès suivi d'un ou deux jours de repos, après lesquels l'affection reparaît pour continuer ensuite. (Rufz, in *De l'identité de nature*, etc., par Chervin, p. 11.)

C'est assez souvent le matin, après une nuit agitée, que la maladie débute par un frisson unique, régulier, ou se reproduisant pendant les premiers jours, suivi d'une chaleur vive, sèche ou sudorale ; en même temps, céphalalgie sus-orbitaire et frontale très-vive, continuelle ; coloration rouge ou même violacée de la face ; yeux rouges, larmoyants, brillants ; l'intelligence est engourdie ou nette ; appréhensions continuelles, terreur ; quelquefois expression d'étonnement, de stupeur. Dans plusieurs épidémies, douleurs très-vives dans le dos, les lombes, les membres (coup de barre) ; il semble parfois au malade qu'il a les os brisés (Devèse).

L'état du pouls est variable, fréquent (de 100 à 115 ou 120) ; il est tantôt dur, fort, plein, résistant, mou, facile à déprimer. La langue est naturelle ou plus souvent blanchâtre, pâteuse, limoneuse, rouge à la pointe ; dégoût ; peu de soif ou bien feu intérieur et soif vive ; épigastralgie ; éructations plus ou moins fréquentes ; dès le premier ou le second jour, nausées, quelquefois intenses, amenant une pâleur momentanée. Les vomissements sont rares dans cette période ; quelquefois cependant vomissements de mucosités ou de matières bilieuses ; — ventre souple, indolent ; constipation ou selles peu abondantes, urines épaisses et rares.

Parfois un peu de toux sèche avec râle muqueux disséminé, et même quelques points offrant de la matité avec crépitation obscure ; enfin plus rarement respiration laborieuse, anxieuse ; chaleur ardente de l'air expiré.

Dans les premiers jours, le tégument, injecté de sang, offre souvent une coloration rougeâtre, pas encore de coloration jaune.

Cette période dure de deux à trois jours. Dans certains cas la maladie prend une marche promptement mortelle : à quelques heures du début, le délire, le coma, l'ictère, la suppression d'urine et les vomissements noirs se manifestent, et le malade meurt dès le second jour. (Rufz, *loc. cit.*, p. 13.)

Deuxième période. — *Rémission.* — Dans les circonstances ordinaires, vers le troisième jour on voit survenir une diminution des principaux accidents. La face, moins rouge, pâlit ou même prend une teinte jaunâtre ; les yeux sont injectés, toujours brillants ; la langue est blanche, humide ; la soif peu vive ou nulle ; les nausées et les vomissements diminuent ou cessent même s'ils existaient déjà ; ventre indolent, selles plus faciles ; la céphalalgie fait place à une simple pesanteur de tête ; l'intelligence est plus nette ; le pouls retombe à 90, 80, 75 ; la peau est moins chaude, plus moite ; l'état des forces est satisfaisant, les douleurs des membres sont moins marquées. Quelquefois vers la fin de cette période les hémorrhagies commencent à se manifester.

Arrivée à cette époque la maladie peut se terminer favorablement. L'amélioration suit son cours ; quelquefois des sueurs plus ou moins abondantes ou une épistaxis (Rufz) signalent le commencement de la convalescence.

Mais le plus souvent ce calme est trompeur. Le malade, malgré la diminution apparente des accidents, est en proie à une agitation extrême; il est tourmenté de sa position, son visage prend une expression sinistre. Ce temps d'arrêt dure de quelques heures à un ou même deux jours.

Troisième période. — Lorsque la maladie se prolonge, le tégument prend une teinte jaunâtre, variant depuis la couleur paille ou beurre frais jusqu'à la couleur d'ocre ou orange, parfois même olive. Les conjonctives jaunissent, les yeux se cernent d'un cercle noir; des pétéchies, des ecchymoses plus ou moins larges, plus ou moins irrégulières se forment sur la peau et la marbrent de taches violettes et livides. Les conjonctives peuvent rester rouges et gorgées de sang, écarlates.

La langue est blanchâtre et muqueuse ou bien dépouillée, fendillée, laissant écouler du sang fluide et noirâtre; ailleurs sèche, grillée comme dans les affections typhoïdes; souvent tremblante et mue avec difficulté. Souvent exsudation sanguine par la cavité buccale et les narines, surtout chez les enfants; ces hémorrhagies durent souvent tout le temps de la maladie. Rien de plus affreux que l'aspect du malade avec ses yeux sanglants bordés de noir, son visage jaune ou terne et ses lèvres livides souillées d'un sang noirâtre.

Les éructations, les nausées continuent; les vomissements reparaissent ou se montrent pour la première fois : muqueux ou bilieux seulement dans le principe, ils contiennent bientôt des stries de sang, puis du sang pur, ou bien c'est une matière noire qui a donné son nom à la maladie (*vomito negro*). Cette matière est semblable à de la suie ou à du marc de café délayés dans de l'eau, ou bien elle est consistante, homogène, comme une gelée. Cette matière noire peut alterner avec l'hématémèse. L'expulsion a le plus souvent lieu sans effort par une véritable régurgitation; elle est plus ou moins répétée et peut avoir lieu au moindre mouvement. Du reste le vomissement noir n'est pas constant; les matières peuvent être bilieuses jusqu'à la fin. L'épigastralgie est plus vive; souvent douleurs ombilicales; selles rares, d'une matière grisâtre, ou couleur de mélasse, ou substance semblable à celle des vomissements. Quelquefois écoulement de sang par la muqueuse rectale; urine jaunâtre ou brune, noirâtre, épaisse, sanguinolente, formée de sang pur ou enfin très-souvent supprimée.

Le pouls est lent et retombé au-dessous du type normal (60 ou 50), petit, filiforme; quelquefois battement du cœur à peine sensible. Refroidissement des extrémités ou même de la surface du corps, le plus habituellement sans sueurs visqueuses.

Respiration souvent gênée, oppression, anxiété précordiale; presque toujours un hoquet extrêmement fatigant.

L'intelligence est plus ou moins profondément altérée; stupeur, terreur extrême. Le délire n'est pas constant ; il se montre surtout la nuit et n'est que très-rarement violent. Insomnie continuelle ou sommeil interrompu par des rêves pénibles ; dans certains cas coma profond. Les sens restent à l'état normal, parfois exaltés, rarement abolis, sauf vers la fin de la maladie.

Enfin la face se grippe, les paupières sont quelquefois fermées convulsivement ; ailleurs la face est agitée de mouvements convulsifs ; les membres peuvent aussi être agités de spasmes ou même de contractions dans le sens de la flexion ou de la rotation en dedans.

La durée de cette période, qui peut se terminer par la guérison ou la mort est de deux à trois jours.

Marche et durée.—Considérées dans leur ensemble, les trois périodes ne se succèdent pas toujours, tant s'en faut, avec cette régularité. Les trois périodes se fondent dans certains cas en une seule qui dure deux ou trois jours ; mais en général la durée est d'un septénaire et la marche entrecoupée ou non de rémittences ou d'intermittences, comme nous allons le voir à propos des formes ; souvent aussi il y a des exacerbations le soir. MM. Rufz et Chervin signalent certains malades chez lesquels la maladie marchait graduellement, présentait de la gravité jusqu'au vingtième jour, et de plus, certains phénomènes insolites, tels que la surdité, la carphologie.

Terminaisons.—1° *Par la guérison.* — La cessation des accidents est ordinairement très-prompte et sans crise appréciable. La *convalescence* survient donc brusquement. Cependant il reste encore de la pesanteur de tête, de l'insomnie, des douleurs dans les lombes, des éructations ou de la diarrhée. La couleur jaune et les pétéchies disparaissent peu à peu et dans l'espace de quelques jours à quelques semaines. On observe souvent des *rechutes* causées par des écarts de régime.

2° *Par la mort.* — Elle a lieu par l'aggravation des accidents susmentionnés : la torpeur, le coma, le hoquet, les vomissements noirs et surtout les hémorrhagies.

Formes.— C'est surtout suivant les différentes épidémies que l'on a observé des formes différentes et qui portent sur la prédominance ou la rareté de certains phénomènes, tels que les douleurs rachialgiques ou des membres, le vomissement noir, les hémorrhagies, le délire, l'état des urines, etc. Il n'y a rien là qui doive nous arrêter. Les auteurs ont aussi noté une forme *rémittente* ou *intermittente* rejetée par d'autres (M. Rochoux) comme n'appartenant réellement pas au typhus ictérode. Cependant les observateurs, dans maintes circonstances, ont fait voir que la maladie débutant en intermittente ou en rémittente peut se terminer en continue *et vice versâ.* «Son type ordinaire, dit Pugnet, est la double tierce, très-difficile à saisir quand il tend à la continuité. » Enfin, comme nous le dirons plus bas, Chervin a rassemblé de nombreux documents pour établir qu'il y a identité de nature entre les fièvres paludéennes (voyez *nosolimnie*) et la fièvre jaune.

Les véritables *formes* que l'on peut admettre sont fondées sur l'intensité.

1° *Forme très-grave, foudroyante.* — Tout à coup terreur extrême, malaise inexprimable, tremblement universel, syncope ; mort en quelques heures. Cette forme est assez rare.

2° *Forme grave.* — C'est celle que nous avons décrite.

3° *Forme légère.* — Pendant les épidémies, on voit souvent des individus qui éprouvent seulement des douleurs lombaires ; ils ont des vertiges, la face pâle, les yeux cernés. Cet état ne dure que quelques jours et tout rentre dans l'ordre. D'autres fois la maladie est plus nettement accusée ; mais les symptômes sont très-légers, et la maladie s'arrête à la seconde période.

ANATOMIE PATHOLOGIQUE.—*État extérieur.*—Coloration jaune plus ou moins foncée du tégument, surtout aux conjonctives et au visage, pouvant se montrer pour la première fois après la mort. Cette coloration est-elle l'effet d'une suffusion bilieuse, comme le pensent la plupart des auteurs, ou est-elle due à une infiltration de la partie séreuse du sang résultant d'une altération profonde de ce liquide, comme le pense M. Audouard ? (Ouvrage cité, p. 201 et suiv.) Si l'on se rappelle que la coloration jaune est souvent précédée d'une injection sanguine du tégument, on sera porté à la comparer à la période de résolution des ecchymoses ou à l'ictère des nouveau-nés. Du reste la question, encore indécise, ne peut être résolue que par des recherches chimiques.

Outre la coloration jaune, on trouve les pétéchies, les ecchymoses, les épanchements sous-cutanés formés pendant la vie aux paupières, au cou, aux parties génitales, et de plus des lividités cadavériques fortement caractérisées aux parties déclives. (Audouard, *loc. cit.*) Une circonstance remarquable, c'est que les incisions pratiquées sur les cadavres sont fréquemment suivies d'un écoulement sanguin très-considérable et très-gênant, et enfin après la mort on voit souvent des espèces d'hémorrhagies par différentes muqueuses.

Quoi qu'on ait dit, il ne paraît pas que la putréfaction survienne toujours plus vite que dans les autres maladies aiguës.

Appareil digestif. — On trouve dans l'estomac et dans les intestins une matière noire (*mélanhème* de M. Bailly), plus rarement du sang pur; d'autres fois cette matière est seulement grisâtre. — Dans l'*estomac*, la mélanhème est tantôt homogène, semblable à de la lie de vin, ou grumeleuse, formée de petits flocons nageant dans du sérum, jamais prise en caillots, et d'un goût fade ou de jus de lièvre faisandé. (Levacher, p. 76). Dans l'*intestin* cette matière est plus consistante, plus noire, plus homogène, pultacée, poisseuse, quelquefois grisâtre. La mélanhème n'est autre chose que du sang à divers degrés d'altération. Rhees, au rapport de Jackson, y a vu des animalcules qui étaient vivants dans la matière des vomissements.

La muqueuse digestive est enduite d'une couche plus ou moins épaisse de sang; sa consistance, ordinairement bonne, est dans beaucoup de cas ramollie par imbibition ou par macération. Elle est souvent injectée, offrant des plaques ecchymotiques regardées autrefois comme des taches gangréneuses. Cette injection offre les caractères d'une congestion hémorrhagique et non d'une véritable phlegmasie, comme l'ont pensé à tort beaucoup d'auteurs modernes. Dans l'intestin grêle, outre les lésions ci-dessus, on trouve souvent un développement notable des glandes de Brunner, mais rien vers les plaques de Peyer. — Les hémorrhagies sont plus rares dans le gros intestin que dans la partie supérieure.

Ganglions mésentériques. — Intacts.

Foie. — Il présente une lésion particulière que M. Louis regarde presque comme pathognomonique de la fièvre jaune. La couleur de cet organe a été trouvée par lui altérée dans tous les cas, de manière qu'il offrait tantôt une teinte beurre frais, paille, café au lait clair, tantôt une couleur jaune gomme gutte, ou moutarde, ou orange, ou olive. M. Catel a reconnu dans 150 ouvertures la constance de cette lésion, qui a manqué une fois sur les trois seules autopsies que M. Rufz ait pratiquées. (*De l'identité*, etc., p. 18.) Mais M. Chervin, qui a pratiqué plus de 500 autopsies, l'a vue souvent manquer, et il avance que cette coloration du foie n'est pas rare dans les rémittentes des pays chauds. En même temps l'organe est ordinairement plus sec que de coutume; dans d'autres cas il est injecté de sang, ramolli, etc.

Rate. — Saine ou plus ou moins hypertrophiée et ramollie.

Reins. — Souvent hypérémiés; vessie vide ou contenant de l'urine claire ou du sang plus ou moins altéré.

Appareil circulatoire. — Quelquefois un peu de sang ou de sérosité sanguinolente dans le péricarde. *Cœur* ferme et résistant ou flasque et pâle, comme macéré, contenant du sang noir fluide ou en caillots; quelquefois concrétions fibrineuses s'étendant jusque dans les gros vaisseaux : ceux-ci contiennent d'ordinaire du sang noirâtre, poisseux; leurs parois sont rougies par l'imbibition.

Le *sang* pendant la vie offre quelquefois ses caractères normaux; mais le plus souvent le caillot est mou, voir même diffluent, surtout à partir de la seconde période; la couenne est très-rare.

Appareil respiratoire. — Taches ecchymotiques à la surface des poumons, congestion plus ou moins considérable à leur partie inférieure et déclive, parfois de petites masses hémorrhagiques (Louis).

Appareil nerveux. — Engorgement de la dure-mère et des sinus, et assez fréquemment des ecchymoses dans le tissu sous-arachnoïdien; ailleurs hémorrhagie dans la cavité de l'arachnoïde. Cerveau de bonne consistance, mais piqueté, congestionné; souvent abondance très-grande du liquide cérébro-spinal.

Le *tissu musculaire* est souvent infiltré de sang, et l'on trouve le tissu de certains muscles des membres ramolli et plein de sang grumeleux.

ÉTIOLOGIE. — *Causes prédisposantes.* — Les enfants paraissent moins exposés que les adultes, et surtout chez eux la maladie est moins dangereuse. Les hommes sont plus souvent atteints que les femmes, qui dans certaines épidémies ont paru jouir d'une sorte d'immunité. Quant à la *constitution* et au *tempérament*, il paraîtrait que les sujets vigoureux, bilieux et sanguins seraient plus exposés. Mais une circonstance de la plus haute importance dans les régions où sévit ordinairement la fièvre jaune, c'est l'acclimatement. Le *vomito* frappe surtout les Européens nouvellement arrivés ou les indigènes qui ayant longtemps séjourné en Europe reviennent dans leur pays. Quelques auteurs ont assigné six , huit ou dix ans pour l'acclimatement; ici les données manquent. Les nègres, les créoles sont très-rarement atteints.

Conditions hygiéniques. — Ce sont à peu près les mêmes que celles dont nous avons parlé à propos de la fièvre et du typhus : habitations malsaines; privations; excès de toutes sortes, surtout de femmes ; chagrins, ennui, frayeur vive de l'épidémie, etc. L'insolation paraît jouer un certain rôle.

La fièvre jaune est à peu près exclusive à certaines *régions*. On l'observe sur le littoral du grand golfe qui sépare les deux Amériques, dans les îles qu'il renferme, sur la côte orientale de l'Amérique du Nord jusqu'à Québec (par le 46° de latit. nord); rarement dans l'Amérique du Sud; assez souvent sur une portion de la côte occidentale d'Afrique à Sierra-Léone, très-rarement en Asie et seulement dans quelques points du littoral des îles de la Sonde. En Europe on ne l'a vue que sur quelques points du littoral de la péninsule Ibérique (Lisbonne, Gibraltar, Cadix, Barcelone) et de l'Italie (Livourne). — Sur 274 grandes épidémies de fièvre jaune relevées par M. Moreau de Jonnès, depuis la fin du quinzième siècle jusqu'en 1819, on en compte 227 en Amérique (Antilles 216, Amérique du Nord 92, Amérique du Sud 19), 43 en Europe et 4 en Afrique.

La *chaleur* paraît nécessaire au développement de cette maladie. Le fait est qu'elle se montre surtout pendant l'été et l'automne (*hivernage* des colonies), alors que la température est très-élevée et l'humidité extrême. Cependant on l'a vue à Gibraltar et dans d'autres localités par un temps comparativement assez froid, et d'ailleurs les Indes-Orientales, l'Abyssinie, où règne également une chaleur humide, en sont exemptes.

Infection. — La cause déterminante de la fièvre jaune paraît bien manifestement devoir être rapportée à l'infection. Mais quelle en est la source ? Sont-ce les effluves marécageuses? Ils paraissent dans beaucoup de cas jouer un certain rôle, mais non toujours. Le *vomito* se développe parfois là où il n'y a pas de marais, et réciproquement il respecte des contrées marécageuses. Notons cependant que la proximité de la mer paraît avoir une action bien réelle, puisque la maladie ne pénètre jamais dans l'intérieur des îles ou des continents et surtout respecte les lieux élevés. M. J. Wilson l'attribue à la décomposition des palétuviers alternativement couverts et exposés à un soleil ardent par le flux et le reflux : « Ces végétaux abondent, dit-il, dans les contrées du Nouveau-Mo ide où se montre la fièvre jaune. » Il ajoute que dans d'autres localités la maladie débute constamment près des ports, là où il y a des bois en décomposition. Mais il y en a également en Égypte, sur la mer Rouge, dans les Indes, et ces localités sont exemptes de la fièvre jaune. Pourquoi donc cette préférence pour les localités que nous avons énumérées ? Cela tient évidemment à des conditions tout à fait spéciales et qu'il ne nous est pas possible d'apprécier. Une chose digne de remarque et qui vient tout à fait à l'appui, c'est que la maladie frappe souvent en pleine mer un navire à la voile quand il traverse les parages où règne la fièvre jaune, dans l'Océan-Atlantique et dans le grand golfe qui sépare les deux Amériques. De même, quand un vaisseau quitte l'un des ports où elle règne, il l'emporte avec lui.

Contagion. — La fièvre jaune est-elle contagieuse ? MM. Audouard, Bailly, Pariset, Moreau de Jonnès (en France), Aréjula (en Espagne) soutiennent l'affirmative. D'un autre côté, MM. Valentin, Devèse, Leblond, Dariste, Dalmas, Rochoux, Thomas, les auteurs anglais et américains pratiquant dans les pays habituellement infectés combattent pour la non-contagion. A leur tête se place Chervin, qui a sacrifié sa fortune et cent fois exposé sa vie pour le triomphe de la cause qu'il avait embrassée. Vainement les contagionistes ont cherché à s'abriter derrière une foule d'anecdotes, plus ou moins controuvées, dans lesquelles on racontait comment la maladie avait été transmise d'un individu à un autre. Comme tous ces faits s'étaient passés dans des foyers d'infection, on conçoit qu'ils ne prouvaient absolument rien. Maintes fois d'ailleurs Chervin a démontré leur inexactitude, quelquefois même à l'aide de certificats d'individus que l'on avait dit morts et qui n'avaient pas même été frappés. Vainement on a cherché à établir que la fièvre jaune s'était développée dans tel ou tel port après l'arrivée d'un vaisseau infecté : une enquête sévère, appuyée de documents authentiques, avait bientôt fait justice de toutes ces allégations.

Enfin il reste toujours ce grand fait inexplicable dans l'hypothèse de la contagion, savoir que quand la fièvre ravage une ville du littoral, elle ne s'étend pas dans l'intérieur des terres, bien que les communications ne soient pas interrompues, bien que des individus malades sortent du foyer d'infection pour aller mourir dans les localités salubres. Ainsi la contagion telle qu'on l'entend n'a pas lieu pour la fièvre jaune comme elle aurait lieu pour le typhus ou la variole, maladies réellement contagieuses. Maintenant peut-on dire d'une manière absolue que la fièvre jaune ne *pourra jamais* se communiquer d'individu à individu dans une localité affectée ? Non assurément ; une maladie qui n'est pas habituellement contagieuse le devient *peut-être* dans certaines circonstances ; mais il y a loin de la question posée dans ces termes à celle que les contagionistes résolvaient avec tant d'assurance quand ils disaient qu'un individu malade, qu'un vêtement ayant servi à un sujet atteint de la fièvre jaune pouvaient répandre la maladie dans toute une contrée.

Récidives — Elles sont très-rares. Sur 500 cas, M. Dutroulau a vu 8 récidives. MM. Louis, Chervin, Trousseau n'en ont constaté qu'un seul cas sur 9,000 sujets.

Le plus souvent *épidémique*, le *vomito* est très-souvent *sporadique* dans certaines localités des Antilles.

PATHOGÉNIE. — Les nosographes du dix-huitième siècle, Sauvages, Cullen, Pinel, ont rangé la fièvre jaune parmi les pyrexies. Quelques auteurs modernes, sous l'influence du Broussaisisme et s'attachant surtout aux infiltrations sanguines de la muqueuse digestive, ont voulu en faire une gastro-entérite grave, opinion qui ne soutient pas aujourd'hui l'examen. J'en dirai autant de l'hypothèse qui fait de l'altération du sang la cause de la maladie dont elle est l'effet. Chervin, a dans ses derniers temps soutenu une opinion déjà entrevue et avancée même par plusieurs auteurs avant lui, savoir qu'il y a identité de nature entre les fièvres intermittentes et rémittentes, d'origine paludéenne, que l'on observe dans les régions tropicales et la fièvre jaune. Voici les principales raisons sur lesquelles Chervin a basé cette doctrine : 1° la fièvre jaune n'a jamais régné hors des tropiques que dans les saisons et dans les localités ou règnent des fièvres d'accès ; 2° dans les tropiques, tandis que la fièvre jaune moissonne les non acclimatés, les indigènes sont atteints de fièvres périodiques ; 3° toutes les circonstances qui favorisent le développement des fièvres d'accès tendent à produire la fièvre jaune ; 4° si l'on compare la fièvre rémittente bilieuse des pays chauds à la fièvre-jaune, il n'y a pas de différence notable, il n'y a que des différences d'intensité, et il arrive un point où elles se confondent ; 5° les épidémies de fièvre jaune sont souvent précédées de fièvres intermittentes, puis rémittentes, qui prennent peu à peu les caractères de continuité et revêtent l'aspect de la maladie qui nous occupe, et vers la fin les rémittentes reparaissent, puis les intermittentes. Enfin les préparations de quinquina, comme l'ont constaté une foule d'auteurs, conviennent très-bien dans le typhus ictérode. Ces opinions rentrent tout à fait dans celles qui nous ont fait établir le groupe des pestes. Jusqu'à plus ample informé, nous pensons qu'on peut les adopter.

DIAGNOSTIC. — Les accidents caractéristiques de la fièvre jaune sont :

1° Le *vomissement noir*, qui d'abord précédé pendant deux ou trois jours de vomissements muqueux ou bilieux, se répète deux ou trois fois par heure, présente ensuite les caractères que nous avons décrits.

2° Les *hémorrhagies*, dont le vomissement noir n'est qu'une forme et qui se montrent vers la même époque par différentes voies : par les yeux, le nez, la bouche, la vessie, le rectum et la peau elle-même.

3° La *céphalalgie*, la *douleur* à l'épigastre, à la colonne vertébrale et dans les membres.

4° La *suppression d'urine*, rare pendant les premiers jours.

5° La *couleur jaune*; elle n'apparaît guère que vers le quatrième ou cinquième jour, parfois un peu avant la mort ou même après. Des ailes du nez et du pourtour de la bouche elle descend le long du corps et peut devenir ainsi universelle ou rester limitée. Elle est quelquefois formée de taches livides, souvent entrecoupées d'autres taches purpurines.

6° Le *délire*, qui n'est ni violent ni furieux, mais rêvassant, et semble souvent exprimer la terreur.

Ces caractères et la durée si courte de la fièvre jaune la différencient du typhus et des fièvres typhoïdes; mais au début elle ressemble beaucoup aux rémittentes bilieuses des pays chauds, avec lesquelles on peut, avons-nous dit, la confondre scientifiquement. Ce qui servira à distinguer le *vomito* de toute autre maladie, ce sont précisément ces rémittentes qui la précèdent souvent, la saison de l'année, la localité et la latitude à laquelle on l'observe. Un accès de fièvre pernicieuse s'en sépare par la violence plus grande du frisson, l'apparition des phénomènes particuliers, coma, état algide, et la durée plus courte des accidents. M. Rochoux a voulu distinguer sous le nom de *typhus amaril* la fièvre jaune observée en Europe et dans l'Amérique du Nord; mais les autres observateurs ont constaté l'identité.

PRONOSTIC.— Le danger est plus grand au début de l'épidémie, pour les nouveaux arrivés, pour les individus épuisés par des excès et surtout par des excès vénériens, enfin pour ceux qui ont une appréhension extrême de la maladie.

Les signes fâcheux sont un début très-violent, une céphalalgie et des douleurs atroces dans les membres, une soif ardente, des vomissements opiniâtres et surtout le vomissement noir précoce, les hémorrhagies abondantes, le hoquet, les pétéchies, une suffusion jaune très-prompte et très-intense, etc. Quant aux signes favorables, ils sont souvent trompeurs, car un début en apparence bénin peut être tout à coup suivi de phénomènes promptement mortels. On sait le danger de la rémission factice qui caractérise la seconde période. L'expérience paraît avoir fait constater l'existence des jours critiques impairs (cinquième, septième et neuvième jours) dans lesquels la maladie se jugerait.

La mortalité est très-variable suivant les épidémies : quelquefois de la moitié ou des deux tiers (Barcelone), d'un cinquième (Fort-Royal, 1839), d'un sixième (Gibraltar, 1828), d'un huitième (Saint-Pierre, 1839). Elle dépend souvent de la présence d'un nombre plus ou moins considérable de non acclimatés dans le lieu affecté.

TRAITEMENT. — Dans le traitement de cette maladie il faut suivre surtout les indications fournies par le génie épidémique spécial.

On s'accorde communément à reconnaître que la saignée générale est souvent (mais non toujours) utile au début. Quelques personnes même, et M. Rochoux le premier, ne craignent pas de la répéter jusqu'à quatre ou cinq fois pendant les deux premiers jours. D'autres la redoutent excessivement et la proscrivent comme affaiblissant trop les malades, que doivent encore épuiser les hémorrhagies. Les saignées locales sont plutôt nuisibles qu'utiles ; elles peuvent amener des escharres, des ecchymoses, des hémorrhagies. — Des boissons rafraîchissantes ou des eaux gazeuses, des lotions fraîches, des frictions avec les tranches de citron et l'application de ces mêmes tranches sur le front, l'épigastre, les poignets (*traitement des mulâtresses de Saint-Domingue*), des bains frais ou à peine tièdes paraissent très-avantageux.

Tout le monde n'est pas d'accord sur la question des vomitifs, dont quelques-uns se louent beaucoup, tandis que d'autres les rejettent comme pouvant provoquer l'hématémèse. Il n'en est pas de même pour les purgatifs et surtout les purgatifs doux et salins, la pulpe de tamarin, etc. M. Dalmas conseille l'huile de ricin fraîche par cuillerées à café toutes les heures. M. Tégart a proposé l'huile de croton tiglium par gouttes sur la langue. Les Anglais emploient le calomel à doses assez élevées et disent en retirer de grands avantages.

Pour calmer les accidents nerveux et les douleurs, on a proposé les vésicatoires sur la tête, ou bien à l'épigastre, ou sur le trajet de la colonne vertébrale ; mais ici les vésicatoires ont des inconvénients graves à cause de la disposition des tissus à la gangrène et aux hémorrhagies. D'autres ont mis en usage les préparations camphrées, quelquefois associées à la rhubarbe.

Dans la troisième période, quand il y a prostration des forces, il faut avoir recours aux toniques. Le quinquina a paru dans certaines épidémies jouir d'une véritable efficacité. M. Levacher (ouvrage cité, p. 98), qui se loue beaucoup de son emploi, le donne quelquefois associé au calomel et au camphre (15 centigr. de sulf. de q. , 25 milligr. de camphre, 5 cent. de calomel), par doses rapprochées ou en potion, dissous à l'aide de quelques gouttes d'acide sulfurique. Il conseille en outre l'application extérieure d'une solution de ce même sel avec addition de vinaigre des quatre-voleurs et d'éther sulfurique ; les bains froids avec la décoction d'écorce de quinquina du pays. Dans les cas graves il y ajoute les lavements avec la décoction de 8 à 16 grammes de quinquina jaune dans une infusion émolliente.

Le sulfate de quinine est surtout précieux dans les cas de rémittence.—Les vins généreux, les sels ammoniacaux peuvent être avantageux pour relever les forces. Si les phénomènes nerveux prédominent, les antispasmodiques seront mis en œuvre, et parmi eux de préférence le camphre, le musc, la valériane, le castoréum.

Aux vomissements opiniâtres on opposera les boissons glacées ou gazeuses prises par petites gorgées : aux hémorrhagies, les applications fraîches , les astringents. Le seigle ergoté trouverait peut-être là une heureuse application.

Quant à la *prophylaxie*, nous avons à donner ici les mêmes conseils à peu près que pour le typhus. Disséminer les malades, les emmener hors du foyer d'infection ; faire, si cela se peut, évacuer la ville affectée : ce

sont là les seuls moyens d'éviter la propagation du fléau et d'affaiblir
son action. De même, pour les vaissaux, il faudra les assainir, les laver,
les ventiler avec soin. La question des lazarets et quarantaines, éliminée
par le fait de la non contagion de la fièvre jaune, se trouve renvoyée à
l'HYGIÈNE.

ARTICLE IV. — DE LA PESTE.

HISTORIQUE. — Il serait bien difficile de faire un historique exact de
la peste, car les anciens ont confondu sous ce nom, devenu en quelque
sorte générique, toutes les affections épidémiques graves qu'ils ont observées. Notez encore que ces maladies ont été décrites le plus souvent
par des historiens ou des poëtes. Aussi jusqu'à ces derniers temps plusieurs personnes avaient prétendu que la peste, la véritable peste à
bubons, n'était connue que depuis le sixième siècle, où elle avait fait sa
première apparition (Pariset). D'autres au contraire voulaient la reconnaître dans Moïse (*Exode*), dans Homère, qui ont parlé des maladies pestilentielles sans les décrire; d'autres dans Thucydide, et nous
avons vu à l'occasion du typhus ce qu'il fallait penser de la peste d'A-
thènes décrite par cet auteur. Je mets également de côté les descriptions de Lucrèce et d'Ovide pour arriver aux notions positives laissées
par les médecins.

Hippocrate (*Épid.* III; *Aph.*, sect. **IV**, aph. 55) et les auteurs des IIe
et IVe livres des *Epidémies* signalent les dangers des bubons dans les
fièvres; on croit qu'ils ont voulu parler de la peste? Mais Rufus, dans
un passage retrouvé récemment par le cardinal Aug. Mai, dit en propres
termes : « Les bubons pestilentiels sont tous mortels et ont une marche
très-aiguë, *surtout ceux qu'on observe en Libye, en Égypte et en Syrie.*
Denys-le-Tortu en fait mention. Dioscoride et Possidonius en ont parlé
longuement dans leur traité sur la peste qui a régné de leur temps en
Libye. Ces auteurs racontent que cette épidémie fut caractérisée par les
symptômes suivants : fièvre violente, douleurs, perturbation dans tout
le corps, délire vertigineux; éruption de bubons larges, durs, n'arrivant
pas à suppuration et se développant non-seulement *dans les lieux accoutumés*, mais aux jambes et aux bras, bien qu'on n'observe pas ordinairement dans ces endroits de semblables phlegmons. » Ailleurs Rufus
dit que ces accidents (bubons pestilentiels) arrivent surtout chez ceux
qui habitent *près des marais.* (Daremberg, *in Rapport sur la peste* par
M. Prus, p. 238 et suiv.) Tout ceci est bien positif, la peste était connue
avant Jésus-Christ. Arétée (*De signis acut.*, liv. **II**, ch. **III**, *De syncope*),
Galien, qui se sauva par peur dans une épidémie de peste, parlent des
bubons pestilentiels (βουβῶνες οἱ λοιμώδεις) comme très-graves.

Nous n'osons ranger parmi les pestes les histoires d'épidémies qui eurent lieu dans les premiers temps de l'ère chrétienne lors des invasions
des barbares, car il pourrait fort bien être question de typhus; mais il

n'en est pas de même de la fameuse épidémie décrite par Procope qui sévit sur le monde entier (cinquième siècle). La mention des bubons et des charbons prouve son identité. J'en dirai autant de celle observée en 1348 par Guy de Chauliac (*Tract.* II, *doctr.* II, c. V.) « Incipit autem in Oriente, dit-il, et ita sagittando mundum pertransivit per nos versus occidentem. » Elle produisait des bubons (*causabat bubones*) et des charbons (*anthraces*). Enfin il la regardait comme très-contagieuse : « *Et fuit tantæ contagiositatis...* quam non solum morando sed etiam *inspiciendo* unus recipiebat ab alio, » dit-il dans son mauvais latin. Quant à la cause première il la cherche dans je ne sais quelle conjonction de planètes en accord avec l'astrologie judiciaire, si fort de mode à cette époque.

Au commencement du seizième siècle les idées de contagion, que l'on fait par erreur commencer seulement à Fracastor et qui étaient déjà bien anciennes, font établir les lazarets, qui n'empêcheront pas la peste de se reproduire bien des fois dans les villes sales, à rues étroites et sombres du moyen âge, et dans une population misérable et ne pratiquant aucune des précautions de l'hygiène. Il faut bien le dire cependant, c'est en effet Fracastor (*De contagionibus et morbis contag.*) qui formula la doctrine de la contagion, comme on le verra en son lieu (**PATHOLOGIE GÉNÉRALE**). Depuis lors ces principes furent admis presque sans contestation et regardés comme autant de vérités démontrées.

La peste semble vraiment destinée à exercer la crédulité des hommes. D'abord ce fut la superstition religieuse, plus tard l'astrologie judiciaire et ensuite la contagion. Jusque dans ces derniers temps, les contes les plus invraisemblables relatifs à des transmissions de peste furent acceptés et répétés comme articles de foi.

Cependant lors de la fameuse épidémie de Marseille en 1720, l'opposition vigoureuse que certains médecins, Chicoyneau, Verny, Deidier, firent aux idées des contagionistes (1) commença à ébranler les croyances, raffermies plus tard par les récits de Mertens et de Samoïlowitz à propos de la peste de Moscou en 1771. On connaît la terrible épidémie qui, pendant l'expédition d'Égypte, décima l'armée française et les descriptions qu'en ont données Larrey, Desgenettes et Pugnet, combattant pour la contagion, et Assalini pour la non contagion. — Partisan sincère de la contagion, qu'il voyait partout et toujours, Pariset nous a laissé des articles de discussion fort remarquables par le style, sinon par la sévérité de la critique, et un mémoire très-bien fait sur les causes endémiques de la peste. (*Ann. d'hygiène*, t. VI, an 1831.) Mais les travaux réellement scientifiques sur la question qui nous occupe datent

---

(1) Les divers travaux et documents relatifs à l'épidémie de Marseille ont été réunis et mis en ordre dans un ouvrage intitulé *Traité des causes, des accidents et de la cure de la peste*, etc. Un vol. in-4° fait et imprimé par ordre do roi ; Paris, 1744, sans nom d'auteur. La rédaction de cet important ouvrage, où se trouvent beaucoup de recherches historiques, est attribuée au célèbre Sénac.

surtout de la fameuse épidémie de 1835, observée et étudiée attentivement en Égypte par les médecins français MM. Lachèse (*Bull. de l'Ac. de méd.*, t. I, 1836), Clot-Bey (*De la peste*. etc.; Paris, 1840) et Aubert (*De la peste ou typhus d'Orient;* Paris, 1840).

C'est surtout à ces derniers auteurs. auxquels il faut joindre MM. Brayer (*Neuf années de séjour à Constantinople*, t. II; Paris, 1836). Cholet (*Mémoire sur la peste*, etc.; Paris, 1836), et le remarquable rapport académique de M. Prus, que nous avons emprunté les détails dans lesquels nous allons entrer.

SYNONYMES.— *Fièvre pestilentielle, contagion, fièvre adéno-nerveuse* (Pinel), *typhus d'Orient.*

DÉFINITION.— La peste est une affection pyrétique, aiguë, d'origine infectieuse, le plus souvent épidémique et caractérisée par des bubons, des gangrènes partielles ou charbons, des pétéchies, un affaiblissement rapide et profond et le délire.

SYMPTOMES.—Ils varient suivant les épidémies, mais moins peutêtre qu'on ne l'a dit. Dans notre description. nous prendrons pour type la peste d'Égypte en 1835, qui a été observée avec beaucoup de soin.

Le temps qui s'écoule entre le moment où l'économie a été imprégnée du principe infectieux et celui de l'invasion ou période d'*incubation* des auteurs n'est ordinairement caractérisé par aucun phénomène ; sa durée, étudiée avec soin par M. Aubert (ouvrage cité, page 84 et suivantes), ne paraît pas s'étendre au delà du huitième jour.

Les *prodrômes* sont assez rares ; quelquefois cependant on observe pendant deux ou trois jours du malaise, de la faiblesse, des éblouissements, un peu de céphalalgie.

Mais le plus ordinairement l'*invasion* est brusque. Au milieu d'une santé parfaite, il survient des frissons violents, une céphalalgie intense, des vertiges; la marche est au bout de quelques heures difficile, titubante; le malade paraît ivre; il y a des douleurs dans les lombes; l'œil est couvert, la conjonctive est injectée, la face est souvent rouge et vultueuse ; la respiration est plus ou moins gênée; la parole est embarrassée, l'intelligence abattue ; le pouls est fréquent ou concentré. avec ou sans augmentation de chaleur à la peau. Bientôt surviennent des nausées, puis des vomissements de matières bilieuses ou muqueuses, rarement de la diarrhée. La langue est rosée à la pointe. saburrale au milieu; il y a insomnie et rêvasserie pénible. quelquefois un délire tranquille, quelquefois dès le lendemain douleur au pli de l'aine ou à l'épaule.

La langue reste blanchâtre ou bien sèche et s'encroûte, la céphalalgie augmente, les vomissements continuent et quelquefois deviennent noirâtres: rarement il y a hématémèse. — La prostration est déjà trèsprofonde: le malade reste dans le décubitus dorsal: le délire est continu, plus ou moins violent, mais on peut en tirer le malade en fixant son attention. Chez certains sujets il y a mutisme complet. Les yeux restent voilés ou bien ils sont hagards et étincelants. Quelquefois mouvement spasmodique, jactation. Du deuxième au troisième ou quatrième jour une douleur dans l'aine, à l'aisselle ou au cou survient ou augmente, et les glandes de ces régions s'engorgent. Le *bubon* apparaît vers le même temps, et sur différentes parties du corps se manifestent les *charbons*.

Le *bubon* occupe surtout la région inguinale, trois travers de doigts au-dessous de l'arcade crurale, au point d'émergence de la saphène, et souvent l'engorgement des ganglions forme un chapelet qui s'étend dans l'abdomen le long du psoas ; ailleurs il est dans le pli de l'aine, comme dans la syphilis, ou bien dans l'aisselle, au cou derrière l'angle de la mâchoire. M. Clot l'a vu quatre fois au jarret (ouvrage cité, p. 33) et M. Aubert (p. 251) une fois.

La suppuration a lieu quelquefois rapidement et ailleurs graduellement. La fluctuation une fois manifeste, la résolution peut encore s'opérer ; dans d'autres cas il y a induration et résolution très-lente.

Le *charbon* n'a pas de siége de prédilection. Il se manifeste par une douleur assez vive circonscrite, avec rougeur, d'abord bornée à un point et qui s'étend ensuite ; il se forme une petite vésicule remplie de sérosité ; le cercle rouge se limite, et toute la partie qu'il occupe tombe en gangrène, se sépare et laisse une plaie ronde comme taillée avec un emporte-pièce. Il y a parfois plusieurs charbons, ce qui n'ajoute pas toujours au danger de la maladie.

Les symptômes arrivés à ce point, trois cas peuvent se présenter.

1° Le délire, la prostration prennent plus d'intensité ; les pétéchies se montrent ; il y a de la diarrhée mais peu abondante, du hoquet, des sueurs froides, et le malade ne tarde pas à succomber, ordinairement sans agonie et dans un état de tranquillité parfaite.

2° La langue redevient humide, la peau moite ; le pouls est moins fréquent ; les bubons marchent à leur terminaison par résolution, suppuration ou induration ; les charbons cessent de s'étendre ; les pétéchies pâlissent, passent au jaune et s'éteignent, et du sixième au huitième jour le malade entre en *convalescence*. Celle-ci s'établit ordinairement très-vite ; le malade, sauf les forces, rentre promptement dans le libre exercice de toutes ses fonctions. Il ne reste à soigner que le bubon, qui entre en suppuration ou bien qui reste induré. Les cicatrices sont quelqufois assez longtemps douloureuses. On dit qu'en temps de peste ces douleurs se renouvellent et s'exaspèrent. (Brayer, ouvr. cité, p. 292.) C'est ce que l'on nomme *reliquat de peste*; c'est l'*aura pestilentialis* de M. Brayer.

Pendant la convalescence on observe quelquefois du mutisme ou un embarras de la parole qui persistent plus ou moins longtemps. Jamais de chute de cheveux ou de gangrène des membres.

3° Dans d'autres cas la maladie se prolonge ; la langue se sèche et se couvre ainsi que les dents de fuliginosités ; le ventre se ballonne, la diarrhée persiste ou se déclare ; selles peu nombreuses mais très-fétides, noirâtres ; alternatives de transpiration et de sécheresse à la peau, quelquefois refroidissement ; pouls fréquent, irrégulier ; sommeil agité, délire permanent ou revenant par intervalles ; les bubons marchent vers la suppuration. La guérison peut encore être obtenue ; mais le plus souvent des phénomènes s'aggravent, et le malade succombe.

Marche, durée, terminaison. — Nous venons de le voir, la marche est ordinairement rapide, rarement rémittente ; la durée de deux, trois, six ou sept jours et la terminaison par la santé ou par la mort. Il n'y a pas ici d'état chronique. M. Aubert a vu la suppuration des glandes inguinales s'étendre dans l'abdomen et amener une péritonite mortelle au bout de vingt, trente ou quarante jours, la peste étant guérie.

Formes. — Avec les auteurs, nous en admettrons trois ainsi caractérisées par M. Aubert :

Premier degré, accélération du pouls, bubons ;

Deuxième degré, accélération du pouls, bubons ou charbons, hébétude, prostration commençante ;

Troisième degré, accélération du pouls, bubons, charbons ou pétéchies; prostration, hébétude complète, diarrhée.

La forme type que nous avons décrite appartient plutôt à la troisième forme qu'à la seconde. Dans les trois que nous allons indiquer, nous nous écarterons nécessairement des jalons posés par M. Aubert, afin d'y faire rentrer des accidents différents observés dans d'autres épidémies.

1° *Forme maligne* ou *très-grave.* — Elle se présente sous divers aspects. Il y a d'abord une forme *foudroyante*, vue fréquemment dans les premiers temps de certaines épidémies (Marseille). Au milieu d'une santé parfaite, tout à coup prostration profonde, évacuations par haut et par bas, hémorrhagies, pouls déprimé, face grippée ou exprimant le désespoir, coma et mort en quelques heures. D'autres fois le début est bénin ; puis en un moment les phénomènes prennent une extrême gravité, et le malade meurt au bout de vingt-quatre à quarante-huit heures. Ailleurs la peste débute avec le caractère de la forme moyenne; le lendemain ou le surlendemain il y a du mieux; seulement il reste beaucoup de faiblesse, et le malade s'éteint subitement. M. Aubert en a constaté un cas très-curieux (ouvr., cité p. 154). Ailleurs enfin exagération de tous les symptômes et mort dans l'espace de vingt-quatre ou quarante-huit heures avec un aspect cyanosé et sans agonie.

2° *Forme moyenne* ou *grave.* — Ce sont les accidents que nous avons décrits plus haut, mais mitigés ; la terminaison peut être funeste ou favorable.

3° *Forme légère.* — En temps de peste et surtout vers la fin, beaucoup d'individus éprouvent les symptômes suivants. Céphalalgie plus ou moins intense, étourdissements; douleurs dans les aines, dans les aisselles augmentant par la pression et par les mouvements, avec ou sans engorgement des ganglions lymphatiques ; malaise, inappétence, langue blanche, quelquefois des nausées; l'expression de la physionomie est altérée, quelquefois il s'y joint un peu de fièvre, des vomissements. Dans un degré plus avancé, plus rapproché de la seconde forme, le bubon peut arriver à suppuration ou s'indurer; on peut voir des charbons superficiels et très-circonscrits; la transpiration est facile, parfois très-abondante; le malade guérit. Rappelons cependant que ces accidents si bénins peuvent être le prélude d'une peste grave et promptement mortelle.

Complications et accidents. — Les auteurs citent très-peu de complications. C'est qu'en effet cette maladie, comme la fièvre jaune, a une durée si courte et une intensité tellement grande que toute autre maladie disparaît devant elle, et ce qui a lieu pour les individus existe aussi pour la population. En temps de peste, on observe très-peu d'affections ordinaires. Nous avons vu en France la même chose pour le choléra.

Les phénomènes que l'on a signalés comme pouvant se montrer avec la peste sont les érysipèles affectant surtout le scrotum ou la face; d'autres fois ce sont des éruptions miliaires, ailleurs des abcès dans différentes parties du corps; quelquefois un ictère général très-intense qui donne à la maladie l'aspect de la fièvre jaune; chez d'autres enfin des hémorrhagies, épistaxis, hématémèses, hématuries. Les pneumonies et même les hypérémies actives sont assez rares. (Voyez Aubert, ouvrage cité, p. 241.)

ANATOMIE PATHOLOGIQUE. — *État extérieur.* — Paraît différer suivant les épidémies; mollesse, flaccidité et décomposition rapide du cadavre. (Pugnet, ouvrage cité, p. 167.) Ailleurs rigidité cadavérique ordinaire et résistance normale à la putréfaction; ventre ballonné; pétéchies et ecchymoses observées pendant la vie; de plus, lividités cadavériques promptement formées et très-prononcées dans les lieux déclives : «Quand la mort avait été prompte, dit Clot-Bey, le visage et le cou étaient livides, bleuâtres, comme dans l'asphyxie. »

Appareil digestif. — L'estomac est distendu par des gaz et contient un liquide jaunâtre ou noirâtre, semblable à un mélange de bile et de sang corrompu. Muqueuse tantôt normale, tantôt rouge, piquetée ou arborisée par places plus ou moins étendues, quelquefois avec ramollissement; dans certains cas ulcérations superficielles.

Muqueuse de l'intestin grêle, offrant les mêmes altérations que celle de l'estomac; rougeurs avec ou sans ramollissement, pas d'ulcération, pas de gonflement des plaques de Peyer et des follicules isolés. Le gros intestin est ordinairement sain.

Foie. — Le plus souvent hypertrophié et gorgé de sang; vésicule biliaire à parois plus ou moins injectées et distendue par une bile verdâtre.

Rate. — Presque constamment augmentée de volume, quelquefois doublée ou triplée, ordinairement ramollie; plus ferme et plus consistante dans quelques cas exceptionnels.

Appareil respiratoire. — Poumons souvent sains, assez souvent engorgés, surtout à la partie postérieure ; dans certains cas épanchement séreux ou séro-sanguinolent dans les plèvres.

Appareil circulatoire. — Cœur presque toujours turgescent, parfois énorme ; distendu par du sang noir et fluide ou bien en caillots, surtout dans les cavités droites ; assez souvent pâle, flasque et ramolli. Un des caractères de la peste, c'est d'offrir, à l'ouverture, un engorgement veineux des plus prononcés. Les membranes du cerveau et la moelle épinière, le tissu cellulaire sous-séreux, l'intérieur du rachis présentent une vascularisation fort remarquable. On voit aussi fréquemment des infiltrations sanguines dans le tissu cellulaire qui environne les gros vaisseaux, qui entoure les ganglions lymphatiques, assez souvent des plaques ecchymosiques non-seulement à la peau, mais aussi dans les autres membranes de l'économie.

Le *sang* tiré de la veine se prend comme en gelée consistante, sans sérosité ou avec un peu de sérosité rougeâtre. Analysé par M. Rochet (Clot-Bey, ouvrage cité, p. 103), il a présenté des traces assez abondantes d'acide sulphydrique.

Système lymphatique. — Ici se trouvent des lésions à peu près constantes. Ce sont bien, quoi qu'en dise Larrey, les ganglions lymphatiques qui sont engorgés dans les bubons (signe pathognomonique de la peste) ; s'il n'y a pas de bubon, il y a au moins un léger engorgement des ganglions dans les lieux d'élection, l'aine et l'aisselle. Très-souvent des traînées ou chapelets partent des bubons et s'étendent jusque dans les grandes cavités, où le gonflement peut être très-considérable et gagner jusqu'aux ganglions mésentériques. Suivant la durée de la maladie, ils sont rouges et indurés, puis ramollis, de couleur vineuse, plus tard présentant de petits abcès ou un putrilage purulent. Souvent ils sont entourés d'une infiltration sanguine ou séreuse ; quelquefois ils forment avec le tissu cellulaire environnant un magma rougeâtre et résistant.

Système nerveux. — Ses membranes sont ordinairement injectées de sang ; les substances blanche et grise du cerveau et de la moelle, d'une consistance rarement diminuée, sont piquetées de sang, c'est-à-dire congestionnées. Les ganglions du grand sympathique sont, d'après M. Aubert, rouges, injectés de sang. M. Clot-Bey combat cette assertion, ou du moins il ne voit là qu'une sorte d'imbibition.

Appareil génito-urinaire. — Lésions analogues, hypérémie des reins ; quelquefois du sang pur dans le bassinet et dans la vessie.

Les observateurs anciens (épid. de Marseille) ont noté des *gangrènes internes*. Mais on sait que les observateurs du dernier siècle donnaient souvent le nom de gangrène aux ramollissements putrilagineux, et dans le cas actuel ils auraient appelé ainsi de simples infiltrations et des extravasations sanguines.

ÉTIOLOGIE. — *Causes prédisposantes*. — *Age*. — Les enfants paraissent très-prédisposés ; cependant ils furent épargnés dans la peste de Marseille. Les jeunes sujets sont plus souvent atteints que les vieillards.

Sexe. — Même chose que pour les enfants ; les femmes sont tantôt plus souvent, tantôt plus rarement atteintes que les hommes.

Tempérament. —Mêmes différences suivant les épidémies : « Les nègres, les Nubiens, les Arabes sont, dit Clot-Bey (ouvrage cité, p. 7), plus souvent atteints que les Européens. Cela tient aux différences de conditions sociales et de précautions hygiéniques. »

Les *professions* pénibles exposent fortement. En 1835 les baigneurs publics de l'Égypte furent généralement épargnés.

La condition de grossesse paraîtrait dans certains cas une cause prédisposante. De grandes plaies, comme Larrey l'avait déjà observé, et au dire de Clot-Bey, les irritations très-vives de la muqueuse gastrique et de la peau préservent de la peste ; tandis que les affections chroniques des voies digestives, les engorgements viscéraux et surtout la scrofule semblent y préparer. (Clot, ouvrage cité, p. 8.)

Climats et saisons. — La peste se montre sur certains points du littoral de la Méditerranée, bien que dans plusieurs cas elle se soit avancée dans l'intérieur des terres, jusqu'à Moscou par exemple. Elle sévit habituellement depuis la fin de l'hiver ou le commencement du printemps et finit au mois de juin.

Causes hygiéniques.— La misère, la malpropreté, la mauvaise nourriture, les émotions morales vives, surtout la frayeur, l'impression du froid, les excès de tous genres sont des causes à la fois prédisposantes et déterminantes de la peste.

Endémicité de la peste. — Quelques personnes, M. Pariset entre autres, ont voulu faire de l'Égypte le foyer original de la peste, d'où elle se répandrait ensuite par importation dans les autres contrées. C'est là une erreur manifeste. Les observateurs modernes , MM. Aubert, Clot-Bey, Brayer, etc., ont démontré que la peste peut se développer spontanément partout où il se trouve des éléments propres à déterminer l'infection qui lui donne naissance. Or ces conditions se trouvent en effet surabondamment réunies dans l'Égypte, mais surtout dans la basse Égypte : misère horrible , malpropreté plus horrible encore et dont M. Hamont nous a laissé l'effrayant tableau. Dans les autres localités où se montre la peste, c'est toujours à la malpropreté, à la misère, au défaut d'aération , à la présence de marécages, de fleuves mal encaissés qu'il faut l'attribuer. C'est ce qui a lieu pour plusieurs villes du littoral de la Méditerranée occupées aujourd'hui encore par les Musulmans (Smyrne, Constantinople, Tripoli, Tunis, etc.); aussi la peste s'y montre-t-elle fort souvent, tandis qu'elle a fui de l'Europe chassée par la civilisation et les réformes hygiéniques que celle-ci entraîne à sa suite. C'est ce que M. Aubert a démontré dans son intéressante brochure sur la *prophylaxie générale de la peste* (Paris, 1843).

Épidémies.— La peste est-elle épidémique ? Quelques personnes ayant contesté cette propriété, qui est précisément l'un des caractères dominants de la maladie, nous rappellerons : 1° la marche de la maladie, qui dans sa durée totale peut être partagée en trois phases, invasion, état et déclin; 2° cette circonstance que pendant le cours d'épidémies de pestes, les autres maladies sont moins nombreuses et reçoivent le cachet de la maladie régnante; 3° l'influence morbide ressentie par ceux-là même qui n'en sont point attaqués; 4° le retour de la maladie à certaines époques et dans certaines saisons, etc., et tous ces caractères sont propres aux maladies épidémiques.

Contagion. — Depuis Guy de Chauliac, qui pensait que la peste pouvait se communiquer par le regard, jusqu'aux contagionistes modernes, on a regardé la peste comme la maladie contagieuse par excellence. Nous avons vu, dans l'*historique*, que ces doctrines avaient été renversées par des recherches plus sévères et mieux suivies. Suivant les contagionistes, la peste peut se transmettre par inoculation, par le contact des malades ou des objets contaminés (vêtements, marchandises, etc.), même transportés à de grandes distances, et enfin par l'air.

Par inoculation. — Les essais faits à cet égard sur des condamnés ou sur des individus de bonne volonté ayant eu lieu au sein de l'épidémie et dans les hôpitaux, c'est-à-dire au milieu même du foyer d'infection, il est impossible d'en rien conclure.

Par le contact des malades. — Ici les contagionistes vous inondent d'une multitude d'anecdotes ou d'historiettes plus ou moins incroyables de transmissions directes; mais pour la plupart du temps ces faits se sont passés dans les lieux mêmes où sévissait l'épidémie; d'autres sont absolument dépourvus de preuves. Comme nous le verrons plus bas, des pestiférés vont mourir dans des localités saines sans y transmettre la maladie, et enfin, comme le dit M. Prus (*Rapport sur la peste*, etc., p. 103), un examen *attentif et sévère* des faits contenus dans la science établit que le contact immédiat de milliers de pestiférés est resté sans danger pour ceux qui l'ont exercé à l'air libre ou dans des endroits bien ventilés.

Par les objets contaminés. — Ici encore les faits les plus prodigieux, les plus effrayants se pressent en foule. Un homme se couvre du vêtement d'un pestiféré et il tombe mort! un dolman tue successivement cinq janissaires! une même cravate tue dix soldats français! etc. Mais à côté de ces histoires, dont le merveilleux détruit la valeur, voyons ce qui se passe. En Orient, après les grandes pestes, les objets provenant des morts sont vendus publiquement, achetés et portés par les survivants sans que la peste se réveille. A la suite de l'épidémie, quand les hôpitaux sont rendus aux malades ordinaires, les nouveaux arrivants couchent dans les mêmes lits et avec les mêmes couvertures qui avaient servi aux sujets infectés, rien n'a été purifié, et il n'en résulte pas le moindre accident! Le danger serait-il plus grand à distance qu'il ne l'est dans les lieux où la peste règne endémiquement? et ce que les vêtements et les marchandises ne peuvent pas faire à Alexandrie ou à Constantinople, le feront-ils en Italie ou en France? Voyons si l'*importation* est possible. La peste ne franchit jamais la première cataracte du Nil; on ne l'a jamais vue à Kosséir, en Arabie ni en Abyssinie. (Aubert, ouvrage cité, pag. 97 et suiv.) Elle attaque la portion la plus occidentale de la Perse, et comme l'avait déjà noté Chardin, on ne l'a jamais vue à Ispahan. (Lachèse, *in Rapport* de Prus, pag. 296.) Près de Constantinople il est un village situé sur une montagne à 500 mètres de hauteur où se retirent un grand nombre d'habitants et où des pestiférés sont allés mourir sans que jamais la peste s'y soit déclarée. (Brayer, ouvrage cité, page 356.) De même à Malte il est un endroit inaccessible à la peste et que pour cette raison on a nommé *Safi* ou *Pur*. (*Id. ibid.*) Et cependant des rapports incessants existent entre ces localités et celles où règne la prétendue contagion. Par contre, dans les villes infectées on voit la maladie frapper les individus isolés au milieu de la quarantaine la plus sévère et, suivant l'expression poétique des Orientaux, comme l'oiseau s'abat sur la branche. Seulement les personnes qui prennent ces précautions sont riches, habitent des quartiers et des maisons plus salubres ; il ne faut pas être surpris si chez elles les attaques sont plus rares. Quant à l'importation en Europe par les marchandises : depuis 1720, il ne s'est pas déclaré dans les lazarets de l'Europe *un seul cas* de peste par le contact d'objets provenant des pays infectés? En 1835, pendant l'affreuse épidémie qui ravagea l'Égypte, *quatre-vingt-dix-huit mille cent quatre-vingt-dix balles de coton* furent introduites dans les différents ports de l'Europe sans avoir été désinfectées, et la peste n'en est pas sortie. Mais, dit-on, quand on a observé la peste en Europe, elle régnait aussi dans le Levant. Cela prouve tout au plus que la maladie, de même que les autres épidémies, la grippe, le choléra, peut s'étendre à de grandes distances.

Reste la transmission *par l'air*. Quand règne une épidémie, il y a dans l'air deux choses à considérer, l'*influence épidémique* et les *miasmes* exhalés du corps de ceux qui sont atteints. Ces miasmes peuvent-ils devenir un agent secondaire de propagation? Et si le contact des sujets malades est sans danger, l'est-il également de respirer l'air imprégné des émanations qui s'échappent de leur corps? Ce qui se passe dans les hôpitaux et dans les vaisseaux semblerait prouver qu'une agglomération de malades peut créer un foyer d'infection à peu près comme dans le typhus.

Récidives. — La peste peut-elle affecter deux ou plusieurs fois le même individu? Je crois le fait hors de toute contestation, bien qu'il ne soit pas commun.

PATHOGÉNIE. — Nous n'avons pas l'intention de discuter ici les différentes hypothèses émises au sujet de la peste. Nous ne la regarderons pas avec l'école physiologique comme une gastro-entérite par empoisonnement miasmatique, avec certains humoristes modernes, comme une altération *primitive* du sang, etc. D'accord avec la plupart des observateurs modernes, et entre autres M. Boudin (*Géogr. méd.*, p. 47), nous faisons de la peste une intoxication analogue à celle des nosolimnies et de la fièvre jaune.

DIAGNOSTIC. — Comme la peste a été souvent méconnue au début des épidémies, il est bon de rappeler les caractères essentiels qui la différencient de toute autre maladie : ce sont les bubons, les anthrax, les pétéchies, sa marche rapide, cet état d'anéantissement des forces avec délire, cette accélération du pouls sans augmentation correspondante de la chaleur cutanée et enfin son origine infectieuse.

Les seules maladies avec lesquelles on pourrait la confondre sont les fièvres intermittentes pernicieuses qui emportent le malade au premier accès et ressemblent à certains cas de peste foudroyante. Y a-t-il des différences réelles entre ces deux affections? L'existence d'une épidémie est souvent alors le seul signe distinctif; l'existence des caractères ci-dessus mentionnés, sans parler des localités où se montrent les maladies, séparent la peste du typhus et de la fièvre jaune.

PRONOSTIC. — Il est toujours excessivement réservé. Une peste, débutant avec des phénomènes peu intenses peut devenir rapidement mortelle. Rien de certain ne peut être établi, car les épidémies apportent de grandes différences dans les conditions qui font varier le pronostic. Il est cependant généralement reconnu que la maladie est plus dangereuse au début de l'épidémie qu'au déclin, pour les étrangers que pour les indigènes, pour les individus vivant dans la misère et la malpropreté que pour les individus vivant dans l'aisance et observant les lois de l'hygiène , pour ceux qui ont très-peur que pour ceux qui ont plus d'égalité d'âme. Les nègres paraissent être dans des conditions très-fâcheuses; en 1835 ils mouraient en masse. (Aubert et Clot-Bey, p. 112.)

Les signes qui peuvent faire redouter une terminaison funeste sont : un début très-violent, une diarrhée abondante, l'affaissement des bubons déjà développés; l'intensité du délire et des autres accidents nerveux; les hémorrhagies, mais surtout les pétéchies, dont l'apparition, dit M. Aubert, annonce à peu près constamment une mort prochaine. (Ouvrage cité, p. 256.) Du reste la mortalité varie de la moitié au sixième ou au huitième des cas.

TRAITEMENT. — a. *Curatif.* — Nous aurons ici très-peu de chose à dire, car nous ne pourrions que répéter ce que nous avons dit à propos du typhus et de la fièvre jaune.

Ainsi les *saignées*, les applications de sangsues à la base du crâne ou bien au niveau des bubons, vantées par les uns ont paru nuisibles aux autres; les *évacuants*, et surtout les vomitifs, ont semblé utiles au début; les *toniques* et en particulier le quinquina, les *stimulants diffusibles*, les *antispasmodiques* conviennent ici comme dans tous les cas où les forces sont déprimées et ou le système nerveux a éprouvé une violente perturbation. On a proposé différents moyens, tels que le phosphore, les frictions avec la glace (Samoïlowitz), le hatchisch (Aubert), l'opium, le calomel à l'intérieur; mais les expériences n'ont pas été assez nombreuses et les résultats assez constants pour que l'on puisse asseoir un jugement à cet égard, et au total peut-être faut-il s'en référer au

jugement définitif de Clot-Bey, qui pense que tous les moyens thérapeutiques ont été presque d'une inutilité absolue. (Clot-Bey, ouvrage cité,
p. 115.) Mais le médecin doit-il donc rester spectateur indifférent au
milieu de symptômes si graves? Non assurément, et d'après les observateurs les plus judicieux, voici ce qu'il y aurait à faire.

Dans les cas *légers*, la médication expectante doit être mise en usage :
lavements émollients, pédiluves ou sinapismes pour calmer le mal de
tête, boissons rafraîchissantes, légers minoratifs s'il y a constipation, tels
sont les seuls moyens qu'il convient d'employer. Dans les cas *plus graves*
on n'aura recours à la saignée au début que dans des circonstances bien
urgentes. Quand la céphalalgie est très-intense, qu'il y a turgescence de
la face, plénitude du pouls, état pléthorique général, des sangsues ou
des ventouses à la nuque ou derrière les oreilles peuvent encore être
utiles. La plupart des loïmographes ont constaté l'inutilité, sinon les
dangers de la saignée. (V. Aubert, ouvrage cité, p. 266.) Dans les autres
circonstances, si, comme il arrive le plus souvent, il y a des vomissements
muqueux avec état saburral de la langue, on aura recours à un émétique
donné en lavage et répété suivant l'effet obtenu; aux révulsifs cutanés,
sinapismes, vésicatoires aux jambes; pour boisson, la limonade, l'eau
d'orge ou l'eau pure si le malade le désire. Plus tard, si les forces déclinent
rapidement, le quinquina en potion sous forme d'extrait ou le sulfate
de quinine seront utilement administrés. Les phénomènes nerveux de
prostration seront combattus par les stimulants, le phosphore en potion
(25 milligr. de phosphore dans une potion gommeuse de 150 grammes,
Aubert), ou bien par les autres moyens connus, tels que le musc, le
camphre, le castoréum, la valériane. Quand la peau est froide, on a conseillé les sudorifiques, les sels ammoniacaux. Des vomissements opiniâtres seront arrêtés par les boissons acidulées gazeuses ou par l'extrait
thébaïque. Quand la maladie débute avec des phénomènes très-graves,
c'est alors le traitement par les toniques et les révulsifs énergiques qu'il
convient d'employer ; c'est surtout dans ces cas qu'il faut essayer la
médication par le hatchisch, et d'ailleurs on peut dire ici que tout est
permis, car le cas est véritablement désespéré.

Pour les *bubons*, il est inutile d'essayer de les faire avorter par des
frictions mercurielles ou la compression. On les couvrira de cataplasmes
émollients; s'ils languissent, l'application de la potasse caustique réveil-
lera l'action vitale engourdie. Quand la suppuration est formée, qu'il y
a fluctuation, la tumeur sera ouverte largement d'un coup de bistouri :
« J'ai quelquefois vu, dit M. Aubert (ouvrage cité, p. 252), les glandes
formant le bubon se détacher des parties environnantes, laissant des
vides sous la peau. Il faut avoir bien soin alors de débrider et d'ouvrir
tous les culs-de-sac qui peuvent se former; il est bon aussi, pour faciliter
la cicatrisation des parties de les laver chaque jour avec une lotion de
quinquina. Il m'est souvent arrivé de manquer de sangsues pour les
appliquer sur le bubon, qui était très-dur et douloureux. Un excellent

moyen qui m'a toujours bien réussi consistait simplement à partager la glande d'un coup de bistouri ; une petite hémorrhagie avait lieu ; et le malade était immédiatement soulagé. Je continuais les cataplasmes émollients ; bientôt la suppuration de la glande commençait, et elle finissait par se détacher des parties environnantes. »

Le charbon s'il est simple, d'aspect bénin, ne réclame d'autre traitement que les émollients. Si l'état général est grave ou si le charbon siége au visage, à la tête ou dans le voisinage d'organes, vaisseaux ou nerfs, dont la lésion pourrait entraîner de graves conséquences, on essaiera de l'arrêter et de le limiter avec le fer rouge. A la séparation de l'escharre on panse avec la décoction de quinquina ou les chlorures.

Traitement prophylactique. — Pour les individus, s'éloigner du foyer de l'épidémie, rechercher les localités élevées, observer rigoureusement les lois de l'hygiène, éviter les excès, etc. (Voyez TYPHUS.)

Pour les populations, ce que nous avons dit à propos de la contagion démontre, je crois, suffisamment l'inutilité des lazarets et des quarantaines ; c'est là d'ailleurs une question d'hygiène publique qui sera traitée à sa place. (Voyez l'HYGIÈNE.)

ARTICLE V. — DE LA SUETTE.

HISTORIQUE. — C'est vainement, je crois, que l'on chercherait dans Hippocrate la description d'une maladie que l'on pût rapporter à la suette. Quant à l'éruption de *sudamina* ou ὕδρωα comme l'appelaient les grecs, ce phénomène était bien connu ; mais il se rencontre dans une foule d'affections différentes.

Il n'en est pas de même d'une maladie que nous trouvons décrite dans Celse (lib. III, ch. 19), Cœlius Aurélianus (*Acut. morb.*; lib. II, ch. 30), Alexander Trallianus (lib. VII , ch. 9); Aétius (tetrab. III, serm. I, ch. 1) sous le nom de *maladie cardiaque* (καρδιακόν) et caractérisée par de la gêne, de la douleur à l'épigastre et des sueurs. Quelques personnes, et notamment M. Littré, ont pensé qu'il s'agissait là d'une véritable suette sans éruption miliaire.

Autre question. — La suette d'Angleterre, qui fit tant de ravages dans ce pays en 1485, 1506, 1517, 1528 et 1551, était-elle la vraie suette? Anxiété précordiale extrême, étouffement, délire ou coma et sueurs fétides excessivement abondantes, tels étaient ses caractères ; seulement les auteurs ne parlent pas d'éruption, est-ce un oubli? L'éruption manquait-elle? La violence des accidents ne lui laissait-elle pas le temps de se manifester? Tout cela est possible ; mais d'après les caractères que nous venons d'exposer et que l'on trouvera dans la relation de la suette anglaise (Verulam, *Hist. du règne de Henry VII*; John Kaye *De ephemera britannica*, Lond. 1721), nous admettrons l'indentité entre cette affection et celle qui va nous occuper.

Après s'être ainsi montrée inopinément à la fin du quinzième siècle en Angleterre, nous voyons la suette se jetter sur l'Allemagne, la Hollande, la Suède, la Norwége, la Pologne, la Lithuanie, etc. ; puis elle semble disparaître et s'éteindre. Mais dans le milieu du dix-septième siècle on la voit reparaître en Allemagne (Welsch, *Histor. med. novum præcep. morb. continens*, Leipsig *disputat.* 1655) et ensuite en Picardie, où elle est très-bien décrite par Bellot (*An febri putridæ, Picardis suette dictæ sudorifera;* in-4°. Paris, 1733). Parmi les relations d'épidémies qu'il convient de consulter sur ce sujet, nous citerons les suivantes : celle qui a régné à Guise en 1759 (*Journ. de Vandermonde*, t. XII), à Fréneuse en 1735 (Même recueil, t. XV), à Beauvais en 1750 (Boyer, *Méthode à suivre*, etc., in-12, 1761), à Hardivilliers (l'abbé Tessier, *Mém. de la soc. roy. de méd. de Paris*, t. II), dans le Languedoc en 1782 (Pujol, *Œuv. de méd. prat.*, t. III). Une épidémie de suette qui se montra dans le département de l'Oise nous valut l'excellente monographie de M. Rayer (*Hist. de l'épid. de suette miliaire*, etc.; Paris, 1822). Une nouvelle épidémie dans le même département (1832) a été très-bien décrite par MM. Ménière (*Arch. gén. de méd.*, t. XXIX), Pinel-Granchamp (*Gaz. des hôp.*, t. VI), Moreau (*Journ. hebd. de méd.*, sept. 1832), Hourmann (*Gaz. méd.* 1832) et Bazin (*Gaz. méd.*, 1832). Bientôt la suette se montre à Vesoul (Pratbernon, *Revue méd.*, t. III, 1838); puis elle reparaît en 1839 dans l'Oise, arrondissement de Coulommiers, où elle est observée par MM. Barthez, Guéneau de Mussy et Landouzy (*Gaz. méd.*, 1839). Peu de temps après (1840 et 1841), les départements de la Charente et de la Dordogne sont envahis à leur tour, et cette épidémie a été très-bien observée par MM. Parot, Monfange, Galy, Pingray, Borchard (*Bull. acad. de méd.*, t. VIII; *Mém. de l'Acad. de roy. de méd.*, t. X, et brochures spéciales). Enfin Poitiers a été attaqué à son tour, et MM. Orillard, Gaillard et Loreau ont donné chacun de très-bonnes relations de ce qu'ils avaient observé. C'est à l'aide de ces sources nombreuses que l'on peut aujourd'hui étudier la maladie qui va nous occuper.

SYNONYMIE. — *Suette anglaise, suette picarde, fièvre sudatoire, suette miliaire, millet rouge ou blanc, éphémère, sudatoire, hydropy-rétose, hydronosos* (de quelques auteurs), etc.

DÉFINITION. — La suette est une affection pyrétique, épidémique, caractérisée par de l'anxiété précordiale, des sueurs abondantes, une éruption vésiculaire, rouge ou blanche, et la constipation.

SYMPTOMES, MARCHE, DURÉE, TERMINAISONS. — On n'a pas évalué au juste la durée du temps qui peut s'écouler entre l'action du principe épidémique et les premiers phénomènes, et dont nous avons parlé, à l'occasion de toutes les pestes sous le nom de *période d'incubation*.

Les *prodrômes* sont assez rares ; cependant on observe quelquefois pendant un, deux ou trois jours du malaise, de l'anorexie, des lassitudes, de la céphalalgie sus-orbitaire, des douleurs articulaires, un sentiment pénible vers l'épigastre, des nausées, des vomissements. Dans d'autre cas, c'est pendant quelques jours seulement une sensation de chaleur ou de vapeur qui parcourt tout le corps ou bien du frisson.

Première période. — Invasion. — Le plus souvent la maladie débute brusquement, soit pendant le jour, soit pendant la nuit. Une sueur abondante parcourt tout le corps ; en même temps céphalalgie intense, face vultueuse ; resserrement douloureux et très-pénible à l'épigastre, avec oppression, palpitation, brisement des forces, quelquefois des crampes dans les membres ; état syncopal ; langue blanche ou saburrale ; soif médiocre malgré l'intensité des sueurs ; pas de vomissements ; constipation ; urines rouges, très-rares ; pouls médiocrement fréquent (80 à 100 pulsations). Les sueurs sont d'ordinaire excessivement abondantes : les malades mouillent jusqu'à vingt ou trente chemises dans une seule nuit ; elles humectent et traversent les matelas ; les draps tordus la laissent ruisseler : « En soulevant la couverture, on voit, dit M. Rayer, s'élever une vapeur épaisse qui se condense et retombe liquide. » Cette sueur exhale, suivant certaines personnes, une odeur *sui generis* ou de paille pourrie, d'eau chlorurée, etc., que d'autres attribuent à la malpropreté et à l'existence de vieilles paillasses dans la literie. La peau pendant cette diaphorèse offre une mollesse particulière que M. Parrot regarde comme pathognomonique. Cette période dure deux, trois ou quatre jours.

Deuxième période. — Éruption. — Au bout du temps que nous venons d'indiquer, le plus souvent pendant le troisième jour, le malade éprouve de l'agitation, quelquefois de l'engourdissement ou de la raideur dans les membres. Le troisième jour la peau devient le siége de picottements plus ou moins incommodes, surtout dans le dos et dans les membres, et ne tarde pas à se couvrir d'une éruption miliaire qui se montre d'abord au cou, à la partie antérieure de la poitrine, puis à la face interne des bras, à la partie antérieure de l'abdomen et à la face interne des membres inférieurs, très-rarement à la face ; tantôt elle est constituée par de très-petites plaques avec une élevure rouge au centre, discrètes ou confluentes, que la loupe seule fait reconnaître pour des vésicules (*miliaire rouge*), tantôt par des vésicules limpides, transparentes, sans auréole inflammatoire : ce sont de véritables sudamina (*miliaire blanche*). Les points rouges se transforment bientôt en vésicules plus ou moins volumineuses, quelquefois d'apparence pustuleuse ; il peut même parfois survenir des phlyctènes, des bulles, etc. Les éruptions sont ordinairement successives, et elles surviennent toutes les douze ou les vingt-quatre heures, et leur apparition est le signal d'un véritable paroxysme : accélération du pouls, anxiété épigastrique plus grande, dyspnée plus intense, sueurs plus abondantes. Pendant cette période, la langue reste couverte d'un enduit blanchâtre sans sécheresse ; la constipation persiste avec opiniàtreté ; les urines sont rares, chargées. Dans certains cas on a vu les gencives se couvrir d'une exsudation pseudo-membraneuse et la muqueuse buccale offrir des vésicules semblables à celles du tégument ; souvent alors il y a de l'insomnie occasionnée par le prurit, les sueurs et autres phénomènes d'exacerbation. Une fois l'éruption terminée, les sueurs commencent ordinairement à diminuer, l'anxiété épigastrique se montre à intervalles de plus en plus éloignés. La durée de cette période est de quatre à six jours.

Troisième période. — *Desquamation.* — Au bout de trois ou quatre jours de durée, le liquide de la vésicule *louchit;* celle-ci se rompt ou s'affaisse et se vide par résorption; l'épiderme se ride et se détache tantôt par petites écailles ou furfures, tantôt par plaques plus ou moins larges et semblables à celles de la scarlatine. Les sueurs cessent ou ne se manifestent qu'à de rares intervalles; la céphalalgie se calme, le sommeil reparaît, la langue se nettoie et quelquefois se dépouille, l'appétit se fait sentir; en un mot le malade entre en convalescence au bout de quatre à cinq jours.

Cette *convalescence* est tantôt franche et rapide, tantôt plus ou moins pénible; la constipation persiste assez souvent; chez d'autres il reste de la faiblesse, des douleurs articulaires; les fonctions troublées ne se rétablissent qu'avec une extrême lenteur; l'appareil digestif surtout se remet très-difficilement; il y a souvent des indigestions qui amènent des *rechutes* caractérisées par des sueurs et quelquefois une éruption vésiculaire.

Formes de la suette. — Les auteurs en ont admis un certain nombre qui n'ont pas toute l'importance qu'on leur a attribuée. Ainsi ils ont admis une suette *miliaire rouge* quand l'éruption est caractérisée par de petites plaques rouges offrant au centre la papule vésiculeuse dont nous avons parlé; une suette *miliaire blanche* quand ce sont des vésicules limpides sans auréole; une suette *miliaire bulleuse,* etc. Notez que ces différentes espèces d'éruption se compliquent le plus ordinairement. On a encore admis des miliaires *discrètes* ou *confluentes.*—Peut-on admettre les *suettes sans éruption?* Plusieurs auteurs affirment en avoir rencontré des exemples. Mais a-t-on examiné le malade assez rigoureusement pour être convaincu que la miliaire a manqué complétement? Au total le fait n'a rien qui nous répugne, et il paraît que la fameuse suette anglaise était dans ce cas. La *suette sans sueur* est beaucoup plus rare. Enfin dans l'épidémie de la Dordogne la suette a offert des *rémittences* et des *intermittences* bien accusées et qui semblaient en faire une forme particulière. Les formes que nous admettrons comme dans les autres sortes de pestes sont les trois suivantes : *suette maligne, suette grave, suette bénigne.*

1° *Suette maligne.* — C'est à cette forme que se rattache la suette anglaise des quinzième et seizième siècles. La maladie débute avec une violence extrême: douleur déchirante au dos et à la poitrine, contrictions épigastriques horribles, dyspnée extrême; sueur très-abondante, fétide; défaillance, et mort dans l'espace de cinq, six, douze, quinze ou vingt-quatre heures. C'est là une suette véritablement *foudroyante.* D'autres fois la face est rouge, turgescente; les yeux injectés et saillants; les ar-

tères temporales battent avec force ; la pupille est contractée, immobile ;
coma et convulsion, comme dans le même espace de temps. Chez beaucoup les phénomènes ne marchent pas avec tant de violence et surtout
de rapidité. Le début est normal ; puis la céphalalgie devient atroce ;
l'angoisse, la dyspnée deviennent intolérables, et le malade meurt comme
étouffé. Dans d'autres cas encore, c'est après une ou deux attaques semblables à celles que nous venons de décrire que l'issue funeste a lieu.
Mais ordinairement la malignité consiste dans l'intensité très-grande des
phénomènes, surtout des accidents nerveux : il y a délire, etc, et le malade succombe le quatrième, cinquième ou sixième jour.

2° *Forme grave.* — C'est celle que nous avons décrite ; seulement les
phénomènes au lieu de décroître au moment de l'éruption prennent une
nouvelle intensité : le malade est en proie à de funestes pressentiments
ou dans le délire ; la respiration s'embarrasse, le coma survient, et vers
le cinquième, sixième ou huitième jour la mort a lieu avec les phénomènes d'une congestion cérébrale ou pulmonaire.

3° *Suette bénigne.* — Le début est seulement marqué par une céphalalgie légère et un peu de malaise ; les sueurs sont ordinairement très-
abondantes, l'éruption suit régulièrement ses périodes ; les phénomènes
nerveux et particulièrement l'anxiété sont à peine développés.

Accidents et *complications.* — Nous n'avons rien de particulier à
noter, si ce n'est que quand il survient, ce qui est assez rare, une phlegmasie viscérale intercurrente, l'éruption pâlit et s'efface. Le danger est
alors très-grand.

ANATOMIE PATHOLOGIQUE. — On n'a eu que très-rarement la possibilité de pratiquer l'autopsie de sujets ayant succombé à la suette. Cependant à l'aide de quelques faits mentionnés dans les auteurs, mais
surtout dans le mémoire de M. Parrot, nous pourrions dire quelques mots
de l'anatomie pathologique.

État extérieur. — Ecchymoses nombreuses formées après la mort et
décomposition putride très-prompte.—Tantôt la muqueuse *intestinale* est
saine, tantôt plus ou moins injectée par places ou même ramollie ; dans
quelques cas, tuméfaction des glandes de Brunner et des plaques agminées de Peyer (Parrot). — *Foie* plus ou moins hypertrophié, sans autre
altération. — *Rate*, le plus souvent augmentée de volume et très-souvent ramollie.

Le système vasculaire veineux est presque toujours le siège d'une congestion générale, surtout dans les tissus de la dure-mère et le système
de la veine porte. Le sang est fluide ; celui qui a été tiré de la veine
pendant la vie se coagule mal et ne présente jamais de couenne.

Les poumons présentent souvent divers degrés de l'hypérémie surtout
en arrière, et en avant des plaques emphysémateuses (Parrot). Du côté
du cerveau on rencontre habituellement un piqueté rouge avec ou sans
diminution de la densité ; ailleurs des épanchements séreux dans les
cavités de ces organes. — Une chose digne de remarque c'est l'analogie

de ces lésions à peu près négatives avec celles que laisse la peste.

ÉTIOLOGIE. — *Age.* — La suette affecte plus particulièrement les adultes, et dans les différentes épidémies relatées dans ces derniers temps, les enfants n'ont été atteints que d'une manière exceptionnelle. Sur 1,904 cas, il y en avait 13 au-dessous de 10 ans, 227 de 10 à 20, 1,302 de 20 à 50, 199 de 50 à 60, 74 de 60 à 70, et 9 au delà de ces âges (Rayer).

Sexe. — Dans certaines épidémies, les femmes ont fourni plus de malades que les hommes. Ainsi en réunissant, comme l'ont fait les auteurs du *Compendium*, les faits de MM. Rayer, Parrot, Guéneau de Mussy et Landouzy, on a 2,864 malades ainsi répartis : 1,671 femmes et 1,193 hommes.

M. Borchard a remarqué que les femmes grosses ou récemment accouchées étaient plus particulièrement et plus gravement atteintes.

Quelques auteurs pensent qu'une *constitution* molle, lymphatique ou nerveuse et très-impressionnable exerce une influence réelle sur le développement de la maladie.

Causes hygiéniques. — Dans la plupart des localités c'est la partie la plus pauvre et la plus chétive de la population, ouvriers et cultivateurs, qui a servi de proie à la suette. A Poitiers au contraire la maladie a presque exclusivement sévi sur le quartier le plus sain et sur la classe la plus aisée. Du reste les alternations brusques du chaud et du froid, les fatigues extrêmes morales ou physiques, les émotions vives, la mauvaise alimentation, les excès de différents genres jouent ici un rôle très-marqué.

Influences locales. — A l'exception de Poitiers, c'est surtout dans des localités basses, humides, sujettes à des inondations, ou dans le voisinage d'eaux stagnantes que la maladie se développe, et elle atteint surtout les sujets qui occupent des demeures sombres, mal aérées, entourées de mares d'eaux croupissantes. Ces influences paludéennes ont été surtout manifestes dans le Périgord et l'Angoumois (Piugray et Parrot).

Climats et saisons. — La suette ne se montre pas au delà de l'espace compris entre les 43e et 59e degrés de latitude boréale (Rayer) ; elle se montre ordinairement pendant la belle saison, aux mois de mai, juin et juillet. Quelquefois, quand les chaleurs sont très-fortes, la maladie se prolonge jusque dans le mois de septembre. L'état de l'atmosphère paraît exercer une certaine action. Les épidémiographes ont remarqué que des pluies abondantes, le vent du sud, les temps orageux amenaient infailliblement un grand nombre de malades et compromettaient d'une manière subite la vie de ceux qui étaient en traitement. Des changements tout aussi brusques, mais en sens inverse, avaient lieu quand l'électricité de l'air diminuait et que le vent venait à souffler du nord.

Endémie, épidémie. — La suette règne à peu près habituellement dans quelques contrées de la France, dans le département de Seine-et-Oise, dans ceux de la Charente, de la Dordogne, etc. ; mais c'est le plus souvent d'une manière épidémique qu'elle se montre. Elle est excessivement rare à Paris. En 1842, tandis que la maladie sévissait dans la Dordogne, M. Marotte vit à l'Hôtel-Dieu trois cas de suette. (*Gazette des hôpitaux*, août 1842.)

Contagion. — M. Rayer regarde la suette comme contagieuse ; mais les observateurs les plus récents, ceux du Périgord, de l'Angoumois et de Poitiers, lui refusent complétement cette fâcheuse propriété.

Un fait très-curieux noté par les observateurs, c'est que l'épidémie de suette est habituellement précédée d'une espèce d'épidémie de fièvres éruptives : les varioles, les rougeoles, les scarlatines se montrent plus fréquentes que de coutume.

Récidives. — La suette peut se montrer plusieurs fois sur le même individu.

PATHOGÉNIE. — *Classification.* — La plupart des auteurs ont rangé la suette parmi les fièvres. Pinel la plaçait à côté des fièvres éruptives parmi les inflammations de la peau. Broussais la rattache à la grande famille des gastro-entérites. M. Monfanges la regarde comme un empoisonnement miasmatique du sang, M. Galy comme une affection nerveuse. De son côté M. Bazin observant une épidémie de suette à Sarcelles, en 1832, tandis que le choléra régnait à Paris, fut vivement frappé des phénomènes d'épigastralgie, d'angoisse, de suffocation que présentait la maladie, de la présence des crampes qui se montraient quelquefois au début et enfin de quelques cas dans lesquels la suette se transformait en choléra. Réunissant ces diverses analogies, il en vint à regarder la maladie qui nous occupe comme un choléra par la peau.

Faut-il distinguer la suette de l'affection que les auteurs des siècles derniers ont appelé fièvre miliaire ?... Si l'on examine les maladies auxquelles ils ont donné ce nom, on voit les maladies les plus disparates : ici une synoque inflammatoire, là une affection typhoïde, ailleurs une scarlatine, ailleurs encore une fièvre puerpérale.... La prétendue fièvre miliaire n'existe donc pas par elle-même ; c'est tout simplement un épiphénomène consistant dans une éruption de petites vésicules et se montrant dans le cours de diverses maladies. La suette est au contraire bien franchement caractérisée comme entité morbide.

DIAGNOSTIC. — Les caractères propres à la suette sont : les sueurs abondantes, l'éruption miliaire, l'épigastralgie, la constipation. Cet ensemble de phénomènes, la manière dont ils se manifestent, les conditions d'épidémie au milieu desquels ils se montrent suffisent pour séparer la suette d s exanthèmes fébriles sans qu'il y ait possibilité de confusion. Il faut avoir l'esprit très-prévenu par les idées anatomo-pathologiques et l'influence de la classification vicieuse de Willan pour la comparer, au point de vue diagnostic qui nous occupe, avec différentes dermatoses, l'herpès et l'eczéma par exemple, sous prétexte de je ne sais quel élément vésiculeux qui se trouve par hasard commun à ces différentes affections.

PRONOSTIC. — De même que pour les autres maladies du groupe des pestes, le pronostic de la suette est excessivement variable. — 1° Suivant les différentes épidémies. Et d'abord la proportion des sujets attaqués est loin d'être la même dans tous les cas. Dans le département de Seine-et-Oise (1839), les villages attaqués comprenaient 2,817 habitants; 287, c'est-à-dire 1 sur 10 ou environ est attaqué. Dans la Dordogne, une population de 82,209 âmes a fourni, du 1er mai à la fin d'octobre 1841, 10,400 malades ou 1 sur 8 (Borchard, *Expérience*, t. X, p. 202); à Poitiers, sur 2,500 habitants il n'y a eu que 400 malades ou 1 sur 6. — Relativement à la mortalité sur les sujets attaqués : à Poitiers, nous voyons sur 400 malades 70 morts ou 1 sur moins d'un sixième ; à Migné, près Poitiers, sur 152 malades, 28 victimes, proportion pareille (*Revue médicale*, 1846, t. II, p. 415); à Coulommiers (1839) 35 morts sur 287 malades, ou un huitième ; dans la Dordogne, sur 10,400 attaqués, 79 morts, 1 sur 13 (Borchard). Dans l'épidémie de Seine-et-Oise de 1821, la mortalité fut de 1 sur 21 environ (Rayer); enfin dans l'épidémie de Castres, sur 900 malades environ il n'y eut qu'une douzaine de victimes. Certaines localités sont décimées, tandis que d'autres très-voisines perdent très-peu de monde: « La Chapelle, dit M. Rayer, eut 1 mort sur 2 malades, et Neuilly-en-Thel, 1 sur 118. » Rappelons enfin qu'à sa première apparition en Angleterre, la suette fit d'affreux ravages.

2° Suivant les individus. Rien n'est plus fallacieux que la suette. Début simple, bénin; tout à coup apparition de phénomènes très-graves, mort en quelques heures. Dans certains cas, les femmes ont été beaucoup plus maltraitées que les hommes : ainsi dans l'Oise (1821) on perdit 1 femme malade sur 13 et seulement 1 homme sur 28. Dans la Dordogne, M. Borchard a noté le danger très-grand que couraient les femmes récemment accouchées. Dans l'épidémie de Coulommiers (1839) ce fut le contraire, on perdit 1 homme sur 7 et 1 femme sur 9.

La violence de l'épigastralgie, des accidents cérébraux et des convulsions sont des signes très-graves et d'un fâcheux pronostic ; le peu d'abondance de suette est parfois un mauvais signe (épidémie de Poitiers). Notons enfin que les *rechutes* sont fréquentes et que la convalescence doit être observée avec soin.

TRAITEMENT. — Le traitement de la suette bénigne ne diffère pas sensiblement de celui des fièvres éruptives légères. Séjour au lit, médiocrement couvert; boissons adoucissantes ou légèrement diaphorétiques quand l'éruption tarde à se faire; lavements émollients ou légers minoratifs, sinapismes quand la céphalalgie est intense, — tels sont les moyens qui suffisent pour conduire le malade à la guérison. Dans les cas où la maladie offre un certain caractère de malignité, c'est aux différents symptômes prédominants qu'il faut s'en prendre.

Quand au *début* il y a *raptus* vers le cerveau, que la céphalalgie est intense, la face rouge turgescente, on peut pratiquer une saignée ; mais il est rare que le besoin de récidiver se fasse sentir. Dans cette affection comme dans toutes les autres pestes, il faut toujours craindre une dé-

pression très-rapide des forces. Dans les cas précités, la saignée générale pourrait être remplacée par une application de sangsues derrière
les oreilles ou même à l'anus.

Le resserrement épigastrique est un des phénomènes qui tourmentent
le plus les malades dans beaucoup de cas. Une application de 15, 20, 30
sangsues à l'épigastre a souvent procuré d'excellents résultats : « Sous
l'influence de ce moyen, disent MM. Barthez, G. de Mussy et Landouzy, la constriction épigastrique et l'étouffement diminuaient ou disparaissaient, la fièvre perdait de son intensité. » D'autres ont accordé
la préférence à un émétique ou à un éméto-cathartique (Poitiers); d'autres aux antispasmodiques, tels que les potions éthérées avec addition
d'un décigramme d'extrait aqueux d'opium ou de laudanum. Les révulsifs, tels que sinapismes et même vésicatoires aux jambes, sont d'un
grand usage contre le symptôme dont nous parlons. M. Rayer a conseillé une pratique dont les effets ne doivent plus nous étonner aujour-
d'hui que nous connaissons l'action de l'hydrothérapie : « J'ai vu, dit-il,
le spasme et les douleurs épigastriques qui précèdent l'éruption cesser
après l'application sur l'épigastre de linges imbibés d'eau froide. »

La constipation sera combattue par les purgatifs légers, soit en lavement, soit par en haut. Les purgatifs conviennent surtout quand l'éruption a eu lieu. L'eau de Sedlitz par verres, l'huile de ricin à la dose de
45 à 60 grammes sont les médicaments les plus usités en pareil cas.

Quand la sueur ne se manifeste pas franchement ou qu'elle tarde à
paraître, les auteurs conseillent l'usage des boissons chaudes, sudorifiques, bourrache, sureau, etc.; les révulsifs cutanés, tels que les sinapismes promenés sur les membres inférieurs et au besoin l'urtication.
Une fois la sueur déclarée, faut-il la favoriser ou la restreindre ? Les uns
(Pujol, de Castres), à l'exemple de Sydenham, veulent faire lever les
malades afin de les rafraîchir et de modérer la diaphorèse; les autres,
et c'est l'usage du peuple dans les campagnes, écrasent les malades sous
des monceaux de couvertures, favorisent la congestion intérieure et
donnent à la maladie un caractère de malignité qu'elle n'aurait pas eu
sans cela. Il faut en quelque sorte tenir une conduite mixte. Faire
renouveler l'air très-fréquemment, changer le malade de linge et choisir
pour cela le moment où la sueur commence à diminuer d'intensité.
Alors l'essuyant avec des linges secs et chauds, on lui passe une autre
chemise; on le transporte dans un lit voisin du sien, légèrement bassiné,
et on renouvelle ainsi cette opération tous les jours ou tous les deux
jours suivant le besoin.

Les phénomènes de rémittence observés dans l'épidémie de la Dordogne ont créé une indication spéciale, l'emploi du sulfate de quinine.
Ce médicament était administré à la dose d'un à deux grammes, en plusieurs prises, dans les moments de rémission. Lorsque le premier accès
était suivi d'une apyrexie bien nette, le sulfate était donné au commencement de cet intervalle et aussi loin que possible du prochain pa-

roxysme. Dans les cas graves, il faut suivre attentivement la marche de la maladie afin de profiter du premier relâchement survenu dans les symptômes pour administrer ce spécifique. Enfin après la cessation des accès ou des redoublements, il faut le continuer à doses graduellement décroissantes (Parrot et Borchard).

Quant aux autres phénomènes qui peuvent se présenter, ils seront combattus suivant leur nature. C'est ainsi que l'adynamie et l'apparence typhoïde observées dans quelques épidémies réclameront l'emploi des toniques.

ARTICLE VI. — DU CHOLÉRA.

HISTORIQUE. — Le choléra épidémique ou indien a-t-il été connu dans l'antiquité ? Quelques personnes ont voulu le voir dans la Bible (*Ecclésiaste*, chapitres **XXXI** et **XXXVII**), où il est question en effet du choléra comme suite d'excès de table. Hippocrate appelait *choléra* une affection caractérisée par des vomissements et des déjections alvines, refroidissements, crampes, altération de la voix, yeux ternes et caves, diminution de l'urine (*Épidémies*, lib. **v**), et il en rapporte quelques exemples. Celse (lib. **iv**, ch. **xi**) donne une description analogue, note les déjections *blanchâtres* ou comme de la *lavure de chairs*, la soif ardente, des contractions des extrémités, l'affaissement profond. Arétée (*Morb. acut*, lib. **ii**. ch. **v**, Cœlius Aurélianus (*Morb. acut*, lib. **iii**, ch. **xviii**) complètent cet exposé par de nouveaux détails : couleur violacée des ongles, refroidissement, anxiété épigastrique, etc. Ces phénomènes sont bien ceux que nous connaissons comme caractérisant le choléra sporadique, qui ne diffère que par quelques symptômes du choléra épidémique ou choléra indien. Quant au nom lui-même de cette maladie, les Grecs le lui avaient donné à cause des vomissements et des flux bilieux si remarquables dans les formes qu'ils observaient.

Dans la Chine et dans l'Inde, le choléra est connu de toute antiquité ; les livres sanscrits en font, dit-on, mention. Bontius, vers le commencement du dix-septième siècle, puis les médecins anglais qui pratiquaient dans l'Inde en parlent comme d'une maladie endémique dans ces contrées. Il est certain que le choléra s'est montré en Europe avant 1830, mais assurément pas d'une manière aussi générale, car la fameuse peste noire de 1348, que l'on a voulu rattacher au choléra était (voyez plus haut, p. 203) la véritable peste bubonique. Cependant plusieurs personnes rapportent à l'affection qui nous occupe le fameux *trousse-galant* qui ravagea l'Europe en 1600 ; mais nous manquons de détails suffisants pour résoudre la question. (Voyez Zacutus Lusitanus, in *Prax. med. adm.*, sect. **ii**, obs. **xxi**.) Sydenham le vit régner épidémiquement en Angleterre en 1669 et 1676. Sauvages assure qu'il se montre à Montpellier tous les ans, et les auteurs méridionaux en citent un certain nombre, dix au plus. (Voyez les *obs.* de Laz. Rivière.) Mais dans ces épidémies on ne paraît pas avoir rencontré les phénomènes si graves que nous avons observés dans la terrible invasion de 1832.

Cette dernière a été surtout décrite par MM. Gérardin, Gaimard et Foy, qui avaient été l'étudier en Russie et en Pologne, et à Paris par MM. Gendrin, Bouillaud, Boisseau, Broussais, Fabre, Magendie, etc., auxquels nous devons d'excellentes monographies sur ce sujet. Il faut noter encore une foule d'articles et de mémoires insérés dans les journaux du temps et particulièrement dans la *Gazette médicale*, la *Gazette des hôpitaux*, les *Archives de médecine*, la *Revue médicale*, le *Journal hebdomadaire*, etc., que nous aurons occasion de citer ; enfin le fameux *Rapport* in-4° rédigé par une commission de médecins d'après la demande du préfet de la Seine, travail statistique du plus haut intérêt qui sera consulté avec fruit si, comme on a tout lieu de le craindre, le choléra revient bientôt nous frapper.

SYNONYMIE. — *Choléra*, *choléra-morbus* (des auteurs), *cholérée* (Baumes), *choladrée lymphatique* (Bailly), *psorentérie* ou *psorentérite* (Serres et Nonat) ; *mordéchi* des Indiens, d'où le vulgaire a fait *mort de chien*, *trousse-galant*, *maladie noire*.

DÉFINITION. — Le choléra-morbus est une affection aiguë, le plus souvent épidémique, caractérisée par des vomissements et des évacuations alvines répétées, de matières bilieuses ou blanchâtres ; un affaiblissement rapide, la chute du pouls ; des crampes, des anxiétés épigastriques, un refroidissement général avec ou sans coloration violacée des extrémités ou de tout le corps, suppression d'urines, — phénomènes ordinairement suivis d'une période de réaction.

SYMPTOMES, MARCHE, DURÉE, TERMINAISONS. — La description succincte que nous allons donner ici est celle des différentes formes du choléra fondues et réunies en un seul tableau.

Prodrômes. — Assez souvent on a observé pendant un, deux ou plusieurs jours du malaise, de la faiblesse, de l'anxiété, un dévoiement muqueux ou bilieux.

Première période (*collapsus*). — A la suite de ces accidents, ou tout d'un coup, soit sans cause préalable, soit à la suite d'un excès de régime, nausées, vomissements ; évacuations alvines, muqueuses ou bilieuses ; crampes dans les extrémités, chute rapide du pouls, affaissement des traits, perte rapide des forces, soif vive, douleurs à l'épigastre, anxiété extrême ; refroidissement général ; altération de la voix ; diminution ou même suppression des urines. — Dans des cas plus graves, il se joint à cet état des sueurs froides, visqueuses, une coloration livide puis bleuâtre et ardoisée des extrémités et de toute la surface tégumentaire ; amaigrissement rapide, j'ai presque dit instantané ; langue et haleine froides, chaleur intérieure dévorante, vomissements et selles blanchâtres ; les yeux, les narines se sèchent ; les crampes, l'anxiété épigastrique redoublent d'intensité ; le pouls devient insensible ; l'oppression, la dyspnée sont au comble, et le malade peut succomber en quelques heures.

Deuxième période (*réaction*). — Au bout d'un temps variable (de quelques heures à quelques jours) la chaleur se rétablit, le pouls se relève et devient fébrile, l'œil se ranime; les crampes, les évacuations par haut et par bas diminuent ou cessent; les urines reparaissent, la voix reprend son timbre habituel, et la guérison peut avoir lieu dans un espace de temps assez court.

D'autres fois la réaction est incomplète, et le collapsus, souvent mortel alors, reparaît de nouveau; ou bien il se fait une congestion inflammatoire ou simplement hypérémique vers l'une des trois grandes cavités, et dans ce cas on observe des accidents cérébraux (délire ou coma); du côté de la poitrine, pneumonie franche ou hypérémie pulmonaire; du côté de l'abdomen, véritable entérite; ailleurs et assez souvent du reste un état typhoïde; ailleurs encore diverses éruptions cutanées (scarlatiné, rougeole, roséole, etc.). Plusieurs de ces affections peuvent se terminer par la mort au bout d'un temps variable.

Formes. — On a établi différentes variétés de choléra suivant quelques prédominances symptomatiques, et on a créé un choléra spasmodique, un autre inflammatoire, etc.; mais les véritables distinctions sont basées sur l'intensité. Nous admettrons encore ici trois formes : légère, grave, foudroyante.

Nous composons la première avec cet état particulier qui s'observe en temps d'épidémie et qu'on a nommé *cholérine* : c'est une affection qui s'observe assez souvent pendant l'été et l'automne, qui suit fréquemment les excès de table et autres; c'est la maladie décrite dans Hippocrate et dont nous avons parlé au commencement de cet article ; c'est le *choléra sporadique*, qui ne diffère réellement pas du choléra épidémique léger. La seconde est surtout constituée par le choléra épidémique (indien) de 1832. La troisième est exclusivement propre à ce dernier.

1° *Forme légère.* — A. **CHOLÉRINE.** — On l'observe pendant les épidémies. Elle précède quelquefois l'invasion d'accidents plus graves; mais très-souvent elle se montre seule sur une multitude d'individus qui subissent ainsi l'influence de la maladie régnante. Elle est constituée par un état particulier de malaise, d'anxiété, de perte rapide des forces avec sentiment d'anéantissement général. Sueurs fréquentes et débilitantes; la langue est blanche, plate et large; les digestions sont pénibles; il y a une sorte de plénitude de l'estomac avec ou sans nausées, très-rarement avec vomissements; sensation d'embarras dans les intestins; borborygmes, coliques, diarrhée plus ou moins abondante de matières liquides; la soif vive avec appétence de boissons fraîches et acidulées. Il y a des vertiges, quelquefois des crampes légères dans les membres, mais surtout dans les mollets; le sommeil est inquiet, troublé, etc. Ces divers accidents ne sont pas toujours réunis; quelques-uns seulement peuvent se présenter et attestent l'influence de l'épidémie régnante. Les rechutes ont lieu avec facilité; aussi cet état peut-il durer, avec diverses alternatives, pendant des semaines et des mois. Dans certains cas il précède l'invasion du choléra proprement dit.

B. **CHOLÉRA SPORADIQUE**. — Le début est ordinairement brusque et a lieu après un repas copieux, un excès alcoolique, un refroidissement subit; quelquefois cependant il est précédé pendant un temps variable de malaise et de pesanteur à l'épigastre. Assez souvent le malade est réveillé pendant la nuit par des crampes assez vives dans la région de l'estomac et à l'ombilic; des nausées, des vomissements de matières alimentaires et muqueuses, puis bilieuses; il y a un état d'anxiété extrême; soif ardente. Au bout de quelques heures de cet état et même presque immédiatement coliques suivies d'évacuations alvines, de matières stercorales d'abord, puis muqueuses et bientôt bilieuses, et plus tard brunes, noirâtres et excessivement fétides. La respiration est plus ou moins embarrassée, la voix rauque; le pouls serré, peu fréquent; urines diminuées; céphalalgie ou douleurs constrictives aux tempes. La face, d'abord animée, pâlit; les yeux se creusent et se cernent; les joues se rétractent, le nez s'effile. Le malade est dans un état de faiblesse très-grande; il y a des syncopes, des lipothymies; les extrémités se refroidissent, une sueur froide couvre tout le corps; quelquefois on observe des mouvements spasmodiques avec crampes plus ou moins douloureuses dans les membres.

La maladie continuant à marcher, les vomissements se répètent; le malade rend des matières bilieuses, quelquefois très-acides et qui agacent les dents, rarement sanguinolentes; les boissons sont rejetées. Cet état peut entraîner la mort au bout d'un, deux, trois ou quatre jours au plus. Alors les évacuations alvines deviennent involontaires, la respiration s'embarrasse, le pouls devient d'une faiblesse extrême, le hoquet se déclare, et le malade succombe.

Dans des cas plus heureux, au bout du même temps, les accidents diminuent d'intensité: la chaleur reparaît; les vomissements, les garde-robes deviennent moins fréquents et s'arrêtent; le pouls se relève; la face reprend son aspect naturel et même une certaine turgescence; l'appétit se montre, et le retour à la santé est ordinairement très-prompt. Un défaut de prudence pendant la convalescence, un écart de régime, un refroidissement peuvent ramener les mêmes accidents. Ces rechutes sont très-graves.

Deuxième forme. — **CHOLÉRA ÉPIDÉMIQUE** ou **ASIATIQUE**. — Quelques auteurs partagent sa marche en trois ou quatre périodes, prenant les prodrômes et les terminaisons pour les phases normales de l'évolution propre au choléra. Nous n'en admettons que deux, la période *algide* ou de *collapsus* et la période de *réaction*.

Première période (algide, ou cyanique). — Que le début ait été ou non précédé de la cholérine, il survient brusquement un malaise extrême, une perte subite des forces, avec nausées, coliques et évacuations abondantes par haut et par bas de matières muqueuses ou bilieuses, mais bientôt blanchâtres, floconneuses, comparées à de l'eau de riz ou de gruau, à du petit-lait mal clarifié et plus tard à de la lavure de chairs. Ces évacuations sont quelquefois au nombre de 30, 40, 50, 60, 80 et même 100 dans les vingt-quatre heures. Le ventre est rétracté et donne à la pression une sensation particulière d'empâtement. Presque aussitôt crampes douloureuses aux extrémités et surtout dans les mollets ; refroidissement d'abord des extrémités, puis du nez, de la face et bientôt de toute la surface du corps ; le pouls se déprime ; soif dévorante inextinguible ; douleurs à l'épigastre, gêne de la respiration. Le malade est en proie à une agitation extrême ; il porte par instants ses mains à sa poitrine comme pour en arracher un poids qui l'oppresse et les laisse retomber de chaque côté du corps comme deux masses inertes.

Cependant le refroidissement augmente : les ongles, les mains, les pieds, le tour des yeux et des lèvres deviennent violacés ; le corps se couvre de marbrures pareilles qui en se réunissant revêtent toute sa surface ; la peau est froide, humide, visqueuse comme celle d'un batracien : pincée entre les doigts, elle conserve pendant quelques instants le pli qu'on lui a donné, elle semble même avoir perdu de sa sensibilité. Un amaigrissement rapide a modifié toute l'habitude extérieure du corps : les yeux, ternes, desséchés et comme flétris, sont enfoncés dans leur orbite ; le nez est effilé, les narines pulvérulentes, les lèvres collées sur les dents et tirées en dehors ; la peau, exactement appliquée sur les tissus sous-jacents, laisse saillir les cordes tendineuses et les faisceaux musculaires ; aux doigts elle est plissée comme si elle eût macéré dans l'eau chaude. Le pouls, qui était filiforme, est devenu imperceptible même aux grosses artères ; les battements du cœur sont presque insensibles : à l'auscultation on n'entend que le bruit clair et encore très-faiblement. Une grosse artère ouverte ne donne pas de sang, et dans les veines circule lentement un liquide noir, épais et visqueux. La voix est éteinte, et le malade pousse à peine de temps en temps quelques gémissements rauques et étouffés. La langue est violacée, froide, descend à 15 et même à 10° R. ; l'haleine est froide également, et l'air sort de la poitrine sans avoir été modifié par l'hématose : il contient autant et quelquefois même *plus* d'oxygène que l'air ambiant (Barruel, M. Rayer). L'urine est totalement supprimée. Enfin si la terminaison doit être funeste, la respiration devient de plus en plus embarrassée, et le malade succombe dans un état de profond accablement. L'intelligence reste jusqu'au bout parfaitement intacte, mais enchaînée par la faiblesse et ne pouvant manifester ses volitions. Cependant, chose curieuse et presque effrayante, on a vu des moribonds, sans pouls, sans voix, se lever de leur lit, marcher, se blottir dans un coin et expirer. D'autres fois la maladie continue son cours, et la seconde période se déclare.

Deuxième période (*œstueuse* ou *de réaction*). — La chaleur commence à se rétablir ; la peau devient plus ferme, plus élastique, plus vivante, dirais-je volontiers : elle perd la teinte ardoisée et reprend peu à peu son aspect naturel. Le pouls reparaît et se relève; le tissu cellulaire sous-cutané s'humecte, se gonfle et l'amaigrissement disparaît ; la face devient quelquefois vultueuse, turgescente ; l'œil reprend son niveau et son éclat accoutumés. Les bruits du cœur recommencent à se faire entendre , et bientôt ses battements soulèvent de nouveau les parois de la poitrine ; la respiration est ample, profonde ; l'haleine est tiède, puis chaude et l'air expiré a cédé de son oxigène dans l'acte de l'hématose ; les sens engourdis se réveillent ; l'intelligence qui n'était qu'abattue recouvre son activité et ses rapports avec le monde extérieur, quelquefois même elle s'exalte jusqu'au délire. La chaleur de la peau dépasse quelquefois la température normale ; jointe à la fréquence du pouls, il en résulte un véritable état fébrile. La langue s'est nettoyée, elle est rouge, parfois même un peu sèche ; la soif persiste ; l'anxiété épigastrique, les vomissements continuent encore quelquefois, mais en diminuant d'intensité. Les matières rendues redeviennent bilieuses ; le ventre qui était rétracté se tend, se ballonne même ; les selles perdent leur caractère, elles sont jaunâtres et exhalent l'odeur stercorale. Les urines reparaissent ; il se déclare chez certains sujets une diaphorèse abondante et de bon augure. Enfin dans les cas heureux ces différents phénomènes se dissipent peu à peu et avec plus ou moins de rapidité, et le malade entre en convalescence. D'autres fois il survient divers accidents dont nous allons parler à propos des terminaisons.

Troisième forme. —**CHOLÉRA FOUDROYANT.** — Un individu bien portant est pris tout à coup de vertiges, d'anxiété extrême, de nausées, de vomissements et d'un flux de ventre extrêmement violent ; il perd ses forces, ses traits se décomposent, des crampes horribles tordent ses membres, un refroidissement universel le saisit, et il meurt véritablement asphyxié dans l'espace de quelques heures.

Cette forme s'observe surtout dans les premiers temps de l'épidémie.

Marche et durée. — Quoique la marche ne soit pas toujours aussi rapide que dans la forme précédente, toujours est-il que le choléra est une affection essentiellement aiguë. Dans le grand travail statistique publié par l'autorité sur le choléra de 1832, on voit que sur 4,907 individus sur lesquels on put se procurer des documents à cet égard, 204 succombèrent dans l'espace d'une heure à six, 615 de six heures à douze, 392 de douze à dix-huit, 1,173 de dix-huit à vingt-quatre , 823 d'un jour à deux, 502 de deux jours à trois, 382 de trois jours à quatre, 240 de quatre à cinq, 125 de cinq à six, 79 de six à sept, 171 de sept à huit, 35 de huit à neuf, 36 de neuf à dix, 111 de dix à quinze, 19 de quinze à vingt. — Ces chiffres en disent plus que toutes les réflexions possibles.

Terminaisons, accidents et complications. — Nous réunissons ces différents chefs, qui nous paraissent inséparables, car c'est généralement pendant la période de réaction qu'on observe les différentes complications qui viennent modifier la marche du choléra et lui imprimer une direction plus ou moins fâcheuse.

1° La réaction peut être *incomplète ;* la chaleur ne se rétablit pas franchement, et bientôt les phénomènes de la période algide reparaissent, le pouls se déprime, le refroidissement s'empare de nouveau du malade. Il est rare que dans ce cas la guérison ait lieu.

2° D'autres fois il s'établit des *congestions actives* sur différents organes. Si c'est du côté du cerveau, il survient de la céphalalgie, du délire ou du coma, des soubresauts de tendons, des contractions ou même de la paralysie. Le malade peut succomber dans cet état. D'autres fois la congestion se fait vers le poumon, et on observe soit une véritable pneumonie, soit une hypérémie, soit une pleurésie assez souvent latente ; ailleurs enfin il y a des accidents d'entérite bien manifeste.

3° *État typhique.* — Je préfère cette expression à celle de *réaction typhoïde,* car l'état dont il s'agit se rapproche plutôt du typhus. Ce mode de réaction est assez commun. La peau en se réchauffant devient sèche, brûlante ; au simple affaissement de l'intelligence succèdent la stupeur et le délire. La langue se sèche, noircit, s'encroûte ainsi que les dents de fuliginosités ; les vomissements deviennent bilieux, les selles noires et fétides ; les *pétéchies* se montrent assez souvent ; en un mot les caractères du typhus, auxquels le sujet peut succomber. S'il guérit, la convalescence est longue, pénible, laborieuse.

4° *Éruptions diverses.* — Les parotides à la suite du choléra ont été notées par plusieurs observateurs ; ailleurs c'est une miliaire, un érysipèle, une rougeole, une scarlatine. M. Duplay (*Gaz. méd.*, 1832, n° 85) a fixé l'attention sur une roséole succédant au choléra. Ces éruptions coïncident ordinairement avec la guérison de la maladie principale. Leur brusque suppression est grave en ce qu'elle annonce une congestion intérieure.

On a parlé de *crises,* de *métastases ;* mais ces phénomènes doivent être bien rares, car la plupart des observateurs ne les ont point rencontrés.

Lorsque le choléra frappe une personne déjà atteinte d'une autre maladie, cette dernière est en quelque sorte absorbée par l'autre. S'il y avait des phénomènes phlegmasiques, de la fièvre, ils disparaissent. Dans des cas de gastrite chronique, l'estomac, auparavant très-susceptible, peut alors supporter les excitants les plus énergiques ; du reste après la guérison du choléra, la susceptibilité reparaît quelquefois. (Duplay, *Arch. de méd.*, t. XXX.)

La *convalescence* du choléra est quelquefois franche et rapide ; mais le plus souvent, surtout quand il y a eu des phénomènes d'entérite ou de typhus, elle est excessivement longue et troublée par des accidents de toutes sortes. La faiblesse persiste pendant très-longtemps ; il y a du malaise, des douleurs du côté de l'épigastre, de l'anorexie, du ballonnement du ventre, des alternatives de diarrhée et de constipation ; de temps en temps des crampes, des rêvasseries, un sommeil pénible et peu réparateur ; une très-grande susceptibilité au froid ; des accidents plus ou moins graves au moindre écart de régime. Certaines personnes

ont conservé pendant plusieurs années des troubles divers de la diges-
tion et de l'innervation à la suite d'un choléra grave. Enfin les rechutes
sont très-fréquentes ; c'est dire assez avec quel ensemble de précautions
la convalescence doit être surveillée.

ANATOMIE PATHOLOGIQUE. — Ce que nous allons dire a trait plus
particulièrement au choléra asiatique. Les lésions qu'il laisse à sa suite
doivent être étudiées suivant que le malade succombe dans la première
ou dans la seconde période.

A. *Lésions dans la période algide.* — Chez les individus cyanosés, la
chaleur reparaît quelquefois immédiatement après la mort ; cette chaleur
se dissipe lentement et fait place à la rigidité cadavérique, qui est très-
prononcée et persiste plus longtemps que d'habitude. Quelquefois on a
observé sur les cadavres des mouvements spasmodiques. La coloration
violacée persiste à la face et aux extrémités ; l'œil est comme desséché ;
l'amaigrissement a lieu comme au moment de la mort ; enfin la putréfaction est très-tardive.

En incisant les tissus, on voit que la trame cellulaire sous-cutanée est
moins humide, plus visqueuse que de coutume ; les muscles sont violacés, poisseux, ramollis ; les os sont injectés de sang, et les dents présentent une teinte bleuâtre.

Appareil digestif. — L'abdomen étant ouvert, les intestins paraissent
rouge brun et comme épaissis ; en les palpant ils semblent empâtés.
Tout le système veineux est gorgé de sang jusque dans ses plus petites
ramifications. Le péritoine est revêtu d'un enduit poisseux, luisant, glu-
tineux qui lui donne un aspect vernissé.

L'*estomac* est le plus souvent rétracté, quelquefois distendu par des
gaz ou par la matière blanche liquide des vomissements. Ce liquide est
formé d'une matière séreuse trouble et de grumeaux floconneux. La
muqueuse est plissée, injectée, offrant une coloration rouge plus ou
moins foncée ou lilas, avec ou sans ramollissement. Assez souvent il y
a une éruption de granulations dont nous parlerons plus bas ; enfin elle
est enduite d'une matière visqueuse demi liquide et grisâtre qui s'enlève
en râclant avec le scalpel et qu'on pourrait prendre pour la muqueuse
ramollie.

L'*intestin* contient le liquide blanchâtre dont nous avons parlé. Il est
quelquefois coloré en rouge, surtout vers les gros intestins. L'analyse le
montre formé d'eau, d'albumine, des sels du sang et de matière colorante mais sans la moindre trace de bile. Du reste les chimistes ne sont
pas tout à fait d'accord sur sa composition, et récemment M. Andral a
prétendu qu'il était formé de *mucus* sécrété tout à coup en grande
abondance et par cela même modifié dans ses qualités. On y trouve une
grande quantité de globules à noyaux semblables à ceux du pus. (Acad.
des sciences, 9 août 1847.)

La muqueuse est quelquefois saine, mais le plus ordinairement injectée par plaques plus ou moins étendues, d'un rouge foncé ou de cou-

leur hortensia (Broussais). Une injection aqueuse par une artère fait disparaître cette coloration (Magendie). Très-souvent, deux fois sur cinq suivant M. Dalmas, plus souvent suivant MM. Serres et Nonat,—qui les premiers en France ont décrit cette altération, — on trouve sur la muqueuse intestinale une éruption granulée , discrète ou confluente, apparente surtout quand la maladie a duré de vingt à trente heures, siégeant dans l'intestin grêle et plus particulièrement vers son tiers inférieur. Les boutons qui constituent la *psorentérie*, comme l'ont nommée MM. Serres et Nonat, varient du volume d'un grain de millet à celui d'un grain de chènevis; ils sont globuleux ou déprimés au sommet, pleins ou contenant un liquide séreux ou lactescent. Cette éruption disparaît quand la maladie a duré six à huit jours. On rencontre aussi parfois une légère saillie des plaques de Peyer. Quant aux ulcérations, si elles existent, elles tenaient à une maladie antérieure. Le *mésentère* offre des veines injectées; mais les ganglions sont parfaitement sains.

Rate. — Ordinairement rapetissée, flétrie, ridée, exsangue (Laugier et Delarroque, *Arch. gén. de méd.*, juin 1832); quelquefois cependant, mais rarement, doublée, triplée ou même sextuplée de volume (Dalmas).

Appareil respiratoire. — Poumon revenu sur lui-même, grisâtre, exsangue, privé d'élasticité, surtout si la mort a été très-prompte ; coupé il s'en écoule à peine quelques gouttelettes de sang noir; — muqueuse des bronches, pâle ou rosée, rouge ou violacée, quelquefois enduite de mucosités; granulations très-rares. — Plèvre lisse, poisseuse, offrant le même aspect vernissé que le péritoine.

Appareil circulatoire. — Le cœur est souvent tacheté de brun à l'extérieur; ses parois sont plus molles; les cavités gauches presque vides, les droites gorgées de sang noir cailleboté pris en gelée ou semblable à du vernis noir. — Artères revenues sur elles-mêmes contenant un peu de sang noir, saines ou maculées par imbibition ; — les veines, depuis les gros troncs jusqu'aux ramifications capillaires, gorgées de sang noir, sirupeux.

Du sang. — Pendant la vie le sang tiré de la veine est épais, noirâtre; il se prend en gelée et ne revêt pas à l'air la couleur écarlate comme le fait le sang veineux ordinaire; en un mot il est moins oxygénable. Les analyses n'ont pas fourni des résultats identiques; cependant on a constaté que le sang du cholérique contient moins d'eau, de fibrine , d'albumine et de sels que le sang normal, mais qu'en revanche il contient beaucoup plus de matière colorante, résultat nié par M. Andral dans ces derniers temps. (Acad. des sciences, 9 août 1847.) Au microscope les globules ont paru altérés dans leur forme et comme ratatinés, ce que l'on attribue à la moindre quantité d'eau qu'ils renferment.

Appareils des sécrétions. — Le foie est assez souvent gorgé de sang noir, ailleurs parfaitement sain. — La vésicule biliaire est distendue par une bile épaisse, visqueuse, semblable à du savon noir.

Les reins sont très-souvent hyperémiés; les bassinets contiennent un peu d'urine blanchâtre, lactescente. — La vessie est fortement rétractée, du volume d'un œuf de poule ; les parois semblent épaissies. Elle renferme un peu d'urine épaisse, opaque, comme purulente. — Chez les femmes qui nourrissaient, la sécrétion du lait continuait pendant la période algide.

Appareil nerveux. — Les membranes étaient luisantes comme les autres séreuses, parcourues d'un lacis veineux très-marqué, les sinus gorgés de sang ; le fluide encéphalo-rachidien était en moindre quantité ; les substances cérébrale et médullaire saines mais piquetées par le fait de l'injection veineuse universelle dont nous avons parlé. — Contrairement à l'assertion de Delpech, de M. Scip. Pinel, l'immense majorité des observateurs a trouvé les ganglions nerveux parfaitement sains.

B. *Période de réaction.* — Quand les sujets ont succombé pendant la réaction, le cadavre a repris l'aspect qu'il présente dans les autres maladies. — Les intestins contiennent de la bile et des matières offrant l'odeur stercorale. Les granulations psorentériques ont disparu ; mais il y a assez souvent des traces d'hypérémie active ; les plaques de Peyer sont quelquefois un peu saillantes. Le sang engorge encore les différents tissus, mais il est rouge ; celui qui a été tiré de la veine pendant la vie se sépare en caillot et sérum, il peut même offrir une couenne. La vésicule hépatique contient de la bile liquide, quelquefois même plus séreuse qu'à l'état normal ; ses parois sont quelquefois rouges, injectées. Les reins ont repris leur aspect habituel ; la vessie est distendue par une certaine quantité d'urine ; les sinus veineux sont gorgés de sang, et les masses cérébrales centrales présentent souvent les signes d'une congestion assez considérable.

Quant aux *complications*, les lésions trouvées sur le cadavre attestent souvent des phlegmasies du côté de différents viscères.

ÉTIOLOGIE. — *Causes prédisposantes.* — La jeunesse parait mettre à l'abri du choléra : les pensionnats placés au milieu des foyers d'épidémie ont été respectés. Les adultes, mais surtout les vieillards, sont le plus exposés. — Les femmes paraissent plus fréquemment atteintes que les hommes, et cependant sur 12,259 malades traités à Paris dans les hôpitaux et hospices du 26 mars au 20 juillet, il y avait 6,243 hommes et 6,016 femmes. — Quant aux constitutions, aux tempéraments, on manque de données positives à cet égard. — Les professions les plus pénibles, celles qui exposent au froid, à l'humidité, prédisposent manifestement au choléra.

Hygiène et manière de vivre. — Les excès de tout genre exercent une influence notable : c'est ce que le nombre plus grand des admissions du lundi dans les hôpitaux ont prouvé surabondamment. Le choléra sporadique ne reconnait guère que ces causes, mais surtout les excès de table. L'encombrement, l'habitation dans des localités basses, sombres, humides, jouent un très-grand rôle dans la production du choléra, la statistique l'a démontré. Enfin il faut noter l'action également bien démontrée des émotions morales profondes, mais surtout de l'appréhension trop vive de la maladie.

Un état de souffrance habituelle et les affections chroniques, surtout des voies intestinales, sont des causes prédisposantes bien manifestes.

Saisons, climats, localités. — Le choléra sporadique se montre surtout à la fin de l'été après les grandes chaleurs et en automne. Le choléra asiatique frappe dans toutes les saisons de l'année, bien qu'il semble se ralentir pendant l'hiver ; il habite ordinairement les bords du Gange et de l'Indus, et on l'a vu dans la dernière épidémie et dans celle qui nous menace sévir avec la même violence dans le nord de la Russie.— On a parlé de variations brusques de l'atmosphère ; mais à Paris il a été impossible de rien constater de précis à cet égard. On a parlé aussi d'action électrique, de déviation de l'aiguille aimantée ; mais ces phénomènes observés peut-être dans certaines localités ne se montraient pas ailleurs.

Une autre influence bien plus appréciable, c'est celle des localités : les endroits bas et enfoncés sont plus exposés que les autres. Dans le grand rapport déjà cité, on voit que cinquante rues étroites, sales, insalubres, opposées à cinquante rues larges et convenablement situées, ont fourni 33,87 décès sur 1,000 habitants, tandis que les secondes n'en ont fourni que 19,25 sur le même nombre. Le rez-de-chaussée et les entre-sols ont fourni plus de victimes que les étages élevés. Rappelons enfin pour être complet que certains auteurs ont attribué la maladie à des animalcules, que du reste personne n'a vus ; d'autres à un brouillard particulier, idée assez répandue en Orient, où le choléra est appelé *air-jaune* à cause de la couleur du brouillard qui, dit-on, le précède.

Épidémie. — Sans parler des épidémies anciennes, sur lesquelles on manque de détails, examinons celle qui est venue nous visiter en 1832. Parti des bouches du Gange, le choléra est en 1817 à Jessore, à Malacca, à Java et s'étend à Bombay en 1818. Nous ne tenons pas compte des ramifications qu'il jette d'un côté vers la Chine et de l'autre vers l'île Bourbon pour suivre sa marche vers l'Europe. Pénétrant en Perse en 1821, il est au pied du Caucase en 1823, trois ans après (1826) en Sibérie ; de là nous le retrouvons à Astracan seulement en 1829. Puis après cette longue halte sur les confins de l'Asie et comme s'il eût dû recueillir des forces, il pénètre directement en Russie, et en 1830 il atteint et ravage Moscou, et l'année suivante il a envahi la Pologne, la Bohême, la Gallicie, l'Autriche, la Prusse ; puis tout à coup il éclate à Sunderland au commencement de 1832, et de là il tombe à Paris (26 mars) après avoir été précédé de quelques attaques isolées (6 janvier et 13 février) ; divers départements du centre et du nord sont décimés. Puis il gagne l'Amérique du Nord, le Canada, puis le Mexique (1833), et de là revenant en quelque sorte sur ses pas et retournant à sa source, il apparaît à Lisbonne, puis en Espagne (1834), dans le midi de la France en 1835, d'où il gagne l'Italie (1836-37).

Mais tandis que nous écrivons ces lignes (septembre 1848), le choléra vient de nouveau frapper à nos portes : il est à Berlin, à Hambourg. Mais combien cette fois sa marche a été plus rapide ! Parti comme toujours de l'Inde, il est en Perse en 1845, l'année suivante en Asie-Mineure, et au lieu de s'arrêter comme il l'avait fait précédemment sur les limites de l'Europe et de l'Asie, suivant en quelque sorte une route connue, il se jette sur le Volga et atteint Moscou en 1847, y reparaît cette même année, et comme nous le disions il est aujourd'hui dans l'Allemagne du nord, prêt à fondre de nouveau sur nous.

Contagion. — Bien que le nombre des personnes qui croient à la contagion du choléra soit bien peu considérable, nous devons cependant réfuter en quelques mots cette opinion. Comme toujours, des histoires d'importation dans les villes par des caravanes, par des vaisseaux, et de transmission de la maladie entre parents, entre voisins, etc., font tous les frais des *preuves* données par les contagionistes. Mais si l'on remonte à la source, on voit par exemple qu'une ville dans laquelle on disait que la maladie avait été apportée par une caravane était en proie à l'épidémie trois mois avant l'arrivée de cette caravane. Et d'ailleurs n'avons-nous pas vu chez nous le choléra marcher par sauts et par bonds, tombant sur une localité comme l'oiseau s'abat sur une branche, suivant l'expression arabe, et respectant la localité voisine. Ainsi le centre et le nord de la France sont ravagés en 1832, et le midi n'est attaqué qu'en 1835 lors des mouvements en retour du choléra. Quant aux coïncidences d'attaques dans une même famille ou parmi les habitants d'une même maison, elles s'expliquent suffisamment par l'indentité de la manière de vivre ou de situation. Enfin il y a ce fait péremptoire, c'est qu'à Paris les personnes préposées au service des cholériques n'ont pas présenté plus de malades que les autres classes de la société.

Une première atteinte du choléra ne met pas à l'abri d'une seconde ou même d'une troisième. Les *récidives* ne sont pas rares.

PATHOGÉNIE. — Quelle est la place que le choléra doit occuper dans les cadres nosologiques? Les auteurs ont émis sur la nature et le siége de cette affection les opinions les plus différentes, les plus disparates, et sans entrer dans les détails de cette question, d'ailleurs toute théorique, nous devons énoncer au moins les principales.

Le choléra est, suivant Delpech et quelques auteurs, une maladie du nerf trisplanchnique. D'abord on ne connaît exactement pas les fonctions physiologiques de ce système; comment pourrait-on savoir de quelle manière elles peuvent être troublées? En second lieu, et ceci tranche la question, on n'a pas trouvé les ganglions altérés. Broussais et toute l'école physiologique a voulu voir là une gastro-entérite; mais les anxiétés épigastriques, la suppression du pouls, les crampes, les selles blanchâtres et les lésions trouvées après la mort ne se présentent pas dans l'inflammation gastro-intestinale. Et d'ailleurs dans la réaction, quand celle-ci survient réellement, la langue rougit et se sèche, la peau devient brûlante ; il y a de la fièvre, du délire ; les selles changent de nature, les forces sont moins abattues.

Est-ce donc une asphyxie ? On l'a prétendu sans réfléchir que les crampes, les selles, les vomissements sont des phénomènes étrangers à l'asphyxie ; que dans celle-ci du sang noir est porté dans tous les organes par les artères, tandis que dans le choléra elles sont vides ; que dans la première le poumon est trouvé turgescent, gorgé de sang noir, tandis qu'il est rétracté et exsangue dans le second. — On a parlé d'empoisonnements miasmatiques du sang. Il y a certainement une action portée sur toute l'économie par l'influence épidémique ; mais peut-on dire que le sang soit vicié le premier quand nous voyons ces altérations se prononcer d'autant plus que la maladie marche plus vite et avec plus d'intensité, se comporter en un mot comme les autres phénomènes de la maladie. C'est, ont dit certains observateurs, une phlegmorrhagie, un flux séreux abondant. Je l'accorde, pourvu que l'on me dise quelle en est la cause, car une sécrétion exagérée est l'effet et non la cause d'un trouble dans les propriétés vitales.

Pour nous, considérant les conditions dans lesquelles la maladie se développe, son mode d'invasion et sa marche, nous pensons pouvoir la rattacher aux pestes.

DIAGNOSTIC. — Nous ne rappellerons pas ici les principaux phénomènes du choléra, nous les avons énoncés dans la définition, et ils nous paraissent suffisants pour séparer cette affection de toutes celles qui pourraient lui ressembler, surtout en temps d'épidémie. S'il y avait des erreurs commises, elles consisteraient plutôt à rapporter au choléra des maladies qui s'en rapprochent plus ou moins par quelques-uns de leurs symptômes ; aussi dans le diagnostic différentiel aurons-nous plutôt en vue le choléra sporadique, qui ne trouve pas l'esprit des médecins prévenu.

La gastro-entérite aiguë, affection d'ailleurs assez rare, se distingue du choléra par les caractères que nous venons d'examiner dans la pathogénie ; j'en dirai tout de suite autant pour l'asphyxie. — La péritonite, rarement spontanée, détermine une douleur vive, aiguë dans l'abdomen, qui est tendu, ballonné, excessivement douloureux à la pression. La face est grippée mais non cyanosée, il y a constipation. — Dans l'iléus on trouve une tumeur avec douleur occupant une portion circonscrite de l'abdomen, ballonnement du ventre, absence de selles, et vomissements muqueux, bilieux, puis stercoraux. — L'empoisonnement par les irritants détermine de la douleur avec cuisson au pharynx, à l'œsophage, des taches sur les lèvres et les parois buccales ; la diarrhée est consécutive de quelques heures aux vomissements ou nulle ; le ventre se tuméfie, etc. -- Si l'empoisonnement a eu lieu par les narcotico-âcres et surtout par les champignons, le diagnostic différentiel est souvent fort difficile ; notons cependant qu'il y a souvent délire ou somnolence et ballonnement du ventre.

Le choléra sporadique diffère de celui qui nous vient de l'Inde par l'intensité moins grande des symptômes et surtout l'absence de l'état algide cyanique.—L'état typhique de la réaction pourrait être pris pour une fièvre typhoïde; mais les circonstances antécédentes, l'aspect des yeux cernés et enfoncés dans les orbites, la sécheresse et les fuliginosités moins marquées de la langue, l'état du ventre plutôt rentré que tendu. l'état des facultés intellectuelles plutôt abattues qu'enchaînées par la stupeur, suffiront pour faire éviter l'erreur.

PRONOSTIC. — Dans les épidémies de choléra de même que dans toutes les autres épidémies, le danger est beaucoup plus grand dans les premiers temps. Si la maladie dure peu il y a presque autant de victimes que de malades; mais à mesure que le mal se répand il perd de sa malignité, et vers la fin les cas deviennent de plus en plus rares.

La gravité du choléra diffère suivant quelques circonstances qu'il est bon de rappeler. Les enfants, avons-nous dit, sont rarement atteints; mais ils le sont avec une extrême intensité: ceux au-dessous de cinq ans ont fourni le quatorzième et ceux de cinq à quinze ans le trentième de la mortalité générale à Paris : « Sur 108 enfants admis à l'hôpital de la rue de Sèvres, disent MM. Delaberge et Monneret, 62 ont succombé.» Quant aux autres âges, les sujets de quinze à trente ans ont donné le septième, ceux de trente à soixante la moitié environ, et les individus au-dessus de soixante ans le tiers. Sur 934 sujets habitant les hospices consacrés à la vieillesse on a compté 557 décès, proportion plus forte que celle fournie par les malades eux-mêmes. Relativement au sexe, sur les 6,243 hommes dont nous avons parlé à propos de l'*étiologie*, on en a perdu 3,123, et sur les 6,016 femmes, 2,831. Ainsi pour les premiers la mortalité a été de 501 pour 1,000 ou moitié, et pour les femmes de 470, moins que moitié.

Quant aux circonstances antécédentes, celles qui favorisent le développement de la maladie et que nous avons énumérées plus haut, elles en aggravent aussi le pronostic.

L'intensité des phénomènes de la période algide, mais surtout l'anxiété et l'oppression, les crampes violentes, l'état de sécheresse et de flétrissure des yeux, l'abondance excessive des évacuations, la disparition du pouls sont des phénomènes très-graves. Une réaction incomplète avec frissonnement, persistance des selles et des vomissements blanchâtres, ou bien une réaction avec congestions viscérales ou état typhique doivent également inspirer de grandes inquiétudes.

Au total le choléra asiatique peut être regardé comme l'une des maladies les plus terribles dont l'espèce humaine puisse être atteinte. Il serait difficile de résumer en chiffres sa gravité réelle, car il s'est montré avec une intensité fort différente dans les diverses localités qu'il a envahies; mais on peut dire, sans crainte de s'écarter beaucoup de la vérité, qu'il emporte à peu près la moitié ou au moins le tiers des sujets qu'il attaque.

TRAITEMENT. — Tous les moyens, on peut le dire, dont dispose la matière médicale ont été mis en œuvre contre le choléra, depuis les émollients les plus inoffensifs jusqu'aux stimulants les plus énergiques, les caustiques les plus puissants, l'acide hydrophtorique par exemple, en passant par les astringents, les opiacés et les antiphlogistiques. Ce n'est pas tout. Diverses médications ont été données comme spécifiques, le columbo, le guaco, l'huile de cajeput, etc.; mais l'expérience est venue bientôt détruire toutes les espérances que l'on avait fondées sur l'emploi de ces moyens. Qu'est-il donc resté de tout cela? Rien ou bien peu de chose, et le traitement du choléra doit être purement rationnel; c'est-à-dire qu'il consiste à combattre les symptômes prédominants suivant l'âge, le sexe, le tempérament du sujet.

Un mot d'abord sur les principales médications proposées par les auteurs.

Les *émissions sanguines* ont été souvent proposées par les partisans de l'école physiologique. Elles ne rencontrent que d'assez rares applications. Au début, quand le sujet est bien vigoureux, que les phénomènes s'accompagnent d'oppression, on pourrait faire une saignée [ou mieux encore appliquer des sangsues à l'anus ou à l'épigastre; mais il ne faut pas trop insister sur l'emploi de ce moyen, qui trouve plus souvent son utilité dans la période de réaction quand celle-ci est trop énergique. — *Évacuants.* — Quelques personnes ont employé l'ipécacuanha, soit au début pour calmer les vomissements, soit à une époque plus avancée dans les cas d'anxiété épigastrique vive. Ce vomitif a donné d'assez beaux résultats; mais il ne faut pas en faire abus surtout dans les cas légers. Le calomel est très en usage chez les médecins anglais dans l'Inde; ce moyen n'a pas été assez souvent employé chez nous pour que nous puissions en parler. Quant aux sels cathartiques, leur emploi dans quelques cas modifie l'état des selles sans résultat général bien avantageux.— Les *astringents*, même les plus énergiques, restent sans effet contre l'abondance des évacuations.

Les *opiacés*, utiles dans les cas légers, sont inutiles et même nuisibles dans la cyanose : ils augmentent la torpeur, et à l'époque de la réaction ils amènent de graves accidents de congestion cérébrale.— Les *toniques* et les *excitants* peuvent aussi être utiles dans la première période, mais à la condition de les employer avec plus de modération qu'on ne l'a fait en 1832, car ils pourraient aggraver la réaction et la rendre très-violente. — L'*eau chaude* administrée à la dose de 12 ou 15 verres à la température la plus élevée possible, dans l'espace de deux heures, a suivant Dalmas procuré plus de succès chez les juifs de Varsovie que bien d'autres méthodes.

Les révulsifs cutanés—sinapismes, vésicatoires— sont employés: les premiers pour réveiller l'action vitale engourdie, et on y joint parfois l'urtication ; les seconds à l'épigastre pour calmer les crampes et les douleurs épigastriques. Ces moyens suffisent sans qu'il soit nécessaire d'en appeler à des irritants plus énergiques, tels que l'eau bouillante, l'acide hydro-phtorique, avec lesquels nous avons vu torturer tant de malades. — Les *affusions froides* ont été beaucoup vantées par les Allemands. Nous les avons vu essayer à l'Hôtel-Dieu de Paris avec les résultats les plus déplorables. — L'*injection* dans les veines d'une dissolution saline (12 grammes de sel commun, 1 gramme de carbonate de soude dans 3 kilo-grammes d'eau) à la température du corps, proposée par le docteur Latte, a été essayée par plusieurs personnes. M. Magendie, dans le service duquel nous étions élève en 1832, les mit en usage mais sans succès. Cependant d'après M. Littré (*Gazette médicale*, 1833), sur 74 cas désespérés dans lesquels les injections ont été pratiquées, 22 succès ont été obtenus, et encore dans les cas malheureux une amélioration momentanée a été obtenue. — Nous citons seulement pour mémoire la galvano-puncture, tentée pour réveiller l'action engourdie du cœur, la transfusion du sang, les inspirations d'oxygène, qui sont restées sans effet.

Traitement des différentes formes.

Cholérine et choléra léger. — Quand les accidents dont nous avons parlé plus haut se déclarent, il faut obliger le malade à se mettre au lit : diète absolue, boissons mucilagineuses, ou gommeuses, ou légèrement sudorifiques, mauve, violette, bourrache, camomille, tilleul, etc., à une température un peu élevée pour provoquer une douce transpiration; cataplasmes chauds sur le ventre, quarts de lavements avec l'eau de riz ou d'amidon et décoction de têtes de pavot. Quand la diarrhée est abon-dante, qu'il y a de fortes chaleurs dans le ventre, que le sujet est vigou-reux, qu'il y a de la céphalalgie, on pourra pratiquer une petite saignée du bras, ou mieux encore appliquer dix, douze, quinze ou vingt sangsues à l'anus et à l'épigastre, suivant les indications, l'âge et la force des sujets. La diarrhée séreuse continuant avec abondance, on lui opposera les lavements par quarts avec l'infusion de camomille additionnée de 8 à 10 ou 12 gouttes de laudanum de Sydenham. Potion gommeuse avec sirop diacode. Des crampes légères, le refroidissement réclament les frictions avec le baume de Fioraventi, ou l'huile de camomille camphrée, ou un liniment laudanisé ; l'application de cataplasmes chauds sinapisés ou non aux extrémités ; la précaution de mettre des sachets de sable chaud ou des bouteilles remplies d'eau chaude autour des pieds et des membres du malade.

Quand les accidents sont plus intenses, dans le choléra sporadique, par exemple, ou le choléra asiatique léger, il faudra réchauffer le malade comme nous venons de le dire; les crampes seront combattues de la même manière. Lorsque les vomissements surviennent, le traitement est à peu près celui du choléra grave. dont nous allons parler.

Choléra grave. — *Première période.* — Quand l'état algide com-mence, les auteurs sont unanimes pour déclarer qu'ils ne connaissent aucun moyen d'arrêter la marche de la maladie. Tant que l'état algide n'est pas encore déclaré, on continue les moyens dont nous venons de parler. Un état de plénitude de l'estomac avec marche un peu lente des accidents indique assez bien l'usage de l'ipécacuanha : 15 décigrammes à doses répétées de 2 à 3 décigrammes de demi-heure en demi-heure. On obtient ainsi une modification notable dans l'état des vomissements et des selles, qui souvent prennent un meilleur aspect. Ici encore les purgatifs salins peuvent être de quelque utilité ; mais tous les praticiens ne sont pas d'accord à cet égard. L'état algide, la cyanose sont déclarés : il faut réchauffer le malade et ranimer la circulation. C'est alors que les toniques et les stimulants effusibles ont été conseillés : infusions chaudes et sucrées de menthe, de camomille, de thé, le punch léger, le café, etc. , et à l'extérieur frictions sur les membres avec divers liniments plus irritants les uns que les autres : l'urtication, repassage avec un fer chaud sur la colonne vertébrale garnie d'une bande de flanelle trempée dans une solution aromatique ; emploi de sachets de sable chaud, de briques dont on entoure le malade ; fumigations aromatiques faites sous les couvertures soulevées, etc., tels sont les moyens proposés par les auteurs et qui n'atteignent que bien rarement le but que l'on se propose ou qui le dépassant donnent lieu à une réaction trop énergique. Les boissons aromatiques, les potions toniques peuvent cependant être avantageuses chez les vieillards et les sujets débilités. L'usage des bains tièdes avec la précaution d'envelopper bien chaudement le malade à la sortie de l'eau sont généralement préférables. Nous avons vu plus haut ce qu'il fallait penser des affusions froides. Pour diminuer les vomissements, qui fatiguent les malades , le meilleur moyen est assurément la glace par petits fragments, que les malades prennent et sucent avec une incroyable avidité. La glace ainsi administrée calme cette soif inextinguible qui caractérise le choléra ; à son défaut on emploiera les boissons acidulées, gazeuses, aussi froides que possible et prises par petites gorgées. M. Dalmas s'est bien trouvé du nitrate de bismuth, en pilules d'un grain du sel pour un quart de grain d'extrait de belladone, à prendre de demi-heure en demi-heure suivant la fréquence des évacuations. Biett et M. Guéneau de Mussy ont employé le charbon à la dose de 2 à 4 grammes d'heure en heure. Les douleurs épigastralgiques sont quelquefois soulagées ou même enlevées par des cataplasmes laudanisés ou mieux par un sinapisme ou un vésicatoire appliqué au creux de l'estomac. Ce vésicatoire peut servir à introduire dans l'économie par la méthode endémique diverses substances, telles que la morphine par exemple. La diarrhée a vainement été combattue par les astringents ; il faut attendre la diminution de l'ensemble des moyens employés et des lavements légèrement opiacés. Quand les crampes sont très-vives, on essaiera les frictions laudanisées ou stimulantes, les ligatures sur les membres.

Deuxième période. — Il y a ici trois indications bien formelles : 1º favoriser la réaction quand elle est comprise dans de justes limites ; 2º la modérer quand elle est trop énergique ; 3º combattre les accidents qui peuvent se manifester.

1° Quand la chaleur revient d'une manière régulière et progressive, que le pouls se relève peu à peu et sans acquérir trop de dureté ou de fréquence, que les vomissements, les selles diminuent et changent de nature, il faut se borner à une prudente expectation : boissons fraîches, acidulées ou émollientes suivant les malades, lavements amidonnés, cataplasmes sur le ventre, etc. Si la réaction est incomplète, que l'on remarque une tendance à retomber dans l'état algide, on doit continuer l'emploi des moyens conseillés dans la première période. Ce cas est, avons-nous dit, excessivement grave.

2° Le mouvement réactionnel dépasse ces limites; la peau devient brûlante, la face vultueuse; il y a céphalalgie, fréquence très-grande et dureté du pouls. Il faut se hâter de modérer cet effort : saignée du bras peu abondante, mais en se tenant prêt à recommencer; application de sangsues à l'anus ou derrière les oreilles, cataplasmes sinapisés aux jambes, boissons rafraîchissantes, lavements émollients bien tièdes avec de l'eau fraîche sur la tête, etc.

3° Si une congestion vers le cerveau se déclare, on mettra en usage les saignées du bras, de la temporale, les sangsues aux mastoïdes plus ou moins répétées suivant les indications et la force du sujet; révulsifs cutanés mais peu énergiques de peur d'augmenter le mouvement fluxionnaire. Une congestion pulmonaire sera combattue par des moyens analogues : s'il y a inflammation gastro-intestinale, on aura recours aux sangsues à l'anus ou sur l'abdomen, aux ventouses scarifiées, aux boissons fraîches, aux cataplasmes émollients, aux grands bains tièdes, aux lavements émollients, etc. Observe-t-on un état typhique, s'il y a appareil inflammatoire : moyens antiphlogistiques; s'il y a adynamie avec dépression du pouls : toniques, tels que l'eau vineuse, les préparations de quinquina ou la glace par fragments, l'emploi des procédés hydrothérapiques pour apaiser l'ardeur brûlante de la peau. Les accidents nerveux seront attaqués à l'aide des antispasmodiques portés directement à l'intérieur, ou dans le cas d'épigastralgie intense, par exemple, introduits par la méthode endermique au moyen d'un vésicatoire à l'épigastre.

Les diverses éruptions cutanées réclament les moyens qui leur sont spécialement appropriés. S'il survient des phénomènes d'intermittence, comme M. Dalmas en a observé en Pologne, le sulfate de quinine en ferait justice.

La convalescence, quelquefois franche et rapide, est dans d'autres cas très-laborieuse et exige les mêmes soins, les mêmes minutieuses précautions que la convalescence de la fièvre typhoïde. (Voyez plus haut, p. 68.) Un état de faiblesse trop grande exige l'emploi des toniques à doses excessivement modérées, l'habitation à la campagne, enfin l'usage de tous les moyens propres à ranimer les forces épuisées. Il arrive assez souvent qu'une sorte d'état dyspeptique, d'embarras gastrique ou intestinal succède au choléra. On se trouve très-bien, dans ces cas, d'un vomitif léger, l'ipécacuanha à la dose de 10 à 12 décigrammes ou d'un purgatif salin, une bouteille d'eau de Sedlitz prise par un ou deux verres chaque matin, pourvu que l'état de faiblesse ou de cachexie du malade ne s'y oppose pas.

Moyens hygiéniques et prophylaxie. — La marche du choléra, sa non transmissibilité bien constatée prouvent que les cordons sanitaires, les lazarets sont ici complétement impuissants pour arrêter sa marche ; les faits sont là d'ailleurs pour le démontrer. Les mesures dites *sanitaires*, en effrayant les populations, ont pour effet de la rendre plus grave : c'est ce que l'on a vu à Dantzick, où les rigueurs de la quarantaine générale et particulière ont eu pour effet d'amener une mortalité de 1,010 sur 1,387 malades, c'est-à-dire la plus forte qu'on ait observée en Europe.

N'y a-t-il donc aucun moyen sinon de se préserver du fléau, du moins de le rendre moins intense? Si fait. L'influence signalée plus haut des causes hygiéniques nous dicte ce qu'il y a à faire : assainir les localités, disperser les habitants dans les plus larges espaces possibles, améliorer la position des classes pauvres en leur procurant une nourriture plus saine, des vêtements plus chauds, des habitations mieux aérées, tels sont les moyens à l'aide desquels on peut adoucir la violence de l'épidémie, et leurs succès dans diverses parties de l'Allemagne en 1831 démontre leur efficacité. Joignons-y une prompte organisation de vastes hôpitaux et d'autres moyens de secours.

Quant aux individus, un régime doux et réparateur à la fois, la précaution d'éviter les trop grandes fatigues, les excès de tous genres, l'usage des fruits crus en trop grande quantité ou de mauvaise qualité, des alcooliques, en un mot les règles et les précautions de l'hygiène ordinaire suffisent pour neutraliser les influences épidémiques dans les limites du possible et à part les prédispositions individuelles. N'oublions pas que l'égalité d'âme est, plus peut-être pour le choléra que pour les autres affections du genre des pestes, une des meilleures garanties contre les atteintes du fléau.

Nous ne parlons pas des fumigations, de chlore, des sachets de camphre et autres moyens suggérés par la peur et sans la moindre efficacité.

CHAPITRE IV.

DES PSEUDO-EXANTHÈMES.

ARTICLE Ier. — DU PEMPHIGUS.

HISTORIQUE. — Dans les œuvres qui constituent la collection hippocratique, il est question d'une fièvre bulleuse (πυρετοὶ πεμφιγώδες) dont la description est trop obscure, trop incomplète pour que l'on puisse déterminer s'il s'agissait réellement de la maladie que nous connaissons sous le nom de *pemphigus*. Galien dit bien dans ses *Commentaires* que les mots πομφοι et πομφόλυγες signifient des bulles pleines d'humeur aqueuse sur un fond rouge et sanglant ; mais ce n'est là qu'une définition de la bulle qui s'adapte aussi bien à celle de l'érysipèle qu'à celle du pemphigus. Les descriptions laissées par les auteurs des siècles suivants sur les fièvres avec vésicules, bulles, phlyctènes, etc., peuvent être sérieusement regardées comme appartenant à cette dernière maladie. Tantôt il s'agissait d'érysipèles, ailleurs de phlyctènes gangréneuses, dans d'autres cas peut-être de syphilides ; en un mot rien de positif, rien de certain. Dans le milieu du dernier siècle, les idées commencent à se fixer, et Sauvages (*Nosol. méth.*, t. I, p. 572, éd. in-8°), bien qu'en réunissant sous ce même titre des maladies qui ne lui appartiennent pas toutes, a cependant constitué le genre. Est-ce bien Ch. Lepois qui le premier avait donné une bonne description du pemphigus sous le nom d'*hydatide? (De morb. a coll. serosa,* p. 439 et 440.) Il est au moins permis d'en douter en lisant le fait sur lequel on s'appuie, et en tout cas il en avait méconnu le véritable caractère, car sous le nom d'*hydatides* il réunit tous les soulèvements de l'épiderme par de la sérosité.

Quoi qu'il en soit, c'est à Gilibert de Lyon qu'il faut arriver pour trouver une bonne *Monographie du pemphigus* (Paris 1813). Ce travail est certainement encore aujourd'hui le meilleur que l'on ait publié sur ce sujet, et tous les auteurs contemporains ne se sont pas fait faute de le copier. Du reste Gilibert, comme la plupart des dermatologues contemporains, regarde la fièvre bulleuse comme l'état aigu d'une autre affection essentiellement *chronique* assez commune et qui nous paraît en différer assez notablement pour mériter une description à part dans une autre partie de cet ouvrage. Nous y reviendrons à propos de la pathogénie. Outre Gilibert, les auteurs que l'on peut consulter sur le pemphigus aigu sont d'abord les dermatologues Alibert, Rayer, Cazenave et Schédel, etc., puis l'ouvrage d'Ozanam sur les épidémies, le travail de M. Brachet (*Recueil périod. de la société de médecine,* t. IX), de Bidault de Villiers (*Recueil de la société de médecine de Paris,* t. LIV), de M. Jannyot

(*Journal des connaissances médicales pratiques*, t. VI), Gaide (*Archives générales de médecine*, t. XVIII, 1828).

SYNONYMIE. — *Pemphigus, pempholix, morbus vesiculosus* ou *phlyc-ténodes, fièvre bulleuse, vésiculeuse*, etc.

DÉFINITION. — Le pemphigus est une affection cutanée aiguë, caractérisée par de la fièvre au début et une éruption de bulles plus ou moins volumineuses reposant sur une plaque rouge, se montrant simultanément ou successivement sur les diverses parties du corps, suivies de croûtes lamelleuses et se terminant par dessiccation.

SYMPTOMES, MARCHE, DURÉE, TERMINAISONS. — Le pemphigus est habituellement précédé de frisson, de céphalalgie, d'anorexie, de nausées, de lassitudes générales avec sentiment d'oppression, la langue blanche; il y a de l'insomnie. La fièvre qui précède le pemphigus se montre assez souvent par accès survenant le soir et durant toute la nuit. Au bout d'un ou deux jours de cet état, la maladie apparaît. Nous partagerons sa marche en deux périodes.

Première période. — *Éruption.* — Elle se manifeste au second ou troisième accès, c'est-à-dire pendant la nuit, par l'opparition sur différentes parties du tégument de taches d'un rouge pourpre, de la largeur de quelques centimètres, arrondies ou ovalaires, dures, rénitentes, proéminentes, distantes ou rapprochées les unes des autres. Les bulles ne tardent pas à se montrer; sur tous les points affectés de rubification, il s'accumule une certaine quantité de sérosité qui détache l'épiderme du corps réticulaire et le soulève en cloches ou ampoules que tous les auteurs ont comparées avec raison aux vésicules produites par l'application de l'eau bouillante ou des vésicatoires. Cette vésication, comme l'a fait le premier remarquer Gilibert, a un caractère invariable, c'est de se manifester sous, forme d'ampoules globuleuses dès le premier instant de son développement; c'est-à-dire qu'elle n'offre jamais au début l'apparence acuminée de certaines vésicules. Observée dès l'instant de sa naissance, elle constitue déjà sur chaque plaque érythémateuse une cloche plus ou moins étendue semblable à un verre de montre qu'on aurait appliqué sur la peau. Le volume de ces bulles varie depuis celui d'une noix ou d'une noisette jusqu'à celui d'un œuf de poule ou même davantage; dans certains cas exceptionnels elles peuvent acquérir des dimensions et même quinze, vingt, trente centimètres de diamètre. Les plaques sur lesquelles elles reposent en dépassent ordinairement la circonférence et leur forment une auréole inflammatoire; d'autres fois leurs limites se confondent avec celles de la plaque, et c'est à peine si l'on peut apercevoir à l'entour un mince liséré rouge.

Le liquide contenu dans ces soulèvements est ordinairement limpide, séreux, d'une couleur jaunâtre citronnée. On ne peut mieux comparer les bulles du pemphigus qu'à celles qui s'élèveraient d'une surface aspergée avec de l'eau bouillante. Dans quelques cas le liquide est presque incolore; dans d'autres il est plus épais, légèrement lactescent. Pleines et distendues pendant leur période d'accroissement et d'état qui dure environ deux à trois jours, les ampoules commencent ensuite à se flétrir, à se rider, comme si le liquide qu'elles renferment était en partie résorbé. Elles forment alors une petite poche pendante vers la partie la plus déclive. Enfin au bout de vingt-quatre ou quarante-huit heures, c'est-à-dire cinq ou six de durée totale, elles se rompent et laissent écouler le liquide qu'elles contenaient. Certaines bulles à peine développées ne sont constituées en réalité que par le décollement de l'épiderme qui se détache quand on passe le doigt sur la plaque érythémateuse.

On a parlé de phlyctènes renfermant une matière noirâtre ou sanguinolente que l'on aurait observées chez des vieillards avec des phénomènes d'adynamie. Était-ce bien là le pemphigus fébrile ? Il y a encore bien des recherches à faire sur cette maladie.

Pendant cette période, les accidents généraux observés au début se calment et ne tardent pas à disparaître ; s'ils persistent on peut soupçonner une complication phlegmasique, et le malade doit être attentivement examiné. Il n'est pas rare d'observer, pendant l'éruption, de la constipation, la coloration rouge des urines, de la soif.

Deuxième période. — Dessiccation. — Après que les bulles se sont vidées, les surfaces dénudées qu'elles laissent dans le lieu qu'elles occupaient versent encore une certaine quantité de sérosité ; dans certains cas il y a une véritable sécrétion purulente. Enfin au bout d'un ou deux jours et quelquefois au bout de quelque temps seulement, elles se dessèchent ; les débris de l'épiderme qui formait les parois de l'ampoule tombent en écailles, ou bien l'humeur exhalée s'arrête sur les surfaces dénudées et autour des débris des vésicules, se coagule, se dessèche et forme des croûtes ordinairement squameuses, quelquefois plus épaisses, rugueuses et qui prennent à l'air une teinte brunâtre. Quand les ampoules sont petites, elles ne se rompent pas toujours ; le liquide se concrète et se transforme en croûtes rugueuses analogues à celles des dartres crustacées des *impetigo.* Dans certains cas il y a résorption complète du fluide, et l'épiderme se détache quand il a été renouvelé au niveau du soulèvement. Quand les bulles ont été déchirées prématurément, elles donnent quelquefois lieu à des excoriations très-douloureuses, mais qui ne tardent pas à se couvrir de croûtes lamelleuses, comme nous venons de le dire.

Les croûtes une fois tombées, on voit à la place une tache rouge et obscure qui persiste pendant assez longtemps.

La durée du pemphigus est variable suivant la manière dont s'est développée l'éruption. Quand elle s'est faite partout à la fois, ce qui constitue le *pemphigus aigu simultané* de Gilibert, la durée de la maladie n'est que de six à sept, huit ou dix jours : mais dans les cas de pemphigus *successif,* les vésicules s'étant formées les unes après les autres, la durée peut être de deux à trois septénaires, quatre au plus.

Gilibert a beaucoup insisté, dans l'histoire du pemphigus, sur ce qu'il a appelé l'affection des membranes muqueuses ; il croit que l'éruption bulleuse peut se faire dans la bouche, le pharynx, les intestins et sur les conjonctives. Bien qu'un certain nombre d'auteurs distingués parlent de cette extension de l'affection bulleuse sur les membranes internes nous devons dire que ces lésions doivent être excessivement rares, car peu de praticiens ont eu occasion de les rencontrer.

Faut-il admettre comme forme distincte le *pompholix solitarius* de Willan, qui consiste dans l'apparition d'une simple bulle très-large, très-volumineuse ?..... Plusieurs auteurs le rattachent au pemphigus chronique. — Le pemphigus des enfants nouveau-nés (*pemphigus infantilis*) est-il un véritable pemphigus, et dans beaucoup de cas ne peut-on pas le rattacher soit au rupia, soit aux syphilides ?... Cette question est loin d'être étudiée et demande de nouvelles recherches.

On a rapporté plusieurs cas de *complications* du pemphigus avec l'entérite, la pneumonie quelquefois grave, et certains auteurs ont même dans ce cas regardé l'éruption bulleuse comme critique. C'est assurément là une assertion toute gratuite. Les diverses formes de dermatoses, herpès, eczéma, prurigo peuvent se montrer en même temps que le pemphigus; il n'y a rien là de spécial.

Anatomie pathologique. — Le pemphigus aigu n'étant pas mortel n'a pu donner lieu à aucunes recherches d'anatomie pathologique. Nous dirons seulement que le liquide renfermé dans les vésicules est formé d'eau, d'albumine et d'hydrochlorate de soude.

ÉTIOLOGIE. — *Causes prédisposantes.*— Le pemphigus s'observe rarement chez les très-jeunes enfants. Nous avons vu que l'existence en était contestée chez les enfants à la mamelle. On le rencontre surtout dans la jeunesse et l'âge adulte. Le sexe, le tempérament ne paraissent apporter aucune différence dans la prédisposition. On l'a vu succéder plusieurs fois à diverses affections cutanées, la varicelle par exemple. De même que la plupart des autres pseudo-exanthèmes, il se montre seulement pendant les chaleurs d'été, mais non toujours. Gilibert a réuni un certain nombre de cas pour montrer l'influence d'un refroidissement subit. On a parlé du pemphigus épidémique, et Ozanam a consacré à cet examen un chapitre de son important ouvrage ; mais Gilibert, analysant ces descriptions d'épidémie, a fait voir que l'éruption bulleuse ne s'était montrée que comme complication et non comme maladie principale.

PATHOGÉNIE. — Ce seul fait de la formation de bulles à la surface doit-il porter à confondre sous un même nom les maladies dans lesquelles on l'observe ? Cette tendance à faire des entités morbides basées sur l'existence d'un caractère anatomique a évidemment entraîné trop loin les dermatologistes modernes. C'est ainsi que sous un même titre (*herpès*) ils ont confondu avec diverses maladies vésiculeuses le zona par cela seul qu'il était vésiculeux aussi. La présence des bulles nous fera-t-elle admettre comme une seule et même maladie le pemphigus aigu fébrile et cette maladie essentiellement chronique, successive, que l'on nomme *pemphigus chronique?* Nous ne le pouvons pas. La marche et le caractère de la forme aiguë sont trop distincts de ce que l'on observe dans la seconde pour laisser du doute à cet égard, et d'ailleurs dans les inflammations ordinaires, l'état chronique succède fréquemment à l'état aigu. Ici, jamais: l'une et l'autre de ces maladies ont leurs évolutions tout à fait séparées : tout à fait distinctes ; elles ne se succèdent pas, ne se suivent pas; pourquoi donc les réunir sous un même nom?...

DIAGNOSTIC. — Le diagnostic du pemphigus est très-facile : le mode d'apparition de la maladie, la disposition des bulles arrondies sur des plaques isolées laissant entre elles des intervalles de peau parfaitement saine, sa dispersion sur les différentes parties du corps s'opposent à ce que l'on puisse confondre le pemphigus avec aucune autre maladie de la peau. — Ainsi le rupia n'est pas précédé de fièvre. Ses bulles sont plus petites; elles contiennent un liquide épais, sanieux; laissent à leur suite des excoriations quelquefois rongeantes et des croûtes épaisses et rugueuses. Le rupia a été manifestement confondu avec le pemphigus par beaucoup d'auteurs, surtout la forme désignée sous le nom de *rupia cachecticum.* — Dans l'érysipèle il y a bien aussi de la fièvre au début; mais les vésicules et les bulles, quand elles se montrent, ont une forme très-irrégulière et reposent sur de larges surfaces enflammées. Le mode d'arrangement des grappes vésiculeuses dans l'herpès et le zona ne saurait donner prise à une erreur de diagnostic.

Notons encore que le pemphigus peut être simulé par des malades désireux de prolonger leur séjour à l'hôpital ou pour tout autre motif. Ainsi on a vu dans le service de M. Rayer (*Traité des maladies de la peau,* t. I, p. 325) une femme qui provoquait sur sa peau des éruptions bulleuses à l'aide de la poudre de cantharides. L'existence de petits points verts brillants à la surface des bulles fit reconnaître la fraude, qui fut confirmée par les aveux de cette femme elle-même.

PRONOSTIC. — Nous l'avons dit, le pemphigus ou fièvre bulleuse ne se termine jamais par la mort; jamais il ne provoque de troubles fonctionnels assez sérieux pour inspirer la moindre inquiétude. C'est une maladie très-bénigne. Quant aux complications, elles peuvent être graves; mais elles n'ont aucun rapport de cause à effet avec le pemphigus: de même que nous n'admettons pas le caractère critique qu'on lui a prêté dans certaines circonstances.

TRAITEMENT. — Le traitement du pemphigus est extrêmement simple. Le repos au lit, la diète, des boissons adoucissantes tièdes de mauve, de violette, l'eau de veau ou de poulet, ou bien quelques rafraîchissants, la limonade, quelques bains tièdes suffisent dans l'immense majorité des cas. Cependant si le malade était très-sanguin, qu'il y eût ardeur brûlante au niveau des plaques érythémateuses, céphalalgie intense, etc., une saignée ou une application de sangsues à l'anus pourrait être utile. Quand les vésicules sont très-grosses, il faut autant que possible éviter leur rupture prématurée, et quand elles sont ouvertes les panser avec un linge fenêtré enduit de cérat ou mieux encore les saupoudrer d'amidon pulvérisé.

La constipation sera combattue à l'aide de lavements légèrement laxatifs ou de l'eau magnésienne. Les complications seront traitées suivant les indications particulières qu'elles réclament.

ART. II. — HERPÈS (1).

HISTORIQUE. — Les Grecs se sont servis du mot ἕρπης pour désigner presque toutes les affections dartreuses et les ulcères rongeants. Tous les médecins avaient adopté cette signification jusqu'à Willan, qui est venu détourner cette expression de son sens primitif et traditionnel et lui donner en même temps plus de précision : « Éruption qui suit ordinaire-» ment une marche régulière dans son accroissement, sa maturité et » son déclin, et qui se termine dans dix, douze ou quatorze jours. Les » vésicules se réunissent entre elles et donnent lieu à des pelotons » bien séparés les uns des autres, mais dont la forme est irrégulière. » Ceux-ci s'élèvent d'une manière successive, sont situés les uns près » des autres et présentent à leur base une inflammation. » (*Abrégé pratique des maladies de la peau,* par Thomas Bateman, page 274.)

Les dermatologistes français, MM. Cazenave et Schédel, Gibert, Rayer, etc., ont adopté les idées de Willan sur la signification du mot *herpès.* Alibert en a fait son huitième genre des dermatoses eczémateuses sous le nom d'*olophlyctides.*

DÉFINITION. — L'herpès est une maladie aiguë, pyrétique ou apyrétique, non contagieuse, caractérisée par une éruption de vésicules globuleuses sur une base tégumentaire légèrement enflammée, vésicules rassemblées en groupes distincts, que séparent par des intervalles assez larges de peau saine et qui ont spécialement leur siége aux parties supérieures du corps, sur le col et la face, les bras et les épaules.

SYMPTOMES, MARCHE, DURÉE, TERMINAISONS. — L'éruption herpétique est quelquefois annoncée par de la céphalalgie, du malaise, de l'inappétence, un léger mouvement fébrile (*prodrômes*). Puis le même jour ou le lendemain apparaît l'éruption (*symptômes spéciaux*) : démangeaison, rougeur et tuméfaction du tégument, chaleur âcre ; de petites vésicules commencent à poindre, elles sont à peine perceptibles au début et augmentent graduellement de volume jusqu'à ce qu'elles aient acquis la grosseur d'un grain de chènevis ou d'un pois. Deux ou trois vésicules peuvent se réunir, se confondre et former une ampoule d'un volume plus considérable. La vésicule est transparente, entourée à sa base d'une aréole rouge ou sans aréole, formée par l'épiderme soulevé et quelquefois en partie ou en totalité par l'épithélium quand l'herpès a son siége aux lèvres ou au prépuce. Cette vésicule contient une séro-

---

(1) De ἕρπειν, ramper.

sité claire qui ne tarde pas à devenir lactescente, et vers le troisième jour elle s'affaisse, se flétrit, se ride, se transforme en une croûte mince et jaunâtre. ou plus épaisse et brunâtre de même étendue qu'elle. Parfois cependant la vésicule, distendue par du pus, se rompt et donne lieu par le dessèchement du fluide à une croûte plus large et irrégulière. Les croûtes sont en général formées du septième au neuvième jour et ne tardent pas à se détacher ; elles laissent à leur chute une légère teinte rouge, qui après quelques jours a complétement disparu. ou des excoriations légères qui ne persistent que peu de temps. L'éruption est ordinairement successive. en sorte que des vésicules sont déjà passées à l'état de croûtes que d'autres ne font encore qu'apparaître.—*Symptômes communs.* L'herpès ne s'accompagne pas en général de phénomènes sympathiques quand il est isolé : mais dans ce cas il ne mérite pas le nom de maladie. et quand les groupes sont nombreux il existe assez souvent du malaise, de l'insomnie. de l'anorexie et un léger mouvement fébrile. Sa durée ordinaire est de sept à quinze jours en y comprenant le temps que mettent les croûtes à tomber. Quelquefois l'éruption est successive et dure un peu plus longtemps ; mais la marche de cette affection est essentiellement aiguë. Il faut rapporter à l'eczéma et au lichen circonscrits ce qui a été dit de l'herpès chronique.

Formes. — Les variétés admises par les auteurs reposent sur le siége et sur la forme de l'éruption. De là : quant au siége, les *herpès labialis* et *præputialis*, auxquels M. Rayer ajoute encore les *palpebralis, auricularis* et *vulvaris ;* quant à la forme, les *herpès zona. circinnatus* et *iris*.

Les herpès labialis, præputiales et iris sont de simples accidents ou épiphénomènes. Nous renvoyons pour leur étude à la SÉMÉIOTIQUE DE LA PEAU.

Nous dirons tout à l'heure pourquoi nous faisons du zona une maladie différente de l'herpès. Il ne nous reste donc que les deux variétés *phlycténodès* et *circinnatus*.

A. *Phlycténodès.* — L'éruption est ordinairement bornée à deux ou trois groupes ; mais quelquefois, comme cela s'est présenté dernièrement encore à notre consultation de l'hôpital Saint-Louis. l'herpès est répandu sur tout le corps : l'éruption atteint simultanément la face et le col. le tronc et les membres. Les groupes sont en géneral plus nombreux sur les parties supérieures. Variables en étendue. de la largeur d'une pièce de deux francs à celle de la paume de la main, plus ou moins, ces plaques sont le plus souvent irrégulièrement arrondies. allongées ou anguleuses sur leurs bords. Les vésicules qui les forment varient pour le nombre et la grosseur, quelquefois cinq ou six seulement. d'autres fois quinze ou vingt. Les unes sont miliaires; les autres ont le volume d'un gros pain.

B. *Circinnatus.* — Les vésicules sont petites. miliaires. disposées en anneau. laissant la peau saine au centre du cercle : elles sont précédées de petites taches rouges accompagnées de démangeaisons.—Les plaques circulaires que forme cette variété sont moins irrégulières que celles de l'herpès phlycténodès. Elles ne dépassent guère en général les limites comprises entre une pièce de deux francs et une de cinq francs; rarement elles se montrent aussi petites ou aussi grandes que quelques-unes des plaques de l'herpès phlycténodès. Les vésicules sont aussi moins variables, toujours plus petites; nous les avons vues cependant grosses comme des pois, et il nous a semblé qu'elles étaient d'autant mieux accusées que le sujet était plus jeune. Souvent elles se confondent avec la peau et ressemblent plus à des papules qu'à des vésicules. Elles se dessèchent comme celles de la variété précédente; mais comme elles sont en général beaucoup plus petites, on les voit plus souvent disparaître, sans former croûte, par la résorption de la sérosité intra-vésiculaire ou bien la desquammation s'opère sous forme de petites squammes ou la melles grisâtres ou jaunâtres. — La durée est ordinairement de huit à dix jours.

ANATOMIE PATHOLOGIQUE. — Se borne à l'examen anatomique de l'éruption, l'herpès n'étant jamais une maladie mortelle. — La vésicule a des parois plus épaisses que celles de la vésicule eczémateuse. M. Rayer a en outre signalé l'existence d'une petite pseudo-membrane dans l'intérieur de la vésicule, de sorte que l'on rencontrerait sinon toujours, du moins dans quelques cas tous les degrés de l'inflammation superficielle de la peau, rougeur, sécrétion séreuse, pseudo-membraneuse, purulente; enfin sous la vésicule, le réseau vasculaire se trouve plus ou moins injecté.

ÉTIOLOGIE.— L'herpès est souvent un accident ou un épiphénomène dans le cours des maladies, notamment dans la fièvre éphémère, la fièvre intermittente, la pneumonie, etc. C'est le plus souvent l'herpès labialis que l'on observe dans ce cas. Ailleurs il se rattache comme accident encore à l'histoire de la blennorrhagie ou de la maladie vénérienne, ou à une irritation causée par quelque matière âcre (herpès præputialis et vulvaris). Il sera question ailleurs de ces variétés. Nous ne devons parler ici que de l'herpès spontané, dont, il faut l'avouer, les causes restent le plus souvent inconnues.—*Prédisposantes.* On a dit qu'on l'observait de préférence chez les enfants et les femmes, le tempérament lymphatique, les personnes à peau blanche et délicate; qu'on le voyait se déclarer à la suite d'émotions morales, d'excès de régime, etc. (*déterminantes*); mais la cause nous échappe dans l'immense majorité des cas.

PATHOGÉNIE.— L'herpès a été regardé par les uns comme une phlegmasie de la peau, et rangé par d'autres au nombre des dartres; quelquesuns l'ont confondu avec le pemphigus sous le nom de *fièvre vésiculaire* ou *bulbeuse.* Il fait partie de l'ordre *vésicules* dans la classification anatomique de Willan et des *dermatoses eczémateuses* d'Alibert. Tous les dermatographes modernes en ont fait, à l'exemple de Willan, un genre dont le zona n'est qu'une espèce.

Pour nous l'herpès est un pseudo-exanthème (voir **NOSOLOGIE GÉNÉ-**

RALE); ce n'est point un exanthème. La fièvre n'est pas essentielle, la maladie n'est pas contagieuse, etc.

Ce n'est point une phlegmasie : les symptômes communs ne sont pas en rapport avec le travail inflammatoire local; il n'y a point de fièvre, augmentation de la fibrine du sang, etc.

Ce n'est point une dartre : la marche n'est point essentiellement chronique, l'éruption n'est point envahissante; l'herpès peut récidiver mais non à la manière des dartres; d'ailleurs l'herpès qui récidive souvent est celui qui tient à une irritation locale, comme le *præputialis*, et ce n'est pas de cet herpès que nous traitons ici.

Nous avons fait de l'herpès et du zona deux maladies différentes. Non pas que nous méconnaissions le moins du monde la ressemblance et la presque identité des deux éruptions; mais le siége spécial du zona, les accidents qui l'accompagnent si souvent, la gangrène et les névralgies consécutives — accidents qui ne se remarquent pas dans l'herpès ordinaire, — nous ont paru devoir légitimer cette séparation.

DIAGNOSTIC. — Il se fonde sur les circonstances suivantes :

1° Caractères propres des *vésicules*, qui sont *globuleuses*, *rénitentes*, plus larges que celles de l'eczéma et de la gale.

2° Leur agglomération sous forme de *groupes* ou de *plaques* distinctes ou formant des anneaux.

●3° Le *siége* spécial des groupes.

4° La *marche* rapide et régulière de l'éruption.

Diagnostic différentiel. — L'herpès peut être confondu avec le *pemphigus*; mais dans ce dernier l'éruption est formée par des bulles discrètes ou confluentes et jamais sous forme de groupes séparés et distincts;—avec l'*eczéma* et particulièrement avec l'eczéma simple, qui s'en rapprocherait peut-être davantage par les caractères propres des vésicules; mais celles-ci sont plus nombreuses, non groupées en plaques; leur siége le plus ordinaire est à la main, et elles se trouvent en grand nombre et ramassées dans l'intervalle des doigts ; — avec la varicelle, qui s'en distingue également par l'isolement de ses vésicules.

L'*érysipèle* et la *gale* ne sauraient jamais être pris pour l'herpès par un médecin, si peu versé qu'on le suppose dans la connaissance des maladies de la peau. Aussi ne nous arrêterons-nous pas à en établir le diagnostic.

Diagnostic spécial. — L'herpès phlycténoïde n'offre rien de particulier. L'herpès annulaire peut être confondu avec l'eczéma et le lichen circonscrits, la syphilide annulaire, la lèpre, ou mieux le psoriasis annulaire. L'eczéma circonscrit remplit ordinairement la plaque, la peau est flétrie sur toute l'étendue de cette plaque, tandis que dans l'herpès le centre est formé par une peau saine. Les squames de l'eczéma sont plus irrégulières, plus étendues que les petites lamelles de l'herpès annulaire. Il est rare que sur l'un des points du cercle herpétique on ne distingue point une ou plusieurs vésicules, et il est assez ordinaire de rencontrer avec la plaque eczémateuse, qui pourrait faire croire à un cercle d'herpès, d'autres plaques où les caractères de l'eczéma sont parfaitement dessinés. Le lichen circonscrit est encore plus facile à confondre avec l'herpès circinnatus. Dans les deux éruptions la peau est saine au centre, et il existe à la circonférence de petites saillies recouvertes de légères squames ou d'un épiderme épaissi ; mais les plaques du lichen sont en général plus étendues que celles de l'herpès, et le plus souvent, comme nous venons de le dire, on retrouve encore une ou plusieurs vésicules intactes. Dans le doute, la marche ultérieure des accidents apprendrait bien vite à laquelle des deux affections on a affaire. Dans la lèpre vulgaire, la saillie des élévations squameuses de la circonférence est beaucoup plus considérable ; les anneaux sont en général plus larges que dans l'herpès ; le produit de sécrétion est différent dans les deux affections, la marche n'est pas la même, etc. Reste la syphilide annulaire ; mais le siége au front, sur les ailes du nez, à la nuque, derrière les épaules, les cercles incomplets, la coloration cuivrée des élévations papuleuses, et souvent la coexistence d'autres signes syphilitiques font reconnaître la maladie vénérienne, et d'ailleurs la marche des deux affections ne permettrait pas de rester longtemps dans le doute.

PRONOSTIC. — L'herpès est une affection légère qui se termine toujours heureusement. Nous avons déjà dit que nous reparlerions ailleurs des variétés quant au siége, et notamment de l'herpès præputialis, qui se reproduit avec tant d'opiniâtreté chez certains sujets.

TRAITEMENT *curatif.* — L'herpès guérit de lui-même et n'exige par conséquent aucun traitement actif. On a conseillé les lotions émollientes pratiquées sur l'éruption. Nous préférons saupoudrer de poudre d'amidon les parties malades. Si la dessiccation se prolongeait et surtout dans la forme annulaire , les lotions légèrement détersives ou astringentes, les bains alcalins pourraient être de quelque utilité. — Quelques boissons rafraîchissantes ou légèrement laxatives seront administrées.

Préservatif. — Il n'y aurait de traitement préservatif que pour l'herpès local. Il consisterait à écarter les causes qui l'occasionnent : guérir par exemple le catarrhe utéro-vaginal pour prévenir le retour de l'herpès vulvaris.

ARTICLE III. — DU ZONA ou ZOSTER.

HISTORIQUE. — Sous le nom d'*ignis sacer*, Celse (*De re med.*, liv. **v**, cap. 28, § 4) décrit deux maladies, dont la première offre quelque analogie avec le zona. Petites pustules avec rougeur et chaleur, se développant par un mouvement de reptation, tandis que les parties les premières attaquées guérissent ; ulcères succédant à ces pustules, et enfin siége sur la poitrine, les côtés et les parties les plus saillantes du corps, tels sont les caractères qu'il lui assigne. Scribonius Largus (*De composit. med.*, ch. 99) lui donne le nom de *zona* ou *herpès* des Grecs, et Pline

(*Hist. nat.*, lib. **XXVI**, ch. 2) celui de *zoster*, et affirme qu'il tue quand il fait le tour du corps. Il a été depuis indiqué ou décrit par les pathologistes à l'occasion de l'érysipèle, auquel on l'a rattaché jusqu'à ces derniers temps. Son histoire a été parfaitement tracée par les dermatologues modernes, Alibert, Willan et Bateman, Rayer, Cazenave et Schédel, Gibert, etc.

SYNONYMIE. — *Ignis sacer* (Celse), *herpès* des Grecs, *zona* de Scribonius Largus, *zoster* de Pline, *érysipèle zoster* (Sauvages), ou *phlycténoïde* (Cullen).

DÉFINITION. — Le zona est une affection cutanée aiguë, débutant par quelques phénomènes fébriles, et caractérisée par une bande ou demi-ceinture, de quelques centimètres de largeur, formée de plaques plus ou moins étendues d'un rouge ardent, très-douloureuses, recouvertes de vésicules agglomérées, offrant quelquefois des points gangrénés et laissant à la suite des douleurs très-vives.

SYMPTOMES, MARCHE, DURÉE, TERMINAISONS. — Le zona peut occuper toutes les parties du corps ; mais son siége habituel est sur les parties latérales du tronc à la base du thorax et plutôt sur le côté droit que sur le côté gauche, dans une proportion très-variable, comme on peut le voir par les chiffres que donnent les observateurs. Il ne se borne pas toujours au tronc ; il s'avance assez fréquemment sur le membre correspondant : ainsi il peut s'étendre obliquement des lombes à la partie interne de la cuisse du même côté. Parti du dos, on le voit gagner la partie postérieure du bras, contourner ce membre et s'arrêter à la partie interne. Dans d'autres cas, une demi-ceinture envoie perpendiculairement des rameaux dans le sens du grand axe du corps ; d'autres fois il se montre sur un des côtés du cou, de la face ou du cuir chevelu. Dans certains cas très-rares on a vu le zona former une ceinture complète autour du corps. M. Montault en a cité un exemple dont on a voulu faire un herpès phlycténoïde, parce que ce fait ne cadrait pas avec ce qui a lieu habituellement. Nous ne voyons pas de raison pour le séparer du zona.

1° *Période d'éruption.* — L'apparition des plaques vésiculeuses du zona est assez souvent précédée de frissons, de malaise, d'agitation, d'insomnie, d'anorexie, avec soif, enduit saburral de la langue et quelquefois envie de vomir ; il y a céphalalgie, fréquence du pouls, lassitudes, etc. Cet état dure pendant deux ou trois jours plus ou moins ; puis le malade éprouve des démangeaisons, des picotements, une chaleur et une douleur très-vives dans la partie qui doit être le siége de l'éruption. Bientôt il s'y forme des plaques irrégulières d'un rouge ardent, tantôt placées à la suite les unes des autres, tantôt se montrant d'abord aux deux extrémités de la demi-ceinture pour se rejoindre par d'autres taches intermédiaires plus ou moins rapprochées. Sur ces plaques on voit saillir de petites vésicules, blanches, limpides, d'un aspect nacré, qui augmentent peu à peu de volume, et au bout de trois à quatre jours prennent les dimensions d'un pois ou d'une petite noisette : le liquide qu'elles contiennent s'est épaissi et a pris l'aspect purulent. Tandis que l'éruption se faisait, les symptômes fébriles disparaissaient complétement.

2° *Période de dessiccation.* — Parvenues au volume que nous venons d'indiquer, les vésicules se rompent, laissent échapper le fluide qu'elles contenaient et se recouvrent de croûtes jaunâtres ou brunes plus ou moins épaisses et saillantes; en même temps la rougeur s'éteint et finit par disparaître. Le derme, mis à nu par les vésicules qui se rompent, suppure pendant quelques jours; assez souvent même il se forme, soit au niveau des soulèvements épidermatiques, soit dans les intervalles, de petites escharres irrégulières, à bords anfractueux, n'intéressant presque jamais toute l'épaisseur du derme.

L'apparition des différents groupes est rarement simultanée, elle est presque toujours successive, et les nouvelles plaques se montrent à la suite ou dans les intervalles des premières, tandis que celles-ci parcourent leurs périodes; cependant les croûtes ne tardent pas à tomber et les petites ulcérations à se cicatriser, et au bout de huit à dix jours pour chaque groupe vésiculeux et de trois semaines pour la série des évolutions successives, il ne reste que des taches rouges attestant la place des vésicules et rappelant par leur disposition sur le corps la forme qu'affectait le zona. Les ulcérations laissent des cicatrices profondes et indélébiles, celles surtout qui succèdent à la chute des petites escharres.

Mais ce ne sont pas seulement des taches et des cicatrices que le zona laisse après lui : la douleur aiguë, brûlante, qui l'accompagne pendant toute sa durée, persiste souvent pendant plusieurs semaines ou plusieurs mois. L'un de nous (M. Jodin) a observé un individu chez lequel la maladie avait siégé à gauche au niveau de la région précordiale et auquel les douleurs ont fait croire qu'il était atteint d'une maladie du cœur. Alibert (*Monogr. des dermatoses*, t. I, p. 98) a vu un homme qui éprouva un prurit insupportable dans les parties où existaient les vésicules, et Pinel (*Médecine clinique*) une femme chez laquelle les douleurs duraient depuis six ans. Ce sont des cas de ce genre qui, mal interprétés, ont fait croire qu'il existait un *zona chronique.* Ajoutons que ces douleurs précèdent quelquefois l'éruption et marquent la place qu'elle doit occuper.

ANATOMIE PATHOLOGIQUE. — M. Rayer est à peu près le seul auteur qui se soit occupé de l'anatomie pathologique du zona. Voici le résultat de ses recherches. Indépendamment de la sérosité que contiennent les vésicules, il existe dans la plupart d'entre elles une petite fausse membrane adhérente à la surface du réseau vasculaire de la peau. Chez des vieillards il a constaté que la teinte violacée et la dureté des élevures qui existaient sur les groupes vésiculeux étaient dues à l'état d'hypertrophie des papilles de la peau. Dans un cas d'autopsie il put s'assurer directement que les vaisseaux qui pénètrent à travers les aréoles du derme étaient injectés dans les points correspondants aux vésicules. En général la pseudo-membrane n'existe pas ou est moins apparente dans les vésicules devenues purulentes. Chez une femme qui mourut à l'hôpital Saint-Antoine d'une autre maladie, sur la fin de l'affection qui nous occupe, la peau était détruite à une inégale profondeur sur les points excoriés, sur tous elle était ramollie, et sur plusieurs elle présentait à peine la consistance d'une gelée de groseille ; sur d'autres la peau était détruite dans toute son épaisseur; le tissu cellulaire n'était rouge et enflammé que dans certains points.

ÉTIOLOGIE.—Le zona attaque plutôt les sujets adultes que les enfants, et les hommes que les femmes, et parmi eux, dit-on, ceux dont la peau est fine, blanche et délicate. On l'observe plus souvent dans l'été qu'à toute autre époque de l'année. M. Rayer en a observé un grand nombre d'exemples pendant l'été et l'automne de 1847 ; M. Cazenave (*Bulletin de thérapeutique*, septembre 1847) pendant le mois de juillet 1847. M. le docteur Bazin pendant le même mois de cette année (1848) en a recueilli une douzaine de cas dans son service à l'hôpital Saint-Louis. Sont-ce là de véritables épidémies ? Le nombre des sujets frappés est trop restreint pour qu'on puisse appeler ainsi une simple augmentation dans la fréquence de cette maladie. Les émotions morales vives peuvent déterminer la production du zona. Alibert et M. Cazenave en citent des exemples. On rapporte aussi des cas dans lesquels la maladie était héréditaire. Quant à la contagion, personne ne songe à l'admettre.

PATHOGÉNIE. — Le zona a été décrit par les auteurs des derniers siècles comme une variété de l'érysipèle. Willan dans sa classification le range parmi les vésicules et en fait une simple variété du genre herpès. Biett, MM. Rayer, Cazenave et Schédel, tous les auteurs en un mot qui suivent l'école dermatologique anglaise adoptèrent cette classification. Alibert dans son premier ouvrage l'avait rangé parmi les dartres sous le nom de *dartre phlycténoïde en zone;* mais depuis il l'en avait séparée pour la mettre dans son groupe des dermatoses eczémateuses, c'est-à-dire caractérisées par une inflammation aiguë de la peau. Le zona diffère en effet notablement des dartres proprement dites par l'acuité de sa marche et de toute autre affection cutanée vésiculeuse, par son siége, la disposition des groupes vésiculeux et les petites gangrènes qui se montrent dans presque tous les cas graves et la nature des douleurs qui l'accompagnent toujours et le suivent souvent.

DIAGNOSTIC. — Nous venons de rappeler les caractères du zona ; il est donc inutile d'y insister de nouveau. Ils séparent cette maladie de celles qui pourraient la simuler. Ainsi dans l'herpès phlycténoïde, les groupes vésiculeux sont dispersés sur les différentes parties du corps, les soulèvements épidermiques sont plus petits: il ne se forme pas d'escharres ni d'ulcérations, les douleurs sont beaucoup moins vives. Dans l'érysipèle il n'y a pas de vésicules proprement dites, mais bien des bulles ; enfin l'ensemble des caractères propres au zona suffit pour faciliter la distinction. Les douleurs du zona ont été prises pour des douleurs névralgiques; mais l'erreur, si tant est que cela en soit une, sera évitée par le simple examen de la partie où l'on reconnaît les traces de l'éruption antérieure, et d'ailleurs le traitement est celui des névralgies.

PRONOSTIC. — Le zona est une affection généralement sans gravité : à peine cite-t-on quelques cas de mort et encore chez des vieillards et par le fait d'escharres et d'ulcérations gangréneuses. Les douleurs qui succèdent au zona sont souvent très-pénibles pour le malade ; elles causent de l'insomnie, de la fatigue et résistent avec opiniâtreté aux moyens ordinaires de traitement.

TRAITEMENT. — Quand au début la réaction fébrile est marquée, que le sujet est vigoureux, on peut pratiquer une saignée du bras ou faire une application de sangsues à l'anus ; mais ces cas sont véritablement exceptionnels. D'autres ont conseillé un émétique, et l'évacuation qui en est la suite n'a pas paru modifier la marche de la maladie. Un traitement simple et émollient suffit dans l'immense majorité des cas. Nous conseillons donc l'usage des bains tièdes, des applications de cataplasmes de fécule de pommes de terre sur les parties malades, ou mieux encore l'emploi de la poudre d'amidon, avec laquelle on saupoudre les groupes vésiculeux. Cette pratique a l'avantage d'empêcher la déchirure prématurée des vésicules et les ulcérations de se former. Quelques personnes proposent d'appliquer par-dessus un papier de soie huilé. En même temps on ordonne les boissons adoucissantes et délayantes.

Quand il y a des ulcérations, on les panse avec le cérat de Saturne ou le cérat opiacé, surtout quand elles sont douloureuses. Quelques personnes, à l'exemple de Turner, ont proposé de cautériser les vésicules avec le nitrate d'argent dans le but de les faire avorter et d'abréger la durée de la maladie ; mais les effets n'ont pas répondu à l'attente des expérimentateurs. La cautérisation ne peut être utile que pour favoriser la cicatrisation des petites plaies qui succèdent à la rupture des pustules ou à la chute des escharres.

Chez les vieillards, quand on craint la terminaison par larges plaques gangréneuses, on les empêche de se coucher sur le côté malade ; on met en usage les boissons toniques, les ferrugineux, une alimentation réparatrice. Les escharres quand elles ont lieu sont traitées et pansées comme les autres gangrènes superficielles.

On a proposé une foule de moyens pour calmer et faire disparaître les douleurs du zona. Quand elles sont très-vives pendant la durée même de l'affection, les opiacés à l'intérieur réussissent sinon à les apaiser au moins à vaincre l'insomnie qu'elles produisent. Quant à celles qui persistent après la guérison de l'éruption, on met en usage les divers antispasmodiques sous toute espèce de forme ; mais je crois que le meilleur moyen de les combattre est encore le vésicatoire appliqué *loco dolenti* et servant, si besoin est, à l'introduction dans l'économie de l'hydrochlorate de morphine par voie endermique. On panse alors le vésica-

toire soir et matin avec une dose d'un à deux centigrammes du sel de
morphine.

ARTICLE IV. — DES APHTHES (1).

HISTORIQUE. — Le mot grec αφθαι veut dire *ulcères malins* de la
bouche ; c'est en effet dans ce sens que la plupart des auteurs anciens
l'ont entendu. Tous les commentateurs d'Hippocrate ont traduit l'expression αφθαι de l'aphor. 24, sect. 3, par le mot latin *ulcuscula*. Galien,
cependant, définit les aphthes une fièvre qui produit dans la bouche
des pustules que les Grecs appellent *phlyctides ;* mais une lecture attentive de Celse, Galien, Arétée, Aétius, comme de tous les copistes de la
médecine grecque, démontre bien clairement que sous le nom d'*aphthes*
on comprenait autrefois tous les modes de la stomatite. Toutes les sto-
matites donnent lieu à la fétidité de l'haleine, à une ulcération réelle ou
apparente : si l'on ajoute l'existence des fausses membranes, confondues
avec la gangrène par les anciens auteurs, il n'en faudra pas davantage
pour expliquer comment ces derniers ont pu croire à la présence d'un
ulcère malin dans toutes les inflammations de la bouche.

Sennert est l'un des premiers auteurs qui reconnut le caractère vésiculeux des aphthes. Plus tard Van Swiéten, Sauvages, Arnemann, Calli-
sen et Plenck (*Doctrina de morbis cutaneis*), Willan, donnèrent de cette
éruption folliculaire ou vésiculeuse une description tellement exacte et
fidèle qu'il n'est plus permis de s'y laisser tromper. Mais si le premier
stade de l'éruption aphtheuse avait été nettement établi par ces auteurs,
il n'en était pas de même du second stade ou de la période ulcéreuse :
à cette période tout rentrait encore dans la confusion ancienne, à l'exception toutefois de l'aphthe des adultes, toujours discret et dont il était
facile de suivre les périodes d'éruption, d'ulcération et de cicatrisation.

L'aphthe confluent des nouveau-nés resta longtemps encore confondu
avec le muguet. C'est ainsi que Willan, Gardien et d'autres auteurs d'un
mérite éminent désignent sous le nom d'*aphtha lactantium* ou de *maladie aphtheuse*, à l'exemple de Kétélaer (*De aphthis nostratibus*), l'inflammation pelliculaire connue sous le nom de *muguet* ou *blanchet*,
confondant avec elle l'aphthe vésiculaire. Parmi les auteurs modernes,
Billard est le seul qui ait clairement et parfaitement séparé ces deux
états morbides; il en a exposé avec soin tous les caractères différentiels.
Nous aurons plus d'un emprunt à lui faire dans la description que nous
allons donner de cette maladie.

SYNONYMIE. — *Pemphingodes* (Galien), *algola* ou *caula* des Arabes,
ulcuscula oris (Fél. Plater), *vesiculæ gingivarum* (Sennert), *maladie
aphtheuse* des nouveau-nés (Gardien), *stomatite folliculaire* (Billard).

---

(1) De απτω (enflammer).

DÉFINITION. — On donne le nom d'aphthes à une maladie aiguë, pyrétique ou apyrétique, non contagieuse, caractérisée par une éruption discrète ou confluente, sur les parois buccales, de granulations arrondies, vésiculaires, transparentes ou d'un blanc de perle, qui peu de temps après leur apparition se transforment en petits ulcères gris ou blanchâtres à leur centre, rouges, enflammés, douloureux à leur circonférence, ulcères isolés ou réunis et quelquefois recouverts d'une exsudation membraneuse qui semble tapisser une partie ou même la totalité de la face interne de la bouche.

SYMPTOMES, MARCHE, DURÉE, TERMINAISONS. — Pour faciliter l'étude, nous admettrons ici, comme l'a fait Gardien dans la description qu'il a donnée de la maladie aphtheuse, quatre périodes.

Incubation. — Nulle quand l'éruption est discrète ; caractérisée, quand elle est confluente, par une fièvre plus ou moins forte, de l'agitation, de l'insomnie, des cris, la raucité de la voix, des nausées et des vomissements, de la diarrhée ou de la constipation, etc.

Éruption. — Bientôt apparaissent sur la face interne des lèvres, les piliers, la voûte palatine, là surtout ou l'épithélium est plus prononcé, de petits boutons vésiculeux, transparents ou d'un gris cendré, d'un diamètre variable, du volume d'un grain de millet et quelquefois d'un grain de chènevis, d'autant moins nombreux en général qu'ils sont plus gros. Quelquefois ces boutons sont isolés, rares (*aphthes discrets*) ; d'autres fois très-multipliés : ils couvrent pour ainsi dire toute l'étendue de la muqueuse buccale, peuvent gagner le pharynx, l'œsophage, l'estomac, l'intestin et même, suivant quelques auteurs, les voies aériennes. Les boutons folliculeux offrent dans quelques cas à leur centre une petite tache rougeâtre ; la base est entourée d'un cercle rouge enflammé formé par la muqueuse et parfois d'un bourrelet douloureux qui semble s'élever au niveau et même au-dessus de la vésicule. La durée de l'éruption folliculeuse est en général fort courte. La transparence de la vésicule dure à peine quelques heures ; le liquide qu'elle renferme devient bientôt lactescent ou d'un gris cendré, et dès le second jour le bouton s'ulcère. Ordinairement en même temps qu'apparaît l'éruption, les phénomènes communs perdent de leur intensité, la fièvre tombe.

Ulcération. — Elle s'opère par le soulèvement du liquide lactescent ou purulent que renferme la vésicule et qui vient rompre l'épithélium au point central du follicule (Billard). L'ulcère s'agrandit du centre à la circonférence, occupe en surface l'étendue d'une lentille, plus ou moins. Les bords sont coupés à pic, d'un rouge de feu. Le centre est rouge ou gris ou blanchâtre, et quelquefois bientôt recouvert d'une exsudation plastique ou crémeuse. Si les ulcères sont nombreux et rapprochés, cette exsudation est étendue sur une grande surface, et c'est dans ces cas surtout que l'aphthe peut ressembler au muguet et a été confondu avec lui. Les surfaces ulcérées sont d'une vive sensibilité. Le contact de la langue, de la salive, des aliments, la mastication, l'exercice de la pa—

role sont autant de causes qui augmentent la douleur. L'haleine est fétide, les ganglions sous-maxillaires sont quelquefois engorgés. L'ulcération a une durée variable de trois à quatre jours à un ou deux septénaires. Lorsque l'éruption est discrète, il n'existe point de troubles sympathiques des fonctions ; lorsqu'elle est confluente, la fièvre se rallume, il y a de l'agitation, de l'anxiété, de l'insomnie.

Cicatrisation. — Après quelques jours de durée, l'ulcération aphtheuse devient moins sensible ; les bords s'affaissent, le fond de l'ulcère se déterge, les croûtes ou les pseudo-membranes se détachent (*chute des aphthes*), et il ne reste à leur place aucune trace de l'éruption ou seulement des taches rougeâtres qui ne tardent pas à disparaître. La durée totale de l'éruption aphtheuse ne dépasse guère un septénaire quand elle est discrète et simultanée ; si elle est confluente ou successive, elle peut être de deux et trois septénaires.

Formes. — Elles sont établies sur la rareté ou l'abondance de l'éruption, sur l'intensité des symptômes communs, sur l'âge des sujets.

1° *Aphthes discrets ou bénins.* — Ils constituent à peine un état morbide ; souvent ils ne sont qu'un simple accident lié à une indisposition, au travail de la dentition, ou se montrant dans le cours d'une fièvre ou d'une phlegmasie. Les symptômes communs manquent dans la plupart des cas.

2° *Aphthes confluents ou malins.* — Ici les phénomènes sympathiques sont plus marqués ; on observe la fièvre d'incubation, des nausées et des vomissements, de l'agitation ; tout l'intérieur de la bouche est comme parsemé de granulations gris cendré ou pareilles à des grains de semoule. L'éruption est quelquefois tellement confluente que les vésicules semblent se toucher ; elle s'étend dans l'arrière-bouche, le pharynx, l'œsophage, l'estomac, le canal intestinal. Il y a de l'enrouement, une difficulté extrême de la déglutition, des régurgitations acides, de la sensibilité épigastrique et abdominale, de la diarrhée, et à la période d'ulcération il se forme une exsudation plastique ou crémeuse à la surface des ulcères ; quelquefois une exhalation sanguine ayant lieu, les fausses membranes teintes par le sang desséché ressemblent à des escharres gangréneuses. A la chute des aphthes il y a des nausées, des vomissements, du dévoiement. — Au milieu des selles se trouvent les débris de l'exsudation intestinale. Le malade en rend quelquefois des bassins (Kételaer). L'enfant pâlit, maigrit rapidement et succombe dans la plupart des cas.

3° *Aphthes des adultes.* — Rien de particulier. C'est la forme discrète qu'on observe presque constamment. Quelques auteurs contemporains ont mis en doute l'existence de l'aphthe confluent, probablement parce qu'on ne le rencontre presque jamais chez l'adulte.

4° *Aphthes des nouveau-nés (aphtha lactantium).* — Discrets ou confluents. On doit rapporter à l'aphthe confluent des nouveau-nés une grande partie des symptômes du muguet, avec lequel il a été confondu par la plupart des auteurs. Quelques phénomènes du début sont communs aux deux maladies : les cris, la raucité sifflante de la voix, l'avidité de la succion comme pour étancher la soif, la difficulté ou l'impossibilité de téter, une chaleur brûlante au doigt introduit dans la bouche et au mamelon de la nourrice, etc.

Willan admet encore l'*aphtha anginosa;* mais ce n'est là qu'une variété de l'angine.

Accidents. — a. *Gangrène.* — Elle est rare dans l'aphthe ; cependant Billard dit l'avoir rencontrée, et dans un grand nombre d'observations de muguet où il ne s'agissait bien évidemment que d'aphthes confluents, la gangrène a été notée par les auteurs.

b. *Hémorrhagie.*— Doit être aussi considérée comme accident.

c. *Ulcère.* — Plus ordinaire dans le muguet et surtout dans le muguet symptomatique, l'ulcère se voit aussi quelquefois dans les formes confluentes des aphthes. C'est une érosion plus profonde que l'ulcération aphtheuse.

Complications. — On ne doit pas confondre avec elles les maladies où l'aphthe n'est qu'un accident; mais on peut considérer comme véritables complications des aphthes les phlegmasies, telles que la pneumonie, qui se déclarent pendant leur cours.

ANATOMIE PATHOLOGIQUE. — Elle a été donnée avec la description de l'éruption.

ÉTIOLOGIE. — L'enfance et la jeunesse, une constitution molle, lymphatique; le séjour dans un pays froid et humide, la Hollande, la Zélande, etc., sont considérés comme causes prédisposantes des aphthes. Quant aux causes déterminantes, il faut avant tout distinguer l'*aphthe idiopathique* et l'*aphthe symptomatique.* Ce dernier reconnaît nécessairement pour cause la maladie dont il n'est qu'un symptôme ou un accident; l'autre a été attribué : celui des adultes, à une irritation toute locale, une dent cariée par exemple, au contact d'agents plus ou moins âcres pendant l'acte de la déglutition ou de la mastication, un excès de régime, l'abus des liqueurs spiritueuses, — et celui des enfants au travail de la dentition, aux mauvaises qualités du lait, aux maladies de la mère et de la nourrice, à une cause infectieuse ou contagieuse..... Avouons que dans le plus grand nombre des cas, cette cause échappe à tous nos moyens d'investigation.

PATHOGÉNIE. —L'aphthe est regardé par les auteurs comme une inflammation spécifique de la bouche. Sauvages le place dans ses inflammations exanthémateuses ou fièvres éruptives après la scarlatine et la porcelaine, Pinel dans les phlegmasies des membranes muqueuses. Billard, se fondant sur le siége ordinaire des granulations aphtheuses, là où les follicules se trouvent en plus grande quantité, et aussi sur le point central qu'offrent ces tubercules, point qui avait été si bien signalé déjà par Wagler et par Plenck, sur l'évolution de l'aphthe à sa période d'éruption et d'ulcération, s'est cru autorisé à placer le siége de l'aphthe dans le follicule muqueux et à faire de cette maladie une stomatite folliculaire. Si l'hypertrophie folliculaire se dessine nettement dans l'aphthe discret, il n'en est plus de même dans l'aphthe confluent, où les granulations semblent formées par un simple soulèvement de l'épithélium.

Nous avons mis les aphthes dans les pseudo-exanthèmes. La maladie n'est point essentiellement fébrile ni contagieuse, ce n'est point un exanthème. On ne peut pas dire que c'est une phlegmasie, car il faut pour constituer cette dernière trois conditions essentielles, la continuité d'un état pyrétique, l'augmentation de la fibrine du sang, un travail inflammatoire auquel se subordonnent les troubles sympathiques des fonctions. (Voir les caractères différentiels des classes dans la **PATHO-LOGIE GÉNÉRALE**.)

DIAGNOSTIC. — Il repose uniquement sur l'*évolution* de l'aphthe.

A la première période, l'aphthe ne saurait être confondu avec aucune autre affection de la bouche ; à la période d'ulcération et surtout quand l'éruption a été confluente, on peut le confondre avec l'ulcère syphilitique, la stomatite mercurielle, l'angine couenneuse ou scarlatineuse, le muguet et la gangrène de la bouche.

L'ulcère syphilitique a des caractères spéciaux et coïncide d'ailleurs presque toujours avec d'autres symptômes de la maladie vénérienne.

La fétidité insupportable de l'haleine, le ramollissement et le boursouflement des gencives, l'ébranlement des dents, les caractères des pseudo-membranes, l'usage antérieur des préparations mercurielles sont des circonstances qui ne permettent pas de confondre la stomatite hydrargyreuse avec les aphthes.

L'angine scarlatineuse et la diphthérite s'en distinguent non-seulement par l'aspect différent des exsudations membraneuses, mais encore par l'existence antérieure ou concomitante de l'éruption cutanée dans la première maladie et l'absence d'éruption granuleuse dans la seconde.

La gangrène ou le sphacèle de la bouche est bien autre chose que les escharres superficielles, et tout à fait accidentelles, qui ont été vues dans quelques cas rares d'aphthes malins. Reste donc le muguet.

Dans l'aphthe c'est ordinairement par la face interne des lèvres, la voûte palatine que commence l'éruption ; dans le muguet c'est sur les bords de la langue que se montrent les premiers points blanchâtres. Dans la première affection il existe tout d'abord une éruption vésiculeuse qui manque dans la seconde, une période d'ulcération qui manque également dans le muguet..... (Voir plus loin le diagnostic du **MUGUET**.)

PRONOSTIC. — Il dépend de l'âge, de la forme, de la marche et des complications. L'aphthe discret, nous l'avons déjà dit, ne mérite pas le plus souvent le nom de maladie ; l'aphthe confluent seul a de la gravité. Le pronostic de l'aphthe symptomatique sera apprécié ailleurs. (Voir **SÉMÉIOTIQUE GÉNÉRALE**.) L'aphthe peut-il être critique ? C'est encore là une question de séméiotique générale.

TRAITEMENT. — Fort simple. On se borne, dans l'aphthe discret, aux applications émollientes ou légèrement détersives, telles que l'eau de guimauve, l'eau d'orge soit seule ou coupée avec du lait, employée en gargarisme chez les adultes, portée sur les aphthes au moyen d'un pinceau chez les petits enfants. Un collutoire fréquemment mis en usage est un mélange à parties égales d'eau d'orge et de miel rosat, avec addition de deux ou trois gouttes d'acide sulfurique ou chlorhydrique. On a coutume encore de cautériser l'ulcération aphtheuse soit avec le crayon de nitrate d'argent, soit avec le sulfate de cuivre ou l'alun.

Dans l'aphthe confluent, les préparations émollientes seront d'abord mises en pratique, et plus tard on aura recours aux collutoires astringents ou même aux agents de substitution. Le chlorure de chaux, conseillé par Guersant dans le muguet, pourrait trouver ici son utilité, surtout s'il y avait tendance à la mortification des parties ulcérées. Le borax, le sulfate de zinc, le quinquina en collutoire ou en gargarisme sont avantageusement employés quand les symptômes inflammatoires sont tombés et que les chairs sont fongueuses et blafardes.

Quant au traitement interne, nul dans l'aphthe discret, il consiste dans l'aphthe confluent à administrer quelque boisson délayante ou légèrement laxative, à soutenir les forces du petit sujet, quand la maigreur et le dépérissement arrivent, par l'emploi de quelques toniques, au nombre desquels il faut surtout compter le sirop de quinquina. Les laxatifs doux, les vomitifs, les calmants, comme les sirops de chicorée, d'ipécacuanha, de coquelicot ou de pavot blanc, serviront à remplir des indications spéciales.

L'hygiène ne doit pas être négligée : elle est d'une haute importance dans toutes les maladies du jeune âge. On sustentera l'enfant avec l'eau de riz, l'eau panée, le bouillon de poulet, et, ce qui vaut mieux encore chez les enfants à la mamelle, quand ils peuvent téter, le lait d'une bonne nourrice.

ARTICLE V. — DE L'URTICAIRE.

HISTORIQUE. — Celse, parlant des différentes espèces de pustules, dit qu'il en est quelques-unes qui consistent dans une dureté (*aspredo*) semblable à celle que produisent les orties : « Ce sont, dit-il, les exanthèmes des Grecs ; tantôt elles sont rouges, tantôt de la couleur de la peau. » (Lib. v, cap. xxviii, § 15.) Telle est la seule notion que l'on trouve dans l'antiquité. On rapporte à l'urticaire l'*essere* des Arabes, caractérisé par des élevures plates, excessivement prurigineuses, se développant avec beaucoup de rapidité, surtout la nuit. (Avicenne, *Canon*, lib. iv, fen. 3, tract. 1, cap. 13.) Différents auteurs en ont rapporté des observations sous différents noms. Sydenham, par exemple, en donne une assez bonne description comme variété de la fièvre érysipélateuse (sect. vi, cap. 6). Juncker la mentionne dans ses intéressantes tables (*tab.* **LXXIV**) sous le nom de *purpura urticata*. Sauvages (*Nosol.*, t. I, p. 605) indique à part la fièvre ortiée, dont il fait une variété de scarlatine sous le nom de *scarlatine prurigineuse*. Ce qu'il nomme *porcelaine*, c'est une forme chronique qui ne doit pas nous occuper ici et se rencontre dans une foule de cas différents.—Ce n'est qu'à partir des auteurs de la fin du dernier siècle que l'urticaire ou fièvre ortiée prend décidément sa place dans les cadres nosologiques. L'histoire de cette maladie a été très-bien tracée par Alibert, Bateman, MM. Rayer, Gibert, Cazenave et Schédel, etc.

SYNONYMIE. — *Essere* (des Arabes), *scarlatine prurigineuse* (Sauvages), *fièvre ortiée* (de beaucoup d'auteurs), *épinyctide prurigineuse* et *cnidosis* (Alibert).

DÉFINITION. — L'urticaire est une affection pyrétique, aiguë, continue ou intermittente, caractérisée par des plaques proéminentes, aplaties, de forme irrégulière et d'étendue variable, plus rouges ou plus pâles que la peau environnante et accompagnées d'un prurit très-désagréable.

SYMPTOMES, MARCHE, DURÉE, TERMINAISONS. — L'apparition des élevures est précédée pendant deux ou trois jours de frissons, de fièvre, de céphalalgie, d'anorexie avec nausées ; quelquefois vomissements bilieux, douleurs ou embarras à l'épigastre, état de langueur avec anxiété, parfois même des syncopes (Bateman) ou bien une agitation extrême.

De vives démangeaisons avec chaleur à la peau annoncent ordinairement l'éruption ; puis aux épaules, aux lombes, à la face interne des avant-bras, aux cuisses et autour des genoux (1) on voit apparaître des élevures rouges ou blanchâtres, dures, irrégulièrement arrondies, étalées en plaques plus ou moins larges, atteignant quelquefois les dimensions de la paume de la main ; elles sont entourées d'une auréole d'un rouge plus ou moins foncé dont le limbe se fond insensiblement avec la peau saine. L'éruption est quelquefois bornée à certaines parties, celles que nous avons indiquées par exemple, ou bien elle est générale. Tantôt les plaques sont discrètes, très-écartées les une des autres ; tantôt au contraire confluentes (*urticaria conferta* de Willan) : alors toute la surface du corps est comme boursouflée ; les mouvements sont gênés, pénibles, douloureux même, et le malade dans un état d'angoisse et

---

(1) Les plaques d'urticaire peuvent siéger en partie sur la muqueuse et en partie sur la peau quand elles se montrent sur les bords des ouvertures naturelles. Koch (*De febre urticata*; Leipsick, 1792) dit en avoir observé dans l'intérieur de la bouche, et nous avons donné des soins il y a peu de temps à une jeune personne de treize ans, d'un développement physique très-avancé bien que d'une constitution un peu lymphatique, qui à diverses reprises eut la face interne des lèvres et des joues couverte de plaques ortiées qu'à un examen superficiel on aurait pu prendre pour des tubercules syphilitiques.

d'anxiété extrême. Les lèvres, les paupières sont quelquefois énormément tuméfiées. Les parties gonflées sont le siége d'un prurit avec cuisson excessivement incommode qui porte les malades à se gratter avec violence, et ces manœuvres ont presque toujours pour résultat de faire sortir de nouvelles plaques. Celles-ci ne persistent jamais plus de deux à trois heures et quelquefois seulement quelques minutes; puis elles disparaissent pour faire place à d'autres qui se montrent soit dans le voisinage, soit dans des parties plus ou moins éloignées. Du reste ce mouvement de va et vient n'est que bien rarement continu; presque toujours il y a des intervalles pendant lesquels le tégument reprend à peu près son état naturel; puis au bout d'un temps variable, ordinairement quelques heures, les élevures reparaissent avec une nouvelle intensité. Les phénomènes généraux cèdent ordinairement peu à peu au bout de vingt-quatre ou quarante-huit heures après l'apparition des premières plaques.

C'est surtout pendant la nuit ou quand le malade est trop chaudement vêtu, ou encore quand il se trouve dans un endroit dont la température est trop élevée que les démangeaisons se font sentir avec le plus de violence; les parties génitales sont habituellement le siége du prurit le plus vif, le plus intolérable. Ces différentes exacerbations sont parfois accompagnées du retour des accidents pyrétiques; mais ici ces accès sont irréguliers.

La durée totale de l'urticaire fébrile est de cinq à six, sept ou huit jours. Dans certains cas la marche est manifestement *intermittente*. Ainsi Godart (*Journ. de méd.*, t. X, 1769) a observé une éruption d'urticaire qui se faisait de *six en six heures* et durait trois heures. Plusieurs auteurs citent des cas dans lesquels l'éruption était quotidienne, quelquefois même avec des accidents assez intenses pour faire craindre que la fièvre ne dégénérât en pernicieuse. (*Journ.* de Sédillot, t. LV.) Dans d'autres cas elle affectait le type tierce. Faut-il regarder ces fièvres comme des fièvres ortiées essentielles ou des intermittentes compliquées d'urticaire à la période de chaleur? Un fait cité par M. Gibert, dans lequel une fièvre ortiée continue dégénéra en intermittente quotidienne, nous porterait à croire que la fièvre ortiée peut par elle-même affecter la périodicité.

Les auteurs partagent généralement l'histoire de l'urticaire en deux sections : l'*urticaire aiguë*, l'*urticaire chronique*. Nous verrons plus bas les raisons qui nous portent à n'admettre comme maladie que la première et à rejeter l'autre dans la séméiotique de la peau.

ÉTIOLOGIE. — La fièvre ortiée se montre fréquemment chez les enfants, les femmes et les sujets nerveux. On l'observe surtout au printemps et pendant les chaleurs de l'été. Les phénomènes de la dentition paraissent quelquefois la déterminer. Assez souvent elle est la suite d'excès de table, mais surtout de l'ingestion de plusieurs substances, telles que les moules, les écrevisses, les œufs de certains poissons, divers mol-

lusques, quelques substances médicamenteuses, la valériane, le co-
pahu, etc. : c'est l'*urticaria ab ingestis*, que l'on peut à la rigueur rattacher
à la fièvre ortiée, bien que celle-ci soit simplement symptomatique.
Quant à l'action des orties (*urtica urens*), elle donne lieu à tous les phénomènes extérieurs de la maladie qui nous occupe et qui doit précisément son nom à cette singulière analogie. Alibert a rapporté l'observation d'un garçon boucher qui, dépeçant une vache atteinte d'emphysème,
fut pris d'une urticaire très-violente sur toutes les parties découvertes
du corps. — La fièvre ortiée n'est pas contagieuse ; mais elle semble
quelquefois régner épidémiquement.

PATHOGÉNIE. — Nous n'admettons comme maladie, avons-nous dit,
que l'urticaire aiguë. C'est qu'en effet elle seule peut exister indépendamment de toute autre affection, tandis que l'urticaire chronique est
presque constamment liée à une lésion viscérale, surtout du côté des
intestins, du foie ou de l'utérus ; son étude se rattache donc seulement
à la séméiotique de la peau. L'urticaire aiguë fébrile, pouvant parcourir
ainsi par elle-même toutes ses évolutions, doit seule figurer parmi les
maladies proprement dites dans la pathologie interne ; sa place est d'ailleurs toute marquée parmi les pseudo-exanthèmes.

DIAGNOSTIC. — L'aspect, la disposition et les sensations produites
par les élevures de l'urticaire empêchent de confondre cette maladie
avec aucune autre. L'érythème noueux seul pourrait offrir quelque analogie ; mais les indurations ovalaires, globuleuses, profondément enchassées dans l'épaisseur de la peau que présente l'érythème, ne ressemblent
pas aux plaques blanches ou rosées irrégulières, aplaties, et plutôt déprimées que saillantes à leur partie moyenne, qui caractérisent les élevures de l'urticaire.

PRONOSTIC. — L'urticaire fébrile est absolument sans gravité par
elle-même ; sa terminaison est constamment favorable. Quand l'urticaire *ab ingestis* se termine d'une manière funeste, il faut l'attribuer à
l'action toxique des substances ingérées et non à l'urticaire, qui ne joue
d'ailleurs dans ce cas qu'un rôle secondaire, comme nous l'avons dit. On
cite des faits dans lesquels l'urticaire brusquement supprimée aurait été
suivie d'accidents graves du côté de l'intestin ou du cerveau ; mais cette
disposition n'était-elle pas elle-même l'effet de l'invasion d'une affection
viscérale intense qui annulait la première en vertu du fameux aphorisme *Duobus doloribus*, etc. ? — Par contre on a cité des cas dans lesquels une pleurésie, une pneumonie se trouvèrent en quelque sorte ju-
gées pour une urticaire, regardée alors comme critique (Rayer).

TRAITEMENT. — Quand le sujet est fort, pléthorique, que la réaction
fébrile est intense, l'urticaire très-développée, confluente, excessivement prurigineuse, une ou deux saignées au début calmeront l'intensité
des accidents. M. Rayer a noté dans ce cas l'état couenneux, c'est-à-
dire fibrineux du sang. S'il y a quelques symptômes phlegmasique du
côté du foie ou de l'intestin, une application de sangsues à l'anus en

fera justice. Enfin chez un sujet lymphatique présentant les signes d'embarras gastrique très-prononcés, on accordera la préférence à un émétique ou à un éméto-cathartique. Les boissons seront rafraîchissantes : limonade, orangeade, solution de divers sirops acides, — ou émollientes et adoucissantes : mauve, violette, eau miellée, etc. La constipation, quand elle existe, sera combattue par les lavements émollients ou légèrement purgatifs, les minoratifs à l'intérieur. Les grands bains à peine tièdes ou acidulés avec quelques grammes d'acide sulfurique ou nitrique sont très-utiles pour calmer l'agitation et le prurit. Quand ceux-ci sont très-intenses, pendant la nuit, dans certaines parties, le scrotum ou la vulve par exemple, on aura recours aux lotions fraîches d'eau vinaigrée, à l'application de linges mouillés saupoudrés de camphre. Quand le prurit et le gonflement extrême affectent un membre, M. Baumès de Lyon a employé avec succès la compression au moyen d'un bandage roulé. — Quant à l'*urticaria ab ingestis*, elle doit être traitée comme une véritable indigestion. Expulsion des matières ingérées à l'aide d'un vomitif ou de la titillation de la gorge ; quelquefois un purgatif, infusion de tilleul, ou bien une potion calmante. Combattre du reste par des moyens appropriés les accidents particuliers à la substance toxique. (Voir **EMPOISONNEMENT PAR LES MOULES**.)

ART. VI. — DES OREILLONS.

HISTORIQUE. — Cette singulière affection ne paraît pas avoir été décrite par les observateurs anciens, bien que Laghi (*Parotides seroso glutine tumentes Thom. Laghii de Bon. scient. et art. instit. atque acad. T. V. P. I. inter opuscul*, page 117) ait cru la retrouver, et même avec sa terminaison par métastase, dans les épidémies d'Hippocrate. Quelques observations de parotides séreuses ou lymphatiques rapportées par les auteurs du moyen âge semblent bien cependant n'être que des cas d'oreillons ; mais pour avoir des notions précises sur cette maladie, sur son caractère épidémique et sa terminaison fréquente par métastase, il faut arriver jusqu'au dix-huitième siècle. Hamilton (*Transactions de la société royale d'Édimbourg*, tome II) en donna le premier une description assez circonstanciée. Les auteurs qui en ont parlé sans toutefois insister sur son histoire sont notamment Tissot (*Avis au peuple*, p. 130) ; Sauvages, qui ne fait que la mentionner sous le nom d'*esquinancie des parotides* ; Lieutaud, sous la désignation de *fausse parotide* (*parotis spuria*).... Laghi a plus particulièrement fait connaître les métastases testiculaires. Rochard (*Journal de méd.*, tom. VII, page 379) prétend qu'elle est endémique à Belle-Ile en mer.

Murat, dans sa thèse sur les affections de la parotide, a réuni tout ce qui avait été publié d'intéressant avant lui sur l'histoire des oreillons. Depuis cette époque il est peu de médecins qui n'aient été à même d'observer quelque épidémie d'oreillons. Au mois de mars de cette année, nous avons eu nous-même l'occasion d'être témoin d'une semblable épidémie dans l'une des pensions de Paris, et à la même époque d'autres praticiens donnaient leurs soins en ville à divers enfants qui en étaient également atteints. Le docteur Grisolle (*Pathologie interne*, t. I, p. 520) dit avoir observé cinq cas de métastase chez l'homme dans le cours de sa pratique.

SYNONYMIE. — *Ourles, orecchioni* des Italiens, *fausse parotide* (Lieutaud), *angine externe* (Reussel), *angine maxillaire* (Vogel), *parotide séreuse, parotidite*, etc.

DÉFINITION. — On donne le nom d'oreillons à une maladie aiguë, pyrétique ou apyrétique, sporadique ou épidémique, non contagieuse, attaquant spécialement l'enfance, caractérisée par une tuméfaction inflammatoire, essentiellement résolutive, des régions parotidienne et sous-maxillaire.

SYMPTOMES, MARCHE, DURÉE, TERMINAISONS. — L'oreillon est précédé ou non de phénomènes précurseurs (*prodrômes, incubation*), céphalalgie, malaise, agitation, inappétence, frissonnement, horripilations, fièvre (*invasion, éruption*). Bientôt un endolorissement ou une douleur obtuse se fait sentir derrière la mâchoire ou au niveau de l'articulation temporo-maxillaire. Cette douleur est augmentée par les mouvements de la mâchoire ou par la pression sur la région parotidienne; elle est accompagnée ou suivie d'un gonflement qui, borné tout d'abord au creux sous-mastoïdien, ne tarde pas à le dépasser et s'étend supérieurement sur la joue et la tempe et gagne inférieurement les régions sous-maxillaire et latérale du cou. Le gonflement dessine quelquefois la forme de la glande parotide; il peut acquérir des dimensions énormes, et si les deux régions parotidiennes sont entreprises, ce qui a lieu le plus ordinairement, la figure devient véritablement monstrueuse. La peau qui recouvre cette intumescence est le plus souvent rouge ou violacée comme érythémateuse, plus chaude que dans l'état normal et douloureuse à la pression; dans quelques cas elle ne change pas de couleur. Les doigts appliqués sur les parties tuméfiées perçoivent profondément de la dureté et superficiellement la sensation que donne l'œdème actif. Les malades ne peuvent ouvrir la bouche; la déglutition est difficile et douloureuse par suite de la compression exercée sur les parois du canal bucco-pharyngien ou par suite de l'engorgement des amygdales. A ces symptômes spéciaux il faut ajouter la continuation des phénomènes communs qui ont signalé le début de la maladie : le malaise, l'agitation, parfois des vomissements, la fièvre, surtout dans l'oreillon épidémique; et, comme le dit Borsiéri, rarement cette fièvre affecte le type continu : le plus souvent elle est rémittente avec des exacerbations le soir.

Le troisième ou le quatrième jour l'intumescence diminue; les mouvements de la mâchoire sont plus libres, la tension douloureuse des régions parotidiennes disparaît peu à peu, et la résolution est ordinairement accomplie du septième au neuvième jour. L'hémorrhagie nasale, la sueur, bornée aux parties affectées ou étendue au reste du corps, ont été signalées comme *crises* ou phénomènes indicateurs de cette heureuse terminaison. C'est en effet de cette manière que marche et se termine l'oreillon dans le plus grand nombre des cas ; mais il n'en est pas toujours ainsi. Vers le quatrième ou le cinquième jour, quelquefois plus tôt, on voit la tumeur parotidienne s'affaisser, disparaître même, dit-on, dans quelques cas complétement et un mouvement fluxionnaire s'opérer du côté des bourses. Le testicule devient dur et douloureux à la pression, sans être à beaucoup près aussi sensible que dans l'orchite blennorrhagique ; le scrotum est tendu, rouge ou violacé, et donne à la pression des doigts les mêmes sensations que l'intumescence parotidienne. Les deux testicules sont ordinairement affectés à la fois. On a dit que quand l'oreillon n'avait lieu que d'un côté, c'était le testicule correspondant qui se trouvait atteint. Chez la femme le mouvement fluxionnaire se fait sur les grandes lèvres ou sur les seins. En même temps qu'a lieu cette *métastase* des oreillons, la fièvre se rallume, les symptômes communs offrent plus d'intensité. Le gonflement testiculaire peut d'ailleurs se terminer par résolution, et c'est là même sa terminaison habituelle, ou se reporter sur la parotide, et l'on a vu ainsi à diverses reprises la fluxion alterner entre l'une et l'autre région du corps. On a parlé aussi de cas plus graves dans lesquels la métastase testiculaire aurait été suivie de fièvre intense, de délire, de convulsions et même de la mort du malade. Nous n'avons jamais observé rien de pareil.

Formes. — On peut admettre l'oreillon simple et l'oreillon double ; le premier ordinairement sporadique, le second ordinairement épidémique. L'oreillon simple est le plus souvent dépourvu de fièvre ; il se termine presque constamment par résolution. Dans la forme épidémique et double, il est rare que l'on n'ait pas l'occasion d'observer quelques cas de terminaison par métastase.

Accidents et complications. — Nous regardons comme de simples accidents les petits foyers de suppuration qui ont été quelquefois observés à la suite des oreillons sur les régions parotidiennes, aux bourses ou aux grandes lèvres dans les cas de métastase. La gangrène des bourses, qu'on dit avoir vue dans quelques cas fort rares, ne doit être considérée aussi que comme un accident. L'induration me paraît avoir été admise, *à priori* seulement, comme mode de terminaison. L'anasarque est signalée par Borsiéri, d'après les observations de Protolongus, comme une suite possible des oreillons. Enfin ce dernier auteur parle de fièvres éruptives qui auraient précédé ou suivi les oreillons ou même pendant le cours desquelles se seraient montrées les tumeurs parotidiennes.

ANATOMIE PATHOLOGIQUE.—L'oreillon n'étant jamais mortel, on ne possède aucune recherche sur l'anatomie pathologique. La fluxion inflammatoire a-t-elle son siége dans la glande parotide, la glande sous-maxillaire, les ganglions cervicaux, les amygdales, ou seulement, comme le pensent quelques auteurs, dans le tissu cellulaire ambiant? Nous serions assez disposé à adopter la première manière de voir à cause de la forme spéciale des oreillons dans certains cas, forme qui représente assez bien celle de la glande parotide à cause de leur dureté profonde, de leur métastase sur des organes *glanduleux*, le testicule et les mamelles, qui sont, quoi qu'on en ait dit, évidemment engorgés.

ÉTIOLOGIE. — Maladie propre aux enfants et aux jeunes gens. — La vieillesse cependant n'est pas toujours épargnée. On a dit qu'elle sévissait de préférence dans les temps froids et humides et pendant l'hiver. Il résulte au contraire de nos observations que c'est particulièrement au printemps qu'elle se montre. Les jeunes gens d'un tempérament lymphatique ou lymphatico-sanguin nous ont paru plus prédisposés et le sexe masculin plus souvent atteint que le sexe féminin. Les fatigues, les excès de régime et le froid humide surtout ont été donnés comme causes déterminantes. L'action du froid humide est moins contestable dans la production des métastases. Les épidémies d'oreillons sont en général assez circonscrites, et quelquefois même c'est dans un seul établissement, une seule maison qu'on voit les enfants qui l'habitent en être affectés tour à tour. Cette circonstance a fait admettre que la maladie pourrait bien être contagieuse, opinion qui d'ailleurs s'appuyait encore sur les rapports des oreillons avec les fièvres éruptives. Ajoutons enfin que l'oreillon, au dire de quelques auteurs, ne serait pas sujet à *récidive*.

PATHOGÉNIE. — Les auteurs ont assez généralement placé l'oreillon dans les inflammations : ceux-ci avec Pinel dans les phlegmasies du tissu cellulaire, ceux-là dans les phlegmasies glanduleuses. Quelques-uns ont rapproché l'oreillon des angines, le regardant comme une angine externe ; d'autres l'ont rapproché des fièvres éruptives, avec lesquelles suivant eux il aurait plus d'un point de contact. Nous l'avons rangé au nombre des pseudo-exanthèmes, dont il partage les caractères généraux, entre l'urticaire et l'érythéma nodosum. La mobilité du mouvement fluxionnaire, l'intumescence rapide des parties atteintes lui donnent quelque analogie avec l'urticaire. L'induration du tissu cellulaire, la couleur rouge ou violacée des parties malades sont des caractères communs à l'oreillon et à l'érythème noueux.

DIAGNOSTIC. — Facile ; repose sur le caractère *épidémique*, la marche rapide et le volume de l'*intumescence* parotidienne, le *peu de douleur* que ressent le malade pour une tuméfaction si considérable, le mode de terminaison par *résolution* ou *métastase*. Ces caractères ne permettent pas de confondre l'oreillon avec la parotidite ou le phlegmon qui a son siége dans la même région. Les antécédents offerts par le malade, l'absence d'une vive sensibilité par la pression, l'absence d'épidymite empêcheront de confondre l'orchite consécutive à l'oreillon avec l'orchite blennorrhagique.

PRONOSTIC. — Toujours favorable. Les cas de mort sont tout à fait exceptionnels ; quelques auteurs même les ont révoqués en doute.

TRAITEMENT. — Très-simple. La nature fait à elle seule les frais de la guérison. — Dans les cas ordinaires, on se bornera à prescrire le repos au lit, une boisson chaude et légèrement diaphorétique, la diète absolue s'il y a fièvre. — Quant au traitement local, on conseille généralement des applications émollientes, des onctions huileuses ; on recommande de garantir du froid les parties affectées au moyen d'une mentonnière. Nous préférons aux cataplasmes, onctions ou fomentations émollientes, la poudre d'amidon, dont on saupoudre les parties fluxionnées ; on recouvrira ces parties d'un linge sec et chaud. Les applications de sangsues sur la tumeur sont plutôt nuisibles qu'utiles ; elles ne peuvent qu'augmenter l'engorgement. Il faudra donc s'en abstenir.

L'orchite sera traitée de la même manière. Quelques purgatifs pourront être utilement mis en usage. Les auteurs recommandent, et avec raison, dans la métastase sur le cerveau d'user d'une médication énergique, saignée, sangsues, drastiques, vésicatoires sur les régions parotidiennes dans le but de rappeler l'oreillon.

ARTICLE VII. — ÉRYTHÈME NOUEUX (erythema nodosum).

HISTORIQUE. — Bateman nous paraît être le premier qui ait donné une excellente description, d'après Willan, de l'*érythème noueux*. Cette expression consacrée par l'auteur anglais a été adoptée par tous les dermatographes. L'*erythema nodosum* forme une entité morbide bien déterminée, et l'on s'étonne de ne pas en retrouver la description dans les livres anciens ; sans nul doute elle aura été confondue soit avec l'érysipèle, soit plutôt encore avec les indurations scorbutiques ou les nodosités variqueuses.

DÉFINITION. — On donne le nom d'*érythème noueux* à une maladie aiguë, pyrétique ou apyrétique, non contagieuse, caractérisée par des taches rougeâtres ou violacées donnant au doigt la sensation de nodosités qui semblent occuper la peau et le tissu cellulaire sous-cutané, se montrant spécialement à la partie antérieure des jambes et attaquant plus particulièrement les femmes.

SYMPTOMES, MARCHE, DURÉE, TERMINAISONS. — La maladie s'annonce assez souvent par du malaise et de la céphalalgie ; puis bientôt la fièvre se déclare, dure deux ou trois jours plus ou moins, avec une intensité croissante des accidents fébriles. — L'éruption apparaît ; ordinairement bornée aux jambes et à la partie antérieure, elle s'étend quelquefois aux bras, au tronc, sur la poitrine, les flancs, et peut se montrer sur toutes les régions du corps ; elle est caractérisée par des taches d'un rouge foncé, surtout vers le centre où elles sont élevées au-dessus du niveau de la peau, chaudes, douloureuses à la pression, arrondies ou ovalaires, d'une étendue qui varie de quelques lignes à un pouce et plus, ayant leur grand diamètre parallèle au tibia quand elles sont situées sur les jambes. En promenant le doigt sur ces taches, on reconnaît qu'elles correspondent à des engorgements ou nodosités pareilles à celles du clou ou de l'anthrax. Pendant deux ou trois jours la tuméfaction paraît augmenter. — La fièvre, qui diminue notablement au moment de l'éruption, persiste encore, et tout semble donner à croire, disent les auteurs, que ces protubérances tendent à suppuration quoiqu'il n'en soit rien. Bientôt la fièvre cesse complétement ; les taches vers le huitième ou le neuvième jour prennent une couleur violacée ou jaunâtre semblable à celle des taches ecchymotiques. A cette période de résolution on croit quelquefois sentir une fluctuation obscure en appliquant les doigts sur ces indurations, et cependant jamais il n'y a de pus (Cazenave et Schédel). La disparition de l'érythème noueux n'est jamais accompagnée d'exfoliation épidermique. Sa durée totale est de douze à quinze jours.

ANATOMIE PATHOLOGIQUE. — L'examen des nodosités qui forment l'érythème noueux et des phénomènes qui caractérisent ses évolutions doit faire admettre que cette affection, improprement appelée *érythème*, a son siége non-seulement dans la peau, mais encore dans le tissu cellulaire sous-cutané, et qu'en outre à la fluxion sanguine érythémateuse s'ajoute une véritable hémorrhagie sous-cutanée, une extravasation sanguine dans les aréoles du derme et du tissu cellulaire.

ÉTIOLOGIE. — Bateman dit que l'érythème noueux paraît n'attaquer que les femmes. Cette assertion est trop absolue. Il n'est pas encore très-rare de le rencontrer chez l'homme. Les enfants, les jeunes gens lymphatiques ou scrofuleux en sont spécialement atteints. On n'en connaît point les causes déterminantes.

PATHOGÉNIE. — Le genre érythème de Willan, intégralement et respectueusement conservé par tous les auteurs contemporains, contient une multitude de choses fort disparates. Une seule maladie s'y trouvait, et nous l'y avons prise pour la placer dans les pseudo-exanthèmes à côté de l'urticaire, de l'oreillon et de la roséole. Nous devons dire cependant qu'un caractère rapproche cette affection des phlegmasies : c'est la couenne dont se recouvre quelquefois le sang tiré de la veine. M. Andral a trouvé une augmentation proportionnelle de la fibrine du sang chez les sujets atteints d'érythème noueux.

DIAGNOSTIC. — Très-facile ; mais encore faut-il déjà avoir observé l'érythème noueux ; sans quoi on pourrait le confondre avec des hémorrhagies scorbutiques, des indurations variqueuses, des anthrax et même des ecchymoses par suite de contusions. Les papules de l'urticaire ont aussi pu quelquefois en imposer à des personnes inexpérimentées. On évitera l'erreur en se rappelant les caractères propres de ces différentes affections. Quand l'éruption n'a pas paru, il est impossible de reconnaître la maladie.

PRONOSTIC. — Sans gravité.

TRAITEMENT. — Il est des plus simples. Si l'éruption est bornée à quelques plaques, si le malade est sans fièvre, on se contentera de prescrire le repos au lit et quelques boissons délayantes. On a conseillé les cataplasmes résolutifs ou astringents sur les indurations érythémateuses : nous préférons les saupoudrer de poudre d'amidon. Si les plaques sont nombreuses, si la fièvre est intense, on pratiquera une saignée générale, plus utile, suivant nous, qu'une application locale de sangsues. Il faut être sobre d'émissions sanguines, la maladie sévissant le plus ordinairement sur des jeunes gens ou des femmes lymphatiques ou scrofuleuses. Bateman recommande d'employer les laxatifs, de recourir ensuite à l'usage des acides minéraux et de terminer le traitement par les toniques.

ARTICLE VIII. — ROSÉOLE.

HISTORIQUE. — Bateman (*Abrégé pratique des maladies de la peau,* page 136) dit que le docteur Willan a donné le nom de *roseola* à une efflorescence de peu d'importance sous le rapport pratique, puisqu'elle est le plus ordinairement symptomatique et liée à différentes maladies fébriles. Joseph Frank (*Traité de pathologie médicale,* t. II, p. 155) ne voit dans cette roséole que l'affection décrite sous les noms de *rougeole sans catarrhe*, *rossalia purpura*, par les médecins de Breslau. Nous avons déjà dit à l'article *rougeole* (page 95) qu'à l'instar de Rhazès, les pathologistes allemands admettaient sous le nom de *roetheln* une fièvre éruptive entre la rougeole et la scarlatine, espèce intermédiaire qui n'est autre chose qu'une variété de la roséole de Bateman.

Les dermatologistes français, MM. Cazenave et Schédel, Gibert, Rayer ont adopté les idées de Bateman et fidèlement reproduit toutes ses variétés. Leur roséole comprend un groupe assez nombreux d'affections qui n'ont de commun que quelques caractères spéciaux des taches éruptives. M. Requin (*Éléments de pathologie médicale,* t. I, page 537) va plus loin encore : se laissant de plus en plus entraîner par la considération seule des taches, il ne trouve rien de mieux à faire que de confondre l'érythème et la roséole dans une seule unité morbide.

SYNONYMIE. — *Fièvre roséoleuse, rosaliæ, roetheln, rosellina purpura* de Pierre Frank et des médecins de Breslau, *érythème rubéoliforme, érythème miliaire* (Requin), etc.

DÉFINITION. — La roséole est une maladie aiguë, pyrétique ou apyrétique, non contagieuse, caractérisée par une éruption de petites taches roses disposées comme dans la rougeole ou rapprochées, et formant une surface uniformément rouge comme dans la scarlatine.

SYMPTOMES, MARCHE, DURÉE, TERMINAISONS. — La roséole est précédée ou non de phénomènes précurseurs qui constituent une période d'invasion : lassitudes, malaise, courbature, frissonnements, fièvre ; quelquefois même, dit-on, chez les enfants délire et convulsions. Frank met au nombre de ces phénomènes la rougeur des yeux et la douleur de la gorge ; mais ne s'agissait-il pas dans ces cas d'un exanthème morbilleux ou scarlatineux à marche irrégulière ? — Au bout de vingt-quatre heures, d'autres fois au bout de deux ou trois jours seulement, apparaît l'éruption. Elle est ordinairement locale, bornée au tronc, aux membres, à la moitié inférieure ou supérieure du corps, rarement générale. Les taches sont rouges d'abord, puis deviennent roses et plus larges ordinairement que dans la rougeole, ou bien elles forment par leur réunion de larges surfaces d'un rouge framboisé comme dans la scarlatine. Nous avons vu, il y a peu de temps, un sujet sur lequel l'éruption était morbilleuse sur la moitié pectorale du tronc et les membres supérieurs, scarlatineuse et miliaire sur la moitié inférieure du tronc et les membres abdominaux. L'éruption peut être accompagnée de démangeaisons ou de fourmillements. Dès le second jour de l'éruption les taches pâlissent, et elles s'effacent du cinquième au septième ; si le mouvement fébrile existait encore au début de l'éruption, il cède entièrement dès que les taches viennent à pâlir. La roséole disparaît ordinairement sans exfoliation cutanée ; cependant elle est quelquefois accompagnée d'une légère desquamation lamelleuse ou furfuracée. Si l'on en croit Bateman, l'éruption roséolée pourrait persister huit jours ou bien disparaître et se reproduire à diverses reprises. Cet auteur ne confond-il pas la roséole idiopathique avec la roséole symptomatique ? On a aussi parlé de la métastase de la roséole ; mais il ne s'agissait que de la coïncidence de deux phénomènes, et dans ces cas la roséole n'était qu'un accident ou un symptôme.

Formes. — Les auteurs ont singulièrement multiplié les formes de la roséole. Bateman admet sept variétés : *œstiva, autumnalis, annulata, infantilis, variolosa, vaccina, miliaris.* Une seule se rapporte à notre roséole, c'est la roséole *œstiva.* Joseph Frank distingue trois formes : *discrète, confluente* et *miliaire.* MM. Cazenave et Schédel n'ont conservé des espèces admises par Bateman que les trois variétés *œstiva, autumnalis* et *annulata.* M. Gibert reproduit exactement les divisions de Bateman. M. Rayer a multiplié bien davantage encore les variétés de la roséole.

Nous rejetons toutes les roséoles symptomatiques ou accidentelles, éruptions plus ou moins fugaces qui se rencontrent dans le cours des maladies et ne peuvent être traitées que dans la séméiotique de la peau, et nous conserverons seulement les trois formes de Frank sous les noms différents mais plus significatifs de roséoles *rubéolique, scarlatineuse* et *miliaire,* auxquelles on peut ajouter une quatrième variété, la roséole *rubéolo-scarlatineuse.*

ÉTIOLOGIE. — La roséole attaque particulièrement les enfants et les femmes, les sujets lymphatiques. On l'observe plus fréquemment en été. Elle peut régner épidémiquement ; mais elle n'est pas contagieuse.

PATHOGÉNIE. — La roséole nous a paru mériter une place à part dans les cadres nosologiques, et nous l'avons placée dans les pseudo-exanthèmes. Elle diffère par son caractère de *non contagion* de la rougeole sans catarrhe et de la scarlatine sans angine.

DIAGNOSTIC. — Uniquement fondé sur les caractères de l'éruption et sur les circonstances au milieu desquelles la maladie apparaît. On peut confondre la roséole avec la rougeole et la scarlatine, l'urticaire et le strophulus. La rougeole et la scarlatine s'en distinguent par la régularité de leurs périodes, les phénomènes précurseurs du catarrhe dans l'une, ceux de l'angine dans l'autre, le caractère contagieux et quelques différences dans l'éruption, qui dans la roséole n'est pas générale et régulière comme dans les fièvres éruptives proprement dites. Enfin, dans ces dernières, l'exfoliation épidermique est constante ; elle est exceptionnelle dans la roséole.

L'urticaire se présente quelquefois avec ses papules réunies ou confondues de manière à offrir de larges surfaces rouges que l'on pourrait prendre pour une roséole scarlatineuse ; mais le plus ordinairement il existe sur d'autres points du corps des papules ortiées bien manifestes. Au début il y a souvent eu disparition subite bientôt suivie d'une nouvelle apparition des plaques éruptives. L'urticaire est accompagnée d'un prurit bien différent de la démangeaison légère qui peut exister dans la roséole.

La moindre attention doit suffire au diagnostic de la roséole et de la fièvre rouge boutonnée ou de ce lichen aigu qui accompagne si souvent, chez les enfants, le travail de la dentition.

PRONOSTIC. — Sans gravité.

TRAITEMENT. — Il est des plus simples. Le repos au lit est à peine nécessaire ; on doit le recommander cependant quand il existe de la fièvre. On prescrit la diète, une infusion béchique ou quelque boisson acidulée. De légers minoratifs ont été quelquefois utilement employés sur la fin de la maladie.

CHAPITRE V.

DES PHLEGMASIES.

Article Ier. — ÉRYSIPÈLE (1).

HISTORIQUE. — L'érysipèle est du nombre des maladies anciennement connues. Ce mot avait même dans l'antiquité une signification beaucoup plus étendue que de nos jours; il s'appliquait non-seulement à la peau, mais encore à toutes les inflammations superficielles, à celles des muqueuses. Hippocrate parle de l'érysipèle du poumon, qui n'est autre chose que notre bronchite, de l'érysipèle de l'utérus; Galien y ajoute l'érysipèle du ventricule, du foie. L'érysipèle passe facilement de la peau aux membranes internes et *vice versâ*. Il est en outre confondu avec l'érythème, l'urticaire, le zona, et cette confusion existe encore aujourd'hui, pour quelques auteurs du moins. Galien met constamment l'érysipèle en parallèle avec le phlegmon, inflammation profonde; il en indique les caractères communs et différentiels, les principales formes, les terminaisons, où nous voyons figurer celle par induration ou *squirrhe* due le plus souvent à l'impéritie du médecin, opinion reproduite de nos jours dans les phlegmasies chroniques de Broussais.

L'érysipèle est décrit par les pathologistes avec les fièvres (Sydenham, Huxham), avec les exanthèmes fébriles (P. Frank, Borsieri), avec les phlegmasies cutanées (Pinel), exanthémateuses (Andral, Rayer); par les dermatologistes, avec les affections bulleuses (Willan), avec les dermatoses eczémateuses (Alibert), avec les exanthèmes (Cazenave et Schédel).

SYNONYMIE. — *Ignis sacer* (Hippocrate, Galien), feu sacré; *ignis sancti Antonii*, feu saint Antoine; *mal des ardents* (moyen âge), *rosa* (Sennert), *febris erysipelatosa* (Sydenham), *érysipelacea* (Hoffmann); *cutite*, *dermite* de quelques auteurs français modernes.

DÉFINITION. — L'érysipèle est une phlegmasie aiguë ayant pour caractère anatomique l'inflammation de la peau et pour symptômes spéciaux : rougeur extensive disparaissant à la pression, chaleur, douleur et tumeur, suivies d'exfoliation épidermique.

SYMPTOMES, MARCHE, DURÉE, TERMINAISONS. — Les nombreuses variations de l'érysipèle ne nous permettent pas d'en donner d'abord une description complète applicable à la majorité des cas. Nous nous

---

(1) De ἐρύω (j'attire) et de πέλας (auprès), — suivant d'autres de ἐρυθρός (rouge); et de πέλλος, à cause de la couleur que prend la peau dans cette maladie. Nous préférons la première étymologie, tirée du caractère spécial de la marche de l'érysipèle

contenterons d'en esquisser à grands traits les principaux caractères communs. — Les *prodrômes* manquent rarement : ce sont ceux des maladies aiguës, auxquels s'ajoutent dans quelques cas une sensation de sécheresse et de dureté dans la partie qui va être affectée, le gonflement des ganglions lymphatiques voisins. — Début : frisson, ou plus souvent horripilations vagues avec vomissements ou nausées, fièvre précédant d'un ou de plusieurs jours l'éruption. Celle-ci peut se montrer avec les caractères indiqués ci-dessus dans les diverses parties du corps. Elle reste rarement bornée au point primitivement envahi ; elle gagne de proche en proche dans diverses directions, latéralement, de haut en bas, de bas en haut. Cette marche *extensive* forme un des caractères de l'érysipèle. Fréquemment il quitte, brusquement et sans avoir accompli son évolution, la partie affectée pour se jeter sur un autre point, souvent bien éloigné : c'est l'érysipèle *ambulant* ou *erratique ;* il peut revenir à la partie qu'il a abandonnée.

Les *terminaisons* peuvent être toutes celles de l'inflammation. La résolution est la plus ordinaire ; elle se fait par l'exfoliation de l'épiderme, qui tombe en poussière ou se détache par lames ou écailles ; elle s'accompagne rarement des phénomènes dits *critiques.* La véritable suppuration n'arrive jamais qu'exceptionnellement, sur quelques points, ou lorsque la phlegmasie du tissu cellulaire sous-cutané est associée à celle de la peau. La gangrène survient ou par excès d'inflammation ou par la nature même de la maladie. La délitescence est beaucoup plus commune que dans les autres phlegmasies. La durée totale de la maladie peut être de plusieurs septénaires ; il est rare que sur chaque point elle dépasse dix à douze jours.

Les récidives sont fréquentes.

Formes. — Nous les réduirons toutes à cinq, qui nous paraissent embrasser tous les cas ; ceux ou la phlegmasie est bornée à la peau et simple, comme ceux où elle est associée soit à l'œdème ou au phlegmon sous-cutané, soit à un état général bilieux ou adynamique. — Les formes vésiculeuses, bulleuses, pustuleuses des auteurs ne seront plus que des accidents ou épiphénomènes.

1° *Érysipèle simple, franc,* —A. *modéré.*—Prodrômes, fièvre, céphalalgie, etc. Éruption après un intervalle qui varie d'un à quatre jours ; rougeur vive, se montrant d'abord par stries qui se réunissent promptement pour constituer des plaques plus ou moins irrégulières, disparaissant sous la pression pour reparaître immédiatement après ; sensation de chaleur âcre, brûlante, comparée par les malades à celle que produirait un fer rouge placé à peu de distance (l'élévation de température au thermomètre ne va jamais au delà de 3 ou 4 degrés) ; douleur variable, brûlante, tensive, prurigineuse, semblable à celle de la piqûre de milliers d'épingles, s'exaspérant comme la sensation de chaleur à certains moments ; tuméfaction souvent moins appréciable à l'œil qu'au doigt, qui sent toujours une espèce de bourrelet sur les limites de la maladie. La partie affectée n'est plus souple et douce; elle est devenue rude, comme chagrinée.

Ces symptômes vont en augmentant pendant trois ou quatre jours; puis la chaleur et la douleur diminuent ainsi que les symptômes communs; la peau prend une teinte jaunâtre, se détend, se ride, et l'épiderme se détache, comme nous l'avons dit plus haut. La maladie est terminée. Avec l'exfoliation on voit souvent apparaître un prurit qui n'existait pas dans l'acuité de la maladie; il reste pendant quelques jours un peu d'empâtement. Ce travail de résolution s'accomplit dans l'ordre d'apparition, de sorte que quand la marche a été graduellement extensive on a, à la fois, les divers degrés de la maladie : sur un point des lamelles exfoliées, sur un autre l'éruption dans toute son acuité. Quand l'érysipèle est très-léger et peu étendu, la maladie peut se borner aux symptômes spéciaux.

B. *Érysipèle intense.* — Les symptômes communs et spéciaux sont plus prononcés; la rougeur plus foncée, violette ou presque noire. Souvent on voit se former sur divers points des vésicules, de véritables bulles irrégulières qui se déchirent en versant un liquide séreux ou séro-purulent, quelquefois âcre, excoriant les parties sur lesquelles il tombe : de là des croûtes ou des ulcérations superficielles dont la guérison est ordinairement plus longue que celle de la maladie; — des abcès circonscrits dans l'épaisseur du derme, — des points gangréneux, limités, n'intéressant que les couches superficielles. A la suite des escarres, l'ulcère fournit un pus de bonne qualité et se cicatrise facilement. Partout ailleurs la résolution s'opère comme dans le degré modéré; généralement elle est un peu plus tardive.

2° *Érysipèle phlegmoneux.* — Appartient beaucoup plus à la chirurgie qu'à la médecine, car le phlegmon est ici la maladie principale; l'érysipèle est tout à fait subordonné. Il est traité complétement dans la *Pathologie chirurgicale* sous le nom de *phlegmon diffus* (1). Mais comme il se présente souvent sous l'apparence d'un érysipèle simple, nous ne pouvons nous dispenser d'en parler ici pour éviter au praticien une erreur toujours préjudiciable au malade. — Les prodrômes existent constamment et sont très-intenses; la fièvre accompagne la maladie dans la plus grande partie de son cours; la rougeur est rarement uniformément répartie, se montre ordinairement sous forme de stries ou de bandes plus ou moins larges laissant entre elles des intervalles où la peau conserve sa couleur naturelle : ces bandes se réunissent de manière à constituer des plaques irrégulières où la couleur est toujours plus foncée au centre; la pression du doigt laisse une légère dépression qui se dissipe lentement en même temps que la couleur reparaît; la tuméfaction se dessine moins par le relief visible à la peau que par la

____

(1) *Pathologie chirurgicale*, 3° livr., page 118.

tension de la partie affectée ; la douleur est profonde, pongitive; la chaleur âcre, brûlante. Plus tard les ganglions lymphatiques des parties
voisines s'engorgent et deviennent douloureux ; les vaisseaux lymphatiques qui s'y rendent se dessinent sous forme de cordons tendus ; la
rougeur devient plus brune, souvent accompagnée de phlyctènes ; la
peau est plus tendue, ne conserve plus l'empreinte du doigt ; la douleur et tous les symptômes communs persistent et s'accroissent. Dans une
troisième période, il y a de la rémission dans les symptômes spéciaux,
tels que chaleur et douleur ; celle-ci change de caractère, devient lancinante ; la fièvre diminue, mais laisse après elle des frissons irréguliers ;
la suppuration est établie ; la maladie est tout à fait chirurgicale.

3° *Erysipèle œdémateux.* — Il est caractérisé par la réunion des symptômes des deux maladies. Ceux de l'érysipèle, à l'exception de la tuméfaction qui est toujours plus considérable, sont généralement moins
accusés que dans l'érysipèle franc : la rougeur est moins vive, d'un rose
pâle ; la chaleur et la douleur sont peu prononcées ; la résolution complète est généralement plus longue. Il se montre rarement comme forme
primitive généralisée dans tous les points occupés par l'érysipèle.— Il est à
peu près constant dans certaines régions, aux paupières, aux bourses chez
l'homme, aux grandes lèvres chez la femme, — au début de l'érysipèle
phlegmoneux, dans la dernière période de l'érysipèle franc; le plus souvent
il est consécutif à la distension extrême de la peau par une inflammation
séreuse, ou aux scarifications pratiquées sur les parties infiltrées. Il offre
alors une surface rouge, luisante ; c'est plutôt un œdème érysipélateux
qu'un érysipèle œdémateux. L'œdème ou l'infiltration séreuse est la
maladie principale ; l'inflammation érysipélateuse qui vient s'y joindre
ne doit être regardée que comme une complication. (Boyer, *Maladies
chirurgicales*, tome II) La terminaison par gangrène est alors très-fréquente.

4° *Forme bilieuse.* — Existe presque constamment à un degré plus ou
moins faible dans tout érysipèle de cause interne. — Mais il prend
plus spécialement ce nom lorsque les symptômes dits *bilieux* sont prédominants et persistants pendant toute la durée de la maladie : nausées ou
vomissements, langue chargée d'un enduit jaunâtre, sentiment de plénitude ou d'oppression à l'épigastre ou aux hypochondres; urines safranées, rouges, avec matière colorante verte par l'acide nitrique; rougeur
mélangée d'ictère, conjonctives jaunes, etc.

5° *Forme adynamique, gangréneuse.* — L'érysipèle apparaît après ou
avec un état adynamique ; la rougeur est foncée, noirâtre ou violette, ne
disparaît point sous la pression ; la chaleur et la douleur sont peu prononcées ou nulles : souvent même la peau est insensible ; la tuméfaction
est à peine visible; de larges phlyctènes s'élèvent de l'épiderme, se déchirent et versent un liquide séro-sanguinolent; des escarres se forment
promptement. intéressant toute l'épaisseur de la peau, et à leur chute si
le malade survit, elles laissent des ulcères livides qui ne donnent jamais

lieu à une suppuration franche. La mort en est la terminaison presque constante.

Variétés quant au siége.—Érysipèle de la face.— Le plus fréquent de tous. Cette fréquence est telle que plusieurs auteurs n'ont décrit que lui et l'ont classé parmi les maladies de la tête. Les prodrômes, la fièvre et tous les symptômes communs sont à peu près constants. — L'éruption est souvent précédée du gonflement des ganglions sous-maxillaires.— Il débute généralement par un côté, par la joue, le nez, le front, les paupières, etc; — rarement il reste borné à une moitié; il peut descendre vers le cou, envahir le cuir chevelu, les muqueuses voisines nasale, buccale, auriculaire, le tissu cellulaire du fond de l'orbite. — La tuméfaction est souvent considérable dans certains points et donne à la face, quand elle est occupée en totalité, cet aspect informe que nous avons signalé dans la variole confluente. La douleur prend quelquefois un caractère particulier que nous avons observé : elle simule une *névralgie sus-orbitaire*. La forme franche est ordinairement associée sur quelques points à l'œdémateuse. — La terminaison offre un mélange d'exfoliation épidermique, de vésicules rompues et même de points gangréneux. Ces derniers existent de préférence aux oreilles. La complication la plus ordinaire est la méningite. Leveillé, MM. Rayer et Velpeau ont observé une angine couenneuse mortelle.

Du cuir chevelu. — N'existe isolément qu'à la suite de plaies ou de contusions. Il est alors ordinairement phlegmoneux et présente tous les caractères propres à ce dernier. Il est complétement du domaine de la chirurgie.

L'érysipèle simultané de la face et du cuir chevelu débute constamment d'une manière grave. Malaise général, vertiges, céphalalgie, vomissements, insomnie, rêvasseries, etc.; tuméfaction douloureuse des ganglions lymphatiques de la partie supérieure du cou. Pendant sa durée, le malade ne sait où reposer la tête.

Des mamelles. —Ne s'observe guère que chez les nouvelles accouchées, à la suite d'un refroidissement, et s'accompagne de tuméfaction des ganglions axillaires; se termine quelquefois par de petits abcès circonscrits ou une gangrène superficielle. Il est généralement sans gravité.

Du tronc. — Débute rarement par cette région, si ce n'est à la suite de l'amputation du sein ou chez les nouveau-nés. Le plus souvent c'est un érysipèle de la face qui s'est propagé à la partie antérieure du tronc ou du cuir chevelu, qui de la nuque s'est étendu à toute la partie postérieure jusqu'au sacrum. Il présente alors comme particularité l'atrocité de la douleur et l'impossibilité du décubitus dorsal. Il vient quelquefois aussi mais plus rarement des extrémités inférieures.

L'érysipèle à la suite de l'amputation du sein gagne l'épaule et le bras correspondant, descend sur l'abdomen; il est fréquemment de nature gangréneuse. Celui des nouveau-nés commence de préférence par l'ombilic (Hoffmann); peut parcourir successivement tout le corps, les extrémités supérieures et inférieures ; se termine quelquefois par la gangrène. Ses complications ordinaires sont la péritonite et la phlébite ombilicale.

Des organes génitaux. — Ne présente de particulier que l'œdème, que nous avons déjà signalé. Nous pouvons y ajouter l'émission de l'urine difficile chez l'homme, excessivement douloureuse chez la femme.

Des extrémités inférieures. — Plus fréquent chez les vieillards, où il est ordinairement œdémateux. Dans les autres âges il est souvent phlegmoneux.

Érysipèle général ou *universel.* — Son existence a été mise en doute par beaucoup d'auteurs. Le fait rapporté par M. Renauldin dans le *Dictionnaire des sciences médicales* a été attaqué ; mais nous ne pouvons douter de l'authenticité des deux observations consignées dans la *Clinique médicale* de M. Bricheteau et recueillies par M. Bazin. L'érysipèle avait débuté il est vrai par un point limité ; mais le troisième jour il couvrait toute la surface du corps. Les deux malades succombèrent à la douleur.

Accidents et complications. — Nous en avons suffisamment parlé dans la description des formes auxquelles nous les avons rattachés.

Influence sur les maladies préexistantes. — L'apparition de l'érysipèle était regardée par les anciens comme une métastase heureuse dans le cas de phlegmasies internes, dont ils faisaient des érysipèles. Elle coïncide souvent avec la cessation d'un rhumatisme, de la goutte, etc. Elle modifie avantageusement, qu'elle soit spontanée ou artificielle, certaines inflammations chroniques de la peau et surtout quelques affections squameuses anciennes, le lupus, etc. (Cazenave et Schédel, M. Rayer.) Son influence est nulle sur la tuberculisation pulmonaire.

ANATOMIE PATHOLOGIQUE. — Se fait en partie comme celle de toutes les éruptions cutanées pendant la vie. On peut alors constater l'injection, la tuméfaction de la peau. Après la mort, quand le corps est refroidi, on n'en retrouve souvent aucune trace. La peau peut être plus décolorée ou présenter quelque injection superficielle ; elle est plus friable, plus dure (Louis) ; le doigt y laisse son empreinte (Chomel et Blache) ; elle se putréfie plus rapidement (Gendrin). Ces altérations sont les seules qu'on observe quand l'érysipèle est borné à la peau.

M. Blandin avance que la phlegmasie cutanée est dans tous les cas postérieure à celle des vaisseaux lymphatiques capillaires qui se distribuent à la partie malade (*Nouvelle doctrine sur l'érysipèle ; Journal des connaissances médico-chirurgicales,* t. V, p. 8), et en cela il est en désaccord avec la plupart des auteurs, notamment avec M. Velpeau. Sanson admet cette phlegmasie lymphatique même dans les gros troncs, mais seulement dans la forme qu'il appelle lymphatique. — La phlébite capillaire veineuse est considérée comme constante par M. Ribes, exceptionnelle par Copland et Sanson, qui en fait l'*érysipèle veineux.* L'œdème et le phlegmon du tissu cellulaire ne présentent rien de particulier, pas plus que les autres organes.

ÉTIOLOGIE. — A. *Causes prédisposantes* : 1° *Hygiéniques*. — *a. Age.*
— L'érysipèle peut se montrer à tous les âges; mais il est beaucoup
plus commun dans la période moyenne de la vie, de vingt-cinq à cinquante ans. L'influence de l'âge s'exerce surtout sur le siége : l'érysipèle
occupe de préférence chez le nouveau-né le tronc et spécialement la
région ombilicale, dans la période moyenne, la face, chez le vieillard les
extrémités inférieures.

b. Sexe. — Il est incomparablement plus fréquent chez la femme ;
tous les observateurs sont d'accord sur ce point : sur 20 malades affectés d'érysipèle, on ne remarque pas moins de 16 femmes (P. Frank) ;
sur le même nombre 13 femmes (Chomel) ; sur 9 enfants (MM. Rilliet et
Barthez), il y avait 8 filles et 1 garçon.

c. Constitution, tempérament. — Aucune constitution, aucun tempérament ne mettent à l'abri de l'érysipèle. — On a prétendu que la constitution exerçait une influence sur la forme bilieuse, inflammatoire,
œdémateuse, etc. L'observation ne nous a rien appris à cet égard.

d. Disposition héréditaire. — A été admise par quelques auteurs qui
ont cité des exemples de familles où toutes les femmes vers et après l'âge
critique devenaient sujettes à des érysipèles périodiques (Naumann). Une
influence incontestable est celle d'*érysipèles antérieurs*, sur la facilité de
réapparition vers le même point. S'il attaque de nouveau le visage, c'est
ordinairement le même côté, et l'œil est à la fin considérablement affaibli. (Lepelletier, thèse de concours ; Paris, 1836.)

e. Alimentation. — Usage habituel de nourriture trop succulente,
trop épicée, de viandes rances, de certains poissons, etc.

f. Saisons. — Le printemps et l'automne, après un été chaud et sec.

Climats. — Il paraît endémique dans certains pays, dans les régions
équatoriales, l'Inde, l'Égypte (P. Alpinus).

Constitution médicale. — Son influence n'est mieux démontrée pour
aucune maladie que pour l'érysipèle, qu'on voit alors régner épidémiquement. Elle présente cette particularité dans l'érysipèle qu'elle est
ordinairement enfermée dans un cercle étroit dont elle ne sort pas : dans
un quartier d'une ville, dans un hôpital, dont elle ne franchit pas le
seuil. Certains auteurs admettent alors la contagion (Wells, Costallat,
thèse ; — Paris, 1832.) L'observation a appris que certains hôpitaux
avaient ce triste privilége, à Paris l'Hôtel-Dieu, qui le doit sans doute
à sa situation au centre et dans la partie basse de la ville, sur un bras
de la rivière où le cours est peu rapide, où se déchargent un grand
nombre d'égoûts.

2° *Pathologiques.* — Embarras des premières voies ; phlegmasies du
tube digestif, du foie, etc. ; affections locales de la peau, du tissu cellulaire sous-cutané ; œdème, phlegmon.

B. *Causes déterminantes et locales.* — Plaies de toute nature ; applications de corps irritants, parmi lesquels on doit particulièrement noter
le diachylon gommé, dont on fait un usage si fréquent en chirurgie ;

ingestion de certains aliments ; émotion morale, frayeur , colère. — Fallope rapporte l'histoire d'une femme qui toutes les fois qu'elle se mettait en colère, était prise d'érysipèle facial. Frayeur (Frank.) — Ces cas sont exceptionnels. — L'impression d'un air froid, des rayons solaires.

Mode d'action. — Ces deux ordres de causes peuvent concourir à la production de l'érysipèle, alors dit de *cause externe. Seules,* les causes déterminantes sont impuissantes. Les plus énergiques peuvent tout au plus déterminer un érythème. Arrivant sur une prédisposition, la cause la plus légère, une simple piqûre de sangsue, un cataplasme émollient, est l'occasion d'un érysipèle. La prédisposition joue donc le principal rôle; seule elle peut amener la maladie dite alors de *cause interne.* De sorte que la distinction en érysipèle de cause externe ou de cause interne se réduit dans ce cas à une différence d'*énergie de la cause prédisposante.*

PATHOGÉNIE. — La cause prochaine de l'érysipèle a donné lieu à une multitude d'hypothèses que nous nous garderons bien de rapporter. Aujourd'hui toutes ces hypothèses sont justement tombées dans l'oubli. A quoi servirait de rappeler la bile de Galien, les âcretés de Sylvius, etc., relativement à la nature de la maladie, ou d'indiquer les capillaires veineux avec Ribes, les capillaires artériels avec Broussais, comme le siége anatomique primitif du travail inflammatoire.

Pour nous l'érysipèle n'est point un exanthème, mais une phlegmasie : la maladie n'est point contagieuse, quoiqu'en ait dit Wehathered ; elle n'est pas précédée d'une période d'invasion comme les exanthèmes fébriles ; le travail morbide de la peau est éminemment inflammatoire ; les phénomènes communs sont proportionnés à l'intensité de ce travail ; le sang tiré de la veine offre tous les caractères du sang inflammatoire, etc.

DIAGNOSTIC. — Est généralement facile ; on peut même avant l'éruption le soupçonner par le sentiment de sécheresse et de dureté dans la partie qui va être affectée, par l'engorgement des ganglions voisins (Chomel), à la suite des amputations par l'invasion d'un frisson violent. L'éruption existant on peut le confondre avec les divers exanthèmes , variole confluente, rougeole, scarlatine. — La marche extensive de l'érysipèle sera un caractère suffisant. — Avec les *pseudo-exanthèmes,* avec l'*érythème :* l'absence de tuméfaction ou de fièvre avec une éruption très-étendue dans ce dernier, établira la distinction. — La marche de l'éruption et la tuméfaction seront encore le meilleur guide pour distinguer l'érysipèle, avec *bulles* ou *vésicules,* du *pemphigus,* de l'*herpès;* l'érysipèle lorsqu'il y a formation de croûtes, de l'*eczéma impétiginodes.* — Le caractère de la rougeur disparaissant à la pression ne permettra pas la confusion avec ces larges vergetures qui surviennent quelquefois comme l'érysipèle dans les fièvres adynamiques.

Diagnostic de la forme. — *Phlegmoneuse.* — S'établira par les symptômes communs, le caractère de la rougeur, et on devra toujours la soupçonner même au début quand l'érysipèle siége sur les membres, particulièrement sur les inférieurs.

Gangréneuse. — Doit séparer la forme gangréneuse proprement dite de celle qui n'est qu'accidentelle et produite par excès d'inflammation; il suffit pour éviter la méprise que l'attention du médecin soit éveillée.

Diagnostic des complications. — La délitescence ou disparition brusque de l'érysipèle qui ne se montre pas sur un autre point, avec persistance de la fièvre, doit toujours faire soupçonner et rechercher une phlegmasie interne.

PRONOSTIC. — Est extrêmement variable. Il est le plus souvent favorable, quelquefois mortel. Il est relatif à l'*âge* du sujet: chez le nouveauné la mort en est la terminaison presque constante, quelque bénin qu'il puisse paraitre au début; la vieillesse est une circonstance aggravante, moins par elle-même que par la forme qu'elle imprime à la maladie. Le sexe ne paraît avoir aucune influence sur la mortalité.

A la cause. — On regarde comme moins grave celui qui est dû à une cause externe; les amputations forment une triste exception.

On doit considérer comme signes défavorables la constitution détériorée; le séjour dans les prisons, les hôpitaux; le génie connu de la constitution. — La forme *franche* ne devient mortelle que par son universalité ou par des complications internes.

Œdémateuse. — N'est grave que par la préexistence d'un œdème considérable, surtout aux jambes; elle hâte souvent alors la terminaison fatale dans les maladies chroniques.

Phlegmoneuse. — Est surtout grave par les désordres locaux :

Bilieuse. -- N'a pas de gravité particulière.

Gangréneuse. — Est presque nécessairement mortelle.

Le *siége* à la face est plus grave qu'au tronc; au tronc, à la partie postérieure qu'à la partie antérieure. — L'étendue exerce une influence marquée : toutes choses égales d'ailleurs, il est d'autant plus grave qu'il est plus étendu. L'érysipèle de la face seule est moins grave que celui de la face et du cuir chevelu. — L'érysipèle universel est souvent mortel; même simple et sans complication, le malade peut alors mourir par la douleur. — La marche indéfiniment extensive ou ambulante est grave par ce qu'elle fait craindre une métastase. Les récidives sont généralement plus bénignes que les attaques antécédentes.

TRAITEMENT CURATIF. — Il n'y a point de médication spécifique.

Trois grandes méthodes perturbatrices ont été employées depuis Galien.

1º *Méthode réfrigérante, répercussive* ou *abortive.* — Application d'eau froide, d'eau végéto-minérale, d'alcool camphré étendu d'eau; onctions mercurielles; cautérisation avec le nitrate d'argent.

2º *Émissions sanguines.* — Saignée générale, proposée d'abord avec réserve par Galien, puis sans distinction par Sydenham; Astruc, qui la

répétait cinq à six fois; Naumann, qui saignait les vieillards même dans la
forme adynamique, et enfin par M. Bouillaud, qui applique ici la formule
des saignées coup sur coup ; combattue par divers auteurs, entre autres
par Bally, qui la rejette absolument, soutenant qu'elle n'est propre qu'à
aggraver les symptômes, à augmenter le délire et à prolonger la maladie ; admise conditionnellement par la plupart des auteurs. — Saignées
locales par les sangsues placées loin de la maladie en grand nombre et
à plusieurs reprises (Lawrence, Lisfranc, M. Blandin). Scarifications profondes sur le siége du mal (Hutchinson, Freind); blamées par J. Frank,
qui les accuse de produire la gangrène. Piqûres légères et nombreuses
sur l'érysipèle (M. Lassis, Dobson, Bright).

3° *Méthode évacuante.* — Émétique au début, répété dans le cours
de la maladie. Purgatifs salins ou avec la pulpe de tamarin, le séné, etc.

A ces trois grandes méthodes il faut joindre des moyens dirigés contre
certains cas particuliers dont nous parlerons plus loin et les moyens
auxiliaires employés dans toutes les maladies aiguës.

Si nous voulions poser une règle générale, nous dirions que la méthode réfrigérante ne peut être employée sans danger que dans l'érysipèle peu intense, de cause externe ; que les émissions sanguines ne
doivent jamais être prodiguées; que la méthode évacuante est rarement nuisible.

Nous pensons avec Galien et la plupart des auteurs qu'il n'y a aucune
méthode exclusive ; que le traitement doit varier selon la forme, l'intensité, le siége, la marche, etc.

L'érysipèle franc, léger ou *modéré* peut être abandonné à la médecine expectante, aidée des moyens hygiéniques, de boissons rafraîchissantes, de fomentations émollientes ou mieux encore de poudre d'amidon sur les parties malades, et de quelques légers purgatifs à la
fin de la maladie. — *Intense*, avec céphalgie et fièvre violente, il réclame la saignée, qui pourra être répétée si les accidents sont très-aigus,
le pouls fort, le sang couenneux ; les vésicules seront ouvertes avec la
pointe d'une lancette, les points gangréneux incisés. La forme *bilieuse*
proscrit la saignée, indique l'émétique, les éméto-cathartiques, les purgatifs; la forme *adynamique* ou *gangréneuse*, les toniques à l'intérieur
et à l'extérieur, le vin, le quinquina, etc.; — *œdémateuse*, la médecine
expectante, à laquelle on pourra joindre les mouchetures ou scarifications
plus profondes ; — *phlegmoneuse ;* au début la saignée et l'émétique
seuls ou combinés s'il y a complication ou inflammation, et plus tard
les incisions ou débridements indiqués dans la pathologie chirurgicale.
— Le *siége à la face* exige que la saignée soit pratiquée de préférence
sur la saphène, surtout s'il y a en même temps suppression de flux menstruel ou hémorrhoïdal;— *sur le tronc* ou *sur les membres* permet l'emploi
des bains généraux prolongés et répétés fréquemment ; ils seront particulièrement indiqués dans l'érysipèle universel; — sur les membres
seuls on pourra en outre recourir à la compression circulaire, dont les

bons effets ne sont jamais contre-balancés par des inconvénients; mais il faudra alors surveiller exactement le malade, enlever le bandage compressif si la douleur persiste. — La position élevée a été recommandée par MM. Gerdy et Piorry.

L'érysipèle trop extensif ou ambulant pourra être arrêté ou fixé par l'application d'un vésicatoire sur l'érysipèle lui-même, comme nous l'avons vu employer avec succès par Dupuytren. — On pourra même appliquer le cautère actuel transcurrent, comme le conseillait Larrey dans le cas d'érysipèle à la suite de l'amputation des membres. La cautérisation avec le nitrate d'argent sur les limites de l'érysipèle nous a toujours paru impuissante. La délitescence avec apparition d'accidents internes exigera également l'application du vésicatoire sur le lieu qui était affecté, de sinapismes, etc.

Traitement prophylactique. — Consiste uniquement à soustraire le sujet aux causes que produisent l'érysipèle ; modifier le régime chez ceux qui sont atteints d'érysipèles périodiques ; éviter de pratiquer les opérations dans un temps et dans une localité où règne une épidémie.

ARTICLE II. — RHUMATISME.

HISTORIQUE. — Le rhumatisme est une maladie trop fréquente et trop bien caractérisée pour avoir échappé à l'observation ancienne. Il est décrit sous les noms d'*arthritis*, de *morbus articularis* (Hippocrate, Galien, Arétée, etc.), et ce qui nous paraît remarquable, le mot *rheumatismus*, tant prodigué par eux, lui est à peine appliqué. Il est généralement confondu avec la goutte, qui forme un genre sous le nom de *podagra*. M. Requin cite le passage suivant d'un livre attribué à Hippocrate comme établissant la distinction entre la goutte et le rhumatisme : « Quand l'*arthritis* se déclare, les articulations du corps deviennent brûlantes et douloureuses. Cette maladie prend la forme aiguë, et les douleurs plus ou moins vives se jettent tantôt sur une articulation, tantôt sur une autre. La maladie est courte et aiguë, mais non mortelle ; elle attaque d'ordinaire les hommes jeunes plutôt que les vieux. »

Qu'Hippocrate ait ou non séparé les deux maladies, il est certain que depuis lui elles sont confondues dans Galien, Arétée, Cœlius Aurélianus. — Tout se ressent de cette confusion. Ainsi dans ce dernier auteur on trouve à l'étiologie *vinolentia* à côté de *frigus profundum*, *libido venerea* à côté de *labor immodicus*, etc. Cette confusion dure jusqu'à la fin du seizième siècle, jusqu'à Baillou, auquel on attribue l'honneur d'avoir nettement distingué les maladies dans deux petits traités sur l'arthrite et le rhumatisme. Il faut lire cet auteur pour voir à quoi se réduit cette distinction. Baillou emploie certainement le mot *rhumatisme ;* mais il désigne par là une maladie qu'il cherche plutôt à rapprocher de l'arthrite : « *Tout le corps souffre* comme s'il y avait une *arthrite universelle.* » Si les articulations souffrent plus que les autres parties, c'est qu'elles sont douées d'une sensibilité plus exquise. Il fait presque entrer dans le rhumatisme la courbature, les lassitudes spontanées et n'en distingue nullement les fluxions articulaires qui surviennent dans le cours de la fièvre quarte ou de la dysenterie. Il termine en déclarant congénères l'arthrite et le rhumatisme. Hoffmann distingue un peu mieux que Baillou : il incline à faire du rhumatisme une affection musculaire. Mais c'est à Sydenham, qui le place après l'érysipèle, et surtout à Cullen, qu'il faut arriver pour avoir une distinction nette. Scudamore a publié un traité de la goutte et du rhumatisme où les caractères différentiels ainsi que le traitement de chaque affection sont parfaitement indiqués. M. Chomel l'a étudié d'une manière spéciale ; il en a fait le sujet de sa thèse (1813). Toutes ses idées se trouvent reproduites dans un volume publié par son élève, M. Requin, sous ce titre : *Leçons de clinique médicale, rhumatisme et goutte* ; Paris, 1837. Il fait une seule espèce morbide du rhumatisme musculaire, articulaire et de la goutte, et se trouve par suite dans un grand embarras pour lui assigner une place dans les cadres nosologiques, reconnaissant qu'il tient d'un côté aux névroses, de l'autre aux phlegmasies. M. Bouillaud a attaché son nom au rhumatisme, sur lequel il a publié en dernier lieu un traité clinique (Paris, 1840). Nous aurons fréquemment à le citer dans le cours de cet article. Il s'attache surtout à réfuter M. Chomel. — La question du rhumatisme et de la goutte est à l'ordre du jour ; elle forme le sujet de plusieurs thèses récentes. Nous citerons entre autres celles de M. Bouley (1841), de M. Gabalda (1848).

Nous ne traiterons dans cet article que du rhumatisme articulaire, renvoyant le rhumatisme musculaire aux douleurs, et la goutte aux cachexies ou maladies constitutionnelles.

SYNONYMIE. — *Arthritis*, *morbus articularis* (Hippocrate, Galien), *rheumatismus* (Sydenham), *fièvre rhumatismale* (Stoll), *rhumatisme fibreux* (Pinel), *arthro-rhumatisme, synovite.*

DÉFINITION. — Phlegmasie, qui a pour caractère anatomique une fluxion sanguine inflammatoire des articulations mobiles, notamment de celles des membres, fluxion ordinairement successive, quittant brusquement une articulation pour se porter sur une autre et souvent revenir peu de temps après dans la première ; — pour symptômes une fièvre continue, des douleurs violentes contusives et pertérébrantes, l'immobilité des parties affectées et l'état fortement couenneux du sang tiré de la veine.

SYMPTOMES, MARCHE, DURÉE, TERMINAISONS. — Les *prodrômes* manquent presque constamment ; cependant on observe parfois, avant l'apparition de la maladie, une lassitude générale, des douleurs vagues, etc. — Début : frisson plus ou moins violent ; plus souvent horripilations avec alternations de chaleur. — *Symptômes spéciaux :* douleur articulaire vive, brûlante, déchirante, comparée par les malades à celle que produiraient des milliers d'aiguilles ou des morsures de chien ; se faisant sentir dans toute l'articulation et même au delà; continuelle, mais plus aiguë par instants avec élancements ; exaspérée par le moindre mouvement, par l'attouchement le plus léger ; se réduisant quelquefois par le repos à une simple sensation de chaleur et de malaise. — *Gonflement* pâteux avec sensation de fluctuation à la pression, considérable dans les articulations où la capsule synoviale non retenue par des ligaments serrés se laisse facilement distendre ; à la partie antérieure du genou, où il soulève la rotule en même temps qu'il remonte sous le tendon du triceps; sur les faces antéro-postérieures du poignet, postérieure du coude, etc. ; — peu appréciable dans les articulations recouvertes de muscles épais, à la hanche ; mais alors il y a allongement du membre (1). — *Rougeur* peu intense, surtout dans le principe ; disposée par points, plaques ou bandes irrégulières disparaissant par la pression, comme dans l'érythème ou l'érysipèle ; quelquefois nulle. — *Chaleur* toujours plus élevée que celle du reste de l'habitude extérieure (38 à 40 degrés). Ces symptômes peuvent se montrer dans toutes les articulations ; celles des mains et surtout du tarse et du métatarse en sont presque constamment exemptes : à peine en trouverait-on un exemple sur cent (Bosquillon). La douleur et le gonflement condamnent à l'immobilité non-seulement la partie attaquée, mais souvent même les parties voisines, tout mouvement retentissant douloureusement dans la partie malade. — *Symptômes communs :* chaleur fébrile générale, rougeur de la face, céphalalgie ; pouls plein, dur, vibrant, fréquent de 90 à 120 ; perte complète d'appétit ; langue blanche, saburrale, soif vive, urine rouge et rare. Les symptômes communs et spéciaux peuvent apparaître simultanément ou successivement, et alors la fièvre règne seule pendant un ou deux jours ; ou au contraire les symptômes articulaires débutent sans fièvre, celle-ci ne se déclarant que lorsqu'ils ont acquis une certaine intensité. Dans ce dernier cas la maladie est rarement violente.

L'affection articulaire commence généralement par plusieurs articulations, par les extrémités inférieures, le genou ou le coude-pied ; moins souvent par une seule ou par les extrémités supérieures ; très-rarement la plupart des articulations sont simultanément prises. Les symptômes vont en augmentant dans chaque articulation pendant trois à quatre jours; le gonflement est celui qui augmente le plus. Puis ils déclinent en commençant par la douleur et finissent par disparaître graduellement. Mais la maladie n'est pas terminée, en même temps que la résolution s'accomplit dans une articulation et même avant, d'autres articulations sont successivement envahies, sans que, dans cet envahissement

---

(1) Nous avons observé un cas où la maladie avait débuté par la hanche et où il n'y eut pendant trois jours que de la douleur avec allongement de la cuisse ; plus tard le rhumatisme s'est généralisé et terminé heureusement.

la maladie suive aucun ordre ; ainsi elle saute d'un côté à l'autre, du poignet à l'épaule, du genou au coude ou au pied, etc. Elle peut ainsi revenir une, deux et même trois fois dans des articulations qui paraissaient libérées. Quand un certain nombre d'articulations sont prises à la fois, le malade se tient immobile, couché sur le dos, incapable de satisfaire seul à ses divers besoins, l'ingestion des boissons, l'émission de l'urine ou des matières fécales. Pendant tout ce temps, la fièvre persiste avec tous les symptômes communs ; elle est généralement, mais non toujours, proportionnelle à l'intensité des symptômes spéciaux, aux nombres des articulations prises. La peau est le siége d'une transpiration abondante qui se dégage sous forme d'une vapeur épaisse avec odeur fade, nauséabonde ou acide, quand on soulève les couvertures du malde, ou se rassemble en gouttelettes dans les creux naturels, au-dessus des clavicules, au creux épigastrique, etc. Cette sueur ne soulage en rien le malade et ne fait qu'ajouter à ses tourments. A la suite de la sueur on observe souvent des éruptions de miliaires ou de sudamina plus ou moins confluentes. — Une fois nous avons vu un eczéma entourant chaque articulation affectée. — La peau des mains et des pieds est blanche et comme macérée. L'urine se trouble par le refroidissement et dépose un précipité rose, briqueté, plus ou moins abondant. Insomnie opiniâtre ; si le malade s'endort, il est réveillé par les élancements de la douleur. Les symptômes communs et spéciaux, à type continu comme dans toutes les phlegmasies présentent à un plus haut degré que dans aucune d'elles des paroxysmes nocturnes et des rémissions le matin ; souvent même, particulièrement vers le déclin, il y a des frissons irréguliers ou exactement périodiques, comme dans la fièvre intermittente.

Enfin après une durée variable, qui est rarement de moins de deux à trois septénaires et qui se prolonge souvent pendant trente, quarante et même cinquante jours, la maladie se termine. La résolution s'opère dans les articulations envahies sans que de nouvelles se prennent ; la fièvre tombe, le sommeil revient, sans que les sueurs et les urines diffèrent beaucoup de ce qu'elles étaient à la fin des paroxysmes, où l'on pouvait voir des ébauches de solution partielle : peut-être à la fin le dépôt dans les urines est-il plus abondant. Souvent on a observé des épistaxis. Baillou rapporte qu'un *comte d'Anjou* guérit ainsi après une épistaxis tellement copieuse qu'elle faisait craindre pour les jours du malade.

La terminaison par *suppuration* n'a jamais été vue dans une observation authentique de rhumatisme aigu franc. Celles qu'on a données comme telles étaient accidentelles en dehors des articulations ou appartenaient à d'autres maladies. La *délitescence* et la *métastase* ne se voient que dans les complications viscérales. Le rhumatisme aigu peut passer à l'état chronique.

Suites du rhumatisme. — Après la résolution, les articulations restent ordinairement pendant un temps plus ou moins long ,un peu tuméfiées.

rigides, impressionnables au froid extérieur ou réellement plus froides.

Récidives.— Elles sont, a-t-on dit, plus fréquentes dans le rhumatisme que dans toute autre affection; on peut prédire presque à coup sûr qu'une première attaque sera suivie d'une seconde, d'une troisième, etc. Il est très-rare qu'un sujet n'en soit atteint qu'une fois dans le cours de sa vie (*Compendium*). Notre observation personnelle, d'accord en cela avec l'opinion de Cullen, nous a appris que le rhumatisme ne récidive pas plus que les autres phlegmasies; quand il revient, c'est toujours à l'occasion de la même cause qui l'a primitivement produit.

Formes. — Peu variées dans le rhumatisme, où la physionomie est toujours à peu près la même; il y a seulement une différence dans l'intensité des symptômes ou dans le nombre des articulations envahies.

1° *Rhumatisme généralisé intense.* — Débute avec violence; attaquant plusieurs articulations simultanément, les envahit successivement toutes, à la réserve de celles des pieds et des mains, qui ne sont pas toujours respectées. — La durée est toujours longue, laisse facilement dans quelques articulations des suites persistantes ou un rhumatisme chronique.

2° *Rhumatisme partiel.* — N'attaque que quelques articulations, est presque apyrétique; la maladie pouvant se borner à l'état local, où les symptômes sont peu intenses: ils vont croissant les trois, quatre ou cinq premiers jours et décroissent peu à peu; la résolution est complète à la fin du premier septénaire. On observe néanmoins les paroxysmes nocturnes et les rémissions diurnes. Il ne passe jamais à l'état chronique; il ne reste rien à sa suite dans les articulations. On l'observe sur un quart des rhumatisants.

3° *Rhumatisme fixe.* — Borné à une seule articulation. M. Gabalda (thèse, Paris, 1848) a admis cette forme d'après une observation recueillie à l'Hôtel-Dieu, service de M. Husson. — Début avec une grande violence et fièvre aussi intense que dans le rhumatisme généralisé; douleur très-aiguë, gonflement très-considérable (la maladie siégeait dans le coude-pied chez un sujet de vingt-deux ans), fluctuation très-manifeste. Une ponction exploratrice donne issue à un petit jet de sérosité jaune et limpide qui n'avait pas la moindre ressemblance avec le pus. — Après la ponction, diminution de la douleur et de la tuméfaction, qui avaient résisté à plusieurs saignées. — Au bout de huit jours, il n'y avait néanmoins pas de résolution, lorsque le malade fut pris d'une variole (elle régnait dans la salle) à la suite de laquelle le *rhumatisme* avait disparu. Avant d'admettre cette forme, nous voudrions un plus grand nombre d'observations et surtout d'observations où une maladie intercurrente ne fût pas venue modifier le rhumatisme. Nous aussi nous avons vu un mono-rhumatisme où la maladie resta ainsi pendant six jours avant de se généraliser. Nous avouons que nous sommes plus disposé à voir dans le fait rapporté par M. Gabalda une arthrite scrofuleuse qu'un vrai rhumatisme.

Complications. — Les plus ordinaires sont la péricardite avec ou

sans endocardite , la pleurésie simple ou double , l'arachnoïdite cérébrale ou rachidienne. La pneumonie est beaucoup plus rare que les
phlegmasies séreuses. Celles-ci se trouvent souvent associées, à la poitrine du moins. Ces complications étaient connues des anciens, qui,
sans les désigner nominativement, les indiquaient sous le terme commun de *transport de la matière morbifique sur les parties nobles*. La péricardite et l'arachnitis sont nominativement indiquées par Scudamore,
par M. Chomel ; mais on ne peut refuser à M. Bouillaud la gloire d'a-
voir appelé l'attention des praticiens sur l'extrême fréquence de l'endopéricardite, sur l'influence qu'elle exerce sur la production des affections organiques du cœur.

Elles sont surtout fréquentes dans la forme généralisée, sans que
cette fréquence puisse toutefois être érigée en loi de coïncidence comme
l'a fait M. Bouillaud pour l'endopéricardite. Sur 77 cas de rhumatisme
aigu généralisé, il l'a, dit-il, rencontrée 64 fois, et en conséquence il
proclame que dans ce rhumatisme la coïncidence est la règle, son existence l'exception. Nous pensons, malgré toute la confiance que mérite
un observateur aussi exact, qu'il a souvent vu des *endocardites* là où
il n'y a que des souffles ou bruits de sang modifié par la saignée. Elles
sont très-rares dans la forme partielle et légère. Sur 40 cas, M. Bouillaud n'a rencontré qu'une seule fois la péricardite.

Elles peuvent se montrer en même temps que l'affection locale ou
lorsque celle-ci est à peu près terminée ; mais le plus souvent elles
surviennent pendant son cours. Leur invasion coïncide fréquemment
avec la disparition brusque des symptômes articulaires (*délitescence* ou
métastase des auteurs anciens). M. Bouillaud dit n'avoir jamais vu l'endocardite et la péricardite se déclarer brusquement par suite de la disparition subite d'un rhumatisme articulaire aigu bien caractérisé ; mais
des auteurs aussi exacts et aussi dignes de foi, M. Andral entre autres,
l'ont observé.

Elles sont caractérisées, outre leurs symptômes propres et spéciaux,
par la fièvre violente au début, persistant, redoublant, réapparaissant,
sans qu'on puisse en trouver l'explication dans l'état local peu intense
ou disparu.

Elles ont en général, malgré l'assertion contraire des auteurs du
Compendium, une physionomie particulière qui participe de celle du
rhumatisme ; leur marche est plus rapide, leur résolution plus facile.
Elles semblent tenir de la nature de la fluxion articulaire. Il n'est pas
rare de voir disparaître en quelques jours un double épanchement pleurétique et sans laisser ces bruits de craquement si communs dans la
pleurésie ordinaire.

Elles survivent quelquefois au rhumatisme lui-même ou disparaissent par le retour de la fluxion articulaire, bien que M. Bouillaud dise
ne l'avoir jamais observé.

On a aussi admis comme complications la *phlébite* ou *phlegmasia alba dolens* (Bouillaud) des douleurs dans les masses musculaires voisines, ou sur le trajet des nerfs, du nerf sciatique. Ces douleurs nous paraissent moins des complications que des accidents, explicables par la compression mécanique que peut exercer la tuméfaction musculaire.

Accidents. — Sont peu nombreux.

a. Phlegmon. — Développé dans le voisinage ou à l'extérieur de l'articulation ; souvent confondu avec le rhumatisme lui-même.

b. Rougeurs et même escarres déterminées par la nécessité de garder longtemps la même attitude. Notons cependant que les escarres se forment plus lentement et sont toujours moins profondes que dans certaines maladies, la fièvre typhoïde et la variole par exemple.

ANATOMIE PATHOLOGIQUE. — Les connaissances que l'on possède sur ce point de l'histoire du rhumatisme aigu sont fort incomplètes et se réduisent presque à ce qu'on en apprend pendant la vie, où le doigt constate l'existence d'un fluide, où des ponctions exploratrices ont montré que ce fluide pouvait être une sérosité citrine limpide. Cela tient sans doute au peu d'occasions que l'on a de pratiquer l'autopsie à cette période de la maladie, et à ce que la mort a été occasionnée par des complications précédées de la disparition des symptômes articulaires. Dans un cas de ce genre, M. Andral a trouvé les articulations dans l'état normal. On pourrait en conclure que la rougeur observée par d'autres auteurs est extrêmement fugace et disparaît après la mort comme dans l'érysipèle. M. Bouillaud dit avoir constaté outre cette rougeur, disposée par plaques, par bandes ou uniformément répandue, le ramollissement, l'épaississement de la synoviale, un pus louable phlegmoneux, la synovie purulente et trouble, des flocons albumineux, une fausse membrane. On n'a jamais rien observé dans les capsules ou ligaments. Pour remplir cette lacune, un expérimentateur, M. Richet, a déterminé artificiellement une phlegmasie articulaire. Il a vu la synoviale profondément injectée dans son tissu profond et sous-séreux ; au bout de vingt-quatre heures la surface séreuse est recouverte d'une lymphe plastique qui s'enlève aisément ; au-dessous la rougeur est devenue superficielle, disséminée sous formes d'ecchymoses, de taches violacées. Après quarante-huit heures la lymphe plastique s'épaissit et prend une teinte lie de vin ; la synoviale est grenue et continue a sécréter des lambeaux de fausse membrane et du pus. Dans les derniers jours, la membrane synoviale perd son poli et se recouvre de granulations que forme un réseau vasculaire sous-séreux. (*Recherches sur les tumeurs blanches ;— Annales de la chirurgie française*, mai 1844.) Ces résultats peuvent très-bien servir à éclairer la pathologie des tumeurs blanches auxquelles l'auteur semble spécialement les avoir destinés ; mais ils ne peuvent, selon nous, nullement s'appliquer au rhumatisme.

ÉTIOLOGIE. — Le rhumatisme peut attaquer tous les sujets, quelles que soient d'ailleurs leurs conditions d'âge, de sexe, de professions, etc.; néanmoins on peut regarder comme causes prédisposantes les conditions dans lesquelles on l'observe le plus fréquemment. — a. L'*âge* de quinze à trente-cinq ans; il est surtout rare dans la vieillesse, où la goutte est si commune. — b. Le *sexe masculin*. — c. Le *tempérament sanguin* ou lymphatico-sanguin; une peau blanche, fine, transpirant facilement; la maigreur (l'embonpoint excessif est regardé par Scudamore comme une condition réfractaire); les professions qui exposent à rester immobile aux intempéries de l'atmosphère, celles de commissionnaire, de soldat, etc.; — l'habitation dans des maisons nouvellement construites, au rez-de-chaussée, dans des boutiques; les *climats* froids et humides; certaines *saisons*, le printemps, l'automne : c'est surtout au printemps qu'on observe des constitutions médicales où il règne épidémiquement. Parmi les *causes pathologiques*, nous ne trouvons que la scarlatine au déclin de laquelle le rhumatisme a été observé par MM. Pidoux (*Journal des conn. médico-chir.*), Grisolle (*Journal hebdomadaire*, 1836), Murray, qui l'a vu à l'état épidémique (*Edimb. méd. journ.*, t. XXXIII). — Nous empruntons ces détails aux auteurs du *Compendium*, qui considèrent alors la scarlatine comme une complication ou coïncidence, tandis que nous n'y voyons qu'une cause prédisposante très-naturelle, puisqu'il y a cette période suppression de la transpiration cutanée. On trouve aussi dans les auteurs anciens, comme *causes prédisposantes*, une vie oisive, l'alimentation trop substantielle, l'abus du vin, le coït; l'hérédité ou l'origine de parents goutteux (Chomel). Nous savons que tous ces auteurs confondent la goutte et le rhumatisme.

*Cause déterminante.—Impression du froid humide.—*Son action morbifique est surtout énergique quand il frappe le corps échauffé par un exercice violent, pendant le sommeil; elle n'est aussi manifeste pour aucune autre phlegmasie. Un rhumatisme qui plus tard se généralisera débute ordinairement par la partie soumise au refroidissement. Le rhumatisme diffère seulement des autres phlegmasies en ce que l'humidité paraît être une circonstance très-favorable à son développement et que souvent l'action a été prolongée.— C'est le froid que nous trouvons comme agent pathogénique dans toutes les conditions de professions, de saisons, etc., où nous voyons le rhumatisme commun. Il est admis comme cause à peu près unique par la plupart des auteurs, Sydenham, Boerhaave, Cullen, etc. (Bosquillon dit que sur 100 rhumatismes, 99 sont dus au froid.) M. Bouillaud, soutenant l'opinion ancienne, a engagé depuis plusieurs années une vive polémique contre M. Chomel, qui fait jouer un très-grand rôle à la prédisposition individuelle dans la production du rhumatisme comme dans celle de la pneumonie et de la pleurésie, où nous aurons occasion d'exprimer notre opinion sur ce point controversé.

Quelques auteurs ont donné comme causes déterminantes la suppression de la fièvre intermittente par le quinquina (Baillou), d'un flux dysentérique (Hoffmann), des lochies, de la blennorrhagie; les plaies ou les contusions des articulations, l'entorse. Les maladies qui succèdent à ces diverses causes n'ont de commun avec le rhumatisme que la fluxion articulaire et doivent en être soigneusement distinguées.

PATHOGÉNIE. — Les questions relatives à la pathogénie du rhumatisme, savoir : sa nature et le siége primitif de sa lésion, la place que cette maladie doit occuper dans les cadres nosologiques, ont donné lieu à d'intéressantes discussions scientifiques, à une controverse qui dure encore et partage en deux camps les auteurs contemporains ; les uns admettant l'identité de nature du rhumatisme et de la goutte, les autres établissant entre ces deux maladies une différence essentielle et fondamentale.

Nature. — Le mot *rhumatisme*, appliqué pour la première fois par Baillou à l'arthrite vague des anciens auteurs, est dérivé du verbe grec ρεω, qui veut dire *je coule*. C'est en effet dans la classe des maladies catarrhales ou fluxionnaires, engendrées par la pituite découlant de la tête, que le rhumatisme avait été placé par les auteurs grecs. Au fur et à mesure que l'humorisme subissait une révolution nouvelle, par suite de quelque découverte importante en physiologie, comme celle de la circulation du sang, ou par l'application des lois de la mécanique aux phénomènes des corps organisés, la théorie du rhumatisme prenait une face nouvelle ; mais c'était toujours une humeur morbifique, mucilagineuse ou âcre, acide ou alcaline, qui en était la cause première. — Aujourd'hui surgit encore un nouvel humorisme. Ce n'est plus à une dégénérescence acide ou alcaline, mais à une augmentation de fibrine ou à une *inflammation* du sang (*hémite*) qu'il faudrait attribuer cette maladie. Nous préférons, et de beaucoup, l'hypothèse du *vice* ou *principe* rhumatismal.

On a également cherché dans les solides et les esprits la nature du rhumatisme. Le *strictum*, le *spasme* et l'*irritation* d'une part, la *névrosthénie* de l'autre, rappellent suffisamment les principales hypothèses par lesquelles les solidistes ont cru pouvoir expliquer l'affection rhumatismale.

Siége du symptôme et de la lésion. — Établir le siége d'une affection c'est, conformément aux divisions anatomiques, dire quelle est la région, l'organe ou le tissu primitivement malade.

Quelle est la région affectée dans le rhumatisme ?

Les anciens admettaient le rhumatisme dans toutes les régions du corps ; leur théorie sur la nature des maladies leur permettait de les reconnaître partout en symptôme et en lésion. Quant aux modernes, cela leur est plus difficile. Ceux qui voient dans le rhumatisme une inflammation ne peuvent évidemment l'admettre là où il n'y a que douleur ; la perversion de la sensibilité ne constitue pas seule un travail inflammatoire. Ceux au contraire qui voient dans le rhumatisme une maladie d'une nature indéterminée et dans la maladie tantôt un trouble fonctionnel, tantôt un désordre organique, confondant ainsi trois choses parfaitement distinctes, la maladie, le symptôme et la lésion, ceux-ci, dis-je, peuvent comme les anciens suivre le rhumatisme dans toutes les régions du corps : ainsi M. Chomel.

Quel est l'organe affecté ?

Pour tous les anciens auteurs et pour un grand nombre de nos contemporains, tous les organes peuvent être atteints de rhumatisme. M. Chomel admet trois classes de rhumatismes sous ce rapport : 1° ceux qui attaquent les muscles, 2° ceux des articulations, 3° ceux des viscères.

Quel est le tissu primitivement malade ?

Rivière, Hoffmann, Pinel, etc., ont réduit à deux les tissus par lesquels débute l'affection rhumatismale : 1° le tissu musculaire, 2° le tissu fibreux. M. Chomel admet aussi que la maladie commence par ces deux systèmes, et M. Requin croit comme Bichat que dans le système musculaire ce sont les parties blanches ou fibreuses qui sont atteintes, de sorte qu'en dernière analyse il n'y aurait qu'un élément organique primitivement malade, ce serait le tissu fibreux dont se composent les ligaments, tendons, aponévroses, etc. Ce n'est point par la nécroscopie qu'on arrive ainsi à déterminer le siége primitif du rhumatisme, mais bien par la considération des troubles fonctionnels, notamment de la douleur qui suit la direction des fibres musculaires ou tendineuses et augmente par la contraction du muscle. Ces idées ne sont point généralement admises, au moins quant à ce qui touche le rhumatisme articulaire, que le plus grand nombre des auteurs aujourd'hui placent dans le système synovial ou fibro-séreux des articulations.

Classification. — Nous avons dit que les anciens mettaient le rhumatisme dans les maladies catarrhales et le confondaient avec la goutte. Cette confusion a duré jusqu'à Cullen, qui a positivement séparé ces deux maladies et en a parfaitement exposé tous les caractères distinctifs. Ce n'est pas cependant que la distinction n'ait été entrevue dès les temps les plus reculés : l'arthrite vague d'Arétée n'était autre chose que le rhumatisme articulaire ; mais personne n'avait aussi complétement établi cette séparation que le célèbre nosographe anglais. De nos jours encore la division n'est pas admise par tous les auteurs. M. Chomel ne veut faire qu'une seule et même maladie de la goutte et du rhumatisme. Ne serions-nous pas plus avancés en nosologie que ne l'était Boerhaave quand il disait que le rhumatisme était une affection qui participait tout à la fois de l'arthrite, de la podagre et du scorbut ?

Jetons d'abord un coup d'œil sur l'histoire différentielle et comparative de ces deux maladies.

RHUMATISME.	GOUTTE.
Invasion brusque sans phénomènes précurseurs.	Invasion souvent précédée de troubles gastriques.
La fluxion inflammatoire débute ordinairement par les grandes articulations, passe de l'une à l'autre et le	La fluxion inflammatoire débute le plus souvent par les petites articulations ; elle en attaque ordinairement

plus souvent en attaque un grand nombre.

Le gonflement des articulations atteintes est modéré, rénitent ; souvent par l'application des doigts on perçoit un sentiment de fluctuation qui dénote un épanchement de liquide dans l'articulation.

Le mouvement fébrile est continu, l'urine rouge déposant un sédiment briqueté. Le sang contient une très-forte proportion de fibrine.

La première attaque de rhumatisme a ordinairement une durée longue (de trente à quarante jours).

Elle n'est suivie d'une seconde et d'une troisième attaque qu'au bout d'un temps quelquefois fort long, après plusieurs années, quatre ans, six, huit, dix ans et même plus longtemps encore. — Rien de régulier dans les retours.

Les affections qui se rattachent essentiellement au rhumatisme sont des péricardites et endocardites, des pleurésies.

Les produits organiques du rhumatisme sont les épanchements gélatineux des gaines tendineuses, les maladies organiques du cœur.

La répétition des attaques de rhumatisme finit par le rendre plus fixe et moins violent, plus localisé. Les accidents qui en dépendent ne se déplacent pas.

On voit tous les jours des personnes qui ont éprouvé une ou plusieurs attaques de rhumatisme aigu jouir d'une santé parfaite. Elles peuvent parcourir une assez longue carrière sans être tourmentées par de nouvelles attaques.

un petit nombre et de préférence celle du gros orteil; elle ne se déplace pas, au moins dans les premières attaques.

Le gonflement des articulations prises est très-prononcé. Les phénomènes locaux de l'inflammation sont très-intenses ; la rougeur souvent érysipélateuse, les veines distendues , la tuméfaction œdémateuse très-marquée. Il y a sur la fin de l'accès desquamation de l'épiderme.

La fièvre est rémittente avec des exacerbations le soir ; l'urine est plus chargée d'acide urique. Le sang n'a pas été analysé ; mais à coup sûr il doit contenir une moins forte proportion de fibrine, en supposant même une égale étendue des parties atteintes d'inflammation dans l'une et dans l'autre maladies.

Le premier accès de goutte ne dépasse jamais deux à trois septénaires.

L'accès de goutte se répète à de courts intervalles. Les retours sont ordinairement périodiques et le plus souvent subordonnés aux saisons.

Les affections qui se rattachent essentiellement à la goutte sont des gastralgies, des flux, des calculs rénaux, etc.

Les produits organiques les plus ordinaires de la goutte sont les tophus et les graviers.

La goutte en vieillissant acquiert plus de mobilité. On voit les accidents qui en dépendent alterner les uns avec les autres ou se porter d'un endroit dans un autre : aujourd'hui ce sont des crampes qui torturent le malade ; demain elles seront remplacées par un ptyalisme abondant, ou bien ce sera un accès d'asthme qui cédera tout à coup pour être remplacé par un flux urinaire ou par une hydropisie des membres inférieurs.

La goutte abandonne rarement sa victime. Les attaques deviennent, avec le temps, plus rapprochées. Les formes variées sous lesquelles elle se déguise ne cessent de se multiplier, et la mort vient dans beaucoup de cas frapper inopinément le malade.

Le rhumatisme attaque la jeunesse et l'âge mûr. Il n'est pas rare de le voir chez les enfants.	La goutte est le partage de l'âge mûr et de la vieillesse.
Le tempérament lymphatico-sanguin y prédispose. Il en est de même des professions qui exposent ceux qui les exercent aux vicissitudes atmosphériques.	Une constitution molle, lymphatique, chargée d'embonpoint y prédispose.
	Elle est, dit-on, la maladie des gens riches, de ceux surtout qui ont vécu dans l'oisiveté et ont abusé des jouissances de la table.
L'hérédité n'a pas une influence beaucoup plus marquée que dans beaucoup d'autres phlegmasies.	L'hérédité exerce une très-grande influence sur la production de la goutte.
Les méthodes antiphlogistiques modifient le rhumatisme dans ses symptômes, sa marche et sa durée.	Le traitement antiphlogistique a peu ou point d'action sur les symptômes, la marche et la durée de la goutte.

Peut-on confondre deux maladies qui offrent tant de traits distinctifs? Il est vrai que les partisans de l'identité contestent quelques-unes des assertions émises dans le tableau ci-dessus. Suivant eux, par exemple, la goutte ne serait pas plus héréditaire que le rhumatisme ; elle n'attaquerait pas plus spécialement les gens riches, et si on ne l'observe pas dans les hôpitaux, cela tient, disent-ils, à ce que le pauvre ne vient pas à l'hôpital pour un orteil rhumatisé. Mais il semble cependant que le pauvre vient à l'hôpital quand il est dans l'impossibilité de pourvoir à sa subsistance par son travail, et il me paraît difficile qu'un homme en proie à une attaque de goutte puisse vaquer à ses occupations habituelles.

La goutte siége aussi bien sur les grandes articulations que sur les petites, et si sur les petites elle présente des caractères particuliers, cela tient uniquement à une différence dans les dispositions anatomiques. Plus l'articulation est grande, plus il y a de parties molles qui la recouvrent et moins sont tranchés les caractères locaux de l'inflammation articulaire. La tuméfaction dans le rhumatisme du gros orteil doit donc être plus apparente que partout ailleurs.

Les troubles gastriques s'observent peut-être plus souvent dans le rhumatisme que dans la goutte.

La coïncidence de la goutte et de la gravelle n'a été admise que parce qu'on a supposé la première maladie plus fréquente chez les gens riches, qui sont en effet plus souvent que les pauvres atteints de la gravelle.

Quant à la goutte interne ce n'est qu'un *rhumatisme viscéral.*

La mobilité de la goutte, le retour périodique de ses accès n'offrent rien de particulier. Cela s'observe également dans le rhumatisme....

Telles sont les raisons que donnent à l'appui de leur opinion ceux qui admettent l'identité du rhumatisme et de la goutte.

Le rhumatisme et la goutte se composent en partie d'affections qui ont une communauté de siége, et c'est là sans doute une des raisons principales pour lesquelles ces deux maladies ont été si longtemps confondues et le sont encore de nos jours par quelques auteurs. Le scorbut et la scrofule ont aussi des affections communes avec le rhumatisme et ont été confondus avec lui. Qui penserait aujourd'hui à les réunir dans une seule unité morbide?

Il est évident que quand on prend la lésion ou le symptôme pour la maladie, que quand on part d'un vice ou principe rhumatismal, d'une irritation rhumatismale fixée dans le tissu musculaire ou fibreux, on ne peut que comparer une affection à une autre affection, une lésion à une autre lésion, un symptôme à un autre symptôme et non une maladie à une autre maladie.

La classification des maladies doit être faite par le rapprochement des unités pathologiques qui ont entre elles la plus grande analogie sous le rapport des causes, des symptômes, de la marche et en un mot de tous les points de leur histoire complète, et cette histoire comparative doit être faite indépendamment de toute idée préconçue sur la nature du mal; toute hypothèse doit être mise de côté dans un pareil travail. Or nous n'hésitons pas à déclarer qu'après avoir établi ce parallèle pour le rhumatisme et la goutte, il nous est impossible de conserver le moindre doute sur la séparation ou la non identité des deux maladies.

Le rhumatisme a tous les caractères des phlegmasies, et la goutte, par la multiplicité de ses produits, par sa marche, sa durée, sa ténacité, etc., doit être rapprochée des maladies chroniques, cachectiques ou constitutionnelles.

Le rhumatisme est donc pour nous une phlegmasie. Est-ce à dire pour cela que l'inflammation rhumatismale n'offre pas des caractères qui la distinguent? Non assurément. Tout ce qu'a dit Stoll sur ce sujet est profondément vrai. Mais il n'y a rien là d'extraordinaire. Toute phlegmasie a quelque chose de spécial dans le travail inflammatoire qui la caractérise. On trouve réunis dans le rhumatisme : fièvre continue, augmentation de la fibrine du sang, dont le chiffre est plus élevé même que dans toutes les autres maladies, et travail inflammatoire en rapport avec le mouvement fébrile ; donc le rhumatisme est une phlegmasie. On a dit, il est vrai, que la fluxion articulaire pouvait disparaître et la fièvre persister; mais M. Bouillaud a répondu à cette objection en démontrant que dans ces cas le travail phlegmasique était intérieur et fixé soit sur les enveloppes du cœur soit sur les plèvres.

DIAGNOSTIC. — Est très-facile dans l'immense majorité des cas où le rhumatisme est bien caractérisé et plus ou moins généralisé. Les circonstances dans lesquelles il se développe, le caractère particulier de l'affection articulaire, la dissémination, l'envahissement successif, les paroxysmes nocturnes, les sueurs, le dépôt des urines, constituent une réunion de signes qui n'appartiennent qu'à lui et ne permettent pas la confusion avec d'autres maladies articulaires qui au premier abord ont avec lui plus ou moins de ressemblance : — avec la *goutte*, où l'affection articulaire siége au gros orteil, au pied ou à la main ; où la tuméfaction est œdémateuse, la rougeur vive, la douleur bornée à un point ; — avec l'*arthrite traumatique*, accompagnée de plaies, de contusions, etc., ou *scrofuleuse* chez un sujet qui en offre tous les caractères ; — avec l'*hydarthrose*, où il y à aussi une tuméfaction fluctuante, mais sans douleur ou avec simple douleur de tension ou sentiment de pesanteur ; où il n'y a pas de fièvre et où d'ailleurs on trouve comme antécédents la suppression d'une maladie préexistante : blennorrhagie, flux dysentérique, fièvre intermittente, etc. (nous avons dit plus haut que Baillou en faisait une espèce de rhumatisme ; on peut en théorie les rapprocher, mais pratiquement il est impossible de ne pas les séparer) ; — avec les *collections purulentes* de la morve et autres maladies, où les articulations en nombre plus ou moins grand sont le siége d'une tumeur molle et fluctuante, mais où la douleur existe surtout dans les masses musculaires et où d'ailleurs il y a un appareil symptomatique tout différent.

La diagnostic peut exceptionnellement présenter des difficultés dans les circonstances suivantes.

1° Une arthralgie violente se montre habituellement dans plusieurs articulations avec un appareil fébrile, sans tuméfaction ni rougeur. — On croit à un rhumatisme commençant, et l'on s'aperçoit qu'on a affaire à certaines formes de fièvre typhoïde ou à une variole.

2° Le rhumatisme reste plus ou moins longtemps borné à une seule articulation, où se montrede préférence l'arthrite scrofuluse, au coude-pied, ou mieux encore à la hanche, au siége de prédilection de la goutte. Il se montre dans des conditions où l'on voit ordinairement d'autres affections articulaires chez des femmes nouvellement accouchées.

3° Par contre, les autres maladies ont perdu quelques-uns de leurs caractères ordinaires. Ainsi la goutte au lieu d'occuper le gros orteil siége plus haut dans les autres articulations du pied, aux malléoles, au genou, etc. — On peut voir dans Scudamore combien sont rares les exceptions ; l'arthrite traumatique n'est accompagnée d'aucune trace de violence extérieure, les malades en ont perdu le souvenir ; l'arthrite scrophuleuse se développe d'une manière aiguë, avec fièvre ; l'hydarthrose survient subitement, sans avoir été précédée d'aucune maladie appréciable, etc.

Dans ces divers cas, il faudra s'aider de toutes les circonstances, comme dans tous les cas difficiles ; se tenir sur la réserve et ne pas prononcer trop à la hâte qu'il y a rhumatisme, car s'il peut être méconnu, le plus souvent le contraire a lieu : c'est une autre maladie qu'on prend pour un rhumatisme. L'idée de rhumatisme est la première qui se présente à l'esprit du malade et même du médecin toutes les fois qu'il est question d'affections articulaires. C'est donc contre elle qu'il faut se tenir en garde.

Diagnostic des complications. — Se tire des symptômes propres à ces diverses maladies. — On doit les soupçonner et les rechercher toutes les fois que l'affection articulaire disparaît brusquement ou ne présente pas une intensité proportionnelle à celle des symptômes communs. Il ne faut pas se hâter de prononcer qu'il y a endocardite par cela seul qu'il y a des souffles au cœur.

PRONOSTIC. — Le rhumatisme ne menace pas immédiatement l'existence par lui-même ; mais il est grave par la fréquence des complications, qui peuvent faire périr promptement le malade ou dégénérer en affections chroniques qui le font périr tôt ou tard. C'est ainsi qu'il est souvent le point de départ des maladies du cœur, moins fréquemment cependant que ne l'a avancé M. Bouillaud. Il est toujours fâcheux pour les malades par l'acuité de la douleur et par sa longue durée ; par les lésions organiques qu'il peut laisser dans les articulations. Dans le pronostic on doit surtout s'attacher aux signes, qui peuvent faire prévoir les complications ou la durée de la maladie. Nous ne chercherons pas ces signes dans les circonstances antérieures, telles que l'âge, le sexe, la profession, etc., on sait peu de chose à ce sujet, mais dans la maladie elle-même.

Les complications doivent être plus redoutées dans le rhumatisme général que dans le rhumatisme partiel ; quand les douleurs sont extrêmement mobiles, l'acuité de la douleur est de ce point de vue beaucoup moins à craindre qu'une douleur faible jointe à la mobilité. La gravité relative des complications sera exposée à chacune d'elles.

La durée du rhumatisme est toujours incertaine. Il n'est jamais possible de dire quand il commence à quelle époque il finira. Nous savons que la forme généralisée est la plus longue ; mais cette forme peut avoir été primitivement partielle et pendant un temps assez long. On ne peut non plus voir ici, comme dans d'autres maladies, des signes certains de résolution terminale dans la cessation des symptômes spéciaux, dans les sueurs, dans les précipités rouges ou briquetés des urines. — Ces signes peuvent se répéter plusieurs fois avant la guérison. — Néanmoins on est à peu près certain qu'elle a lieu quand la fièvre est tombée, que le sommeil est revenu, que toutes les articulations sont libres ; mais pour que la certitude soit absolue, il faut que cette cessation de symptômes existe depuis plusieurs jours au moins.

Récidives. — L'opinion que nous avons exprimée à ce sujet nous dispense de les mettre au nombre des accidents que l'on doit s'attendre à voir reparaître presque nécessairement dans le rhumatisme. Nous devons cependant dire que quand elles surviennent, elles sont plus menaçantes au point de vue du passage à l'état chronique et impriment toujours une fâcheuse activité aux affections organiques du cœur consécutives aux premières attaques.

TRAITEMENT. — On a employé contre le rhumatisme diverses méthodes de traitement qui ont pour but non pas de le guérir, puisque tout le monde est d'accord sur ce point qu'abandonné à la nature il guérit le plus souvent, mais d'en abréger la durée, de prévenir le passage à l'état chronique, de diminuer la fréquence des complications.

Elles consistent en moyens généraux et en applications locales.

1° *Moyens généraux.* — A. *Saignée.* — A été pratiquée dès l'enfance de l'art. Galien la conseille, mais non dans tous les cas. Sydenham, dans son premier *Essai sur le rhumatisme*, la regarde comme le principal remède, se fondant sur la nature inflammatoire de la maladie et sur la ressemblance du sang avec celui des pleurétiques; plus tard, d'après ses observations de 1675 à 1680, il regrette de l'avoir employée aussi souvent et se contente de prescrire le petit-lait et la diète. Pringle est grand partisan de la saignée, qu'il répète journellement jusqu'à cessation de la fièvre et de la douleur. Cullen en est également partisan, moins cependant, car il fait remarquer qu'on doit y apporter une certaine retenue, puisque trop abondante la déperdition sanguine retarde la guérison et tend à produire le rhumatisme chronique. M. Bouillaud applique surtout au rhumatisme sa formule des saignées coup sur coup, tout en la modifiant suivant l'âge et la constitution du sujet, suivant l'intensité de la maladie et la présence de complications. Premier jour, saignée le soir (M. Bouillaud suppose que le malade est entré à l'hôpital dans la journée); deuxième jour, saignée matin et soir; troisième jour, quatrième saignée dans les cas graves; quatrième jour, cinquième saignée si la résolution n'est pas franche; cinquième, sixième et septième jours, dans les rhumatismes articulaires très-aigus ou avec complication d'endocardite, d'endopéricardite où de pleurésie très-prononcée, le temps des émissions sanguines n'est pas encore passé, deux ou trois nouvelles saignées. On peut être ainsi obligé de tirer jusqu'à 5 kil. de sang. — Dans les cas moyens il suffit d'un kilogr. — M. Bouillaud, qui du reste admet des contre-indications formelles, prétend qu'avec cet emploi énergique de la saignée, à laquelle il associe des applications nombreuses de sangsues ou de ventouses autour des articulations malades ou sur le thorax, il réduit la mortalité à zéro, même dans les cas les plus graves, pourvu que cette méthode puisse être employée à temps; qu'il prévient le passage à l'état chronique; qu'il abrége la durée du rhumatisme articulaire aigu intense, de telle sorte qu'elle n'est plus que d'un à deux septénaires au lieu de six à huit, terme moyen. Cette méthode ne diffère pas beaucoup, comme on le voit, du traitement de Pringle; seulement elle est formulée avec une exactitude presque mathématique. De nombreuses objections lui ont été faites par anticipation (Cullen, Sydenham), et de nos jours par MM. Chomel, Andral et autres. On lui a reproché avec juste raison de jeter les malades dans une anémie profonde, d'entraîner une convalescence excessivement longue, de ne pas toujours prévenir les complications viscérales. Une observation de péricardite mortelle dans le cours d'un rhumatisme est précisément survenue après des saignées abondantes et répétées (Andral, clinique).

B. *Vomitifs.* — Recommandés par Stoll, Haygarth. Sont rarement nécessaires.

C. *Purgatifs.* — Étaient employés par les anciens dans les cas où ils ne pratiquaient pas la saignée. Sydenham ne veut pas qu'on les donne au début de la maladie ; ils sont généralement administrés à la fin et particulièrement dans le cas de constipation. Scudamore recommande les purgatifs salins, le calomélas, etc. D'autres auteurs ont conseillé la teinture de colchique et disent en avoir retiré de bons effets.

D. *Sudorifiques*. — Poudre de Dower, bourrache ; bois ou résine de gayac, etc. — « Trompent souvent l'attente du médecin et de manière à aggraver plutôt qu'à soulager les symptômes. Dans les cas où ils réussissent le mieux, ils produisent une grande et fâcheuse débilité, en sorte que pendant un temps considérable presque toute exposition au froid est dangereuse. » (Scudamore.)

E. *Diurétiques*. — Nitrate de potasse à haute dose, jusqu'à 30, 40 et même 60 grammes par jour, en commençant par 10 grammes par litre de tisane. — Expérimenté en Angleterre ; en France par MM. Gendrin, Martin Solon. (*Bulletin de thérapeutique.*)

F. *Tartre stibié à dose* contre-stimulante, conseillé par Laënnec comme dans la pneumonie ; expérimenté par Dance, qui n'en a jamais vu de bons effets ; généralement abandonné aujourd'hui.

G. *Quinquina.*— Semble naturellement indiqué par ces paroxysmes, ces rémissions avec sueur, qui donnent au rhumatisme une certaine analogie avec la fièvre intermittente. Il a été employé par divers auteurs, Morton, Fothergill, Saunders. Haygarth, qui le donne en décoction ou dans de l'eau de menthe, commençant par 15, 10 ou 5 grains toutes les deux, trois ou quatre heures, et portant graduellement la dose, s'il passe bien et produit un effet salutaire, jusqu'à 20, 30 et 40 grains, vante les effets merveilleux de son administration : les douleurs, les gonflements, les sueurs et les autres symptômes de fièvre inflammatoire diminuent promptement et manifestement, de manière qu'à la fin la santé est parfaitement rétablie. — On n'observe jamais le passage à l'état chronique, si commun avec les autres méthodes de traitement. À l'exception du mercure contre la syphilis, il y a peu, il n'y a peut-être pas d'exemple d'un remède qui procure un soulagement aussi prompt et un rétablissement aussi parfait d'une maladie aussi formidable. Haygarth a l'intime conviction que l'écorce du Pérou a un effet bien plus puissant dans la fièvre rhumatismale que dans toute autre fièvre, et qu'elle ne guérit pas la pernicieuse intermittente avec autant de sûreté et de promptitude. (Scudamore, tome II, page 292 et suivantes.) Nousmême, guidé par l'existence de frissons périodiques, avons employé avec succès depuis longtemps le sulfate de quinine à la dose ordinaire comme dans la fièvre intermittente simple.— *Sulfate de quinine à haute dose*. — Administré pour la première fois en France par M. Briquet, qui passe pour l'inventeur de cette méthode que lui disputent MM. Casorati et Mascheroni. M. Briquet donnait d'abord le sulfate de quinine à la dose de 5 à 6 grammes ; plus tard il est descendu à celle de 4, 3 et même 2 grammes. Nous ne savons si les résultats qu'il a annoncés sont constants : si l'insomnie cesse, si les douleurs rhumatismales diminuent et souvent même disparaissent comme par enchantement, si en un mot la maladie est jugulée en quelques jours ; mais ce que nous savons fort bien, parce que nous en avons été témoin, c'est que cette méthode a tué des rhumatisants qui étaient dans toutes les conditions possibles pour guérir, c'est qu'après la cessation des symptômes articulaires nous avons vu survenir une double pleurésie mortelle. Il est probable que cette méthode ne restera pas dans la pratique.

H. *Sédatifs opiacés.* — Sydenham les proscrit comme pouvant fixer le mal et diminuer les effets de la saignée. Scudamore les emploie tout en satisfaisant aux autres indications. Il se sert de l'opium brut seul ou associé à la poudre d'ipécacuanha ou antimoniale. M. Corrigan porte la dose d'opium jusqu'à 60 centigrammes dans les vingt-quatre heures.

2° *Moyens locaux.* — Très-importants aux yeux de certains médecins ; insignifiants pour la plupart.

Sangsues. — Nous en avons déjà parlé à propos du traitement de M. Bouillaud. — Applications destinées à favoriser l'évaporation locale : flanelle sèche recouverte de taffetas gommé autour des articulations ou imbibée de décoctions émollientes, opiacées, etc. — Vésicatoires, compressions comme dans l'érysipèle. Scudamore se loue beaucoup d'une lotion sédative camphrée, etc.

3° *Moyens hygiéniques.* — Ne diffèrent pas de ceux employés dans les maladies aiguës fébriles. — Le malade ne doit pas être plus couvert qu'à l'ordinaire. Boissons tièdes ; petit-lait, si justement vanté par Sydenham, Boerhaave. Abstinence d'aliments.

Pendant la convalescence, frictions résolutives sur les membres rigides ou œdémateux, etc. Éviter l'exposition à l'air froid plus soigneusement qu'en santé.

4° *Traitement prophylactique.* — Il n'y en a d'autres que d'éviter la cause qui produit le rhumatisme. — Ne pas se découvrir intempestivement quand le corps est échauffé ; ne pas conserver des vêtements mouillés ; ne pas habiter des maisons nouvellement construites.

Il ne nous reste plus, après avoir exposé toutes les méthodes proposées par les auteurs, qu'à dire comment nous entendons le traitement du rhumatisme.

Nous proscrivons comme méthodes dangereuses celles par les sudorifiques, le tartre stibié ou le sulfate de quinine à haute dose, et nous prenons dans les autres ce qui est applicable au cas particulier. Le rhumatisme modéré ou léger peut être abandonné aux soins de la nature, aidée des moyens hygiéniques, de boissons nitrées. — Le rhumatisme grave, généralisé, exige dès le début l'emploi de la saignée, dont l'abondance et la répétition seront subordonnées à l'intensité de la maladie, à l'amélioration obtenue, à la manière dont elle est supportée ; mais il ne faudra jamais la prodiguer sans nécessité. La violence de la douleur au delà du premier septénaire permettra l'emploi de l'opium. Les purgatifs doux par la bouche ou en lavements seront nécessaires s'il y a constipation. Des frissons périodiques seront une indication de donner le sulfate de quinine à la dose ordinaire. Les complications exigeront, outre la saignée générale ou locale, l'application de larges vésicatoires et sur le thorax et sur les articulations abandonnées par le rhumatisme.

RHUMATISME CHRONIQUE.

Il se présente sous deux formes : primitive ou consécutive à l'état aigu. Cette dernière est seule admise par quelques auteurs, par Cullen entre autres.

RHUMATISME CHRONIQUE CONSÉCUTIF. — Offre trois degrés qui vont en s'éloignant du rhumatisme aigu.

Premier degré. — La fièvre a cessé, au moins d'une manière continue. La plupart des articulations sont entièrement libérées; celles qui ont été épargnées ne se prennent pas. Les symptômes spéciaux persistent dans quelques-unes ou dans une seule, avec moins d'acuité, il est vrai, mais en conservant leurs principaux caractères. Il y a encore des exacerbations nocturnes dans lesquelles reparaît la fièvre. La maladie doit être considérée comme participant encore jusqu'à un certain point à l'état aigu (Cullen).

Deuxième degré. — La pyrexie a complétement disparu, ainsi que les paroxysmes nocturnes. — L'état local n'offre plus ni rougeur ni chaleur; s'il y a de la chaleur elle est passagère, souvent même l'articulation est plus froide. Les malades accusent une sensation de *fraîcheur.* Il reste de la tuméfaction, molle, fluctuante, paraissant produite par la distension de la capsule synoviale; de la douleur, qui diminue par la chaleur et augmente par l'exposition au froid, par les mouvements, qui sont toujours plus difficiles.

Troisième degré. — La douleur et la difficulté de mouvement comme dans le deuxième degré, moins la tuméfaction. L'articulation ne diffère nullement à la vue et au toucher d'une articulation saine (1).

Durée. — Toujours longue, surtout avec les caractères du second et mieux encore du troisième degré. La douleur et la rigidité du mouvement peuvent persister pendant des années. C'est par cette longue durée que nous en faisons un état morbide distinct de ce que nous avons appelé *suites* dans la convalescence.

Terminaison. — A toujours lieu par résolution ou disparition des symptômes. La mort n'arrive jamais qu'accidentellement, alors que la plupart des articulations, et particulièrement celles des extrémités inférieures, étant privées de mouvement, il y a séjour continuel au lit et formation d'escarres.

RHUMATISME CHRONIQUE PRIMITIF. — Il survient dans les mêmes

---

(1) Ces deux derniers degrés sont de simples arthrodynies consécutives et ne sauraient être compris dans la classe des phlegmasies chroniques. (Voyez **NÉVROSES.**)

conditions étiologiques que l'aigu. Généralement l'exposition au froid humide a été plus prolongée, par l'habitation dans des maisons humides, par la nécessité où se sont trouvés les malades de coucher sur la terre, de travailler les pieds dans l'eau, etc. — Il débute sans fièvre ; les articulations se tuméfient lentement, sans douleur notable, plutôt avec sentiment de tension, avec gêne dans les mouvements, sans rougeur ni chaleur. Quand ces symptômes existent, ils sont toujours peu prononcés. Souvent une seule articulation est entreprise, jamais un grand nombre. — La maladie affecte de préférence certaines articulations, celles des extrémités inférieures, le genou, la hanche, l'épaule, le poignet et surtout le poignet gauche, chez la femme particulièrement ; néanmoins il n'y en a aucune où elle ne puisse se montrer. M. Smith (*Gazette médicale*, p. 452, 1843) l'a observée onze fois à l'articulation temporo-maxillaire. Sa marche est toujours essentiellement lente. Parfois les symptômes prennent un certain degré d'acuité, il survient de la fièvre et des paroxysmes comme dans l'état aigu ; mais on observe rarement l'ensemble des troubles fonctionnels communs, la sueur, les dépôts de l'urine, jamais les complications pleurétiques ou péricardiques.

Durée. — Toujours longue, plusieurs mois.

Terminaison. — Résolution annoncée seulement par la diminution graduelle des symptômes.

ANATOMIE PATHOLOGIQUE. — Dans certains cas, particulièrement dans ceux où pendant la vie il n'y avait que de la douleur avec rigidité, on ne trouve absolument rien ; d'autres fois on trouve des désordres extrêmement variables : synovie plus abondante, comme gélatineuse ; liquide séreux, sanguinolent, purulent ; synoviale ulcérée ; cartilages ramollis, ulcérés, prêts à se détacher, détruits ; ulcérations des os eux-mêmes, végétations, etc. — M. Chomel a noté les concrétions tophacées. (Nous savons qu'il confond les deux maladies.) La plupart de ces altérations appartiennent à ce que les chirurgiens appellent *tumeurs blanches*. Si elles ont trouvé place ici, c'est que le rhumatisme est considéré comme le point de départ d'une partie de ces affections ; mais alors elles constituent un état local qui n'a plus rien de commun avec le rhumatisme.

DIAGNOSTIC. — Est loin d'être aussi facile que dans l'état aigu, — le rhumatisme pouvant alors être confondu avec la goutte, l'arthrite scrophuleuse ou tumeur blanche, l'hydarthrose et les arthralgies syphilitique ou saturnine.

Dans la forme consécutive. — Les difficultés sont moins grandes ; la confusion n'est guère possible qu'avec l'arthrite scrofuleuse. On se guidera surtout sur la préexistence du rhumatisme aigu ; mais ce n'est là qu'une présomption très-forte, car l'arthrite peut très-bien avoir été provoquée par le rhumatisme et suivre son cours comme si elle avait été spontanée. On redoutera surtout l'arthrite quand la maladie est bornée à une seule articulation.

Dans la forme primitive. — On aura soin dans tous les cas d'interroger les antécédents du malade, les conditions étiologiques étant alors d'un grand secours; s'il reste du doute on se tiendra sur la réserve, laissant à la marche de la maladie et aux effets du traitement l'éclaircissement du diagnostic.

PRONOSTIC. — N'est pas grave, en ce sens qu'il ne menace jamais l'existence des malades; mais il la rend intolérable par la longue durée, par la douleur, par l'impossibilité où il les met d'exécuter les mouvements nécessaires à l'accomplissement de la plupart des fonctions; enfin il peut accidentellement déterminer la mort.

TRAITEMENT. — On a préconisé contre le rhumatisme chronique une foule de médications internes : les sudorifiques, les mercuriaux, les préparations d'iode, de brome, le sulfate de quinine, etc.; mais tous ces moyens sont impuissants contre une affection purement locale. S'ils ont réussi dans quelques cas, c'est qu'on avait affaire non à un rhumatisme mais à une maladie qui le simulait. Les seuls moyens vraiment efficaces sont les applications locales : frictions sèches ou avec des liniments excitants, vésicatoires, moxas (Hippocrate brûlait des fils de lin); bains simples ou aromatiques, de vapeur, thermaux, sulfureux, de Baréges, de Néris, de Bourbonne, etc. L'électricité, l'accupuncture, la compression ont été employées avec succès, dit-on. — Si les douleurs sont intolérables, on pourra hardiment recourir aux préparations opiacées. — Si le malade est condamné à rester dans le décubitus dorsal, on prendra toutes les précautions nécessaires pour prévenir les accidents de cette attitude continuelle.

ARTICLE III. — OTITE.

HISTORIQUE. — Les auteurs anciens ont connu la maladie qui va nous occuper. Les anciens Grecs la désignaient d'après l'un de ses principaux phénomènes, la douleur, et l'appelaient *otalgie* (ὠταλγία). Celse (lib. VI, ch. 7), exposant les maladies de l'oreille, parle des inflammations, des suppurations et des ulcères de cet organe. Aétius (tetr. II, serm. II, c. 73), Paul d'Égine (lib. III, c. 23) en parlent également. Cœlius Aurélianus (*Morb. chron.*, lib. III, c. 3) savait que les otites avec suppuration prolongée s'accompagnent souvent de carie de l'os temporal. Les auteurs subséquents n'ont guère fait que répéter ce qu'avaient dit les auteurs dont nous venons de parler, en y ajoutant des remarques hypothétiques sur les différences produites par les différentes causes humorales qu'ils admettaient. Ils confondaient ensemble sous le nom d'*otalgie* et les douleurs nerveuses et l'inflammation : c'est ce que l'on voit encore dans Sauvages, qui place la maladie en question dans la classe des douleurs sous le nom d'*otalgie inflammatoire* (classe VII, § XV); il distingue du reste très-bien l'otalgie suivie de suppuration de celle qui est simplement catarrhale. Aujourd'hui les phlegmasies de l'oreille sont désignées sous le nom d'*otite* et classées comme telles (Pinel), l'expression d'*otalgie* étant réservée pour les douleurs nerveuses.

Les auteurs que l'on pourra consulter sont Itard (*Traité des maladies de l'oreille*, t. I) et Kramer (*Traité des maladies de l'oreille*, traduction de Ménière avec notes).

SYNONYMIE. — *Otalgie* (des Grecs), *dolor aurium* (des Latins), *otalgie inflammatoire* (Sauvages), *otite* des modernes.

DÉFINITION. — L'otite est une phlegmasie caractérisée par une inflammation des parties constituantes de l'oreille, par un état fébrile plus ou moins intense, des troubles divers de l'audition, une douleur excessive et la sécrétion du pus.

SYMPTOMES, MARCHE, DURÉE, TERMINAISONS. — A. *Otite aiguë.* — Les auteurs la divisent en interne et externe ; mais dans leurs descriptions ils comprennent et l'otite catarrhale, dont il sera question ailleurs, et celle dont nous voulons parler ici. Nous acceptons la même division en limitant autrement l'acception du mot *otite.*

a. *Otite externe.* — Elle débute par un mouvement fébrile plus ou moins marqué, avec douleur vive, aiguë, déchirante dans le conduit auditif. Cette partie est remplie par une tumeur rouge, saillante, qui au bout de quelques jours devient acuminée au sommet, blanchit, et, si l'art ne vient au secours de la nature, s'ouvre spontanément et donne issue à une certaine quantité de pus. Cet écoulement est suivi d'un soulagement marqué. On observe plus particulièrement ces abcès dans la moitié externe du canal auditif (Kramer).

b. *Otite interne.* — Il y a d'abord céphalalgie ou plutôt hémicranie intense du côté de l'oreille malade : les yeux sont injectés, larmoyants ; la face est rouge, la peau chaude ; le pouls fréquent, plus ou moins dur ; il y a de l'inappétence, des nausées. L'oreille droite ou gauche devient le siége d'une douleur excessivement aiguë, intolérable même, s'exaspérant au moindre mouvement des mâchoires, aux secousses de la toux ou de l'éternument, ou bien encore quand le malade baisse la tête. Cette douleur est d'abord accompagnée de bruits, de bruissements variés, que suit tôt ou tard l'abolition plus ou moins complète de l'audition. Assez souvent la douleur dont nous venons de parler s'étend vers le pharynx par la trompe d'Eustache ou vers la région mastoïdienne, qui parfois même se gonfle, rougit et devient très-sensible au toucher ; les ganglions cervicaux du côté malade s'engorgent.

Les douleurs acquièrent une violence inouïe. Le malade ne peut goûter un seul instant de repos ; parfois même il y a un délire violent, furieux. En même temps, soif ardente, constipation ; les urines sont rouges, épaisses. Arrivée à ce point l'inflammation peut encore se terminer par résolution, mais cela est excessivement rare.

Enfin au bout de cinq, six ou huit jours, le pus accumulé dans la caisse du tympan parvient à se frayer une issue au dehors. Trois cas peuvent se présenter : 1° La membrane du tympan fortement distendue se rompt, et la matière s'écoule par le méat auditif. Quelquefois cet écoulement est gêné par une accumulation de croûtes ou de matières cérumineuses dans le conduit auditif externe, qui doit être soigneusement examiné à toutes les périodes de la maladie. 2° De la rougeur, de la tuméfaction se manifestent à la région mastoïdienne; de la fluctuation se fait sentir, et l'abcès ouvert, spontanément ou artificiellement, laisse écouler le pus qui avait passé par les cellules mastoïdiennes entraînant des débris osseux et parfois les osselets de l'ouïe. 3° Le pus prend son cours par la trompe d'Eustache et tombe dans l'arrière-gorge, d'où il est rejeté par expuition. Mais comme la trompe participe très-souvent à l'inflammation, elle est alors oblitérée par le gonflement de sa muqueuse, et cette voie est rarement ouverte à la suppuration. — Au total l'évacuation de la matière purulente est promptement suivie de la cessation des accidents les plus graves et surtout de la douleur.

La *durée* de l'otite est ordinairement de huit à dix ou quinze jours, quelquefois plus.

Terminaisons. — La maladie peut se terminer de différentes manières: 1° par la guérison; 2° par une abolition plus ou moins complète de l'ouïe, suite d'une altération ou de la destruction de la membrane du tympan, de l'issue des osselets de l'ouïe, de l'obstruction de la trompe d'Eustache, etc.; 3° par l'état chronique; 4° par la carie de l'apophyse mastoïde ou du rocher; 5° par l'extension de l'inflammation au cerveau ou à ses membranes, l'apparition d'accidents cérébraux excessivement graves et la mort.

B. *Otite chronique* (*otorrhée purulente* des auteurs). — Elle succède quelquefois à la forme précédente, ou bien elle est primitive. Ici les douleurs sont moins vives; il y a des bourdonnements d'oreille, des bruits divers, des tintamarres, de la surdité, un sentimen tgénéral de lassitude très-remarquable (Kramer). Le pus étant formé, la membrane du tympan s'ouvre et lui livre passage. L'évacuation ne soulage pas comme dans l'otite aiguë; les douleurs persistent : partant du même point, elles s'irradient souvent en élancements aigus jusqu'au sommet de la tête. La matière de l'écoulement est sanieuse, fétide, quelquefois sanguinolente, entraînant souvent des parcelles d'os... Comme dans l'immense majorité des cas, l'otorrhée purulente dépend d'une ostéite ou plutôt d'une affection tuberculeuse de l'apophyse mastoïde ou du rocher. (Nous renvoyons à la CHIRURGIE pour plus de détails.)

La marche est ici essentiellement chronique. L'écoulement persiste pendant des mois, des années, avec surdité complète ou incomplète, et même quand le nerf facial qui traverse l'aqueduc de Fallope est altéré ou comprimé, il en résulte une névralgie, puis une paralysie du côté de la face auquel il se distribue. Très-fréquemment, au bout d'un temps variable, on voit survenir des accidents cérébraux avec délire ou état comateux, et MM. Abercrombie (*Mal. de l'encéph.*, traduct. de Gendrin,

p. 52) et Lallemand (lettre **iv**) ont beaucoup insisté sur ce mode de terminaison de l'otite chronique avec carie.

Anatomie pathologique. — Dans l'otite phlegmoneuse externe aiguë, il y a de petits foyers purulents sous la membrane qui tapisse le méat auditif; mais on n'a pas occasion de les disséquer, car cette affection n'occasionne pas la mort. — Dans l'otite phlegmoneuse interne aiguë on trouve les différents degrés de l'inflammation des muqueuses : rougeur, ramollissement, ulcérations, chute des osselets; perforation, destruction de la membrane du tympan, qui dans certains cas est rouge et couverte de granulations, et plus tard blanchâtre, opaline, épaissie; inflammation, suppuration, destruction plus ou moins étendue des cellules mastoïdiennes. Quand il y a otite purulente chronique, la muqueuse est ramollie, couverte de végétations ou détruite; carie des os dans différentes parties du temporal, à l'apophyse mastoïde ou à la portion pierreuse; destruction des cavités qui constituent l'organe de l'ouïe; très-souvent décollement des membranes du cerveau, inflammation des méninges, ramollissement, abcès dans la substance cérébrale au niveau de la carie.

ÉTIOLOGIE. — L'otite est très-commune pendant l'enfance et la jeunesse et affecte plus particulièrement les sujets placés sous l'influence des diathèses dartreuse ou scrofuleuse; succède assez souvent à l'action brusque du froid, comme quand un courant d'air très-vif vient à frapper la tête celle-ci étant en sueur. Des corps étrangers introduits dans le conduit auditif, les lésions traumatiques de la membrane du tympan ou de la caisse par des corps piquants ou contondants, des injections irritantes, l'action intempestive ou trop énergique de l'électricité et du galvanisme employés comme moyens curatifs dans certaines surdités, l'accumulation et l'induration du cérumen peuvent encore y donner lieu. On l'observe à la suite d'un érysipèle ambulant de la tête, d'un eczéma, d'un impétigo, par l'extension d'une angine qui avait envahi la trompe d'Eustache, etc. On a parlé de la syphilis; mais comme le fait observer M. Ménière dans ses notes sur Kramer, cette cause est bien moins commune que la scrofule.

Enfin l'otite est une complication fréquente dans les fièvres éruptives et surtout dans la variole, dans la fièvre typhoïde. M. Ménière a observé un très-grand nombre de surdités par destruction de la membrane du tympan succédant à une dothiénentérie.

PATHOGÉNIE. — Nous distinguons l'otite phlegmoneuse ou purulente interne ou externe, aiguë ou chronique, de l'otite catarrhale, dans laquelle on observe surtout des modifications dans la sécrétion muqueuse. Cette distinction avait du reste été déjà établie par plusieurs auteurs, tels que Alard (*Essai sur le catarrhe de l'oreille*), Itard (*Traité*, etc., t. I, p. 172, 175). La première forme appartient aux phlegmasies proprement dites, et nous avons vu dans l'historique la place que les auteurs avaient assignée aux inflammations de l'oreille.

DIAGNOSTIC. — Il n'y a guère que l'otalgie qui puisse être confondue avec l'otite. À mesure que la science a fait des progrès, le nombre des cas attribués à l'otalgie a bien diminué, et même suivant Kramer il faudrait rapporter à l'inflammation de la membrane du tympan une foule de faits de douleurs d'oreilles considérés autrefois comme purement névralgiques. Quant à nous, nous pensons que ces cas d'inflammation isolée de la membrane du tympan doivent être extrêmement rares.

Au total, l'otalgie diffère de l'otite, et plus particulièrement de la forme profonde, par l'apparition brusque et non graduelle de la douleur et souvent aussi par la cessation brusque de cette même douleur, bientôt remplacée par une autre névralgie dans une partie plus ou moins éloignée ou revenant à l'oreille avec la même intensité ; par l'absence de fièvre et d'accidents cérébraux ; par l'absence d'angine ou de traces d'inflammation et d'écoulement par le conduit auditif externe soigneusement examiné.

PRONOSTIC. — Il est grave dans la forme profonde aiguë : 1° parce que la suppuration détruit assez souvent la membrane du tympan et même les osselets de l'ouïe, d'où surdité plus ou moins complète ; 2° parce que l'inflammation peut s'étendre au cerveau ou à ses membranes et occasionner la mort. Le pronostic est grave aussi dans l'otite chronique à cause de la surdité, de l'extension au cerveau et de la diathèse scrofuleuse, dont l'écoulement par l'oreille n'est qu'une manifestation.

TRAITEMENT. — Dans l'otite phlegmoneuse externe on a recours aux sangsues appliquées autour de l'oreille en nombre variable suivant l'âge et la force du sujet ; aux cataplasmes émollients appliqués sur l'oreille ; aux lotions, aux injections huileuses ou émollientes doucement poussées à l'aide d'une petite seringue dans le conduit auditif. Quand on reconnaît que le pus est formé, il faut ouvrir l'abcès de bonne heure avec un bistouri très-étroit glissé dans le méat avec toute la prudence que réclame le voisinage de la membrane du tympan.

Dans l'otite phlegmoneuse interne, le traitement doit être plus énergique. Saignée du bras répétée au besoin, sangsues derrière l'oreille, tels sont les premiers moyens à employer. Les lotions, les fumigations émollientes dirigées dans le conduit auditif ont paru à certains auteurs augmenter les accidents plutôt que de les diminuer. On devra se borner aux révulsifs, tels que pédiluves irritants, lavements purgatifs, calomel à petites doses répétées. Quand la trompe d'Eustache est enflammée, on conseille de faire inspirer une vapeur émolliente que le malade s'efforce ensuite de faire pénétrer dans la trompe en expirant fortement, la bouche et le nez étant fermés.

Peut-on reconnaître que le pus est formé dans la caisse du tympan ? On a dit que le passage de l'air provoqué par un mouvement d'expiration, les narines et la bouche fermés, déterminait dans l'oreille une sorte de gargouillement; mais l'oblitération si commune de la trompe rend ce passage très-difficile, et d'ailleurs il occasionne souvent une douleur très-vive. Il n'y a donc pas de signe positif et constant qui annonce la présence du pus. Et pour soulager le malade faut-il perforer ainsi, et en quelque sorte au hasard, la membrane du tympan? Kramer conseille d'attendre l'écoulement spontané qui s'effectue d'ordinaire avec assez de promptitude. M. Dezeimeris a réuni les cas dans lesquels la perforation de l'apophyse mastoïde a été suivie de succès; mais c'est là un moyen auquel il n'est pas toujours convenable d'avoir recours, car dans cer—taines circonstances il a causé des accidents. — Que la membrane du tympan ait été ouverte spontanément ou par le chirurgien, le pus est quelquefois tellement épais qu'il ne peut sortir de lui-même; il faudra alors le délayer avec une injection d'eau tiède poussée avec beaucoup de précaution. L'air expulsé par la trompe d'Eustache à l'aide de la petite manœuvre indiquée plus haut peut, quand ce conduit n'est pas oblitéré, provoquer la prompte expulsion de la matière purulente. Enfin si le conduit auditif externe était oblitéré par des croûtes ou de la matière cérumineuse, on le nettoierait au moyen d'injections d'eau tiède et d'une curette.

L'écoulement étant passé à l'état chronique et l'irritation étant cal—mée, on mettra en usage les injections légèrement stimulantes d'eau de Baréges ou bien faites avec une solution de 4 à 8 grammes de potasse caustique dans une pinte d'eau de roses. L'eau de feuilles de noyer, l'eau iodée pourront encore être très-utiles. Mais n'empiétons pas sur le trai—tement de l'otorrhée purulente, qui appartient à la scrofule; ajoutons seulement que dans certains cas où il n'y a pas d'altération du côté du système osseux et où la diathèse scrofuleuse est peu marquée, un vési—catoire ou un séton placés à la nuque peuvent puissamment contribuer à tarir l'écoulement purulent. Nous y reviendrons à propos de l'otite ca—tarrhale chronique.

ARTICLE IV. — GLOSSITE.

HISTORIQUE. — Le gonflement inflammatoire de la langue est un phénomène trop facilement appréciable, bien qu'assez rare, relative—ment parlant, pour que les anciens ne l'aient pas observé. On convient généralement que l'article d'Hippocrate sur l'hypoglosse (*De morbis,* lib. II) peut être rapporté à cette maladie, surtout lorsqu'il ajoute que la suppuration et la formation d'un abcès peut en être la suite. Arétée est encore plus explicite : parlant de l'angine, il dit que par—fois la langue devient si volumineuse qu'elle fait saillie hors de la bouche. (*Morb. acut.,* lib. I, c. 7.) Galien a observé un cas d'intu—mescence de la langue. (*Méth. méd.,* lib. XIV, c. 8.) Les auteurs venus après ceux que nous venons de citer ne parlent guère de la glossite que d'une manière incidente, à l'occasion de faits particuliers ou des diverses maladies dans lesquelles elle peut se montrer, et cela sous les noms divers de *tumeur*, de *gonflement de la langue*. Sauvages lui-même (classe I, § XLV), tout en reconnaissant que cette tuméfaction peut être produite par l'inflammation, la décrit parmi les vices de conformation et avec le *prolapsus*. Vogel, en créant le mot *glossite*, a élevé au rang de maladie l'affection qui nous occupe; aussi est-ce seulement depuis lui que nous la trouvons décrite à part, et encore Cullen et Pinel l'ont-ils omise dans leurs nosologies.

On trouvera dans les observateurs et dans les divers recueils un grand nombre de cas d'inflammation de la langue. Nous citerons particulièrement Louis (*Mém. de l'acad. de chir.*, t. XIV, édit. in-12), Delamalle (*id., ibid.*), P. Frank (*Traité de méd. prat.*, trad. de Goudareau, t. I), Carron d'Annecy (*Journ. gén. de méd.*, t. XXVIII), et enfin les divers articles de dictionnaires et particulièrement celui de Breschet et Finot (*Dict. des sciences méd.*, t. XVIII).

SYNONYMIE. — *Hypoglosse* (Hippocrate); *tumeurs, intumescence de la langue, paraglosse, glosso megistus* (Sauvages), *glossitis* (Vogel).

DÉFINITION. — La glossite est une phlegmasie caractérisée par une inflammation de la langue, accompagnée d'un état fébrile plus ou moins marqué, et par la douleur et le gonflement quelquefois énorme de cet organe.

SYMPTOMES, MARCHE, DURÉE, TERMINAISONS. — La glossite débute, comme la plupart des autres phlegmasies, par des frissons, de la fièvre, une soif plus ou moins vive, de l'anorexie, de la céphalalgie. Bientôt après l'apparition de ces symptômes ou simultanément, la langue rougit, se tuméfie, devient douloureuse. La tuméfaction qui occupe la totalité ou la moitié seulement de l'organe fait de rapides progrès. Bientôt la langue dépasse le niveau des arcades dentaires, franchit même l'ouverture des lèvres et vient pendre hors de la bouche. Dans son mouvement de turgescence, elle rencontre les dents, qui souvent s'impriment et même s'enfoncent dans sa substance. L'organe ainsi tuméfié est d'un rouge brun, sa surface est sèche ou recouverte d'un enduit comme lardacé; il y a souvent de la salivation, et alors une matière visqueuse et filante humecte sa surface. La respiration a lieu par les narines et devient de plus en plus gênée à mesure que le gonflement de la base de la langue refoule en arrière l'épiglotte et tend à oblitérer l'orifice du larynx. Dans ce cas la face est rouge, animée, violacée même: elle exprime l'angoisse et la suffocation. Les yeux sont rouges, larmoyants; les artères temporales battent avec force, les veines du cou sont gonflées et tendues. En même temps la peau est chaude, brûlante, quelquefois couverte de sueur; le pouls dur, fréquent; les urines rouges, peu abondantes; il y a ordinairement constipation.

Arrivée à ce point la glossite peut se terminer de différentes manières:

1° *Par résolution.* — C'est ce qui a lieu le plus ordinairement. Alors au bout de vingt-quatre heures, deux, trois, quatre, cinq ou six jours la

langue diminue de volume et rentre peu à peu dans la cavité buccale ;
les accidents généraux cèdent progressivement, et d'ordinaire en très-peu de temps tout est rentré dans l'ordre.

2° *Par suppuration*. — Les abcès de la langue ne sont pas communs,
ils n'existent habituellement que d'un seul côté ; on reconnaît leur formation à une saillie qui se fait à la surface de l'organe malade, aux
battements sourds dont cette partie est le siége ; puis l'abcès ouvert
spontanément ou par le chirurgien, il s'écoule un pus phlegmoneux parfois très-fétide, et la cavité de l'abcès ne tarde pas à se refermer.

3° *Par gangrène*. — C'est le *glossanthrax* des auteurs. Cette terminaison est fort rare et ne s'observe guère que chez des sujets placés dans
des conditions défavorables, dans le scorbut, le typhus (Frank). Une
portion plus ou moins considérable de la langue peut ainsi tomber en
gangrène.

4° L'*induration* a été notée comme terminaison possible de la glossite ;
mais les exemples en sont peu nombreux. Dans ces cas l'organe reste
volumineux, dur, rénitent et gêne plus ou moins les fonctions de la parole, de la mastication et de la déglutition.

Les auteurs ont admis deux formes de glossites : l'une *superficielle*,
l'autre *profonde*. La première, qui est caractérisée par la rougeur avec
différentes altérations de sécrétion de la muqueuse buccale, se rencontre
dans plusieurs maladies, la scarlatine, le muguet, la diphthérite, les angines, la salivation mercurielle, etc. On a rangé parmi les glossites superficielles un développement particulier des papilles qui donne lieu à
une sensation très-pénible de chatouillement ou de frottement dans la
gorge. Ce n'est pas là une véritable glossite. Au total ces inflammations
superficielles de la langue ne sont autre chose que des accidents communs à diverses affections et qui ne méritent pas une description séparée.
Quant à la glossite profonde, c'est celle qui affecte toute l'épaisseur de
l'organe ; c'est là la véritable glossite dont nous venons de tracer le
tableau.

ANATOMIE PATHOLOGIQUE. — Si le sujet vient à succomber, on
trouve la langue gorgée de sang, plus ou moins ramollie et friable. Ajoutons que dans les saignées le sang est couvert d'une couenne.

ÉTIOLOGIE. — La glossite peut affecter tous les âges, tous les sexes,
toutes les constitutions. Les causes déterminantes sont les suivantes :
l'action de certains venins, comme la piqûre de quelques insectes, la
morsure d'une vipère. (Laugier, *Bullet. chirurg.*, octobre 1839.) Tout
le monde connaît la fameuse observation de glossite recueillie chez un
paysan qui avait parié de mâcher un crapaud vivant, observation communiquée à l'académie de chirurgie par Dupont. (Delamalle, mémoire
cité.) P. Frank a rapporté l'histoire d'une femme qui fut atteinte de glossite
après avoir mâché du tabac. — Les piqûres, les contusions, les déchirures de la langue peuvent en amener l'inflammation ; c'est ce que l'on
voit chez les individus qui ont des dents cariées dont les aspérités bles-

sent incessamment les parties correspondantes de la langue, ou chez des épileptiques qui se mordent pendant leurs attaques. L'action de substances irritantes ou trop chaudes, etc., peut produire le même effet ; enfin l'action d'un refroidissement subit peut encore être rangée parmi les causes déterminantes.

La glossite peut être *symptomatique* d'une salivation mercurielle ; d'un empoisonnement, comme il arrive après la morsure des serpents à sonnettes (voyez la **CHIRURGIE**) ; d'une affection pyrétique, telle que la fièvre typhoïde ; de la variole, de la scarlatine, d'une angine, etc.

Reil seul a parlé d'une glossite *épidémique* (voyez Ozanam, t. II, p. 154) ; mais ces observations demandent à être confirmées.

PATHOGÉNIE. — Les caractères de la glossite, l'état couenneux du sang, la réaction fébrile qui l'accompagnent lui assurent sa place parmi les phlegmasies.

DIAGNOSTIC. — La maladie qui nous occupe ne saurait être confondue qu'avec le prolapsus de la langue, que l'on distingue en ce qu'ici l'affection est ordinairement congénitale ou bien qu'elle s'est formée lentement et sans fièvre.

PRONOSTIC. — La glossite est une affection excessivement pénible quand elle est portée à un certain degré. Elle peut même occasionner la mort par suffocation.

TRAITEMENT. — Il est essentiellement antiphlogistique. Outre une saignée du bras répétée plusieurs fois suivant l'âge, la force du sujet et l'intensité des accidents, on cherchera à obtenir un dégorgement local en appliquant des sangsues sous les angles de la mâchoire ou même sur la langue ; on pourra ouvrir les veines ranines, mais avec quelques précautions de peur de blesser les artères du même nom. Quand la tuméfaction est très-considérable, que la respiration est notablement gênée, on pourra, à l'exemple de Zacutus Lusitanus (*Observat.*, lib. I, obs. 74 et 75), de Job à Meckren, de Delamalle (mémoire cité), pratiquer avec le bistouri de profondes scarifications s'étendant de la base à la pointe de la langue. Deux incisions suffisent ordinairement. On peut faire pénétrer fort avant la pointe de l'instrument, car la langue étant dégorgée, la profondeur des plaies se trouve réduite à très-peu de chose. En même temps on calmera la soif à l'aide de bains, de lotions d'eau fraîche, de tranches de citron ou d'orange placées dans la bouche ; on administrera des lavements émollients, des purgatifs ; on aura recours aux révulsifs cutanés ordinaires, pédiluves, etc. Mais il ne faut pas attendre beaucoup de succès de ces derniers moyens. Ils sont utiles pour apaiser les accidents concomitants. Si un abcès se forme, il faudra se hâter de l'ouvrir. On pourra faire ensuite dans la cavité quelques injections d'eau d'orge ou d'eau tiède tout simplement pour la déterger complétement. S'il y a gangrène, on emportera les parties sphacélées avec le bistouri ou avec des ciseaux ; on fera des lotions avec la décoction de quinquina ou la liqueur de Labarraque. L'induration sera traitée par les applications répétées de sangsues en petit nombre, soit à l'organe lui-même, soit sous le menton, et par les moyens dits *fondants :* ainsi on donnera à l'intérieur des pilules de ciguë, de calomel, etc. Dans le cas de glossite symptomatique, il faut s'occuper de la maladie principale.

‘ Article V. — MUGUET.

HISTORIQUE. — Le muguet a pendant longtemps été confondu avec les aphthes, et aujourd'hui même certains auteurs le rangent encore avec cette éruption vésiculeuse de la cavité buccale. Pour plus de détails sur l'historique, voy. *Aphthes* (p. 311). Les auteurs que l'on peut consulter pour l'étude de cette maladie sont : Billard (*Mal. des enf.*), MM. Valleix (*Clinique des enf. nouv.-nés*), Guersant et Blache (*Dict.* en 30 volumes, art. **MUGUET**), Trousseau et Delpech (*Journal de méd.*, 1845).

SYNONYMIE. — *Aphthes des nouveau-nés, aphthes couenneux* (des auteurs), *muguet, millet, blanchet, caillet* (du vulgaire).

DÉFINITION. — Le muguet est une phlegmasie idiopathique ou symptomatique, sporadique ou épidémique, caractérisée par une inflammation de la cavité buccale affectant surtout les enfants nouveau-nés, s'étendant quelquefois à l'œsophage et même à l'estomac et aux intestins, et caractérisée par de la rougeur bientôt suivie d'une production de pseudomembranes, blanches, molles, crémeuses, discrètes ou confluentes.

SYMPTOMES, MARCHE, DURÉE, TERMINAISONS. — Que le muguet attaque des sujets parfaitement sains ou atteints d'une maladie plus ou moins grave, ses phénomènes sont toujours à peu près les mêmes. Il y a le plus souvent un mouvement fébrile avec accélération du pouls, chaleur âcre et brûlante à la peau. Dans le même temps il y a souvent un érythème plus ou moins étendu occupant les fesses et descendant le long de la face interne des cuisses. La bouche est sèche, rouge, brûlante; langue érythémateuse, comme le disent certains auteurs; les papilles de la muqueuse buccale, mais surtout de la langue. sont saillantes et donnent à cette partie un aspect granuleux; la sensibilité paraît quelquefois augmentée. L'enfant prend encore le sein, mais il s'arrête souvent et crie.

Au bout d'un temps variable de quelques heures à deux ou trois jours, on voit apparaître les fausses membranes, le plus souvent sur la langue, puis aux joues, aux gencives, aux piliers du voile du palais, etc. Ce sont d'abord de petits grains demi transparents et qui deviennent bientôt d'un blanc mat ou luisant. Ces grains peuvent rester ainsi séparés donnant à la bouche un aspect *pointillé*, ou bien ils se réunissent par *plaques* irrégulières, plus ou moins étendues, laissant entre elles des intervalles dans lesquels on voit la muqueuse rouge, érythémateuse, ou bien enfin ils sont tout à fait *confluents*, et toute la muqueuse buccale est tapissée d'un enduit blanc, crémeux, semblable à une couche de fromage mou que l'on aurait étalée sur toute sa surface. Cette exsudation pseudomembraneuse est molle, d'un beau blanc dans les premiers jours, et prenant ensuite, par diverses causes, une coloration jaunâtre ou brunâtre. Comme nous le verrons plus bas, elle peut plonger dans l'œsophage, s'étendre dans l'estomac et même dans les intestins. Elle s'accumule souvent en grande quantité dans les intervalles des joues et des mâchoires, autour des piliers du voile du palais. Quand elle est confluente, l'enfant témoigne d'une gêne considérable; il s'agite, mâchonne sans cesse comme pour se débarrasser d'un corps étranger; ce n'est qu'avec beaucoup de peine qu'il peut prendre le sein et accomplir la déglutition.

Les concrétions couenneuses ne restent pas adhérentes tout le temps de la maladie : au bout de quelques jours elles se détachent, laissant à nu la muqueuse, qui est d'un rouge vif, et sont remplacées par d'autres; puis la muqueuse devient moins rouge, moins chaude; les plaques ne se reforment qu'incomplétement et seulement sur certaines parties, et finissent enfin par ne plus se reproduire. L'état fébrile a complétement disparu, et tout est rentré dans l'ordre : « Au moment où le muguet disparait, disent MM. Trousseau et Delpech, il se développe à la peau une petite éruption. Elle est constituée par des points rouges qui peuvent être assez abondants; quelques-uns nous ont paru légèrement rugueux et surmontés d'une très-petite vésicule. Cette éruption est passagère et n'a pas de lieu d'élection; on l'a regardée comme une crise de la maladie. Nous nous contenterons de la signaler. » (Mémoire cité, p. 100.)

Formes. — Nous adopterons ici l'ancienne division suivie pour les aphthes, que l'on partageait en bénins et malins; seulement la différence de gravité reposant ici sur l'étiologie, le muguet bénin est le muguet *idiopathique* et le muguet malin est dit *symptomatique*.

1° *Muguet bénin* ou *idiopathique*. — C'est celui que nous avons décrit. Certains phénomènes caractéristiques de la forme suivante, tels que l'érythème des fesses, l'ulcération des malléoles, la diarrhée, n'existent qu'à un degré peu marqué et peuvent même manquer absolument.

2° *Muguet malin* ou *symptomatique*. — Un érythème des fesses en précède quelquefois le début (Valleix) ou se montre simultanément (Trousseau); il survient de la diarrhée, d'abord peu intense, mais qui au bout de deux à trois jours est déjà très-abondante; le pouls s'accélère, la face pâlit ou prend une teinte jaune terne. Alors apparaissent dans la bouche les saillies papillaires suivies de la formation des plaques du muguet. Des ulcérations plus ou moins profondes, pénétrant quelquefois jusqu'au tissu fibreux, se montrent à la voûte palatine et sur les gencives; leurs bords sont irréguliers, mous, rouges ou blanchâtres; elles sont assez souvent recouvertes par l'exsudation caséiforme. La muqueuse buccale entre les ulcérations et les plaques du muguet est d'un rouge vif ou violacé; elle est le siége d'un sentiment de douleur et de chaleur qui porte les enfants à refuser le sein et à maintenir la bouche ouverte pour se rafraîchir. Le ventre est tendu, ballonné; les cris, les mouvements de l'enfant par moment semblent annoncer de vives tranchées. La diarrhée persiste, les selles sont devenues verdâtres; il y a souvent des vomissements bilieux. C'est alors que l'on voit se former aux talons et aux parties correspondantes des malléoles une rougeur violacée bientôt suivie d'ulcérations superficielles. La fréquence du pouls augmente ordinairement.

A cette époque la guérison peut encore être obtenue ; mais dans d'autres cas moins favorables, au bout de quelques jours de cet état, il se manifeste de nouveaux phénomènes qui constituent ce que certains auteurs ont appelé la période de *collapsus*. Les surfaces érythémateuses pâlissent ; les ulcérations se revêtent d'un enduit croûteux ; la diarrhée diminue ; le météorisme, les vomissements disparaissent ; les plaques du muguet se détachent pour ne plus se reproduire ou ne se reproduire qu'incomplétement ; le pouls redescend au-dessous du type normal et tombe quelquefois à 80 ou 70 pulsations ; les extrémités se refroidissent ; à l'agitation succède une sorte de torpeur. Les cris se sont changés en un murmure plaintif. L'amaigrissement a fait de tels progrès que la face, devenue pâle et blafarde, offre l'aspect de la décrépitude ; des gonflements œdémateux occupent quelquefois le nez ou la partie antérieure et supérieure du cou ; dans certains cas même on a vu des abcès se former dans différents points du tissu cellulaire sous-cutané, et le sujet finit par succomber dans un accablement profond.

Marche et durée. — Le muguet est une affection continue ; les pseudo-membranes, avant de disparaître pour tout à fait, tombent et se reforment à plusieurs reprises. Du reste certains auteurs partagent la marche de cette maladie en trois périodes succédant à des prodrômes caractérisés par la diarrhée, l'érythème des fesses et la fièvre. La première période ou d'*invasion* comprend l'apparition de la rougeur avec saillies papillaires de la bouche ; la seconde est celle de la formation des pseudo-membranes, et la troisième, propre à la forme maligne et dans les cas funestes, est celle de *collapsus*. — Sa durée est très-variable ; elle peut être seulement de quelques jours, assez ordinairement de deux à trois septénaires, quelquefois d'un mois et plus.

Terminaisons. — 1° Par la santé : les fausses membranes se détachent peu à peu sans se reproduire et même, dans certains cas, disparaissent comme résorbées, et la guérison a lieu comme nous l'avons dit plus haut ; 2° d'autres fois le muguet, survenant chez un sujet bien portant d'abord, se complique de gastrite ou d'entérite, il survient des vomissements, de la diarrhée, etc., et la mort en est la conséquence ; 3° chez d'autres, la déglutition est empêchée par l'extension des fausses membranes dans l'arrière-gorge et l'œsophage, et si l'on n'y remédie à temps l'enfant peut périr d'inanition ; 4° ailleurs il survient une gangrène de la bouche, les pseudo-membranes brunissent et le sphacèle se déclare.

Complications. — 1° L'*ophthalmie purulente* accompagne fréquemment la maladie qui nous occupe. MM. Trousseau et Delpech attribuent ces deux affections à l'influence des épidémies de fièvres puerpérales. 2° L'*entérite* est la plus commune, la plus grave de toutes les complica-

tions ; c'est à ce point que M. Valleix a, comme nous le dirons à propos
de la pathogénie, réuni l'inflammation gastro-intestinale et le muguet
en une seule et même maladie.

ANATOMIE PATHOLOGIQUE.—La *fausse membrane* est tantôt en forme
de grain isolé ou confluent de la grosseur d'une tête d'épingle et aplati,
tantôt en plaques ou feuillets de quelques lignes de diamètre, tantôt
enfin en couches plus ou moins épaisses ; sa consistance est molle, pulpeuse ; trop peu consistante pour être détachée par lambeaux ; s'écrasant
facilement entre les doigts, mais résistant à l'action d'un filet d'eau qui
ne l'altère aucunement. Détachée avec précaution, elle ne laisse apercevoir aucun lien filiforme qui la réunirait à la muqueuse sous-jacente ;
enfin on ne peut lui reconnaître aucune trace d'organisation. Examinée
au microscope par M. Gruby, cet observateur a cru reconnaître qu'elle
était formée par une agglomération de plantes cryptogames ayant leurs
racines enfoncées dans l'épithélium de la membrane muqueuse et leurs
sporules développées sur les parties latérales des branches. Les tiges
nées de la surface de l'épithélium sont transparentes, divisées de distance
en distance par des cloisons et renfermant des corpuscules dans leur intérieur. (Académie des sciences, 3 mai 1842). L'idée de voir dans la
couenne du muguet une plante parasite n'est pas tout à fait nouvelle ;
elle avait déjà été avancée (1826) par les Allemands. (*Traité de pathologie médicale* de Jos. Frank, t. V, p. 256, trad. française.)

La pseudo-membrane est d'abord d'un beau blanc de lait. Plus tard
elle prend une teinte jaunâtre ou brunâtre que certains auteurs attribuent à l'effet des vomissements bilieux (Billard) ; d'autres à l'action de
l'air ou d'une exsudation sanguine ; d'autres enfin à l'effet des boissons
ou des substances introduites dans la bouche pour combattre l'inflammation.

Quant à la fausse membrane en elle-même, est-elle un produit de
sécrétion des follicules muqueux (Auvity, Billard) ? Une altération toute
spéciale de l'épiderme (Lélut, Valleix, Barrier) ? Une véritable fausse
membrane ? Des cryptogames seuls (Gruby) ? Nous adoptons l'avant-der-
nière opinion, et quant aux cryptogames, ils ne sont autre chose qu'un
produit de la fermentation de la matière albumineuse qui constitue les
pseudo-membranes.

Le muguet se limite exactement à la muqueuse digestive ; ainsi
il s'arrête au pourtour de l'orifice supérieur du larynx et n'envahit
jamais les fosses nasales ou la trompe d'Eustache. Dans le pharynx, le
muguet est ordinairement en grains isolés, peu adhérents. Dans l'œsophage, tantôt la membrane est recouverte d'une couche de muguet confluent, tantôt les points isolés sont déposés en stries longitudinales. L'estomac en est plus rarement affecté, plus rarement encore les intestins grêles et le gros intestin. Ces diverses parties peuvent offrir des
traces évidentes d'inflammation, épaississement, injection, ramollissement, ulcération. C'est surtout dans l'iléon que l'on rencontre ces lé-

sions, auxquelles se joignent parfois l'hypertrophie des follicules, le développement et l'ulcération des plaques de Peyer. — Quant aux lésions extérieures, telles que l'érythème des fesses et des cuisses, les ulcérations des malléoles, nous les avons décrites plus haut. Ajoutons encore que des plaques de muguet ont quelquefois été observées à l'anus et à la vulve, surtout dans des cas où l'affection était symptomatique.

ÉTIOLOGIE. — *Age*. — Le muguet peut se rencontrer à toutes les époques de la vie, mais avec une fréquence bien différente. Très-commun dans l'enfance, surtout pendant les deux ou trois premiers mois de la vie extra-utérine, il n'affecte guère les adultes et les vieillards que dans des conditions toutes particulières.

Le *sexe* ne paraît exercer aucune influence. Sur 58 cas recueillis par MM. Trousseau et Delpech, 31 concernent les garçons et 27 les filles. — Mais il n'en est pas de même de la constitution : la maladie atteint surtout les sujets faibles, débilités et étiolés.

Conditions hygiéniques. — Elles jouent ici un rôle bien marqué. Nous citerons en première ligne la mauvaise alimentation, l'usage d'un mauvais lait, l'agglomération dans une même localité d'un grand nombre d'enfants, comme cela a lieu dans les hôpitaux, et surtout, suivant M. Trousseau, dans les temps d'épidémies de fièvres puerpérales.

Telles sont les causes prédisposantes les plus communes du muguet. M. Valleix a noté que ce n'est pas seulement le défaut de nourriture ou l'usage d'un lait appauvri qui peut exercer une influence, mais surtout l'usage d'une nourriture trop forte et l'usage des féculents commencé dès les premiers temps qui suivent la naissance. Le mode de lactation doit aussi être pris en sérieuse considération, comme nous le verrons au pronostic.

Les *saisons* exercent aussi une certaine action. Sur 215 cas de muguet observés par Billard à l'hôpital des Enfants-Trouvés, 101 se montrèrent pendant les mois de juillet, août et septembre. MM. Trousseau et Delpech, sur 55 cas en ont vu 23 pendant le même trimestre.

Le muguet est le plus souvent *épidémique*, et M. Trousseau établit ici une corrélation entre cette maladie régnant épidémiquement et la fièvre puerpérale sévissant en même temps chez les femmes en couche. D'un autre côté il se rencontre aussi à l'état *sporadique ;* c'est là un fait incontestable. Quant à la *contagion*, admise par certains auteurs, elle est rejetée par l'immense majorité des observateurs modernes.

Parmi les causes locales déterminantes, MM. Trousseau et Delpech rangent la malpropreté de la bouche, l'acidité de la salive, la desquamation normale de l'épithélium, l'usage des biberons, le frottement des joues qu'une succion trop forte exerce sur le rebord alvéolaire ; mais l'action réelle de toutes ces causes n'est pas encore complétement démontrée.

Le muguet s'observe *symptomatiquement* dans plusieurs maladies graves, telles que l'entérite chez les enfants, certaines cachexies, la phthisie, par exemple, chez les adultes ou à la période ultime de certaines maladies graves, et enfin chez les vieillards arrivés à un état extrême de faiblesse et de décrépitude.

PATHOGÉNIE. — Les auteurs des siècles derniers et quelques-uns même de nos contemporains rangent le muguet avec les aphthes parmi les inflammations de la bouche. De son côté, comme nous l'avons déjà dit, M. Valleix, prenant en trop sérieuse considération la coïncidence fréquente de l'entérite avec l'affection qui nous occupe, fait de cette dernière une lésion tout à fait secondaire. Nous ferons observer que cette doctrine repose sur un nombre de faits trop peu considérables, que ces faits ont été recueillis dans un hôpital là où les enfants sont si fréquemment atteints d'entérite et dans le cours d'une seule année, et enfin que l'expérience des autres médecins vient renverser cette théorie, car il n'est personne qui n'ait eu occasion de voir sur de très-jeunes enfants des cas de muguet dégagé de toute espèce de complications. Le muguet est donc pour nous une véritable inflammation, et en raison de la production pseudo-membraneuse qui la caractérise une inflammation spécifique de la bouche.

DIAGNOSTIC. — Les petites vésicules acuminées qui constituent les aphthes et les ulcérations qui leur succèdent ne sauraient en imposer pour l'exsudation couenneuse, blanche et pultacée du muguet. Dans la scarlatine il y a bien des fausses membranes molles et blanches ; mais il y a en même temps angine plus ou moins intense, un appareil fébrile très-marqué, un exanthème, etc. Quant à la diphthérite, nous verrons plus bas en quoi elle diffère de la maladie que nous décrivons. ·

PRONOSTIC. — Le muguet se développant chez un sujet sain, bien constitué et placé dans de bonnes conditions hygiéniques, est ordinairement exempt de dangers ; le mode de nourriture de l'enfant exerce sur la gravité de la maladie une influence qui ressortira surtout du relevé statistique suivant. Sur 51 sujets dont l'observation est relatée dans le mémoire de MM. Trousseau et Delpech, 29 des petits malades étaient allaités par leur mère et 22 ne l'étaient pas ; des premiers 7 seulement sont morts, c'est-à-dire le *quart*, et encore quelques-uns sont-ils morts de complications, et chez d'autres la mère était atteinte d'affections plus ou moins graves ; des seconds 17, c'est-à-dire plus des *trois quarts*, ont succombé ! — L'existence d'une entérite donne immédiatement beaucoup de gravité au pronostic. Enfin le danger est très-grand quand on voit survenir le muguet chez des sujets cachectiques, épuisés par la diarrhée, une affection tuberculeuse ou toute autre maladie grave arrivée à sa dernière période.

TRAITEMENT. — Dans les cas où l'affection est simple et bénigne, il faut, dès que la muqueuse buccale rougit et présente les saillies papillaires dont nous avons parlé, avoir recours aux émollients : les infusions et les décoctions de mauve et de guimauve, de graines de lin, seront chez les très-jeunes enfants portées dans la bouche à l'aide d'un pinceau de charpie ou injectées à l'aide d'une petite seringue. Les adultes ou les enfants déjà en âge de raison s'en serviront à titre de collutoires ou de gargarismes. MM. Guersant et Blache ont reconnu au miel rosat, si fréquemment usité cependant, et aux substances sucrées, telles que le sirop de mûres, l'inconvénient de dessécher la bouche.

Lorsque l'exsudation couenneuse s'est manifestée, quelques personnes ont la mauvaise habitude de les enlever, à mesurer qu'elles se forment, à l'aide d'un linge mouillé promené dans la bouche. M. Valleix a fait ressortir les inconvénients de cette pratique, et démontré qu'elle augmente la rougeur, la sécheresse et la chaleur de la muqueuse, et facilite la prompte reproduction des couennes. Il faut donc bien se garder d'arracher les plaques, mais hâter leur isolement et leur séparation en les humectant fréquemment avec les liquides indiqués plus haut. A la première apparition des plaques, M. Trousseau met en usage un collutoire composé de parties égales de sous-borate de soude et de miel. Presque toujours, assure-t-il (mémoire cité, page 131), sous l'influence de ce simple topique porté avec soin dans toute l'étendue de la bouche avec un pinceau de charpie, les plaques blanches ont disparu ou diminué beaucoup de confluence. Lorsque la maladie résiste, l'alun remplace le borax; mais dans ces cas l'auteur que nous venons de citer préfère l'acide chlorhydrique ou le nitrate d'argent. Le premier a une grande puissance pour détruire les fausses membranes; mais on ne peut l'employer que chez les enfants nouveau-nés, qui n'ont pas de dents. Quant au nitrate d'argent, on peut s'en servir soit en cautérisant hardiment la muqueuse buccale à l'aide du crayon de pierre infernale, soit en promenant à sa surface un pinceau imbibé dans une solution de 2 grammes de nitrate d'argent dans 15 grammes d'eau. — Ces cautérisations ne doivent presque jamais être répétées plus d'une fois dans les vingt-quatre heures, et, dans les intervalles, on continuera l'emploi du collutoire boraté, qui rafraîchit la bouche et hâte la guérison.

Guersant employait habituellement dans le muguet la liqueur de Labarraque étendue dans une décoction mucilagineuse; Dugès préférait le collutoire avec les sucs acides de citron ou d'orange; enfin M. Bretonneau se trouve très-bien d'une espèce de collutoire fait avec 5 à 15 centigr. de calomel délayé dans de l'eau gommée. C'est qu'en effet dans les cas simples ces différents moyens et souvent les simples émollients suffisent pour la guérison; mais il n'en est pas de même dans les cas graves.

Quand il y a de l'entérite et que l'enfant est vigoureux, on pourra appliquer, dès le début, deux sangsues à l'anus ou deux ou trois sur l'abdomen; mais on devra en général préférer une médication adoucissante : bains d'eau de son ou de guimauve; lavements d'eau de son, d'amidon ou d'eau rendue albumineuse par l'addition de blanc d'œuf battu, et rendue légèrement narcotique par deux ou trois gouttes de laudanum de Sydenham. Un seul lavement ainsi laudanisé sera administré dans les vingt-quatre heures : mais on pourra, de surcroît, en donner un ou deux autres simplement mucilagineux. Quand l'entérite est plus intense, on donnera des lavements astringents ; enfin, dans des cas plus graves, on pourra avoir recours au nitrate d'argent administré par le rectum à la dose de 5 centigr. dans 200 grammes d'eau distillée, etc. (Voyez ENTÉRITE.)

Si l'enfant peut téter on lui continuera le sein, sinon il faudra le nourrir avec du lait tiède, pur ou coupé d'eau de gruau, administré avec un biberon dont l'embout doit être souple et tenu très-proprement. Chez les nouveau-nés on évitera les bouillies, dont nous avons plus haut signalé les inconvénients. Si le sujet habite une localité malsaine, on devra le placer dans de meilleures conditions hygiéniques. On excitera doucement l'action de la peau en couvrant l'enfant de flanelles. On le changera dès que ses langes seront salis, pour empêcher le développement de l'érythème, si commun dans cette maladie.

Si les plis de la peau rougissent et s'enflamment, on les saupoudrera avec soin de lycopode. L'érythème s'est-il développé, on lavera deux fois par jour les parties malades avec une solution d'un gramme de sulfate de zinc dans 100 grammes d'eau ; l'eau blanche très-légère remplirait la même indication.

On s'efforcera de prévenir les ulcérations des talons ou des malléoles en emmaillottant séparément, et avec soin, les pieds de l'enfant avec les extrémités des couches, qui doivent être de linge un peu usé. Si nonobstant les ulcérations se manifestent, on enveloppera les pieds excoriés avec des bandelettes de diachylon gommé. M. Trousseau recommande de se servir, pour cet usage, du diachylon du *Codex*, moins irritant que celui qui est rendu plus agglutinatif par la térébenthine.

Enfin dans le muguet symptomatique, on combattera surtout la maladie principale tout en attaquant le muguet par les moyens locaux mentionnés plus haut.

Article VI. — DE L'ANGINE GUTTURALE OU ESQUINANCIE.

HISTORIQUE. — Le désaccord qui règne entre les anciens auteurs grecs, relativement aux différents noms sous lesquels ils désignent les différentes sortes d'angines, ne peut être comparé qu'à celui qui existe pour la nomenclature des maladies de la peau. Dans les livres hippocratiques et notamment dans le traité *De morbis* (lib. III), on trouve décrite sous le nom de *kynanche* (κυνάγχη) une affection dans laquelle le malade suffoque, ne peut rien avaler, pas même sa salive, etc., et sous celui de *parakynanche* (παρακυνάγχη) un degré inférieur de la même maladie. Du reste, le même ouvrage (lib. II) renferme une mention formelle de l'amygdalite et des angines avec abcès. Celse, qui vient après Hippocrate, parle aussi de l'angine, et, lui, la nomme, d'après les Grecs, *synanche* (συνάγχη) ; moins grave, l'affection est appelée *parasynanche* (παρασυνάγχη). Ces deux expressions principales de *kynanche* et *synanche* nous les retrouvons en présence dans Arétée (*De sign. morb. acut.*, lib. **i**, chap. 7), et ici la première n'exprime plus comme dans Hippocrate la forme la plus grave de la maladie, la forme profonde : elle désigne l'angine la moins dangereuse, celle avec tumeur extérieure ; la seconde est plus intérieure avec suffocation violente : c'est bien celle de Celse. Viennent ensuite les Grecs des siècles postérieurs (Galien, *De loc. affect.*, lib. **iv**, c. 3 ; Alex. de Tralles, lib. **iv**, c. 4 ; Paul d'Égine, lib. **iii**, c. 27) qui, sous prétexte d'une analyse plus exacte et plus minutieuse, embrouillent de nouveau cette nomenclature. La kynanche exprime maintenant l'inflammation des muscles intérieurs du larynx, et la parakynanche celle des muscles extérieurs ; la synanche s'applique à l'inflammation des muscles intérieurs du pharynx, et la parasynanche à celle des muscles extérieurs. C'est cette dernière classification qui a été surtout suivie par les auteurs du moyen âge et de la renaissance.

Au total ces expressions, dont quelques auteurs du douzième et treizième siècle ont fait le mot *squinantia* (Voyez Bernard de Gordon, *Opus lil. med.*, part. **iv**, c. 4), désignaient les inflammations des parties supérieures des voies digestives et respiratoires avec gêne de la respiration ou de la déglutition, et même plusieurs auteurs ont appelé *angine* toute cause morbifique capable de produire ces symptômes. C'est ce que l'on voit dans Boerhaave, qui parle d'angines polypeuses, squirreuses, etc. Enfin aujourd'hui encore, quelques personnes appellent *angine* toute inflammation des muqueuses comprises entre l'arrière-bouche d'une part, et le cardia et l'origine des bronches de l'autre. C'est ce que témoignent les mots *d'angine laryngée*, *d'angine trachéale*, *d'angine œsophagienne* fréquemment usités.

Quant à nous, rejetant dans l'histoire des inflammations catarrhales la plupart de ces variétés d'angines, nous ne parlerons ici que de l'angine gutturale des auteurs, qui affecte plus ou moins profondément les différents tissus de l'arrière-gorge, comprenant les piliers du voile du palais, les amygdales, le voile du palais, la luette. Pour ce qui est de l'inflammation profonde de la paroi postérieure du pharynx, si souvent suivie d'abcès, nous en renvoyons l'étude à l'occasion des abcès profonds qui seront décrits à part.

Quant aux auteurs à consulter sur ce sujet, nous ne saurions en désigner aucun en particulier ; nous ne pouvons que mentionner les principaux dictionnaires, les principaux traités de pathologie.

SYNONYMIE. — *Synanche* ou *kynanche* (des Grecs), *angina* (des Latins) ; *squinantia*, *esquinancie* (des auteurs du moyen âge) ; *angine gutturale*, *pharyngée* ou *tonsillaire* (des modernes).

DÉFINITION. — L'esquinancie est phlegmasie aiguë des parties situées dans l'arrière-gorge, avec fièvre, gonflement, douleur, gêne de la déglutition et de la respiration.

SYMPTÔMES, MARCHE, DURÉE, TERMINAISONS.—L'esquinancie est le

plus ordinairement, sinon toujours, précédée d'un état de malaise général avec céphalalgie, sensation pénible, douloureuse dans les muscles du
cou, assez souvent coryza; il y a frisson, puis chaleur, fréquence du pouls,
anorexie, soif; lassitudes générales, brisement des membres. Puis au
bout de six, huit, dix, quinze ou vingt-quatre heures on voit apparaître
les phénomènes de la phlegmasie gutturale.

Le malade éprouve d'abord un sentiment de sécheresse, de gonflement et d'ardeur vers l'isthme du gosier; la déglutition de la salive s'accomplit avec plus de difficulté. Si l'on examine alors l'arrière-gorge, on
voit toutes ces parties offrant une nuance d'un rouge vif; l'une ou l'autre
des amygdales et quelquefois toutes deux sont sorties d'entre les piliers
du voile du palais; la luette est lisse, luisante, tendue et descendant plus
bas que de coutume. La déglutition devient de plus en plus difficile; les
boissons ne passent qu'avec une extrême difficulté et en quelque sorte
goutte à goutte, une portion est parfois rejetée par les fosses nasales. La
muqueuse, qui était d'abord sèche, brûlante, sécrète maintenant un
mucus épais, visqueux et transparent qui s'amasse sur les parties enflammées et sollicite des mouvements d'expuition extrêmement pénibles
et douloureux.

A cette époque, c'est-à-dire vers le second ou troisième jour, la parole est devenue difficile; elle a un timbre fortement guttural et nasonné
tout à la fois. Quand l'inflammation est très-intense, que les parties sont
fortement tuméfiées, les contractions musculaires nécessaires à la pro-
nonciation sont tellement douloureuses que le malade refuse de parler
et s'exprime par signes; quelquefois même la respiration éprouve
de l'embarras. En examinant les parties extérieures du cou vers les
angles de la mâchoire inférieure, on voit un gonflement douloureux à la
pression et plus ou moins considérable, suivant que les amygdales sont
plus ou moins enflammées. A l'intérieur on voit ces deux glandes qui se
sont avancées à la rencontre l'une de l'autre, quelquefois jusqu'au point
de se toucher; la luette est comprimée entre elles, et son extrémité, qui
pend sur la base de la langue, où elle occasionne un chatouillement
très-incommode, est gonflée, œdémateuse et ressemble à un grain de
raisin blanc. Toutes les parties enflammées, mais surtout les amygdales,
sont recouvertes de mucosités plus ou moins abondantes; on y voit souvent çà et là quelques grumeaux jaunâtres de matière sébacée. Quand
le gonflement, tant intérieur qu'extérieur, est porté à un certain degré,
le sujet ne peut que très-difficilement écarter les mâchoires; aussi, dans
ce cas, l'examen de l'arrière-gorge est-il presque complétement impossible. Si l'inflammation pénètre dans la trompe d'Eustache (V. **OTITE**),
l'ouïe est très-notablement gênée. Enfin, l'inflammation de l'épiglotte
augmente beaucoup la suffocation. (*Journ. l'Expér.*. 1839.)

Cependant l'état général ne diminue que rarement par le fait du développement des symptômes locaux; très-souvent il persiste, quelquefois même il s'aggrave. Dans ce cas la céphalalgie frontale est très-in-

tense, très-douloureuse, gravative ; il y a des battements dans les tempes, des bourdonnements, des tintements d'oreilles ; le pouls est plein, dur, fréquent : la peau chaude, sèche ou plus souvent sudorale ; la face vultueuse ; les yeux brillants, injectés ; la langue est blanche, la bouche pâteuse, l'haleine fétide ; parfois même il y a des nausées et des efforts de vomissements qui occasionnent des secousses excessivement pénibles pour le malade.

Arrivée à ce point, c'est-à-dire vers le quatrième, cinquième ou sixième jour, l'affection reste stationnaire pendant un jour ou deux ; puis enfin on voit survenir l'une des terminaisons suivantes.

1° *Résolution*. — La céphalalgie diminue, la fièvre s'éteint ; les matières visqueuses, semblables à du blanc d'œuf, qui revêtaient l'arrière-gorge diminuent de quantité, s'épaississent, deviennent jaunâtres (*coction*) et se détachent avec plus de facilité. La déglutition s'accomplit plus aisément. La voix tend à reprendre son timbre normal. Les amygdales diminuent de volume ; mais il est rare qu'elles rentrent très-promptement entre les piliers du voile du palais : presque toujours elles restent un peu engorgées pendant quelque temps. Enfin, les fonctions finissent par se rétablir dans toute leur intégrité, au bout d'un ou deux septénaires.

2° *Suppuration*.—Quand elle doit survenir, les symptômes généraux, à l'exception de la fièvre, perdent un peu de leur intensité ; la douleur semble se circonscrire dans un point plus limité des amygdales ; de gravative qu'elle était, elle devient pulsative. Le malade a des frissonnements irréguliers, et quelques horripilations légères se font sentir dans le voisinage de la gorge ; la gêne de la déglutition est encore augmentée : le malade ne peut avaler sans une espèce de convulsion. On voit sur une ou sur les deux amygdales une tumeur violacée, molle, pâteuse, fluctuante au toucher. Enfin le plus ordinairement pendant la nuit et dans un effort d'expuition, l'abcès crève, et le malade rejette quelques gorgées d'un pus épais, visqueux, exhalant une insupportable odeur d'œufs pourris. Dans quelques cas très-rares, l'abcès se fait jour à l'extérieur sur les parties latérales du cou.

3° *Induration* (*amygdalite chronique* des auteurs). — Très-souvent il arrive que les accidents généraux se dissipent, comme dans le cas de résolution ; mais les phénomènes locaux ne cèdent qu'incomplétement. La rougeur, les sécrétions morbides, la douleur ont disparu ; mais les amygdales restent plus volumineuses, plus dures qu'à l'état normal : elles sont le siége d'un sentiment de gêne permanent qui entrave la déglutition et donne à la voix un accent nasonné. Les follicules dont se compose l'amygdale sont épaissis, indurés. La matière qu'ils sécrètent est plus dense, plus concrète que de coutume ; elle est quelquefois ramassée en assez grande quantité dans la cavité de quelques cryptes muqueux distendus, ou dans une cavité accidentelle formée par la rupture de plusieurs de ces petites poches. Cette matière, dont la densité varie suivant l'ancienneté de la maladie, est rejetée par expuition sous forme de petits grumeaux jaunâtres plus ou moins friables et exhalant une odeur excessivement fétide quand on les écrase entre les doigts. Les personnes atteintes d'induration chronique des amygdales sont très-sujettes aux récidives d'inflammation aiguë. Il est des sujets qui tous les trois ou quatre mois, plus ou moins, sont pris d'inflammations assez violentes qui souvent même se terminent par des abcès. Nous avons vu un individu qui depuis une dizaine d'années avait ainsi éprouvé plus de trente angines, dont quatorze s'étaient terminées par suppuration. Il n'est pas rare de voir l'hypertrophie bornée à une seule amygdale. Dupuytren a fait remarquer le premier que les enfants auxquels on laissait les amygdales ainsi tuméfiées avaient un remarquable rétrécissement de la poitrine, qu'il attribuait à une action des muscles inspirateurs et que M. Vidal rapporte à un mouvement de retrait de la cage osseuse du thorax, l'air arrivant en moindre quantité que de coutume dans les poumons. (*Traité de pathologie externe*, t. IV, p. 248.)

4° *Gangrène.*—Cette terminaison, due à un excès d'inflammation, est excessivement rare, comme nous le verrons à propos de l'angine couenneuse, où nous discuterons la question des angines gangréneuses. Cependant quand la gangrène survient, on observe vers le cinquième ou sixième jour au plus tard, une cessation de la douleur et une gêne profonde dans l'arrière-bouche; les parties deviennent livides, mollasses, puis bleuâtres, et il se forme des escarres qui, en se détachant, laissent des ulcérations parfois très-douloureuses. Joseph Frank (*Traité de pathol.*, t. V, p. 239) en a rapporté un cas très-curieux, terminé par la mort.

5° *Métastases.* — L'angine profonde ou esquinancie que nous venons de décrire peut-elle se terminer par métastase? Nous en doutons très-fort, et nous pensons que l'on aura pris pour un transport de la maladie, la cessation de l'angine, en quelque sorte révulsée par le fait du développement d'une phlegmasie plus grave, plus considérable, une pneumonie par exemple.

Marche, durée. — La durée totale de l'angine est de quatre ou cinq à quinze ou vingt jours, et la marche est essentiellement continue; cependant il n'est pas rare de voir les accidents s'amender pendant quelques jours pour reprendre ensuite avec une nouvelle intensité. Nous avons vu comment s'établit la chronicité.

Complications. — Comme complications nous devons signaler le coryza et l'embarras gastrique, qui sont les plus fréquentes.

ANATOMIE PATHOLOGIQUE. — La mort est excessivement rare dans l'amygdalite; on n'a donc pas d'occasion de disséquer des sujets atteints de cette maladie, et, d'ailleurs, la plupart des phénomènes anatomiques se passent sous les yeux de l'observateur. Notons seulement ici que les deux glandes sont presque toujours affectées en même temps; ainsi sur 33 amygdalites observées par M. Louis, 30 étaient doubles. Chez les enfants on a vu que 21 sur 22 avaient les deux tonsilles enflammées (Chomel et Blache). Mais l'une est souvent plus grosse que l'autre.

ÉTIOLOGIE. — *Causes prédisposantes.* — L'esquinancie est très-rare dans la première enfance; mais on l'observe très-fréquemment dans la jeunesse et l'âge adulte. Tous les auteurs conviennent que c'est surtout de dix à trente ans qu'elle se manifeste; les deux sexes y paraissent à peu près également exposés. Les tempéraments sanguins ou lymphatiques y sont plus sujets. Elle se rencontre très-communément dans les contrées et dans les saisons froides et humides ou dans lesquelles il y a de brusques alternatives de chaud et de froid; aussi la voit-on très-souvent pendant l'automne et le printemps. La manière de vivre ne paraît pas exercer d'influence bien marquée; de même que toute autre phlegmasie, elle peut être le résultat de la suppression d'un flux, d'une hémorrhagie habituelle.

Causes déterminantes. — Nous citerons surtout un brusque refroidissement du cou ou des pieds; l'action de liquides ou de gaz irritants sur l'arrière-gorge, des boissons trop chaudes ou glacées; l'action d'un vent très-froid comme dans une course rapide contre le vent; la présence d'un corps étranger, d'une arète par exemple dans la gorge; les cris, le chant, la déclamation à haute voix très-longtemps prolongée.

L'angine se montre dans une foule d'affections fort diverses, soit à titre de complication, soit comme élément de la maladie dans les fièvres éruptives par exemple. Elle coïncide souvent avec l'embarras gastrique. Enfin nous avons vu qu'une première esquinancie était fréquemment suivie de *récidives* quand la résolution n'avait pas été complète.

Cette même maladie est ordinairement *sporadique;* mais elle règne assez souvent d'une manière *épidémique,* surtout dans les saisons ci-dessus mentionnées.

PATHOGÉNIE. — Ici nul embarras. L'ensemble des caractères de l'esquinancie, ses terminaisons par résolution, suppuration, etc., en font une véritable phlegmasie. Aussi les auteurs ont-ils tous rangé l'esquinancie dans cet ordre. Nous avons fait une réserve pour les inflammations bornées aux membranes muqueuses de l'arrière-gorge et du larynx, et qui rentrent dans les affections catarrhales.

DIAGNOSTIC. — L'esquinancie offre une réunion de caractères trop marqués, trop faciles à constater par la vue et le toucher pour qu'il puisse y avoir difficulté dans le diagnostic, et d'ailleurs, le nom seul d'*angine couenneuse* montre trop clairement en quoi cette dernière maladie diffère de celle que nous venons de décrire, pour qu'il soit nécessaire d'y insister plus longtemps. Disons cependant, qu'il ne faut pas prendre pour de petites plaques pseudo-membraneuses, la matière sébacée qui se présente quelquefois à l'orifice de follicules largement ouverts.

PRONOSTIC. — Il dépend d'abord de l'intensité et de l'étendue de l'inflammation et ensuite du mode de terminaison. Quand les amygdales sont fortement tuméfiées, que la déglutition est empêchée, que la respiration est elle-même compromise, on peut observer des accidents céré-braux, du délire ou des signes de congestion. Quand la suppuration sur-vient, on peut craindre que l'abcès venant à s'ouvrir pendant la nuit et à verser subitement dans l'arrière-gorge une quantité considérable de pus, il n'en tombe une partie dans le larynx, d'où suffocation qui pourrait être mortelle. L'induration n'est pas précisément grave par elle-même; mais elle offre un grand inconvénient, celui de faciliter les récidives, et les récidives fréquentes de la maladie. Enfin la gangrène étendue et profonde a été mortelle dans certains cas ; nous avons cité Joseph Frank à l'appui de cette assertion. Quant à la métastase, elle pourrait être très-grave si elle existait réellement; mais nous avons émis des doutes très-sérieux à cet égard.

TRAITEMENT. — Il est essentiellement antiphlogistique ou perturba-teur. Quand le sujet est vigoureux, pléthorique, on commencera par une saignée du bras, que l'on répétera au besoin. Des sangsues seront dans tous les cas, sauf pourtant celui de débilité extrême, comme il pourrait arriver chez une chlorotique, des sangsues, disons-nous, seront appliquées en grand nombre de chaque côté du cou et surtout du côté où le gonflement est le plus considérable. Quelques personnes ont conseillé d'appliquer immédiatement des sangsues sur les tonsilles elles-mêmes, pour les dégorger plus directement. Ce procédé est très-difficile à mettre en usage, fort incommode pour les malades ; enfin les avantages que l'on en retire ne sont pas supérieurs à ceux que pro-cure le mode d'application ordinaire. Comme moyen de dégorgement immédiat, je préférerais les scarifications faites sur l'amygdale en-flammée, pratique depuis longtemps conseillée par beaucoup de per-sonnes et très-rarement employée cependant. D'autres ont préconisé la saignée de pied ou les sangsues aux malléoles, également très-peu usitées.

Pour boisson on donnera la limonade ou des solutions de sirops acides, l'eau miellée ou oxymellée, etc. Le malade boit par petites gorgées et aussi fréquemment qu'il en éprouve le besoin. — On a l'habitude de prescrire des gargarismes émollients ou acidulés ; mais quand l'inflam-mation est très-vive, ce moyen est plus nuisible qu'utile, à cause des contractions qu'il exige et qui fatiguent douloureusement les parties enflammées. Les cataplasmes dont on entoure le cou des malades ont le grave inconvénient de déterminer d'abord une chaleur trop vive qui produit un afflux sanguin vers la gorge et en augmente le gonfle-ment, puis en se refroidissant de mettre les parties précisément dans les conditions qui produisent les angines. Ainsi au lieu de faire gargariser les malades, on leur fera faire des lotions de l'arrière-gorge avec l'eau de leur tisane ou toute autre liqueur émolliente ou acidulée. On placera autour du cou une cravate en flanelle ou une ouate de coton très-légère pour éviter le refroidissement sans tomber dans l'inconvénient opposé. On insistera sur les révulsifs aux extrémités inférieures : bains de pieds avec la farine de moutarde, le sel, les cendres, l'acide chlorydrique ; sinapismes promenés sur les pieds, les jambes et les genoux. Chez les sujets nerveux et impressionnables, chez les femmes et les enfants, o⁰ préférera les cataplasmes de farine de graine de lin très-chauds, saupou-drés ou non d'une légère couche de farine de moutarde.

Contre la constipation ou simplement à titre de révulsifs, on em-ploiera les lavements laxatifs ou purgatifs : la décoction de 4 à 8 grammes de follicules de séné avec 5 à 15 grammes de sulfate de soude ou de ma-gnésie, etc. Dans les cas où l'embarras gastrique se joint à l'angine, on se trouve très-bien d'administrer au début un vomitif, qui, dans certains cas, arrête l'angine ou du moins en modère l'intensité. C'est là un fait de pratique traditionnelle qu'il est impossible de révoquer en doute, et qui réussit surtout très-bien dans certaines épidémies.

Nous avons parlé de médication perturbatrice. On appelle ainsi l'em-ploi de certaines substances stimulantes auxquelles on attribue pour effet de changer la nature de l'inflammation et de la rendre plus facile à enlever. Nous en reparlerons avec détails à propos de l'angine couenneuse, à laquelle elle s'applique plus particulièrement. Di-sons seulement que ces moyens produisent quelquefois d'assez bons résultats.

Du reste, quel que soit le traitement que l'on emploie, le malade de-vra garder le repos au lit, la tête élevée sur des oreillers, dans un ap-partement modérément chaud, où l'air soit fréquemment renouvelé ; on le maintiendra à la diète ; il évitera de parler. Recommandation qu'il est d'ailleurs inutile de faire et dont les malades sentent suffisamment, et par eux-mêmes, le besoin.

Un mot sur les indications que réclament les différentes terminaisons.

Nous n'avons rien à dire de la *résolution* ; elle sera favorisée précisé-ment par l'emploi des médications énumérées plus haut. Quand la *sup-puration* s'est formée, que l'existence de l'abcès est constatée, on peut soulager promptement le malade en l'ouvrant, non à l'aide d'un ins-trument spécial comme le faisaient les anciens, mais d'un bistouri pointu ordinaire, enveloppé de linges jusqu'à quelques lignes de son extrémité. Pendant cette opération la langue est maintenue abaissée avec un man-che d'un cueiller ou une spatule. Puis on fera gargariser le malade avec de l'eau d'orge aiguisée d'un peu de vin ou d'eau-de-vie. Dans l'*induration* avec hypertrophie, quand le malade éprouve de fréquentes récidives, que l'articulation des sons est gênée ou désagréablement mo-difiée, il faut resciser l'amygdale ou les amygdales indurées ; la cessation des accidents est à ce prix. Dans la *gangrène* on hâtera la chute des escarres avec des lotions de liqueurs antiseptiques, et en détachant les lambeaux avec des ciseaux. Pour les ulcérations succédant à la chute des escarres, gargarismes de quinquina ou chlorurés.

Si le gonflement énorme des tonsilles et de l'épiglotte amenait une gêne de la respiration tellement grande, que la suffocation fût im-

minente, il faudrait, à l'exemple de Pelletan (*Cliniq. chir.*, t. II, p. 23),
pratiquer la laryngotomie.

Article VII. — STOMATITE COUENNEUSE.

HISTORIQUE. — Comme nous le dirons à propos de l'angine couenneuse, la maladie qui nous occupe a longtemps été confondue avec les
affections scorbutiques et gangréneuses de la bouche, et c'est aux travaux de MM. Bretonneau et Guersant, que l'on doit les connaissances
plus précises que l'on possède sur cette maladie.

SYNONYMIE. — *Stomacace, gangrène scorbutique des gencives* (des
auteurs anciens); *fégarite* (des Espagnols); *chancres aquatiques, cancer
aqueux* (des Allemands); *stomatite couenneuse* (Guersant), *stomatite
ulcéro-membraneuse* (Rilliet et Barthez), etc.

DÉFINITION. — La stomatite couenneuse est une phlegmasie spécifique, caractérisée par la rougeur de la muqueuse buccale, bientôt suivie de la formation de plaques pseudo-membraneuses discrètes ou confluentes, plus ou moins résistantes, tombant et se renouvelant à
plusieurs reprises avant de disparaître tout à fait.

SYMPTOMES, MARCHE, DURÉE, TERMINAISONS. — Il est très-rare
que la maladie soit précédée de fièvre, et, sauf un peu de malaise,
elle n'offre réellement à considérer que des phénomènes locaux.
Ainsi il y a d'abord à la muqueuse buccale rougeur, sentiment de chaleur et de douleur, qu'exaspère le contact des corps étrangers et des
substances irritantes; les ganglions sous-maxillaires s'engorgent et
deviennent sensibles à la pression; l'haleine est forte, mais non encore
fétide. Bientôt on voit apparaître sur le bord onduleux des gencives, déjà
boursouflées et saignantes, de petites plaques couenneuses irrégulièrement arrondies et d'un blanc grisâtre; des plaques analogues se forment
ensuite à la partie correspondante des joues, à la partie postérieure
de la lèvre inférieure, quelquefois aux bords de la langue, rarement à la
surface de cet organe et au voile du palais. Ces plaques, à bords minces
et dentelés, sont entourées d'une auréole rouge et saillante qui leur
donne parfois un aspect déprimé, et les fait ressembler à une ulcération
de mauvaise nature.

Les plaques tombent, se renouvellent, prennent une teinte brunâtre
et une apparence gangréneuse: elles reposent quelquefois sur une muqueuse plus ou moins profondément ulcérée (Rilliet et Barthez). Quand
la maladie a atteint la sertissure des dents, celles-ci sont ébranlées et
peuvent se détacher. La bouche exhale une odeur excessivement fétide;
une salive sanieuse infecte s'écoule de la bouche. Les ganglions sous-
maxillaires sont devenus plus volumineux, plus douloureux. Si l'étendue
des surfaces envahies est considérable, la joue, les lèvres se gonflent et
prennent une teinte rouge; on peut même observer alors un mouvement fébrile, de l'agitation, de l'insomnie.

Arrivée à ce point, la maladie reste stationnaire pendant quelques jours; puis elle se *termine* de différentes manières. Le plus ordinairement la *résolution* a lieu. Les plaques se détachent, ne se renouvellent qu'incomplétement, et finissent, par ne plus se reformer; dans certains cas elles semblent se résorber soit par leur centre, soit par leur circonférence. Les ulcérations, quand il y en a, commencent à se déterger ; leurs bords s'affaissent, et l'épithélium ne tarde pas à les recouvrir. La tuméfaction des joues et des lèvres disparait, la salivation diminue, les ganglions se dégonflent, et tout finit par rentrer dans l'état normal.

Dans certaines circonstances assez rares, une véritable *gangrène* survient, et tandis que les plaques disparaissent dans plusieurs points, une autre partie devient le siége d'une mortification qui peut envahir toute l'épaisseur des tissus.

Enfin, dans d'autres cas, les plaques tombent, se renouvellent pendant un temps plus ou moins long, un à deux mois par exemple. Il y a là une sorte d'état *chronique*.

La stomatite couenneuse n'occupe pas indifféremment tous les points de la cavité buccale. Les gencives, les commissures des lèvres, leur face postérieure, la paroi interne des joues, la pointe et le pourtour de la langue sont les parties le plus fréquemment envahies. Le plus communément aussi l'affection est bornée à un seul côté, lequel, suivant MM. Rilliet et Barthez, serait le côté gauche.

Excepté dans les temps d'épidémie et dans la forme diphéritique, qui sera étudiée à l'occasion des diathèses, la stomatite couenneuse reste limitée à la muqueuse buccale et ne s'étend ni au pharynx ni aux voies aériennes.

ANATOMIE PATHOLOGIQUE. — Afin d'éviter les redites, nous décrirons l'état de la muqueuse et la structure des fausses membranes en traitant de l'angine couenneuse.

ÉTIOLOGIE.—Nous en dirons autant pour l'étiologie, qui est la même dans ces deux affections, nous bornant à faire remarquer que la maladie affecte surtout les jeunes sujets de cinq à dix ou douze ans; qu'elle attaque plutôt les garçons que les filles, et les sujets débilités, vivant dans de mauvaises conditions hygiéniques, habitant des localités malsaines, où les sujets sont réunis en grand nombre (hôpitaux); enfin, qu'elle règne quelquefois épidémiquement et qu'elle revêt alors des caractères spéciaux, ceux de la diphthérite proprement dite.

PATHOGÉNIE. — Ici encore nous renvoyons à l'angine couenneuse.

DIAGNOSTIC. — La présence de la fausse membrane rend ordinairement le diagnostic facile. Cependant la maladie qui nous occupe pourrait, à la rigueur, être confondue avec la gangrène de la bouche, le scorbut, la stomatite mercurielle et le muguet.

La *stomatite couenneuse* diffère de la véritable gangrène de la bouche en ce que dans cette dernière les tissus frappés de mort conservent pendant quelque temps leur densité, tandis que les fausses membranes d'apparence gangréneuse sont molles, faciles à déchirer; dans la stomatite les tissus de la joue restent mous et flasques, tandis que s'il y a gangrène la peau est rouge, lisse, tendue, et renferme des noyaux d'engorgements faciles à circonscrire; et d'ailleurs dans la gangrène l'apparition d'une tache noire à la joue du côté malade, tache qui s'étend de plus en plus, vient définitivement séparer les deux maladies.

Dans le scorbut, il y a un état œdémateux particulier de la face, des ecchymoses en différents points du corps, des hémorrhagies, etc. Dans la stomatite mercurielle, toute la bouche est envahie, la langue est ordinairement tuméfiée, les fausses membranes sont plus minces, plus fermes, et, d'ailleurs, il y a les antécédents. Quant au muguet, il n'atteint guère que des enfants de moins de deux mois, ou des individus cachectiques; les fausses membranes sont molles, pulpeuses, etc.

PRONOSTIC. — Peu grave. Quelquefois, avons-nous dit, la maladie peut se prolonger pendant plusieurs mois; mais il est rare qu'un traitement rationnel n'en fasse pas promptement justice.

TRAITEMENT. — C'est celui de l'angine couenneuse.

ARTICLE VIII. — ANGINE COUENNEUSE.

HISTORIQUE. — On ne trouve rien dans Hippocrate ni dans Celse qui puisse être sérieusement rapporté à l'inflammation couenneuse de la bouche, de la gorge et des voies respiratoires : bien évidemment elle a été confondue avec les différentes sortes de *kynanche* ou de *synanche* dont nous avons parlé dans l'historique de l'esquinancie. Arétée est réellement le premier auteur dans lequel on puisse reconnaître la maladie dont nous parlons. (*Acut.*, lib. I, cap. 9.) Il indique très-bien la *croûte* ou pseudo-membrane, sa marche dans la cavité buccale; enfin la description de l'ulcère syriaque qu'il donne un peu plus bas appartient manifestement au croup. Aëtius (tétrab. II, serm. IV, cap. 46) donne aussi, d'après Archigène, quelques détails analogues sur les concrétions de la gorge, qu'il compare aux escarres résultant de la cautérisation avec le fer rouge. Ces premières observations sont restées méconnues, et les auteurs qui sont venus ensuite ont confondu l'inflammation couenneuse et avec les aphthes, et avec les affections scorbutiques de la bouche; très-souvent ils l'ont prise pour une angine maligne gangréneuse. Il faut arriver jusqu'à Baillou (t. I, p. 148, édit. de Trouchin) pour trouver mentionnée l'existence d'une fausse membrane chez un enfant mort suffoqué par une *maladie inconnue*, et encore ce fait demeura-t-il incompris pour Baillou lui-même. Bien plus tard (1747) Martin Ghisi trouva la fausse membrane dans une épidémie d'angine maligne qui régnait à Crémone; puis Wilck et Home firent connaître le croup. (Voir plus bas l'article **CROUP**.)

Enfin en 1821 M. Bretonneau s'efforça de démontrer l'identité du croup, de l'angine couenneuse et de la stomacace. Il fit voir que ces dernières affections, regardées à tort comme gangréneuses par les auteurs, qui prenaient la pseudo-membrane pour des escarres, étaient une seule et même maladie affectant des siéges différents et s'étendant souvent de la gorge dans les voies aériennes. C'est à cette maladie qu'il a donné le nom de *diphthérite* (de διφθέρα, membrane), expression généralement adoptée, mais qui s'applique plus particulièrement à une véritable diathèse pseudo-membraneuse régnant, le plus souvent, d'une manière épidémique et dont il sera question ailleurs. — Les auteurs à consulter sur le sujet qui nous occupe sont d'abord M. Bretonneau (*De la diphthérite ou inflammation pelliculaire*, Paris, 1826), Guersant (articles ANGINE du *Dict.* en 21 vol., 1ʳᵉ édit.), Ozanam (*Hist. méd. des mal. épid.*, t. III, p. 25-78), et enfin un certain nombre d'articles insérés dans divers recueils, etc.

SYNONYMIE. — *Ulcère syriaque* (Arétée); *angine maligne, gangréneuse* (des auteurs anciens); *garrotillo* (des Espagnols), *angine diphthéritique* (Bretonneau), *angine couenneuse* ou *pseudo-membraneuse* (des modernes).

DÉFINITION. — L'angine couenneuse est une affection aiguë, pyrétique, caractérisée par la rougeur de l'arrière-gorge, bientôt suivie de la formation de plaques pseudo-membraneuses plus ou moins épaisses, séparées ou confluentes, tombant et se reproduisant à plusieurs reprises avant de disparaître.

SYMPTOMES, MARCHE, DURÉE, TERMINAISONS. — Le développement des fausses membranes est ordinairement annoncé par quelques phénomènes généraux, tels qu'un sentiment de faiblesse, d'ennui, d'accablement; il y a du malaise, de l'anorexie, des frissons irréguliers. Cet état dure de quelques heures seulement à deux ou trois jours; puis la gorge devient douloureuse, la déglutition est gênée; quelques accidents de coryza se manifestent. Les ganglions cervicaux se gonflent; ils sont un peu douloureux. Il est rare que le pouls soit alors très-accéléré. La fièvre ne survient que plus tard; elle est en rapport avec les progrès du mal. A l'examen direct, l'arrière-gorge ne présente qu'un peu de rougeur pointillée ou diffuse.

Mais bientôt on voit apparaître, sur les amygdales ordinairement et sur le voile du palais, un petit pointillé blanc qui s'étale en plaques plus ou moins étendues, pouvant devenir confluentes et envahir toute l'arrière-gorge. Cette production est opaque, blanchâtre, et prend une apparence membraniforme. A cette époque, elle se détache facilement et adhère seulement à la muqueuse par quelques filaments. Ces plaques reposent sur une muqueuse rouge, légèrement pointillée de rouge plus foncé. Quand la plaque membraniforme se détache, la rougeur des parties qu'elle recouvrait se ranime; il se produit une nouvelle exsudation plastique, parfois accompagnée d'une exhalation sanguine qui donne à cette concrétion couenneuse une teinte brunâtre. Quand ces concrétions sont bien nettement circonscrites, il arrive, dans quelques cas, que

le gonflement œdémateux du tissu cellulaire environnant les fait paraître enfoncées et leur donne l'aspect d'un ulcère de mauvaise nature
plus ou moins profond; d'autres fois, quand elles sont très-larges, elles
se détachent en partie et flottent en lambeaux plus ou moins noirs et
putréfiés qui simulent parfaitement des débris de tissu gangréné. Cette
corruption des concrétions couenneuses s'accompagne d'une horrible fétidile, et le malade se plaint d'un goût détestable dans la bouche.

La présence des fausses membranes dans l'arrière-gorge détermine,
surtout quand elles se détachent, des efforts de crachement, de la toux
et même des vomissements très-pénibles. Les ganglions cervicaux sont
encore plus tuméfiés; il y a quelquefois bouffissure, sorte d'état légèrement œdémateux de la face. — A cette époque, le pouls est fréquent,
parfois petit et irrégulier; il y a de la céphalalgie, de l'agitation, de
l'anxiété, du délire même. — Le malade est ordinairement constipé pendant tout le cours de la maladie.

Au bout d'un temps variable de trois à cinq, six ou sept jours, les
plaques couenneuses tombent pour ne plus se reproduire, ne se reproduire qu'incomplétement, ou bien enfin disparaître comme usées ou
résorbées peu à peu; les différents accidents se dissipent, et le malade
guérit. D'autres fois l'affection s'étend dans les voies aériennes, dans le
larynx; les accidents du croup se déclarent, et le plus ordinairement le
malade succombe. Enfin il peut survenir une mortification plus ou
moins profonde, plus ou moins étendue des tissus de l'arrière-gorge. Du
reste, l'extension de la production couenneuse dans les voies aériennes,
son développement dans la muqueuse digestive, à l'orifice des ouvertures naturelles et à la peau, sont autant de circonstances qui appartiennent à la diphthérite proprement dite. J'en dirai autant de la suppuration des ganglions cervicaux, des hémorrhagies, des formes typhoïdes,
adynamiques, etc.

Complications. — On ne doit guère considérer comme telles que les
bronchites et les pneumonies qui se montrent assez souvent pendant le
cours de l'angine pseudo-membraneuse, et qui sont d'autant plus dangereuses que leurs symptômes sont masqués en partie par ceux de la
diphthérite, à laquelle on est porté à attribuer la toux, la fièvre, et sur
laquelle l'attention du médecin est plus particulièrement fixée. Quant
aux autres maladies qui existeraient simultanément, on ne peut voir là
que de simples coïncidences.

ANATOMIE PATHOLOGIQUE.—Les détails dans lesquels nous sommes
entré dans tout ce qui précède relativement à l'état de la muqueuse, à
l'aspect, à l'apparence de la fausse membrane, nous dispensent de considérations étendues. Nous ferons cependant remarquer que certains
observateurs ont trouvé des ulcérations sous les fausses membranes (Rilliet et Barthez, t. I, p. 287). D'autres ont signalé un retrait fort remarquable des parties sur lesquelles siégeait la concrétion couenneuse :
ainsi, que les amygdales en aient été couvertes, on les trouvera ensuite

revenues sur elles-mêmes et cachées entre les piliers du voile du palais ; que la luette en ait été enveloppée, elle aura diminué du tiers, de la moitié, des trois quarts de son volume normal. Le voile du palais reste quelque peu échancré dans les points où existaient les plaques couenneuses, autre circonstance qui faisait croire à une perte de substance causée par la chute de l'escarre prétendue.

Quant à la fausse membrane elle-même, tantôt, avons-nous dit, elle est disposée sous forme de pointillé ou plus ordinairement de plaques plus ou moins larges, plus ou moins rapprochées, tantôt formant un tout continu. Des deux surfaces, celle qui est libre est quelquefois lisse et polie, mais le plus ordinairement inégale, molle, pulpeuse. La surface en rapport avec la muqueuse est presque toujours ferme, solide, plus ou moins adhérente, offrant quelquefois des stries ou des points rougeâtres correspondants à des stries ou à du pointillé qui existait sur la muqueuse. La consistance est, en général, assez grande pour qu'on puisse l'arracher par lambeaux d'un ou plusieurs pouces, surtout quand elle est ancienne et surtout sur le vivant. L'épaisseur est très-variable : tantôt c'est seulement une mince pellicule, tantôt la couenne présente plusieurs lignes d'épaisseur ; le plus habituellement d'une structure homogène, elle paraît dans d'autres cas formée de couches superposées. Mais, quoi qu'on en ait dit, il n'y a point de traces d'organisation. — L'analyse chimique des concrétions couenneuses a démontré qu'elles étaient formées d'albumine, de fibrine incomplète et de matière grasse.

ÉTIOLOGIE. — *Causes prédisposantes.* — *L'âge* est une des principales. L'angine couenneuse s'observe généralement chez de jeunes sujets, de l'âge de deux ans à celui de douze ou quinze ; cependant les adultes y sont exposés aussi, particulièrement dans les épidémies : c'est ce qu'ont noté tous les observateurs. La maladie est rare chez les vieillards. — Le *sexe* ne paraît exercer aucune influence bien marquée ; le sexe masculin semblerait cependant plus souvent attaqué. — Les *constitutions* faibles, débilitées par un mauvais régime, par des maladies antérieures, etc., sont plus exposées que les autres. — La maladie s'observe plus habituellement dans des localités basses, humides, sombres, mal aérées, dans les établissements qui réunissent un grand nombre d'individus, les pensionnats, les hôpitaux, les casernes, etc. Suivant quelques auteurs, la maladie qui nous occupe se montrerait surtout dans les saisons froides et humides, dans l'automne par exemple, et dans les contrées offrant les mêmes caractères.

Les mauvaises conditions *hygiéniques*, celles qui résultent de la misère, d'une habitation malsaine et, comme nous venons de le dire, de l'encombrement, jouent un très-grand rôle dans la prédisposition ; cependant la maladie atteint aussi des individus placés dans les conditions les plus favorables sous le rapport du bien-être et de la fortune.

L'*hérédité* doit être rangée parmi les causes de l'angine couenneuse.

Cette maladie, suivant la remarque de M. Bretonneau, a été observée dans plusieurs familles.

Comme *causes efficientes*, je ne trouve guère à noter qu'un brusque refroidissement. Quant aux fausses membranes qui résultent de l'application de certaines substances, la cantharide par exemple, c'est là un accident, mais non une maladie spéciale. J'en dirai autant de la stomatite mercurielle.

L'angine couenneuse peut régner *épidémiquement ;* mais elle revêt, comme nous allons le dire, des caractères particuliers. Il n'est pas prouvé qu'elle soit contagieuse.

Les récidives sont assez rares.

PATHOGÉNIE. — Comme nous l'avons vu dans l'historique, les auteurs anciens, déçus par certaines apparences déjà plusieurs fois signalées dans notre description de l'angine couenneuse, avaient regardé cette maladie soit comme ulcéreuse, soit comme gangréneuse, et c'est à M. Bretonneau qu'il faut rapporter l'honneur d'avoir démontré, à l'aide d'une analyse rigoureuse et par l'anatomie pathologique, que les prétendues ulcérations étaient des plaques couenneuses déprimées et que les prétendues escarres gangréneuses étaient des lambeaux couenneux flottants et à demi putréfiés.

Mais ici il y a eu confusion de la part des auteurs, qui ont attribué à l'angine, à la stomatite couenneuses ordinaires et au croup sporadique ce que M. Bretonneau avait dit de la diphthérite. Cette dernière règne presque toujours épidémiquement, paraît contagieuse, s'accompagne souvent de symptômes généraux graves, d'adynamie, de productions couenneuses dans différentes parties du corps ; c'est une véritable *diathèse pseudo-membraneuse* : alors l'angine a une grande disposition à s'étendre dans les voies aériennes, phénomène très-rare dans l'angine couenneuse ordinaire ou sporadique. Ces différences sont tellement marquées et créent entre l'état sporadique et l'état épidémique des différences tellement tranchées, que, sans en faire précisément deux maladies distinctes, deux entités morbides séparées, nous avons cru devoir les décrire à part : la forme ordinaire parmi les phlegmasies, la forme épidémique parmi les diathèses.

DIAGNOSTIC. — Il est en général facile. On ne prendra pas pour des plaques couenneuses ces petits amas de matière sébacée que l'on voit quelquefois, dans l'angine inflammatoire ordinaire, apparaître à l'ouverture de quelques follicules. Les conditions d'âge ou de maladie dans lesquelles se développe le muguet, la disposition, la mollesse des concrétions pultacées qui le caractérisent, rendent toute confusion impossible. Il n'en est pas de même pour l'angine couenneuse scarlatineuse, et nous avons exposé ailleurs (voir plus haut SCARLATINE) les traits qui la distinguent. Dans les véritables angines gangréneuses, il y a un ensemble de phénomènes généraux très-graves, très-marqués, et à la chute des escarres, des désordres, des destructions qui différencient tout à fait cette grave affection de l'angine couenneuse.

PRONOSTIC. — Dans les circonstances ordinaires, l'angine couenneuse n'est pas une affection grave, et cependant, elle peut devenir fort incommode quand sa durée se prolonge au delà de deux ou trois septénaires, comme il arrive quelquefois.

TRAITEMENT. — Le peu d'intensité des phénomènes réactionnels, l'état de débilité dans lequel se trouvent fréquemment les sujets atteints d'inflammation pseudo-membraneuse contre-indiquent souvent la saignée, qui n'est guère applicable que chez les sujets vigoureux et sanguins; mais, ici encore, il faut en user modérément à cause de l'état de faiblesse qui se manifeste souvent vers la fin de la maladie. Les émissions sanguines locales, sangsues en plus ou moins grand nombre sous les angles de la mâchoire, peuvent être utiles surtout dans les premiers temps. A cette époque on aura aussi recours aux révulsifs cutanés, sinapismes sur les membres inférieurs, lavements purgatifs, calomel donné à l'intérieur à doses fractionnées, 5 à 10 décigrammes dans les vingt-quatre heures en six ou huit prises. On a conseillé les vomitifs, tant comme révulsifs que pour faciliter l'expulsion des fausses membranes. Du reste, boissons adoucissantes ou rafraîchissantes, quelquefois légers purgatifs.

Mais la partie la plus importante du traitement consiste dans l'emploi des moyens topiques pour arrêter le progrès de l'inflammation couenneuse. Van Swiéten avait vanté, et M. Bretonneau a préconisé après lui, l'esprit de sel ou acide chlorhydrique, que l'on mélange à deux ou trois parties de miel et que l'on porte à l'aide d'un pinceau de charpie sur les parties malades. Il faut être prévenu que par ce moyen les phénomènes paraissent quelquefois aggravés : les fausses membranes augmentent d'épaisseur; mais bientôt elles se détachent pour ne plus se reproduire. D'autres mettent en usage, de la même manière, une solution d'une partie de nitrate d'argent pour cinq ou six d'eau, ou même la cautérisation à l'aide d'un crayon de nitrate d'argent porté sur les parties malades. Ce moyen est dangereux s'il s'agit de l'arrière-gorge, car le crayon peut se détacher et tomber dans les voies aériennes ou dans l'œsophage. La cautérisation pratiquée avec la poudre de pierre infernale, comme le faisait Mondière, dans l'angine scarlatineuse, vaudrait beaucoup mieux. (Voir plus haut, p. 129.) Guersant a employé avec avantage le chlorure de soude dissous dans un cinquième ou un sixième de son poids d'eau; et, de son côté, M. Bouneau conseille, surtout dans la stomatite couenneuse, le chlorure de chaux sec en poudre porté avec le doigt, que l'on mouille préalablement, jusque sur les parties malades; il faut frictionner assez rudement et répéter cette petite opération six ou huit fois par jour.

Le calomel, l'alun, ont été insufflés dans l'arrière-gorge; mais, comme le fait observer Guersant, ces poudres ont l'inconvénient de provoquer la toux et de dessécher le gosier : aussi préférait-il les administrer dans une confiture qui se dissout difficilement, comme la gelée de pommes, la marmelade d'abricots ou le miel, que les enfants prennent avec plaisir et qu'on leur recommande de laisser fondre doucement dans la bouche afin de prolonger le contact. Du reste la poudre d'alun pourrait être employée comme celle de chlorure de chaux, et portée avec le doigt ou un pinceau humide. Ces différentes cautérisations doivent être répétées au moins deux fois dans les vingt-quatre heures jusqu'à ce que les couennes soient détachées; puis on ne touche plus la muqueuse qu'une seule fois par jour afin d'empêcher leur reproduction. Après chaque cautérisation, le malade doit se gargariser avec un liquide émollient : s'il est trop jeune pour le faire, on injectera ce même liquide avec une seringue.

Dans le cas de putréfaction extrême des fausses membranes ou de tendance à la gangrène, les gargarismes de quinquina seront très-avantageux. Si le sujet est débilité ou s'il est tombé dans un état adynamique, on relèvera les forces à l'aide d'un peu de bouillon léger ou des différents toniques dont il a été question à propos de la fièvre typhoïde.

Pendant la convalescence, il convient de prendre de grandes précautions pour éviter le moindre refroidissement, qui pourrait amener de graves accidents du côté de la poitrine. L'usage de la flanelle pourra ici être très-utile. L'alimentation sera aussi surveillée avec soin.

L'énoncé des causes qui peuvent produire l'angine couenneuse suffit pour faire comprendre quelle est la prophylaxie de cette affection. Quand une épidémie se déclare dans une localité, on commence par changer autant que possible les conditions hygiéniques défavorables. Si elle frappe un grand établissement, un pensionnat par exemple, les élèves seront dispersés et renvoyés dans leur famille. Enfin, quand la maladie sévit dans une ville ou un village, on devra engager les habitants à surveiller attentivement la santé des enfants, car c'est eux surtout qui sont menacés, afin de pouvoir combattre le mal en temps utile.

<h3 align="center">ARTICLE IX. — DU CROUP.</h3>

HISTORIQUE.—Jusqu'à Fr. Home, l'histoire du croup se confond avec celle de la diphthérite et des angines (kynanche). On attribue à Baillou une description de cette maladie; mais nous avons vu plus haut (p. 331) qu'il l'avait tout à fait méconnue. C'est réellement Fr. Home qui, dans son travail publié en 1765, donna à la maladie dont nous parlons et son véritable caractère et le nom sous lequel on la distingue le plus ordinairement et qui est l'expression vulgaire sous laquelle le peuple la désigne en Écosse (*croup*). Dès lors l'attention fut fixée sur ce point, et d'intéressantes recherches furent publiées à peu d'intervalles sur cette maladie par Rush (1770), Crawfort (1771), Michaelis (1778), etc. Mais c'est réellement le fameux concours institué par Napoléon en 1807 qui jeta sur cette maladie la plus vive lumière. Les mémoires de Jurine et d'Albers, qui se partagèrent le prix, ceux de Vieusseux, de Caillau et de Double, qui furent mentionnés honorablement, contiennent les remarques les plus intéressantes consignées dans l'analyse que Royer-Collard donna de ces travaux (Voir Bricheteau, *Précis analytique du croup*, suivi du *Rapport* de Royer-Collard). De 1809 à 1826 parurent les traités de Valentin (1812), Desruelles (1821), Blaud (1823) et quelques autres recommandables à divers titres ; enfin M. Bretonneau (1826) fit paraître son ouvrage si célèbre sur la diphthérite, dans lequel l'affinité qui lie le croup aux angines couenneuses *épidémiques* fut très-nettement établi. A partir de cette époque tous les observateurs ont marché dans cette voie. — Les sources à consulter sont surtout la *Monographie* déjà citée de M. Bricheteau ; l'article croup de M. Guersant dans le *Répertoire des études médicales* (en 30 vol.) ; les recherches de M. Blache (*Arch. gén. de méd.*) ; celles de M. Trousseau sur la laryngotomie (*Journ. des conn. méd.-chir.*, année 1834 et suiv.) ; les traités sur les maladies des enfants de MM. Rilliet et Barthez, Barrier, etc.

En résumé, on peut distinguer dans l'histoire du croup trois périodes : dans la première, qui s'étend d'Hippocrate ou plutôt d'Arétée à Home, cette maladie est confondue avec les différentes sortes d'angines ; la seconde, de Home à M. Bretonneau, où elle est regardée comme une maladie à part ; enfin une troisième qui commence à M. Bretonneau et dans laquelle on la rattache à l'inflammation pseudo-membraneuse ou diphtéritique de l'arrière-gorge.

SYNONYMIE. — Forme des *kynanche* et *synanche* des Grecs ; *ulcère syriaque* (Arétée) ; *affectio orthopnoica* (Baillou) ; *angina strepitosa* (Ghisi) ; *cynanche stridula ; angina trachealis, suffocatoria infantum* (de divers auteurs) ; *laryngo-trachéite* (Blaud) ; *diphthérite trachéale* (Bretonneau).

DÉFINITION. — Le croup est une phlegmasie spécifique caractérisée anatomiquement par la présence d'une fausse membrane dans le larynx, et symptomatiquement par une toux particulière, des accès de suffocation, une dyspnée intense, de la cyanose, l'engorgement des ganglions sous-maxillaires et une réaction fébrile plus ou moins intense.

SYMPTOMES, MARCHE, DURÉE, TERMINAISONS. — Les auteurs partagent assez généralement la marche du croup en trois périodes. Bien que la nature ne s'accommode pas toujours très-exactement à ces divisions nosographiques, elles sont cependant favorables à l'étude ; nous suivrons donc l'ordre généralement adopté.

Les *prodrômes* sont ici peu apparents et se confondent avec la première période.

Première période (période catarrhale des auteurs). — Les premiers phénomènes que l'on observe sont du malaise, quelques frissonnements irréguliers, de la chaleur à la peau, une fréquence plus grande du pouls ; il y a de la toux, mais légère et se montrant surtout pendant la nuit, parfois même un peu d'enrouement; la tête est lourde, embarrassée, quelquefois douloureuse; il y a de la somnolence, diminution de l'appétit. À cette époque le malade commence à se plaindre de la gorge, les amygdales, les piliers du voile du palais, la luette offrent dès lors une teinte d'un rouge plus ou moins vif et, quelquefois, de petits points blancs disséminés sur les amygdales. Les ganglions sous-maxillaires commencent aussi à s'engorger, à devenir sensibles à la pression. Il n'est pas rare non plus d'observer de la douleur au larynx, vers lequel les enfants qui ne parlent pas encore, portent fréquemment les mains. L'haleine exhale une odeur plus ou moins fade et désagréable; enfin on constate quelquefois des signes de coryza, suintement séreux et jaunâtre par les narines et même, dans certains cas, productions pseudo-membraneuses dans les fosses nasales.

La durée de cette période est assez variable : de trois à quatre ou cinq jours ordinairement, elle peut s'étendre à tout un septénaire ou ne durer que vingt-quatre heures. Quelques auteurs disent qu'elle peut manquer; cela est possible surtout dans les temps d'épidémie. Mais souvent on croit qu'elle a manqué parce qu'elle a passé inaperçue à cause du peu d'intensité des accidents.

Deuxième période (croup confirmé). — Il survient des quintes de petite toux sèche; puis tout à coup, ordinairement au milieu de la nuit, le malade est réveillé en sursaut par un accès de suffocation. La toux est alors bruyante, sonore, éclatante ou sourde, rauque, comme rentrante (*toux croupale*); l'inspiration est sèche, sibilante, très-pénible; un sifflement laryngo-trachéal masque le bruit respiratoire. Les secousses de toux déterminent l'expulsion de mucosités épaisses, filantes, quelquefois striées de sang. Pendant ces accès, la face est rouge, violacée, couverte de sueur, les yeux larmoyants; le pouls est fréquent, développé; les carotides battent avec violence, et les jugulaires gonflées par le sang se dessinent sur le cou. Ces accès laissent d'abord entre eux des intervalles plus ou moins longs, dans lesquels le malade jouit d'un certain calme ; mais bientôt la voix devient rauque, puis complétement éteinte; la respiration pénible, fréquente (de 36 à 40 et 48), sifflante dans l'inspiration, ronflante dans l'expiration, qui est aussi longue que l'inspiration; diminution du bruit respiratoire à l'auscultation de la poitrine, ou bien divers râles plus ou moins fins, secs ou humides; quelquefois bruits de clapotement, de claquement, de soupape, etc. Le pouls est fréquent, il donne de 120 à 130 pulsations par minute. La face présente une teinte de plus en plus livide et plombée; quelquefois elle est bouffie et d'un jaune de cire. Mais c'est surtout pendant les accès de suffocation qu'elle exprime l'anxiété à laquelle le malade se trouve alors en proie. La douleur de la partie antérieure du cou est vive et continuelle, et l'on voit souvent les enfants y porter la main avec une sorte de désespoir comme pour en arracher ce qui fait obstacle à leur respiration.

A la suite de chaque quinte le sujet est triste, abattu : mais au bout de quelque temps les forces et l'espérance semblent se ranimer. En examinant l'arrière-gorge, on trouve dans la moitié des cas environ , les amygdales recouvertes de fausses membranes, et pendant les quintes, les malades en rejettent quelquefois des lambeaux plus ou moins considérables dont l'expulsion est suivie d'un moment de calme et de soulagement; d'autres fois ce sont des vomissements amenés par les accès de toux qui favorisent l'expulsion des concrétions couenneuses; d'autres fois enfin il survient des épistaxis.

Pendant cette période, qui dure de deux à trois ou quatre jours plus ou moins, les accès deviennent de plus en plus intenses et rapprochés, et, pendant les intervalles, les bruits laryngiens et la dyspnée augmentent. Une chose digne de remarque, c'est que la déglutition est généralement peu gênée, à moins qu'il n'y ait simultanément une angine couenneuse intense. Du reste les autres fonctions ne présentent rien de particulier; l'intelligence surtout conserve son intégrité, et même, au dire de quelques auteurs, elle aurait acquis plus de lucidité, les sens plus de précision.

Dans les cas favorables, c'est pendant cette période que l'amendement se manifeste, comme nous allons le dire à propos des terminaisons.

Troisième période (collapsus.) — Elle est caractérisée par l'aggravation de tous les phénomènes. Les accès se rapprochent de plus en plus; l'anxiété est alors à son comble; la tête est fortement portée en arrière; la face bouffie, violacée ; les lèvres bleuâtres ; les extrémités se refroidissent. Dans les intervalles, la respiration est anxieuse, très-fréquente ; la voix complétement éteinte ; le pouls de plus en plus fréquent et petit, presque nul pendant les accès de suffocation. Le malade est tombé dans un état profond d'accablement, dans un véritable coma. Le délire, les mouvements nerveux sont excessivement rares. Cette période a une issue presque constamment funeste.

Marche et durée. — Telle est la marche ordinaire du croup ; mais il faut se rappeler que les différents phénomènes qui caractérisent chaque stade peuvent se montrer dans un ordre différent. Du reste la marche est en réalité continue, quoique les rémissions que l'on observe si souvent pendant les premiers temps de la seconde période aient fait croire à des croups intermittents.

La durée ordinaire de la maladie qui nous occupe est de cinq à six jours ; cependant il n'est pas rare de voir des enfants emportés en quelques heures. Ce n'est guère que par exception qu'elle s'étend au delà du huitième ou neuvième jour.

Terminaisons. — 1° *Par la santé.* — Il est bien rare, pour ne pas dire impossible, que la guérison ait lieu dans la troisième période; c'est habituellement dans le courant de la seconde que l'amélioration se manifeste : la toux s'humecte, le sifflement laryngien diminue, les accès de suffocation s'éloignent et diminuent d'intensité; le malade rejette des crachats muqueux, souvent mêlés de lambeaux membraneux, de moins à moins épais et de forme variable, quelquefois tubulés ; puis enfin les crachats sont seulement formés de mucus plus ou moins épais. On a parlé de phénomènes *critiques* qui auraient terminé la maladie ; mais les faits authentiques manquent pour prouver cette assertion.

2° *Par la mort.* — Elle a lieu de trois manières différentes : 1° par la suffocation au milieu d'un accès de dyspnée violent et prolongé : c'est ce qui peut avoir lieu dans la seconde période quand le croup a débuté avec une grande intensité ; 2° la gêne de la respiration augmente peu à peu, et l'enfant succombe à une véritable asphyxie lente ; 3° enfin, dans d'autres cas, il s'éteint tout à coup au milieu d'un calme trompeur.

3° On a parlé de croups passés à l'état *chronique ;* mais les cas cités par Dugès (*Dict.* en 15 vol., art. **croup**) se rapportaient probablement à quelque affection chronique du larynx donnant lieu à des accès de suffocation qui en auront imposé pour le croup. De même l'aphonie, l'enrouement qui succèdent souvent à l'état aigu ne sauraient être regardés comme un état chronique, bien que Jurine ait cru pouvoir attribuer ces phénomènes à l'adhérence et à la persistance de la fausse membrane dans le larynx.

4° Par contre, il n'est pas rare de voir une pneumonie, une bronchite capillaire succéder aux phénomènes de la laryngite couenneuse et amener la mort du sujet.

Formes. — Nous reconnaissons les suivantes : croup des enfants, des adultes, épidémique et latent.

1° *Croup des enfants.* — C'est celui que nous venons de décrire. Nous n'y reviendrons pas.

2° *Croup des adultes.* — Schwilgué, Portal, Vieusseux, avaient déjà attiré l'attention sur ce sujet ; mais c'est surtout à M. Louis (*Arch. gén. de méd.*, janv. 1824) que l'on doit des notions positives sur les particularités que présente cette maladie observée chez l'adulte. Voici les différences principales signalées par M. Louis. Au début, on n'observe pas la période catharrale ; l'affection commence par un mal de gorge avec chaleur, gêne de la déglutition ; fausses membranes dans le nez, l'arrière-gorge, sur les amygdales ; puis extension au larynx. Pendant le cours de la maladie, les symptômes n'ont pas la même apparence de gravité : la toux est peu marquée, les accès de suffocation sont rares et peu intenses, le sifflement laryngien est nul ou presque nul, la dyspnée beaucoup moindre ; enfin la fausse membrane est bien moins épaisse. Chez l'adulte la mort ne survient presque jamais avant le sixième ou le huitième jour.

3° *Croup épidémique.* — C'est surtout dans les temps d'épidémie que l'on observe ces croups typhoïdes, adynamiques, asthéniques dont parlent les auteurs. Ces accidents ajoutent beaucoup à la gravité de la maladie. Nous renvoyons ici à l'article **DIPHTHÉRITE**.

4° *Croup latent*. — Chez les sujets débilités par des conditions hygiéniques très-fâcheuses ou par une maladie antérieure, les fausses membranes peuvent se développer dans le larynx sans phénomènes inflammatoires, et sans déterminer ces accidents spasmodiques et de suffocation
qui caractérisent le croup chez les enfants.

Accidents. — Le gonflement des ganglions cervicaux est un symptôme presque constant, mais dont la terminaison par suppuration est
très-rare et, cependant, a déjà été observée plusieurs fois.

Complications. — Nous devons citer comme telles la coqueluche, qui
n'a pas toujours les avantages que lui attribuait le docteur Finaz (*Rev.
méd.*, t. II, 1828), de favoriser l'expulsion de la fausse membrane et
d'amener ainsi la guérison; la bronchite capillaire, la pneumonie,
causes fréquentes de mort; l'œdème de la glotte, dont nous avons recueilli un bel exemple en 1835 à l'hôpital des Enfants, etc.

Enfin le croup lui-même peut compliquer différentes affections, notamment les fièvres éruptives.

ANATOMIE PATHOLOGIQUE. — Pour l'état de la muqueuse, les différences de forme, d'aspect, de consistance, etc., de la fausse membrane, nous renvoyons à l'**ANGINE COUENNEUSE** (plus haut, p. 33ç)
quelques mots cependant sur le siége qu'elle peut affecter.

M. Bretonneau a eu tort de prétendre que le croup commençait toujours par une angine couenneuse; ce phénomène, qui a pu se rencontrer
habituellement dans une épidémie, ne se montre guère dans les temps
ordinaires que dans la moitié des cas : c'est ce que nous avons vu à
l'hôpital des Enfants en 1835, où sur 8 sujets, 4 présentèrent des fausses membranes sur les amygdales. Plus récemment, M. Vauthier a reconnu sur 37 cas de croup observés en 1846 et 1847 (*Arch. de méd.*,
mai 1848) l'angine pseudo-membraneuse dans la moitié des cas. Chez
l'adulte, M. Louis l'a trouvée presque constamment.

Le coryza couenneux ne se montre guère que dans les épidémies. J'en
dirai autant de l'*œsophagite* et de la *gastrite diphthéritiques*, qui ont une
certaine gravité, parce qu'elles semblent annoncer une sorte de diathèse
pseudo-membraneuse très-difficile à éteindre.

Quant à la profondeur à laquelle pénètrent les fausses membranes, en
réunissant les différents exemples recueillis par les auteurs, on trouve
pour 150 autopsies les résultats suivants : fausse membrane ne dépassant pas la trachée, 78 fois; fausse membrane envahissant les bronches, 42; fausses membranes dans le larynx ou la trachée, l'état des
bronches n'étant pas mentionné, 30.

Jurien avait voulu établir l'existence d'un croup exclusivement trachéal auquel il assignait des caractères spéciaux; mais cette forme n'a
pas été généralement admise. (Voyez **BRONCHITE COUENNEUSE**.)

Dans le reste de l'économie on ne trouve guère qu'une stase sanguine
veineuse, quand la mort a eu lieu par asphyxie.

ÉTIOLOGIE. — A. *Causes prédisposantes.* — *Age.* — Comme l'ont observé les auteurs et comme le démontrent les relevés statistiques, la maladie qui nous occupe est assez rare chez les nouveau-nés, plus commune de quatre mois à deux ans; elle atteint son maximum de fréquence de deux à sept, diminue ensuite de huit à quinze, pour devenir rare chez l'adulte. Le sexe exerce également une influence attestée par les chiffres. Sur un total de 543 croups vrais ou faux recueillis par les auteurs et additionnés par M. Guersant, 293 appartenaient à des garçons et 218 à des filles; dans 32 cas le sexe n'avait pas été noté. Pour l'adulte, la différence est encore sensible : ainsi sur 34 cas observés par MM. Bretonneau, Louis et Caraut, 15 ont trait à des hommes et 11 à des femmes.

Tempérament, constitution. — Quelques auteurs ont regardé le tempérament sanguin nerveux comme une prédisposition ; d'autres ont attribué la même influence au tempérament lymphatique.

Du reste, pour ce qui est des conditions hygiéniques, de l'influence des saisons, des climats, des épidémies, de la contagion, des récidives, etc., nous renvoyons à l'étiologie de l'ANGINE COUENNEUSE.

Nous avons dit plus haut que le croup se montrait souvent à la suite des fièvres éruptives et des affections catarrhales, etc.; c'est le croup secondaire de quelques auteurs (Rilliet et Barthez).

PATHOGÉNIE. — Nous nous en référons également à ce qui a été dit à propos de l'angine couenneuse, où nous avons distingué les affections couenneuses simples de la diphthérite proprement dite.

DIAGNOSTIC. — Nous rappellerons que, dans le croup, on a surtout noté : 1° Le bruit de scie ou de sifflement que fait entendre l'air inspiré passant dans le larynx et le ronflement ou le *soufflement* de l'expiration. 2° La prolongation du mouvement expiratoire, dont la durée égale presque celle de l'inspiration. 3° La toux, dont le bruit a été comparé au cri d'un jeune coq, au gloussement d'une poule, aux aboiements d'un chien. D'autres ont dit qu'elle était rauque et sourde. M. Guersant avait même regardé la toux croupale comme caractérisée par une résonnance *rentrante*. Le fait est que le caractère en est variable : tantôt sourde, étouffée; tantôt rauque et bruyante; tantôt aiguë, sifflante, stridente; tantôt semblable à un essoufflement pénible, à une sorte de respiration haletante et saccadée. 4° La voix est ordinairement éteinte, il n'y a donc pas à s'occuper de son timbre. 5° L'engorgement des ganglions cervicaux. 6° L'état couenneux, dans la moitié des cas au moins, de l'arrière-gorge.

Cela posé nous dirons qu'au début le diagnostic du croup est assez difficile; aussi quand on a affaire à un enfant qui tousse par petites quintes, qui se plaint de mal de gorge ou dont les gestes accusent un mal de gorge, qui présente une tuméfaction sous-maxillaire, il faut examiner d'abord l'isthme du gosier, et si l'on trouve des fausses membranes sur les amygdales, il y a tout à craindre qu'il ne s'agisse d'un croup commençant.

Quand la maladie est confirmée, elle ne peut guère être confondue qu'avec la laryngite catarrhale et surtout avec la forme spasmodique appelée *striduleuse* ou *faux croup* par Guersant, l'œdème de la glotte, les corps étrangers dans les voies aériennes et la laryngite chronique.

Dans la laryngite catarrhale, la toux n'est pas sifflante ; elle est plus sonore, moins sèche ; l'expectoration est muqueuse et ne contient pas de fausses membranes ; il y a une douleur plus vive au cou, une gêne de la respiration continue, mais pas d'accès de suffocation ; la voix est basse ou voilée, mais non éteinte. A l'auscultation de la poitrine, on entend le murmure vésiculaire normal ; il n'y a pas d'engorgement des ganglions lymphatiques. — La laryngite striduleuse se montre souvent dans les familles aisées. Elle débute avec une extrême violence ; mais dans les intervalles la santé de l'enfant est très-bonne. Ajoutons qu'on n'observe rien à la gorge, qu'il n'y a pas de douleur au larynx, pas de fièvre, pas d'engorgement des ganglions cervicaux.

L'œdème de la glotte se distingue du croup par sa rareté chez les enfants, l'absence fréquente de toux, l'alteration et non l'extinction de la voix, la facilité de l'expiration précédée d'une inspiration des plus pénibles.

Dans les végétations ou les ulcérations chroniques du larynx, il y a bien des accès de suffocation ; mais la chronicité même de ces accidents, l'âge des sujets, l'existence d'une diathèse tuberculeuse ou syphilitiques suffisent pour établir le diagnostic. — Quand il s'agit d'un corps étrangers, on a les circonstances commémoratives, la sensation d'un corps mobile dans le larynx ou la trachée, le bruit de grelottement ou de va et vient perçu par l'auscultation, et enfin comme signes négatifs l'absence de sifflement laryngien, de voix et de toux croupale, de dyspnée dans les intervalles des accès, etc.

Nous ne parlons pas de l'asthme aigu ou asthme de Kopp, asthme thymique décrit par les Allemands et qui nous paraît se confondre avec la laryngite striduleuse.

PRONOSTIC. — Le croup, la terreur des mères, est effectivement une des maladies les plus graves de la pathologie. Quelques auteurs ont essayé d'évaluer en chiffres sa mortalité ; mais ils sont arrivés à des résultats tellement différents que l'on doit certainement admettre pour quelques-uns des erreurs de diagnostic. Ainsi Jurine, qui perd un malade sur neuf, Vieusseux un sur dix, ont manifestement confondu la laryngite striduleuse avec la maladie qui nous occupe. Un relevé de Caillau (rapport de Royer-Collard) fournit un résultat beaucoup moins favorable, mais malheureusement plus vrai, en donnant deux morts sur trois malades. Pour s'en tenir aux faits récents, M. Vauthier dans son mémoire déjà cité (*Arch. de méd.*, mai et juin 1848), a noté 37 cas sur lesquels il y eut *trente-quatre* morts ; les huit malades observés par nous à l'hôpital des Enfants en 1835 ont *tous* succombé.

Cependant, il faut convenir que certaines influences puisées surtout dans ce que les anciens appelaient le *génie épidémique* peuvent faire varier le pronostic. En outre il est singulièrement aggravé par quelques circonstances : ainsi l'âge peu avancé des sujets, la faiblesse originelle de la constitution, la débilitation produite par une maladie antérieure telle qu'une fièvre éruptive, l'influence épidémique, surtout quand la maladie règne dans les localités basses, humides, malsaines, que les sujets habitent des maisons étroites, mal aérées, encombrées, etc. D'un autre côté les signes fâcheux sont : une invasion très-brusque, le passage presque instantané de la première à la seconde période, la marche rapide des accidents ; la violence, la durée, la fréquence des accès de suffocation ; l'état dyspnéique du malade dans les intervalles, la teinte bleuâtre des paupières et des lèvres avec pâleur de la face, la turgescence des veines du cou, etc. Les signes inverses, tels que l'éloignement, la moindre intensité des accès, le rejet facile des fausses membranes, l'humidité de la toux, doivent, au contraire, faire concevoir d'heureuses espérances. Enfin, si la guérison est très-rare dans la troisième période, elle n'est pas non plus impossible.

TRAITEMENT. — Il y a ici trois indications principales à remplir : 1° diminuer l'inflammation et la plasticité ou l'adhérence des fausses membranes; 2° favoriser l'expulsion de celles-ci, et 3° enfin ouvrir un passage à l'air quand la respiration est empêchée.

A. Pour remplir la première indication se présentent les émissions sanguines, les révulsifs, les mercuriaux et diverses médications dites *spécifiques* et regardées comme pouvant résoudre les concrétions.

Si l'on en croit Ghisi, Rosen, Jurine, Albers, MM. Blaud, Desruelles, Bricheteau, il faudrait fortement insister sur les émissions sanguines générales et locales, suivant l'âge et la force des sujets. D'autres au contraire, MM. Bretonneau, Guersant, etc., les regardent comme à peu près constamment inefficaces, et malheureusement l'expérience ne démontre que trop souvent la réalité de cette opinion. Cependant quand on a affaire à un sujet qui n'est pas trop jeune, qui est doué d'une constitution vigoureuse, quand l'affection est sporadique et caractérisée par des phénomènes inflammatoires locaux bien accusés, on peut, on doit même commencer le traitement par une ou deux applications de sangsues en nombre variable suivant les indications, mais de manière à obtenir un écoulement assez abondant. Si les symptômes ne s'amendent pas promptement, il faut bien se garder d'insister sur l'emploi de ce moyen : l'économie a besoin de beaucoup de forces dans les dernières périodes de la maladie. N'oublions pas non plus que la débilitation est une cause des affections diphthéritiques.

En même temps on aura recours aux sinapismes ou cataplasmes sinapisés très-larges, promenés sur les membres inférieurs. Quelques personnes ont aussi proposé les vésicatoires volants sur les parties latérales du cou, ou mieux, comme le voulait Jurine, sur les parties antérieures de la poitrine, à la nuque, entre les épaules, afin d'éviter une réaction trop vive sur le larynx. Ce moyen convient surtout pendant la seconde et la troisième périodes quand les accès sont très-violents et très-rapprochés. Comme il n'est pas rare, dans les épidémies surtout, de voir les surfaces dénudées devenir le siége de la gangrène ou d'exsudations couenneuses, on poussera l'effet du vésicatoire jusqu'à la rubéfaction seulement. — Les lavements purgatifs pourront encore être très-utiles.

Le tartre stibié à haute dose comme contre-stimulant, conseillé par Laënnec, a été plusieurs fois employé avec succès par des médecins français et étrangers. (Voir *Exp.*, t. IV, p. 77.) L'un de nous, le docteur Bazin, a rapporté un cas de guérison par la même méthode. (*Institut médical*, n° 1ᵉʳ, juillet 1839.) Dans les différents cas rapportés par les auteurs, le tartre stibié a été administré en potion à la dose de 2 à 3 décigrammes pour 95 à 130 grammes de véhicule, à prendre par petite cuillerée d'heure en heure ou à chaque renouvellement d'accès. C'est là un moyen qui n'est pas assez souvent employé.

Les mercuriaux, le calomel en particulier, donnés à titre d'altérants ou d'antiphlogistiques, comptent aussi un certain nombre de succès. Guersant ordonnait le calomel à doses très-fractionnées, 10 à 25 millig. de demi-heure en demi-heure ou d'heure en heure, incorporé dans un peu de confiture ou de gomme. Ce moyen est encore favorisé par l'action des frictions mercurielles sur les parties latérales du cou, les aisselles, la face interne des bras, etc. Les mercuriaux ne conviennent pas toujours dans les épidémies, chez les sujets débilités, et, dit-on, quand la température est basse et humide, ils peuvent alors déterminer des accidents du côté de la bouche.

Le sulfure de potasse, à la dose de 60 à 90 centigr. dans les vingt-quatre heures, incorporé dans un looch blanc, a été vanté comme spécifique ; il paraît agir comme vomitif et purgatif ; on lui reproche même quelquefois, une action trop vive sur l'intestin. On en a fait un sirop connu sous le nom de *sirop de Chaussier*, mais qui est peu usité. Le sulfate de cuivre a été aussi regardé par les Allemands comme un spécifique à la dose de 10 à 25 milligr. de quart d'heure en quart d'heure. Pour nous il agit comme vomitif. Nous ne dirons rien du polygala, du carbonate de potasse et d'ammoniaque, prônés par quelques auteurs, mais qui n'ont jamais joui d'une grande vogue.

En même temps que l'on emploie ces divers moyens, on fait prendre des tisanes émollientes, etc. comme dans l'angine ordinaire. Il n'est pas besoin d'insister sur ce point.

B. La seconde indication, qui consiste à expulser les fausses membranes, est parfaitement remplie par les vomitifs, dont tous les auteurs s'accordent à louer l'efficacité. Albers de Bremen (*Rapport* de Royer-Collard, p. 116) les regarde comme héroïques. Le vomitif s'administre ordinairement dès le début et immédiatement après les émissions sanguines, si l'on a jugé à propos de les employer. Jurine tenait ses malades presque constamment sous l'empire de ce remède, le donnant à doses brisées et à des intervalles réglés. MM. Delarroque (*Bulletin thérap.*, sept. 1840), Marrotte (*Gaz. méd.*, 1842) ont repris cette médication et en ont tiré les plus heureux résultats. Ils administrent à doses rapprochées soit le sirop d'ipécacuanha, soit une solution de tartre stibié à dose vomitive, et cela plusieurs jours de suite. M. Valleix, ayant relevé un certain nombre d'observations dans lesquelles le vomitif avait été employé, est arrivé au résultat suivant : dans 53 cas réunis par lui, 31 fois il avait été la médication principale, et il y eut 15 guérisons, c'est-à-dire la moitié ; dans 22 cas le vomitif fut donné avec parcimonie, et il y eut une seule guérison. (*Bullet. thérap.*, t. XXV, p. 246.) Ce résultat mérite bien que le moyen dont nous parlons soit expérimenté énergiquement par les praticiens.

Les sternutatoires ont été proposés dans le même but ; mais ils sont généralement abandonnés.

Les diverses médications que nous venons de passer en revue se combinent ordinairement entre elles suivant une foule d'indications le plus ordinairement individuelles ; nous avons autant que possible mentionné les principales. S'il y a, dès le début, des pseudo-membranes dans l'arrière-gorge, il faudra se hâter de cautériser comme il a été dit à propos de l'angine couenneuse. Ajoutons que quand les accès sont très-intenses et accompagnés d'accidents nerveux, on se trouve quelquefois bien des antispasmodiques, musc, castoréum, etc.

C. Tous les moyens ont échoué, la maladie marche avec la même intensité, la respiration s'embarrasse.... Faut-il continuer ?... Faut-il attendre que la mort soit presque imminente pour procéder au seul moyen que l'art possède de rétablir la respiration, à l'opération de la trachéotomie ?... Non assurément. Une des cause qui, suivant nous, ont le plus souvent empêché la réussite de l'opération, c'est que l'on avait trop attendu : alors l'asphyxie commencée continue, et le malade s'éteint malgré la libre pénétration de l'air dans les poumons. Nous pensons donc avec M. Trousseau (*Journal des conn. méd.-chir.*, 1834, t. I) qu'il convient d'opérer dans la seconde période quand les accès se répètent et que, dans les intervalles, il y a de la dyspnée. Pour la description du procédé opératoire nous renvoyons à la partie chirurgicale, en notant seulement que les écouvillonnements de la trachée nous ont paru plus nuisibles qu'utiles dans les cas que nous avons observés ; que l'orifice de la canule doit être recouvert d'une gaze fine ou d'une éponge imbibée d'eau tiède afin que l'air ne pénètre pas immédiatement dans les bronches, ce qui cause quelquefois des pneumonies mortelles. — Nous regardons comme des contre-indications formelles la coexistence d'une bronchite diphthéritique, d'une pneumonie et d'une bronchite capillaire.

ARTICLE X. — BRONCHITE COUENNEUSE.

HISTORIQUE. — Cette affection, assez rare d'ailleurs, n'a été réellement bien appréciée que dans ces derniers temps, c'est-à-dire depuis les progrès de l'anatomie pathologique. Les auteurs des siècles derniers avaient parlé d'expectorations de fragments de la trachée, des bronches, de l'artère ou de la veine pulmonaire ; on en trouvera un curieux spécimen dans Tulpius. (*Obs.*, lib. II, obs. 12 et 3 avec planche.) Déjà cependant, à l'académie de chirurgie, Sue l'aîné, ayant examinée une pièce envoyée à cette société savante et regardée comme formée par des ramifications vasculaires du poumon rejettées par la toux, reconnut qu'il s'agissait de concrétions lymphatiques ; et l'auteur d'une notice insérée dans le tome XIV des *Mémoires*, passant en revue tous les faits de ce genre contenus dans les annales de l'art, en conclut aussi qu'il s'agissait de productions accidentelles. Les travaux modernes ont démontré que c'étaient des fausses membranes trachéo-bronchiques. — Voyez sur ce sujet un mémoire de M. Cazeaux (*Bullet. de la soc. anat.*, an 1836) et un travail de M. Fauvel, tome II des *Mémoires de la société médicale d'observations.*

SYNONYMIE. — *Bronchite couenneuse, pseudo-membraneuse, diphthéritique; croup bronchique.*

DÉFINITION. — On appelle bronchite couenneuse une phlegmasie spécifique, caractérisée anatomiquement par la présence dans les bronches de fausses membranes, plus ou moins étendues, et symptomatiquement par de l'oppression, toux pénible, expulsion de concrétions couenneuses.

SYMPTOMES, MARCHE, DURÉE, TERMINAISONS. — Cette affection est assez rare ; elle peut cependant exister isolément. Nous en avons observé un exemple sur une petite fille de dix ans. Ici la dyspnée est ordinairement très-intense : il y a oppression, sorte de poids très-incommode pesant sur la poitrine ; toux rauque, sourde, expulsion de fausses membranes, rubannées, plus ou moins larges, ou bien en tubes simples ou offrant des divisions correspondant à celles des bronches. A l'auscultation on reconnaît soit une absence de murmure vésiculaire (Barth, *Arch. générales de méd.*, t. II, an 1838), soit un mélange de râles fins de nature très-variable, sifflements, bruits de soupape, cliquetis divers, sorte de tremblotement produit par l'agitation de fausses membranes à demi détachées au moment du passage de l'air.

L'expulsion ou la résorption des fausses membranes peut avoir lieu, et le malade guérit. Mais très-souvent la gêne de la respiration déterminée par l'obstruction des bronches amène soit une suffocation prompte, soit une sorte d'asphyxie lente, qui entraîne le malade au tombeau dans l'espace de quinze jours ou un mois.

Formes. — On pourrait surtout les baser sur le siége de l'affection ; ainsi, outre la forme que nous venons de décrire et qui appartient surtout à l'inflammation couenneuse des petites bronches, on pourrait placer ici le *croup trachéal* de Jurine. Dans ce cas l'invasion est annoncée par des symptômes équivoques qu'on pourrait rapporter à d'autres maladies, surtout aux affections catarrhales. Les symptômes ont une marche moins rapide que dans le croup du larynx ; la toux est plus sourde, plus grave ; la voix moins complétement éteinte ; enfin la mort est plus rare ou plus tardive.

ANATOMIE PATHOLOGIQUE. — Nous n'avons ici rien de particulier à noter qui n'ait été dit à l'occasion de l'angine couenneuse et du croup. Faisons seulement remarquer que plus les fausses membranes pénètrent profondément dans les divisions des bronches, plus elles sont molles et diffluentes.

ÉTIOLOGIE et **PATHOGÉNIE.** — Voyez **ANGINE COUENNEUSE.**

DIAGNOSTIC. — La bronchite couenneuse ne peut être confondue qu'avec la trachéo-bronchite chronique et la bronchite capillaire. Nous y reviendrons après avoir décrit ces maladies.

PRONOSTIC. — Il est généralement grave ; cependant, comme nous l'avons dit, la guérison peut avoir lieu. L'expulsion répétée des fausses membranes, la continuation de la toux rauque, la persistance de la dyspnée, l'extension au larynx annoncée par la raucité de la voix et des accès de suffocation sont autant de circonstances qui aggravent le pronostic.

TRAITEMENT. — De même que dans les autres affections couenneuses et à moins d'indications bien positives, il faut s'abstenir des émissions sanguines ou du moins être très-réservé sur leur emploi. Les inspirations de vapeurs émollientes ou balsamiques, les potions avec les substances dites *expectorantes*, l'oximel scillitique, mais par-dessus tout les vomitifs répétés doivent composer le traitement. Les révulsifs cutanés et intesti-naux seconderont les moyens principaux que nous venons d'indiquer.

ARTICLE XI. — OEDÈME DE LA GLOTTE (*angine laryngée œdémateuse*).

HISTORIQUE. — Bayle a le premier désigné, sous le nom d'*œdème de la glotte,* une affection du larynx dont il a décrit avec soin les caractères anatomiques, et exposé avec détail et précision les symptômes qui le caractérisent. Nous verrons plus loin que l'expression de Bayle ne peut donner qu'une idée fausse et de la nature et du siége de cette affection.

On ne trouve rien, quoi qu'on en ait dit, dans l'angine aqueuse de Boerhaave qui se rapporte à l'œdème de la glotte ; mais les caractères anatomo-pathologiques de l'œdème laryngien sont indiqués dans Morgagni (lett. 4, p. 22, 24.)

Le travail de Bayle est de 1808, et en 1815 M. Thuilier (*Essai sur l'angine laryngée œdémateuse,* thèse de Paris) fit connaître un signe important, la sensation du bourrelet arythénoïdien par l'application du doigt : il conseilla la pression sur les parties œdématiées. Cependant Bayle et M. Thuilier avaient émis sur l'œdème de la glotte une seule et même opinion quant à la nature, savoir : que la maladie était une hydropisie. C'est M. Bouillaud qui le premier, en 1825, publia des faits qui contredisaient formellement cette manière de voir exclusive. Dans les cas rapportés par M. Bouillaud, la maladie avait débuté comme une angine inflammatoire ordinaire avec réaction fébrile ; à l'autopsie on trouva du pus infiltré dans les mailles du tissu cellulaire. L'opinion de M. Bouillaud fut adoptée par MM. Cruveilhier, Blache, Legroux etc. MM. Trousseau et Belloc (*Traité pratique de la phthisie laryngée*, 1837) admirent l'une et l'autre opinions. L'œdème est tantôt actif, inflammatoire, et tantôt passif, simple hydropisie. Dans un mémoire sur l'*angine laryngée œdémateuse* (*Journ. de médecine*, janv. 1844), mémoire reproduit au mot LARYNX du *Compendium de médecine*, M. Fleury a cherché à appuyer de quelques considérations théoriques et pratiques l'opinion mixte de MM. Trousseau et Belloc. Enfin M. Valleix (*De quelques considérations sur les causes et le traitement de l'œdème de la glotte ; — Bulletin de thérapeutique*. 1845), contrairement à l'opinion de M. Fleury, se prononce pour la nature inflammatoire de l'œdème ; il en apprécie les causes mieux que ne l'avaient fait ses prédécesseurs et recommande aux convalescents d'affections typhoïdes ou d'autres maladies aiguës les moyens hygiéniques propres à prévenir l'angine œdémateuse, moyens préservatifs qui ne diffèrent pas d'ailleurs de ceux recommandés contre le retour périodique de l'angine ordinaire.

Pour nous, l'œdème de la glotte est une affection accidentelle qui mériterait à peine de figurer parmi les phlegmasies. Ce n'est, dans la plupart des cas, qu'un symptôme ou un accident de la phthisie laryngée, de la fièvre typhoïde, de la scarlatine, etc., dont la description se rattache essentiellement à l'histoire de ces dernières maladies. Cependant les cas rapportés par M. Bouillaud, quelques autres observations d'œdème spontané soit à l'état aigu, soit à l'état sub-aigu, mais se déclarant alors dans la convalescence de maladies graves, nous ont engagés à donner une place à l'œdème de la glotte dans les phlegmasies à côté des angines.

SYNONYMIE. — *Angine laryngée œdémateuse, laryngite sous-muqueuse, laryngite sus-glottique* et *laryngite sous-glottique* (Cruveilhier).

DÉFINITION. — *L'œdème de la glotte* est une phlegmasie aiguë que caractérisent anatomiquement la tuméfaction et l'infiltration séro-purulente des replis arythéno-épiglottiques, symptomatiquement des accès de suffocation marqués par le contraste de l'inspiration, qui est ordinairement très-difficile, et de l'expiration, qui se fait le plus souvent avec une grande facilité.

SYMPTOMES, MARCHE, DURÉE, TERMINAISONS. — L'œdème de la glotte débute rarement au milieu d'une santé parfaite. Le plus souvent c'est pendant le cours de la phthisie laryngée ou pendant la convalescence de quelque maladie grave qu'on voit apparaître les premiers symptômes de cette affection. Dans l'immense majorité des cas il n'existe pas de *fièvre* au début : aussi l'affection n'est-elle qu'un accident et non une maladie. Dans quelques cas rares, un mouvement fébrile plus ou moins marqué précède l'apparition des symptômes spéciaux. Voici en général quels sont ces derniers symptômes : gêne plus ou moins marquée de l'arrière-gorge, sentiment d'embarras ou de chatouillement à la région du larynx. C'est ordinairement la sensation d'un corps étranger que le malade éprouve, et il fait de pénibles efforts soit pour avaler ce corps soit pour le rejeter par l'expuition : il ne rend que quelques crachats glaireux. La voix est légèrement enrouée. Au bout de trois ou quatre jours ces phénomènes augmentent : les efforts d'expuition sont plus considérables, la voix plus enrouée ; il s'y joint un peu de gêne de la respiration, qui devient bruyante et comme râlante. Après une expuition forte de crachats glaireux, l'inspiration est sifflante, sonore. L'arrière-gorge examinée ne présente rien de particulier ; pas de fausses membranes sur les amygdales, la luette ou les piliers : dans l'angine idiopathique toutes ces parties sont rouges et plus ou moins tuméfiées. Le malade est sans inquiétude, et cet état se prolonge pendant un temps variable : puis tout à coup la scène change, un *accès* de suffocation se déclare ; il dure cinq à six minutes, un quart d'heure ou même plus longtemps encore. Pendant l'accès l'inspiration est bruyante et d'une difficulté extrême, l'expiration est facile ; quelquefois les deux mouvements respiratoires sont également pénibles et bruyants (Trousseau). On remarque d'ailleurs les phénomènes qui caractérisent toute suffocation : l'angoisse peinte sur le faciès, l'anxiété, la jactitation, le renversement de la tête en arrière, la pâleur, la lividité des traits, etc.

L'accès une fois terminé, le malade reprend son état antérieur : d'habitude cependant la respiration reste plus gênée et plus bruyante jusqu'à l'arrivée d'un nouvel accès qui a lieu au bout de quelques minutes, de quelques heures ou seulement de quelques jours. Les accès se rapprochent, et les accidents qui les séparent offrent une intensité croissante : l'appétit est perdu, le sommeil interrompu ; le pouls petit, serré, fréquent, souvent irrégulier ; la face pâle et sub-livide pendant les accès. Si l'on porte le doigt à l'ouverture laryngée en le glissant sur la base de la langue, on sent le bourrelet œdémateux formé par les replis arythéno-épiglottiques ; si l'on ausculte le malade, on trouve le murmure respiratoire généralement diminué, et quelquefois on entend un claquement de soupape ou un bruit de frôlement (Legroux).

Parvenu à cette période, l'œdème de la glotte se termine le plus souvent par la mort. De nouveaux accès se déclarent pendant lesquels la gêne respiratoire est si grande que l'on voit quelquefois les malades se livrer aux actes du plus violent désespoir ; ils attentent à leurs jours ou demandent avec insistance qu'on leur ouvre le larynx. Pendant l'intermission ils sont abattus ou tombent dans une sorte de coma. Le pouls est petit, irrégulier, intermittent; la face pâle, cadavéreuse. La mort a lieu le plus ordinairement dans l'intervalle des accès (Bayle).

La durée de l'œdème de la glotte est très-variable. Quelquefois la mort arrive après 24, 36 ou 48 heures; d'autres fois la marche est plus lente, l'œdème se prolonge pendant plusieurs jours et même plusieurs semaines.

On s'est demandé si, dans l'œdème de la glotte, la mort était purement et simplement le résultat d'une asphyxie mécanique par suite de l'impossibilité qu'éprouverait l'air à pénétrer dans les poumons. Plusieurs raisons ont fait admettre à certaines personnes que l'obstacle à l'entrée de l'air n'était pas seul la cause de la mort. D'abord la vie s'éteint quelquefois, et si l'on en croit Bayle, le plus souvent pendant l'intervalle des accès; en second lieu on ne trouve pas toujours sur le cadavre un rétrécissement tel du conduit aérien que l'air ne puisse trouver une entrée libre et facile; enfin la trachéotomie, soit dans cette maladie, soit dans le croup, devrait guérir un plus grand nombre de malades si toute la gravité du mal résidait dans l'obstacle à l'entrée de l'air, et chacun sait qu'il n'en est rien : l'ouverture des voies aériennes ne diminue pas ou diminue fort peu les chances de mort. On a donc cherché une autre cause que l'obstacle mécanique : l'un a cru l'avoir trouvée dans une altération de l'hématose, l'autre dans un emphysème du poumon, etc. On n'a émis sur ce point de physiologie pathologique que des hypothèses. Tout cela prouve seulement que la maladie ne réside pas essentiellement dans une affection locale.

ANATOMIE PATHOLOGIQUE. — La lésion anatomique est toujours plus prononcée à l'ouverture laryngée supérieure qu'à l'ouverture de la glotte : la dénomination imposée par Bayle est donc impropre, puisqu'elle tendrait à faire croire le contraire.

M. Cruveilhier divise cette affection, avons-nous dit, en sus-glottique et sous-glottique. Mais la laryngite sous-glottique est trop manifestement un accident de la phthisie laryngée pour que nous ne renvoyions pas son étude à l'histoire de cette dernière maladie.

On trouve chez les sujets qui ont succombé à l'œdème laryngien les bords de l'ouverture laryngée supérieure tuméfiés; le gonflement n'a pas toujours lieu au même degré, et n'est pas toujours le même sur les divers points de la circonférence de cette ouverture. Quelquefois l'ouverture semble complétement obturée; d'autres fois il n'existe qu'un trou de quelques millimètres de diamètre ou bien l'ouverture est grande encore, et l'on a peine à comprendre comment la suffocation a pu avoir lieu. On trouve aussi tantôt la tuméfaction d'un seul côté, sur le repli arythéno-épiglottique droit ou gauche; le plus souvent elle existe des deux côtés. Thuilier cite un cas où la tuméfaction n'existait qu'à la base de l'épiglotte et formait une tumeur qui obturait presque complétement l'ouverture glottique. Remarquons encore, avant d'aller plus loin, que les deux bourrelets arythéno-épiglottiques pressés de haut en bas viennent s'adosser par leurs bords et obturer complétement l'ouverture du larynx, tandis que la pression de bas en haut les écarte et augmente le diamètre de l'ouverture, ce qui explique la difficulté de l'inspiration et la facilité de l'expiration.

Les cordes vocales supérieures et inférieures participent aussi, assez souvent, à l'infiltration séreuse. On les a vues se toucher presque par leurs bords; on a vu l'ouverture de la glotte tellement rétrécie qu'on distinguait à peine le jour au travers. Les ventricules sont dans quelques cas complètement effacés et de niveau avec les cordes vocales.

La muqueuse est pâle ou rosée, recouverte de mucosités filantes et plus ou moins adhérentes. Incisés, les bourrelets arythéno-épiglottiques offrent une surface tantôt blanchâtre formée par une sérosité gélatini-forme qui ne s'écoule des aréoles cellulaires où elle est infiltrée que par une pression assez forte, ou bien cette sérosité est sanguinolente ou lactescente, purulente, ou enfin le pus se trouve rassemblé en petits foyers. Dans ces divers cas le liquide s'écoule immédiatement après l'incision des parties œdématiées. Les mêmes lésions se présentent aux cordes vocales, aux ventricules laryngés : les muscles thyro-arythénoï-diens sont parfois disséqués, séparés du tissu cellulaire par un liquide séreux ou infiltrés de pus. L'épiglotte est le plus souvent altérée, épais-sie sur les bords.

A ces caractères anatomiques propres à l'œdème il faut encore ajouter ceux de la maladie dont ce dernier n'est qu'un symptôme : les lésions de l'angine inflammatoire, celles de la phthisie laryngée; la dénudation, les érosions, les ulcérations, la carie, les tubercules des cartilages du larynx; l'engorgement des ganglions cervicaux, la congestion sanguine du bord postérieur des poumons, etc.

ÉTIOLOGIE. — *Causes prédisposantes.* — *Age.* — Très-rare chez les enfants, on l'observe le plus ordinairement de dix-huit à trente ans: c'est l'âge où la phthisie fait aussi le plus de ravages.

Sexe. — Sur 40 cas, il y eut 29 hommes et 11 femmes (Valleix).

Causes prédisposantes, pathologiques. — Maladies, telles que la fièvre typhoïde, la variole, la scarlatine, etc., pendant la convalescence des-quelles l'œdème vient à se déclarer.

Causes déterminantes. — Le froid humide; toutes les causes des an-gines pour l'œdème idiopathique; l'angine inflammatoire, la phthisie laryngée pour l'œdème symptomatique.

PATHOGÉNIE. — Nous avons dit plus haut que l'œdème de la glotte méritait à peine le nom de maladie. Sur 44 cas M. Valleix n'en a trouvé que 3 idiopathiques, et dans ces 3, sans doute, il existait de plus que l'œdème une angine gutturale. On pourrait donc à la rigueur rayer l'œ-dème de la glotte des cadres nosologiques et le rattacher comme acci-dent à l'une des maladies dont il n'est qu'un produit. Cependant on ne peut disconvenir que l'angine où il se montre est une forme toute spé-ciale, que cette affection imprime à la maladie un cachet tout particulier, que l'économie est sans aucun doute modifiée plus profondément que dans l'amygdalite ou dans le catarrhe laryngé. Ces considérations nous excusent d'en avoir fait une entité morbide à part.

DIAGNOSTIC. — Se fonde sur le *contraste* de l'inspiration et de l'expiration : malheureusement ce signe n'est pas constant ; — sur l'*inspection* de l'épiglotte, sur la *sensation* du bourrelet œdémateux et enfin sur les *commémoratifs*. L'inspection de l'épiglotte et même des bourrelets arythéno-épiglottiques serait un bon signe si l'on pouvait y parvenir dans tous les cas ; mais cela n'a lieu que rarement. Toutefois en y mettant un peu de patience et ayant soin de provoquer quelques nausées en déprimant avec le doigt la base de la langue, on peut parvenir plus souvent qu'on ne le croit généralement à voir l'épiglotte et l'ouverture supérieure du larynx. Il faut aussi beaucoup de patience, et chercher longtemps à vaincre les répugnances du malade, pour parvenir à conduire le doigt sur l'entrée du larynx. Enfin les commémoratifs apprendront si l'on a affaire à un œdème idiopathique ou à un œdème symptomatique.

Malgré l'importance des signes que nous venons de rappeler, il est arrivé que l'œdème laryngien a été plus d'une fois diagnostiqué là où il s'agissait d'une toute autre maladie. Ainsi des tumeurs comprimant le tube aérien, abcès, cancers, anévrysmes de l'aorte et du tronc brachio-céphalique, etc., ont pu offrir dans les symptômes une analogie frappante avec l'œdème de la glotte. Le croup, la laryngite striduleuse, un corps étranger dans les voies aériennes ont également pu en imposer au praticien et faire croire à un œdème de la glotte. C'est en se rappelant les signes particuliers à chacune de ces maladies, en s'informant avec soin des antécédents, en étudiant avec la plus grande attention l'état actuel du malade qu'on parviendra à éviter une erreur d'autant plus funeste qu'elle pourrait compromettre la vie du malade.

PRONOSTIC. — Très-grave, presque toujours mortel. Bayle ne cite qu'un cas de guérison. M. Bricheteau en a rapporté un autre. Au danger énorme de l'accident se joint encore la gravité des causes pathologiques dans l'œdème consécutif.

TRAITEMENT. — L'angine laryngée œdémateuse (nous ne parlons que de l'angine idiopathique) sera énergiquement attaquée par la médication *antiphlogistique* et révulsive, la *saignée générale*, les applications de *sangsues* en grand nombre sur les parties latérales du cou. Toutefois ces moyens devront être subordonnés à la constitution du malade et aux symptômes de réaction inflammatoire. Les émissions sanguines nous paraissent contre-indiquées quand l'œdème se montre chez les convalescents de maladies graves, dans la phthisie laryngée, quand le sujet a été épuisé par des évacuations sanguines antérieures.

Les *vomitifs* ont été généralement recommandés dans l'œdème laryngien, et s'ils n'ont pas eu tout le succès qu'on en attendait, c'est que peut-être ils ont été trop timidement administrés. S'ils eussent été employés pour ainsi dire sans interruption de la même manière que

M. Delarroque les conscille dans le traitement du croup, il est permis de croire qu'ils auraient plus souvent réussi.

Les *purgatifs* ont été, surtout, mis en usage après l'emploi des émissions sanguines. Quelques praticiens conseillent d'alterner les vomitifs et les purgatifs.

Le *vésicatoire* appliqué sur le cou ne doit pas être négligé. Il semble même que dans cette maladie ce moyen soit plus particulièrement indiqué en raison de la fluxion séreuse. On peut aussi après le vésicatoire du cou ou concurremment avec lui en appliquer deux autres comme agents de révulsion à la partie interne des cuisses.

Les *frictions mercurielles* à haute dose sur le cou et sur la partie interne des membres, le calomel à l'intérieur, ont, dit-on, procuré quelque avantage. Les frictions mercurielles avaient été mises en usage dans le cas de guérison rapporté par M. Bricheteau.

Les *gargarismes* et les *insufflations d'alun* conseillés par MM. Thuilier et Legroux ne nous paraissent que d'une médiocre importance.

Les moyens que nous venons d'indiquer ayant échoué, ou même dans les cas graves, quand la marche sur-aiguë de la maladie, le rapprochement des accès, en un mot quand la menace de suffocation ne permet pas d'insister plus longtemps sur leur emploi, on a conseillé de recourir aux moyens chirurgicaux :

1° La *compression* proposée par M. Thuilier. — Elle consiste à porter le doigt sur l'entrée du larynx et à presser sur les bourrelets œdémateux. On renouvelle cette manœuvre à chaque retour de la suffocation. Sans compter les difficultés souvent insurmontables que rencontre l'emploi de ce moyen, il faut dire encore qu'il ne peut guère réussir que dans l'œdème passif. Dans l'œdème inflammatoire, les parties se laissent difficilement déprimer et reprennent leur état primitif dès qu'on cesse la pression.

2° L'*introduction d'une sonde* ou canule dans le larynx.— Moyen qui offre encore plus d'inconvénients et doit être rejeté.

3° Les *mouchetures* pratiquées sur les bourrelets œdémateux avec le bistouri boutonné . — Moyen que Lisfranc disait avoir employé plusieurs fois avec succès; mais dans l'œdème actif, la sérosité ne s'échappant que difficilement, il serait nécessaire d'ajouter après l'incision la compression avec le doigt, et pour toutes ces manœuvres il faudrait avoir affaire à un malade parfaitement docile.

4° La *déchirure* des parties œdématiées avec une racine de guimauve (Marjolin), avec l'ongle taillé angulairement (Legroux).

5° Enfin la *trachéotomie*. — C'est le moyen le plus facile, le plus sûr et le seul auquel il faudrait immédiatement recourir s'il y avait menace de suffocation.

ARTICLE XII. — PNEUMONIE.

HISTORIQUE. — La pneumonie, connue et décrite par les auteurs les plus anciens, a toujours été considérée comme une inflammation ou phlegmasie du poumon.

Son histoire se divise en trois périodes bien distinctes.

Dans la première elle porte le nom grec de περιπλευμονια, ou περιπνευμονια, traduit littéralement par *peripneumonia*, de *pulmonie* (Arétée). Sa description, incomplète dans Hippocrate qui en parle dans plusieurs traités, *De priscâ medicinâ, De locis, De morbis, De ratione victus in acutis*, est parfaitement exacte dans Arétée, dans Cœlius Aurélianus. Les signes pronostiques sont bien indiqués; le traitement repose principalement sur la saignée.

Elle est toujours placée parmi les maladies aiguës.

Distincte de la pleurésie, avec laquelle on lui reconnaît cependant une communauté d'origine et en partie de traitement, le principal caractère distinctif, c'est la douleur. — Les deux côtés souffrent dans la péripneumonie, un seul dans la pleurésie (Hippocrate). Il y a absence de douleur si le poumon seul est enflammé; s'il y a douleur, c'est que la phlegmasie s'est propagée aux membranes environnantes qui l'attachent au thorax (Arétée). Ne croirait-on pas lire un auteur moderne? « *In peripneumonia non sentitur dolor, sed gravedo sola,* » dit Galien, qui ajoute que le pouls est grand, mais mou, onduleux, au lieu d'être dur, véhément comme dans la pleurésie. Cette distinction par le caractère de la douleur est vraie dans la plupart des cas et a été confirmée par l'observation moderne; mais poussée à l'absolu par les anciens, elle est devenue pour eux une source d'erreur de diagnostic dans les cas assez fréquents où il y a dérogation à la loi générale. Ainsi la pneumonie accompagnée de douleur pleurétique est pour eux une pleurésie, et dans la pleurésie la cessation de la douleur avec persistance de la fièvre et des autres symptômes leur fait croire à une transformation en péripneumonie, — *peripneumonia à pleuritide* (Cœlius Aurélianus).

Le siége est invariablement fixé dans le poumon. En lisant le passage d'Arétée cité plus haut, nous ne pouvons nous empêcher de penser qu'on avait alors en anatomie pathologique des connaissances assez avancées et que les ouvrages où elles étaient consignées ont été perdus. Cœlius Aurélianus nous a conservé dans son chapitre **28**, *Quis locus in peripneumonicis patitur*, les principales opinions émises avant lui sur le siége précis de cette affection. Dioclès le place dans les veines du poumon, Érasistrate dans les artères, Apollonius dans les veines et les artères, Praxagoras dans les parties conjointes à l'épine, Asclépiade dans celles qui adhèrent à la trachée artère ou aux bronches, Hérophile dans tout le poumon, Soranus dans tout le corps et particulièrement dans le poumon.

Galien dit que quelques auteurs, niant que le poumon pût souffrir une inflammation, le plaçaient dans la membrane environnante, d'où le nom de *péripneumonie*.

Celse est très-bref : « *Totus afficitur pulmo.* » Que doit-on entendre par ces mots *tout le poumon ?* Est-ce la totalité de l'organe pulmonaire avec ses cinq lobes, ou le tissu d'un seul poumon ? Nous pensons que la première supposition est la plus vraisemblable ; que les anciens ne connaissaient pas la phlegmasie bornée à un seul poumon, droit ou gauche; mais nous pouvons affirmer à coup sûr qu'ils ignoraient qu'elle pût se borner à un lobe ou à un lobule.

Dans la deuxième période, l'ouverture des cadavres montre que la phlegmasie peut se borner à un seul poumon, à une portion de poumon; qu'elle peut exister dans le même poumon à différents degrés ; qu'elle peut être associée à celle de la plèvre. Mais en même temps que la science avance du côté anatomique, elle semble rétrograder sous le rapport symptomatologique : on admet il est vrai les pneumonies latentes, non annoncées pendant la vie, les pneumonies intercurrentes; mais il y a tendance à abandonner la distinction de la pneumonie et de la pleurésie, si précieuse au point de vue pronostique et thérapeutique. Sydenham, enchérissant sur les idées d'Hippocrate, déclare que les deux maladies sont identiques par le fond, réclament le même traitement, ne diffèrent que par le degré, et admet la péripneumonie fausse, qui n'est autre chose que la fièvre catarrhale de quelques auteurs modernes. La pneumonie et la pleurésie sont confondues sous le nom de *pleuro-pneumonie*, de *fluxion* ou d'*inflammation de poitrine* (Lieutaud, Cullen , Bosquillon), de *fièvre péripneumonique* (Hoffmann), de *pleurésie* (Triller). Pierre Frank associe les deux noms anciens, *péripneumonia-pleuritis*.

La forme chronique est admise (Broussais, Bayle).

La troisième période commence avec Laënnec. L'auscultation fournit des signes qui dissipent l'obscurité qui enveloppait le diagnostic , obscurité qui était si pesante pour Baglivi (Praxis, livre i, ch. 9) : elle mesure exactement l'étendue et le degré des pneumonies, suffisamment revélées par les troubles fonctionnels, rend manifestes la plupart de celles qui étaient latentes pour les auteurs des siècles précédents, et sépare, beaucoup mieux que n'avaient pu le faire les anciens avec la seule douleur, la pneumonie de la pleurésie. M. Andral applique à l'étude de la pneumonie les signes stéthoscopiques de Laënnec, tout en conservant aux troubles fonctionnels une plus grande part que ce dernier, et trouve qu'il y a encore des pneumonies latentes (*Clinique médicale*, t. II). M. Chomel a publié un long article (*Dictionn. de médecine*, 1842) où il décrit la pneumonie chronique. Il a inspiré deux monographies, celles de MM. Sestier et Grisolle, où se reflètent ses idées sur l'influence de la cause prédisposante. M. Bouillaud insiste sur l'action du froid et donne la formule des saignées coup sur coup, ou **méthode jugulante.**

M. Léger (thèse inaugurale, 1823) appelle l'attention sur la pneumonie des enfants ; il est suivi par M. Cruveilhier (*Archives générales*, 1824), par MM. Delaberge (*Journal hebdomad.*, 1834), Rufz (*Journal des conn. méd.-chir.*, 1835), Rilliet et Barthez (*Maladies des enfants*), M. Valleix (*Clinique des maladies des enfants nouveau-nés*, 1838).

La pneumonie des vieillards a été particulièrement étudiée par M. Cruveilhier (*Anatomie pathologique*, livre XXIX), par MM. Hourmann et Dechambre. (*Archives générales*, t. X, page 269, et tome XII, pages 27 et 164). M. Prus lui a appliqué le traitement des saignées copieuses ; mais nous devons dire qu'en cela il avait été devancé par notre modeste confrère M. Quesne (thèse inaugurale, 1829).

Nous terminerons le résumé historique de cette dernière période par une seule remarque. Les auteurs ont trop généralisé la séparation de la pneumonie et de la pleurésie, perdant ainsi de vue la phlegmasie simultanée ou fluxion de poitrine du siècle précédent, dont Laënnec a parlé, mais sur laquelle il a glissé trop légèrement. De là il arrive que les praticiens lorsqu'ils la rencontrent sont portés à ne voir que la pneumonie dont l'expectoration saute aux yeux et à négliger la pleurésie, qui est pourtant la plus importante, car elle donne à la maladie une physionomie particulière et survit toujours à la pneumonie. La méprise est d'autant plus facile que dans ces cas la pleurésie donne à l'auscultation, alors que la pneumonie est terminée, des bruits qui ont la plus grande analogie avec le râle crépitant.

Pendant deux années d'observation à l'hôpital Saint-Antoine, nous avons été assez heureux de trouver dans l'auscultation des signes qui rapprochés des symptômes et des périodes de la maladie nous ont permis de distinguer cette phlegmasie complexe et de la remettre à sa véritable place, à la suite de la *pleurésie simple*.

SYNONYMIE. — *Péripneumonie, pleuro-pneumonie, fluxion de poitrine, fièvre péripneumonique, pneumonite*, etc.

DÉFINITION. — La pneumonie est une phlegmasie ayant pour caractère anatomique l'inflammation du poumon, et pour symptômes ordinaires, douleur thoracique, obtuse et profonde, toux avec expectoration sanglante, gêne et fréquence de la respiration, fièvre.

SYMPTOMES, MARCHE, DURÉE, TERMINAISONS.— *Prodrômes* nuls ou ceux de toutes les maladies fébriles.

Début. — Frisson initial plus ou moins violent, durant de quelques instants à une heure ou deux, souvent accompagné de vomissement ou de diarrhée bilieuse.

Invasion. — *Symptômes spéciaux.* —Douleur gravative, obtuse, non exagérée par la respiration ou la toux, continue, profonde, se faisant sentir ordinairement sous le sein ; toux plus ou moins rare, peu ou point douloureuse, avec ou sans quintes ; expectoration caractéristique, rare ou nulle le premier jour, crachats rouges ou rouillés constitués par du sang presque pur mêlé à un peu d'écume bronchique, médiocrement visqueux, rendus facilement ; dyspnée et respiration plus fréquente.

Syptômes communs. — Pouls grand, large, mou, sans dureté, fréquent sans que cette fréquence soit en rapport avec celle de la respiration, car tandis que la respiration est souvent doublée et va même au delà, il est rare que le pouls dépasse 110 à 112 chez l'adulte ; le plus souvent il est de 96 a 104. — Chaleur cutanée, sèche ou humide, particulièrement à la poitrine ; face colorée, surtout aux joues, ou teinte jaunâtre, traits affaissés ; céphalalgie ; insomnie opiniâtre ; s'il y a du sommeil, il est interrompu par des rêves pénibles ; langue rouge avec tendance à se sécher, soif vive, anorexie ; urines rouges, comme si elles contenaient du sang ; courbature, prostration des forces, nécessité de prendre et de garder le lit ; décubitus dorsal, horizontal ou un peu élevé ; néanmoins quelques malades, surtout parmi les gens du peuple, restent levés, viennent à pied à l'hôpital avec une pneumonie existant depuis plusieurs jours. Nous avons vu un ivrogne qui avait promené sa pneumonie dans divers cabarets pendant neuf jours et était venu mourir, le dixième, dans nos salles, avec une hépatisation grise de tout le poumon droit.

Symptômes physiques.—Percussion.—Sonorité naturelle ou légèrement obscurcie. —*Auscultation.* — D'abord respiration rude ; puis râle crépitant mêlé au murmure respiratoire dans le principe et ensuite net, distinct, pur, entrant par bouffées dans l'oreille à chaque inspiration, perçu des deux côtés ou d'un seul, dans toute la hauteur du thorax ou dans une partie plus ou moins étendue, ordinairement en arrière et en bas, rarement en avant, avec respiration pure là ou il n'existe pas, parfois disséminé dans les divers points de la poitrine.

La pneumonie peut se borner à ces symptômes, rester stationnaire pendant plusieurs jours : pouls conservant la tension ou se déprimant sans devenir sensiblement plus fréquent, langue rouge et sèche, peau brûlante et aride, insomnie opiniâtre ; généralement les symptômes communs et spéciaux prennent plus d'intensité, à l'exception de la douleur, qui disparaît ordinairement après les deux ou trois premiers jours ; dyspnée plus grande, accusée par le malade, mais se traduisant suffisamment par la respiration plus fréquente, avec inspirations courtes sans élévation sensible des côtes ou uniquement par le diaphragme, — par la parole entrecoupée, haletante, ou par l'impossibilité de garder le décubitus horizontal. Expectoration plus difficile à arracher ; les crachats adhèrent fortement au vase, où ils restent comme plaqués ; ils sont plus bruns, compactes, non aérés. Parfois il y a un mélange de ces crachats avec ceux du début.

Les symptômes physiques se modifient vers le troisième jour ou le deuxième, rarement à la fin du premier. Matité complète. Râle crépitant remplacé par du souffle bronchique avec broncophonie ; râle crépitant dans les parties où la veille on entendait la respiration normale, —

signes que la phlegmasie gagne en intensité et en étendue. — *Respiration exagérée* dans les parties libres, soit dans une partie du poumon malade, en avant par exemple, soit dans le poumon opposé si la phlegmasie en occupe un tout entier : alors l'exagération du murmure respiratoire est extrêmement prononcée.

Le type de la pneumonie est essentiellement continu ; cependant on observe presque constamment, même dans la pneumonie la plus stationnaire, des paroxysmes où les symptômes fonctionnels présentent plus d'acuité : la chaleur est plus sèche, les joues plus colorées, le pouls plus tendu, l'expectoration plus difficile, plus rare ou même suspendue, et des rémissions avec expectoration plus facile et plus abondante, avec un peu de moiteur. Ces rémissions peuvent être assez prononcées pour croire à une solution prochaine, souvent à tort, car la maladie, un moment assoupie, peut se ranimer avec une nouvelle intensité.

Durée. — Peut être rigoureusement déterminée grâce au frisson initial. Elle n'a rien de fixe ; cependant on peut dire d'une manière générale que rarement la pneumonie se prolonge au delà du troisième septénaire ou se termine avant la fin du premier ; elle peut néanmoins être singulièrement abrégée par un traitement énergique, ou jugulée, suivant l'expression de M. Bouillaud.

Terminaisons. — Elles se font par résolution, suppuration, gangrène ou par la mort. La pneumonie peut-elle passer à l'état chronique ? Cette question sera discutée plus loin (page 378, **PNEUMONIE CHRONIQUE**). Elles arrivent fréquemment aux jours indiqués comme critiques par les anciens : 7e, 11e, 14e et 20e jours (observation antique confirmée par les recherches de M. Andral, *Clinique médicale,*| t. II) ; chacune d'elles a une époque de prédilection.

La *résolution* s'opère communément du septième au neuvième jour ; elle peut se faire attendre plus longtemps, ou être avancée par le traitement, et survenir alors le quatrième et même •le troisième jour. Les troubles fonctionnels disparaissent ou se modifient. rapidement : la fièvre tombe avec tout son cortége, le sommeil revient, la respiration est plus libre ; l'expectoration change de caractère, devient plus abondante et plus facile ; les crachats prennent une couleur d'abricot, de sucre d'orge ou de jaune bilieux, sont aérés, mêlés à du mucus bronchique blanc, filant, sur lequel ils se détachent ; d'autres fois ils se réunissent en une masse gélatiniforme, transparente, peu adhérente au vase, s'écoulant en nappe quand on le renverse. La peau se couvre d'une sueur générale, abondante, chaude ; les urines déposent un sédiment copieux, briqueté, gris, jaunâtre, qui par l'addition de quelques gouttes d'acide nitrique se dissout avec dégagement abondant d'acide carbonique. Parfois épistaxis ou autre flux sanguin, hémorrhoïdal, menstruel, hématurie. Les signes physiques disparaissent aussi , mais non rapidement comme les troubles fonctionnels auxquels ils survivent toujours. Le râle crépitant fait graduellement place à la respiration vésiculeuse ;

s'il y a du souffle bronchique, il est remplacé par le râle crépitant dit *de retour ;* le murmure vésiculaire est alors toujours beaucoup plus long à revenir, sans l'être toutefois autant que le veulent certains auteurs qui, à notre avis, ont confondu les râles avec des craquements pleurétiques. La matité s'éclaircit par degrés.

La *suppuration* survient rarement avant la fin du premier septénaire, souvent plus tard. Elle est plutôt soupçonnée par la longue durée d'une pneumonie avec matité et souffle bronchique, sans aucun signe de résolution que caractérisée par des signes bien distincts. Néanmoins il se fait généralement une espèce de détente des troubles fonctionnels communs ou spéciaux : frissons irréguliers ou périodiques comme dans toutes les fièvres de suppuration, moins prononcés cependant que dans la plupart des autres phlegmasies. Rien de plus variable que l'expectoration : elle se supprime, ou perdant sa viscosité, devient diffluente, grise, mêlée de stries blanches semblables à celle des catarrhes , coulante et brune comme du jus de pruneaux; d'autres fois c'est une sanie purulente, mélange de sang noir et de pus, assez analogue à celle qui sort à l'ouverture de certains abcès de mauvais caractère (à l'autopsie on la retrouve dans les bronches). Son abondance peut être telle qu'elle remplit un demi-crachoir en quelques heures. « Les signes physiques ne changent pas, dit Laënnec, tant que le pus est concret. » Plus tard, quand il commence à se ramollir, on entend un râle muqueux, et dans le cas où rassemblé en foyer circonscrit il s'est ouvert une issue par les bronches, tous les signes des excavations, gargouillement, pectoriloquie. Ces derniers signes sont plutôt formulés *à priori* que déduits de l'observation directe.

La *gangrène* , réputée si commune par les anciens médecins, est excessivement rare et doit à peine être mentionnée comme terminaison de la pneumonie. Elle est annoncée par l'affaissement et les symptômes ordinaires des gangrènes internes, auxquels se joint la fétidité particulière des crachats.

La *mort* peut survenir à toutes les époques de la maladie ; mais elle est incomparablement plus fréquente du onzième au treizième jour : c'est un fait que nous avons vérifié et dans les auteurs et par notre propre observation. Elle a généralement lieu par une asphyxie plus ou moins graduelle ; seulement les phénomènes qui la précèdent se modifient suivant l'époque à laquelle elle survient. Si c'est dans le premier septénaire, tous les symptômes persistent et augmentent rapidement ; s'il n'y a que du râle crépitant, il a envahi la totalité ou la presque totalité des poumons ; la dypsnée est extrême ; le malade ne peut rester couché, se tient assis dans son lit, demandant de l'air frais à grands cris : uniquement occupé à respirer, il est étranger à tout ce qui l'entoure et meurt avec tous les phénomènes de l'asphyxie, non pas subitement, mais graduellement, après une agonie pénible d'un ou de plusieurs jours.

A une époque plus éloignée du début, l'orthopnée est moins prononcée ; les traits s'altèrent profondément : faciès plus jaunâtre, narines pulvérulentes; expectoration plus rare et plus difficile : les crachats s'arrêtent dans la bouche ou dans le pharynx, où ils restent collés, dans la trachée artère et les bronches, avec râle trachéal ; sueurs froides et visqueuses à la poitrine et à la face ; pouls irrégulier, intermittent, plus fréquent ; refroidissement des extrémités. L'agonie est plus courte, moins pénible.

Telle est la pneumonie régulière, franche, exempte de complications.

Elle présente dans son intensité des degrés divers qu'il est inutile d'exposer dans une description générale, car ils n'empêchent jamais le praticien de reconnaître et de traiter la maladie, ou des variations dans le nombre, le caractère, l'ordre de succession ou la marche des symptômes, dans la prédominance permanente de symptômes étrangers à la maladie. On ne peut passer sous silence ces variations, car elles peuvent faire méconnaître la pneumonie ou en modifier le traitement ; mais comme elles n'ont pu trouver place dans la description générale, nous devons les donner ici sous les noms de *variétés, formes, complications.*

1° *Variétés.* — A. Absence du frisson (observée dans un sixième des cas). Frisson se manifestant en même temps que les symptômes spéciaux ou postérieurement. — B. Après le frisson, la fièvre règne seule pendant un, deux ou trois jours avec céphalalgie, avec nausées, vomissement ou diarrhée sans symptômes spéciaux fonctionnels ou physiques du côté de la poitrine. — C. Il n'y a du côté de la poitrine qu'une simple toux comme dans la bronchite. — D. Absence d'expectoration, celle-ci ne survenant que le troisième jour ou à une époque beaucoup plus éloignée, au douzième jour, par exemple ; de douleur ou douleur pleurétique, de dyspnée, des signes physiques ; absence simultanée des symptômes spéciaux et des signes physiques ; très-rare, la maladie est latente. Ces irrégularités peuvent se rencontrer isolées ou réunies dans toutes les pneumonies; mais elles sont plus fréquentes dans certaines conditions étiologiques, l'enfance, la vieillesse, la préexistence d'une autre maladie ; elles le sont tellement chez l'enfant ou le vieillard, que quelques auteurs ont cru devoir les décrire à part, comme si elles constituaient des maladies différentes. Nous pensons qu'il ne convient pas d'isoler ainsi la pneumonie aux différents âges, qu'il suffit de se contenter d'indiquer successivement les caractères différentiels.

Chez l'*enfant* au-dessous de cinq à six ans, le frisson est rarement constaté, l'expectoration manque constamment ; cependant on a noté dans quelques cas une écume sanglante dans la bouche (Valleix), des crachats pneumoniques rendus par le vomissement. Les signes physiques sont plus difficiles à obtenir, rarement bien caractérisés ; mais la fièvre, l'oppression, la fréquence de la respiration sont toujours très-grandes ; la face, quand elle n'est pas très-pâle, offre une teinte asphyxique.

Chez le *vieillard,* le frisson est aussi constant que chez l'adulte ; mais la réaction fébrile et les symptômes fonctionnels spéciaux sont peu accusés ; l'expectoration ou les signes physiques sont souvent mêlés à ceux d'une affection chronique. La terminaison par suppuration diffuse est très-commune et très-prompte, moins cependant que ne le veulent certains auteurs qui disent avoir trouvé un poumon tout entier en hépatisation grise au troisième jour. Il est probable qu'ils ont été induits en erreur par le frisson de la suppuration qu'ils ont pris pour celui du début de la maladie. Ajoutons ici que cette déviation n'a rien de constant ; que la pneumonie peut dans la vieillesse se comporter exactement comme chez l'adulte.

Dans les *pneumonies consécutives*, souvent le frisson manque ; les symptômes spéciaux ou communs sont toujours modifiés ou confondus avec ceux de la maladie existante.

2° *Formes.* — a. *Adynamique.* — La prostration des forces qui existe ordinairement dans la pneumonie est infiniment plus prononcée : impossibilité de se mettre sur son séant sans défaillance ; si on abandonne le malade à lui-même dans cette attitude, il retombe lourdement sur son oreiller ; pouls faible, dépressible ; expectoration difficile, même sans viscosité des crachats ; absence de douleur, dyspnée non accusée, avec une respiration très-fréquente ; langue rouge, se séchant promptement ; urine brune, selles involontaires s'il y a diarrhée ; mort paisible. Se montre de préférence chez le vieillard.

b. *Ataxique* ou *délirante.* — Délire furieux avec cris, vociférations, ou tranquille avec coma ; fréquente chez les ivrognes, les enfants, les femmes, les vieillards.

c. *Bilieuse.* — Symptômes de l'état dit *bilieux* : nausées, vomissement, diarrhée avec sentiment de tension, de plénitude à l'épigastre ou vers les hypochondres ; langue amère, couverte d'un enduit jaunâtre ou blanchâtre ; coloration jaune ou verte des ailes du nez, du pourtour de la bouche. Cet état survient en même temps que le frisson ; se montre seul avant la manifestation des symptômes spéciaux, les accompagne et paraît les dominer dans toute la durée de la maladie. Cette forme règne ordinairement d'une manière épidémique ; elle était, dit-on, plus fréquente du temps de Stoll, à la fin du dernier siècle (Laënnec). Elle se présente encore à l'observation ; mais on peut présumer que sa grande fréquence tenait en partie à l'erreur que commettaient les anciens en prenant pour bilieux les crachats jaunes où l'analyse chimique démontre qu'il n'y a autre chose que du sang.

Les auteurs ont admis des formes intermittentes ou rémittentes (voyez NOSOLIMNIE) ou typhoïde (voyez FIÈVRE TYPHOÏDE).

3° *Complications.* — A. *Pleurésie.* Légère, elle peut être négligée ; plus grave, elle sera traitée plus loin sous le nom de *pleuro-pneumonie.*
— B. *Bronchite.* Toux plus fréquente, douloureuse ; expectoration plus abondante, catarrhale, sur laquelle se détachent les crachats pneumoniques. — C. *Bronchite pseudo-membraneuse.* Dyspnée extrême, menace

de suffocation; les fausses membranes sont quelquefois rendues avec l'expectoration pneumonique. — D. On a admis (M. Bouillaud) comme complications des phlegmasies des organes circulatoires, cœur et gros vaisseaux. Nous pensons avec la plupart des auteurs que le plus souvent il n'y a que des congestions mécaniques liées à l'embarras de la circulation. — E. *Ictère*. Existe fréquemment avec tous ses symptômes, sans pour cēla constituer la forme bilieuse, sans diarrhée ni vomissement, sans influencer en rien la marche de la pneumonie. On l'observe plus fréquemment dans la pneumonie de la base à droite; mais il se rencontre également dans celle du sommet et à gauche, de sorte qu'on ne peut uniquement l'attribuer avec certains auteurs à la compression exercée sur le foie ou à l'extension de la phlegmasie à cet organe.

Influence sur les maladies préexistantes. — Nulle pour la plupart; incontestable sur la tuberculisation pulmonaire; toujours défavorable, car elle active constamment leur développement et peut même leur donner naissance (*phthisis à peripneumoniâ*, Morton). Elle sera discutée à l'article **TUBERCULISATION.**

ANATOMIE PATHOLOGIQUE. — Tous les auteurs admettent depuis Laënnec trois degrés de phlegmasie pulmonaire.

Premier degré. — Engouement. — Le poumon s'affaisse peu à l'ouverture du thorax et offre à l'extérieur une couleur violacée ou livide; le doigt s'y enfonce et laisse une dépression comme dans un membre œdématisé. Pressé entre les doigts, il crépite encore, moins que dans l'état normal; il se laisse déchirer avec une grande facilité. Incisé, son tissu paraît d'un rouge de sang ou livide, infiltré d'une sérosité sanguinolente spumeuse et trouble qui ruisselle de la surface des incisions. On distingue encore très-bien la texture aréolaire, comme spongieuse de l'organe. Mis dans l'eau, il surnage; cependant il est plus pesant que le tissu sain. Ces caractères ne suffisent pas à **M.** Andral ni à **M.** Bouillaud pour distinguer l'engouement inflammatoire de celui qui est produit par des causes purement mécaniques. Un médecin anglais, le docteur Stokes, admet un premier degré, antérieur à celui-ci, caractérisé par la sécheresse et la dureté du tissu pulmonaire avec injection artérielle intense et coloration vermeille. La respiration rude et sèche que nous avons souvent observée au début de la pneumonie, de la fièvre typhoïde ou des exanthèmes nous porterait assez à nous ranger à son opinion.

Deuxième degré. — Hépatisation. — Dénomination créée par Lœlius à fonte, tirée de la ressemblance que le tissu pulmonaire présente alors avec celui du foie; adoptée par Morgagni, Laënnec, *Carnification.* — *Ramollissement rouge* (Andral). — Le tissu du poumon paraît souvent moins livide à l'extérieur que dans le premier degré; il ne crépite plus; insufflé, il ne se dilate plus; il est imperméable à l'air; incisé, il présente une coloration rouge foncé, nuancée comme celle de certains marbres ou granits, sur laquelle tranchent les rameaux bronchiques, les

vaisseaux sanguins, les taches noires, les cloisons **membraneuses** blanches. Il ne découle presque rien de la surface des incisions ; mais en ra-
clant avec le scalpel on en exprime une médiocre quantité d'une sérosité
plus trouble et plus épaisse que celle qui a été décrite ci-dessus (Laënnec). La surface incisée ou mieux déchirée offre une texture granuleuse formée de petits grains rouges, obronds, un peu aplatis, qui ne
sont autre chose que les vésicules devenues solides par l'épaississement
de leurs parois et l'infarctus de leurs cavités. Mis dans l'eau, il va au
fond. — L'augmentation de pesanteur est surtout appréciable quand un
poumon entier est hépatisé. M. Grisolle a trouvé que son poids pouvait
aller jusqu'à 2,000 ou 2,500 grammes. Alors aussi il paraît à l'ouverture du thorax trop volumineux pour y avoir été contenu sans compression et présente l'empreinte des côtes. Nous admettons avec Pinel,
Rasori, M. Bricheteau (*Dictionn. des sciences médicales*) une augmentation réelle de volume avec compression pendant la vie, contrairement à l'opinion de Laënnec, qui soutenait qu'elle n'est qu'apparente.

Troisième degré. — *Infiltration purulente* (Laënnec), *ramollissement
gris* (Andral), *hépatisation* ou *induration grise* (de beaucoup d'auteurs).
Présente la plupart des caractères du deuxième degré : en diffère par la
couleur, qui est jaune pâle, grise, blanchâtre ; par la plus grande friabilité, friabilité telle qu'on ne peut l'extraire que par fragments s'il y a
des adhérences pleurétiques et que la pression du doigt produit facilement une cavité qu'on pourrait prendre pour un *abcès circonscrit*. Le
pus infiltré découle par la seule incision comme un liquide sanieux,
grisâtre, ou bien il faut presser pour faire sortir une matière blanchâtre,
grasse et onctueuse, d'une odeur fade ou inodore, un véritable pus crémeux ou des gouttelettes qui semblent venir soit des orifices des bronches capillaires, soit des granulations, qui cessent d'être visibles quand
on a suffisamment comprimé.

Dans quelques cas le pus est rassemblé dans un foyer plus ou moins
vaste, de la capacité d'une noisette, d'un œuf de pigeon ou même plus
grand ; ou bien ce foyer s'est ouvert, et l'on trouve à sa place une cavité
dont les parois sont encore couvertes de pus. — C'est la *vomique* des anciens. On ne rencontre pas souvent ces abcès ; mais sans être fréquents
ils le sont beaucoup plus que ne le croyait Laënnec. Il est toujours facile,
par la marche de la maladie, de les distinguer, non pas des épanchements
pleurétiques, ce qui serait une erreur trop grossière, impossible sur le
cadavre, mais des fontes tuberculeuses ou des abcès métastatiques. Tous
les auteurs en ont observé des cas incontestables. La gangrène à la suite
de phlegmasie pulmonaire est beaucoup plus rare : au milieu d'un tissu
hépatisé ou engoué on trouve une portion verdâtre ou d'un noir tirant
sur le vert, humide, mollasse, exhalant une odeur fétide et n'offrant
aucun aspect granulé, parfois limitée ou non ; une escarre flottant dans
une cavité irrégulière ou anfractueuse.

Ces altérations se rencontrent dans les deux poumons ou dans un seul; elles occupent un poumon tout entier ou elles se bornent à deux lobes, un lobe tout entier ou une portion de lobe, le centre, le bord ou la périphérie, un lobule ou un groupe de vésicules, formant un noyau ou plusieurs noyaux disséminés, séparés par des tissus sains.—Delà les dénominations de pneumonie double, unilatérale, droite ou gauche, — lobaire, de la base, du sommet, centrale, périphérique ou marginale, lobulaire, vésiculaire (Andral), mamelonnée, disséminée.

Toutes ces pneumonies ne sont pas également fréquentes. La pneumonie est plus commune unilatérale que double, à droite qu'à gauche, au sommet qu'à la base. Sur 1,430 pneumonies rassemblées par M. Grisolle, 742 occupaient le poumon droit, 426 le gauche; 262 étaient doubles. Nos observations de pneumonies simples donnent une proportion plus forte en faveur de la pneumonie droite.

Les trois degrés se trouvent ordinairement réunis, les deux derniers surtout. Le premier degré seul est rare, à moins que les deux poumons ne soient pris en totalité. Quand un poumon tout entier est hépatisé, celui du côté opposé, bien qu'épargné par la phlegmasie, est gorgé de sang noir, de sérosité, d'air; à l'incision on voit ruisseler une masse d'écume séro-sanguinolente. Quand la pneumonie est partielle, les portions saines peuvent être dans l'état normal.

Parmi les autres organes, la plèvre n'est entièrement saine que dans le cas de pneumonie centrale ou partielle; généralement elle est épaissie, granuleuse, rugueuse ou couverte de quelques fausses membranes; la muqueuse bronchique est congestée, rouge, enflammée. — Les cavités droites du cœur et celles des gros vaisseaux sont plus ou moins distendues par des caillots sanguins.

ÉTIOLOGIE. — *Causes prédisposantes.* — A. *Hygiéniques.* — *Age.*— La pneumonie atteint tous les âges; mais elle est plus fréquente aux périodes extrêmes de la vie, dans les premiers mois après la naissance et dans la vieillesse. Assez rare dans l'enfance jusqu'à la puberté, elle devient ensuite plus fréquente de 20 à 50 ans et est de nouveau plus rare jusqu'à la vieillesse. M. Grisolle a fait une statistique de 630 pneumonies qui lui a donné le maximum dans la période de 20 à 30 ans (194) et le minimum de 60 à 70 (37.) C'est le meilleur argument qu'on puisse fournir contre une statistique qui ne tient compte que d'un seul élément, le nombre des malades, et néglige le nombre proportionnel de la population dans cette période.— *Sexe, tempérament, profession, climats, saisons.* — Elle est plus fréquente chez l'homme que chez la femme; chez les individus d'un tempérament lymphatico-sanguin, exposés par leur profession aux intempéries des saisons, charretiers, boulangers, portefaix, etc. ; dans les climats froids, vers le commencement du printemps et la fin de l'automne, et généralement lors des changements brusques de température ou lorsque soufflent certains vents qui amènent dans les hôpitaux un nombre considérable de sujets atteints presque simultanément de pneumonies.— Ce caractère épidémique a fait croire à quelques auteurs, Maret (de Dijon) et Guersant, entre autres qu'elle pouvait devenir contagieuse, comme s'il y avait besoin d'aller chercher la contagion pour expliquer une épidémie qui s'explique tout naturellement, puisque les malades ont tous été soumis à une même condition hygiénique. — *Constitutions médicales.* — Il est certaines conditions de l'air ou certaines influences inconnues qui donnent lieu de préférence à des pneumonies, tandis que d'autres occasionnent plus spécialement des pleurésies.

B. *Actes physiologiques exagérés.* — Exercice violent, course rapide, danse, excès vénérien ou alcoolique, veilles prolongées, etc.

C. *Causes pathologiques.* — Maladies aiguës ou chroniques de l'appareil respiratoire, bronchite, catarrhe, croup, tubercules du poumon, pleurésie; affections du cœur; exanthèmes, rougeole, variole; rarement scarlatine, érysipèle ou brûlures d'une grande étendue.— Ici pourrait-on placer les pneumonies antérieures? Le rhumatisme articulaire aigu se trouve rarement comme cause prédisposante.

Causes déterminantes. — A. *Refroidissement brusque.* — B. *Contusions, plaies du thorax* (pneumonies traumatiques, très-rares). — On a aussi admis une émotion morale vive, l'inspiration de vapeurs irritantes, la morsure du serpent à sonnettes, etc. — Nous n'avons rien à dire de ces dernières causes, dont l'action nous est inconnue.

L'influence du refroidissement est manifeste dans la plupart des pneumonies spontanées. — Les malades ont été exposés à un courant d'air froid; ils ont pris des boissons glacées en sortant d'une salle de spectacle ou de bal; ils se sont reposés le corps étant en sueur sans changer de vêtements, etc.— Un temps très-court, de moins d'une heure à un jour, s'est écoulé entre l'action du froid et la manifestation de la maladie. Cette influence du refroidissement, unanimement admise par l'observation ancienne, a été non pas niée, mais réduite à un rôle tout à fait secondaire et subordonnée à une prédisposition ou diathèse par M. le professeur Chomel et par ses élèves MM. Sestier et Grisolles mais c'est évidemment là une erreur ou une appréciation inexacte des influences morbides. Sans doute il faut une prédisposition : on ne peut pas par le simple refroidissement déterminer constamment et à volonté une pneumonie, pas plus qu'un rhumatisme articulaire; on voit tous les jours des individus s'exposer impunément à un froid rigoureux;— mais il n'en est pas moins constant que l'immense majorité des pneumonies reconnaît pour cause occasionnelle une impression du froid. Il suffit pour s'en convaincre d'interroger soigneusement les malades. La plupart articuleront dans leurs réponses des faits précis qui ne permettent pas de croire qu'ils obéissent en cela à ce que M. Chomel appelle le préjugé populaire. D'ailleurs on retrouve cette action du froid dans toutes les circonstances où nous avons vu la pneumonie plus fréquente, professions, saisons, etc.— Même dans l'âge, le nouveau-né et le vieillard, produisant moins de chaleur (Milne Edwards, *Influence des agents physiques*), se trouvent sans défense contre lui. — Si la femme est plus rarement atteinte, c'est moins à la nature de sa constitution qu'à celle de ses occupations qu'il faut l'attribuer. La différence entre les sexes disparaît lorsqu'elle se livre aux travaux actifs en plein air, blanchisseuses, marchandes ambulantes, etc.

Cette action est beaucoup moins sensible, souvent absente dans les pneumonies avec causes pathologiques; mais alors elle n'est pas nécessaire. Il y a pour la remplacer les entraves apportées à la transpiration pulmonaire ou cutanée ou une cause de congestion mécanique.

PATHOGÉNIE.— La pneumonie a toujours été considérée comme une phlegmasie. —Elle en offre tous les caractères les mieux tranchés. (Voyez **PHLEGMASIES.**)— Pour Hippocrate c'était une fluxion de nature pituiteuse ; pour d'autres c'était une fluxion bilieuse. Cette dernière opinion eut longtemps cours dans la science et eut une grande influence sur le traitement.

Siége anatomique. — Les modernes ont renouvelé les hypothèses anciennes que nous avons rapportées dans l'historique. Laënnec et M. Andral le placent dans les vésicules pulmonaires, dont les parois s'épaississent, dont la cavité se remplit *d'infarctus ;* Broussais dans la muqueuse. M. Bouillaud admet en outre l'inflammation du tissu cellulaire intervésiculaire. M. Prus et avec lui plusieurs auteurs admettent le tissu cellulaire. Hourmann et Dechambre reconnaissent les deux siéges, correspondant à leurs deux formes plane et mamelonnée. Nous ne discuterons pas cette question, que déjà Soranus avait sagement déclarée insoluble et inutile pour la pratique.

DIAGNOSTIC. —Embrasse la maladie, son siége et son étendue, son degré, ses formes et ses complications.

Il repose sur les troubles fonctionnels et sur les signes physiques.

Les premiers font connaître la maladie elle–même, le degré, la forme et les complications. Parmi eux un seul est pathognomonique, c'est l'expectoration ; les autres, étant communs à plusieurs maladies, n'ont qu'une valeur relative.

Les seconds sont très–importants, parce qu'ils font connaître le siége, l'étendue (qu'ils n'accusent pas toujours toute entière), le degré de la maladie ; mais ils sont moins certains que ne le voulait Laënnec. Ils empruntent une grande partie de leur valeur aux troubles fonctionnels qu'ils accompagnent . à la période de la maladie, car considérés en eux-mêmes, ils sont communs à plusieurs états anatomiques étrangers à la pneumonie; et puis, nous le savons, il n'est pas toujours possible, même à l'oreille la plus exercée, de distinguer les nuances que Laënnec a cru pouvoir établir entre les râles et les souffles. (Voyez **SÉMÉIOTIQUE GÉ-NÉRALE. — AUSCULTATION.**)

A. *Diagnostic de la maladie.* — Il est toujours facile quand elle est caractérisée par l'ensemble des troubles fonctionnels et des signes physique, primitive, franche, sans complication. Il devient difficile dans les

conditions opposées, quand il y a : 1° absence des symptômes fonctionnels spéciaux et communs; prédominance de l'état général, d'un symptôme
en particulier; 2° absence des signes physiques ; 3° quand la pneumonie
est consécutive, intercurrente ou compliquée. Alors les symptômes qui
lui sont propres, ordinairement modifiés, peuvent être attribués à la
maladie préexistante ou à sa complication. Ces difficultés peuvent se
rencontrer à tous les âges; mais elles sont beaucoup plus fréquentes dans
l'enfance et la vieillesse, au début qu'à la fin de la maladie. Elles sont
d'autant plus grandes que le signe absent est plus important : ainsi
l'expectoration par exemple. Les signes fonctionnels peuvent jusqu'à un
certain point être suppléés par les signes physiques. De là la nécessité
d'ausculter dans toutes les maladies où on peut craindre la pneumonie.

   La pneumonie primitive de l'adulte peut au début être prise, alors
qu'il n'y a encore que fièvre sans aucn signe du côté de la poitrine, pour
une fièvre inflammatoire ou bilieuse; quand il y a seulement de la toux,
pour une bronchite simple : la longueur et la franchise du frisson initial, l'abattement des forces engageront sinon à dire qu'il y a pneumonie, au moins à se tenir sur la réserve ; pour une pleurésie quand il y
a fièvre, difficulté de respirer sans expectoration. L'erreur pourra se
prolonger quand l'expectoration se fait longtemps attendre. La confusion peut également avoir lieu si on voit le malade pour la première
fois à une époque plus reculée. (Voir pour ce diagnostic différentiel
l'art. **PLEURÉSIE**). Elle peut aussi, quand elle est bornée au sommet,
être confondue avec la phthisie aiguë, d'autant plus qu'il y a dans les
deux maladies matité, crépitation ou craquement, expectoration sanglante (V. **PHTHISIE PULMONAIRE**). Chez l'enfant, où il n'y a ni frisson
ni expectoration, où la dissémination de la phlegmasie rend les signes
physiques infidèles, la maladie est souvent inaperçue ou prise pour un
simple rhume; la fièvre violente avec accélération des mouvements
respiratoires, la respiration diaphragmatique et à une époque plus
éloignée l'aspect asphyxique de la face doivent toujours faire soupçonner la pneumonie; dans quelques cas l'écume sanglante ou des crachats
caractéristiques rendus à la suite de vomissements éclairent le diagnostic.

   Chez le vieillard le frisson est un signe précieux, presque pathognomonique dans les cas obscurs où l'expectoration est nulle, comme dans
ceux où existant elle peut être attribuée ainsi que les signes physiques
à un catarrhe chronique.

   Les pneumonies consécutives ou intercurrentes sont fortement soup-
çonnées, en l'absence des signes ordinaires, par le redoublement de la
fièvre et d'une dyspnée existantes, par la viscosité plus grande des crachats dans la bronchite, par l'affaissement de l'éruption dans les exanthèmes, etc.

   Le diagnostic devient impossible et la maladie reste complétement
latente quand il y a absence simultanée de signes fonctionnels et physiques. Ce cas est aujourd'hui excessivement rare.

B. *Diagnostic du siége.* — Se tire moins de la douleur que des signes physiques. L'absence de ces derniers fait diagnostiquer une phlegmasie centrale, de la racine, de la base, ou bornée à quelques noyaux circonscrits.

C. *De l'étendue.* — Comme le siége, elle est souvent plus grande que ne semblent l'indiquer les signes physiques.

D. *Du degré.* — Se tire des caractères réunis de l'expectoration et des signes physiques. Il est toujours facile de distinguer le premier du second ; la distinction entre le deuxième et le troisième degré, généralement difficile, quelquefois impossible, se tire de l'expectoration , des frissons irréguliers de l'époque avancée sans résolution.

E. *De la forme.* — *Adynamique.* — Présente souvent de la difficulté au début, puisqu'il y a souvent alors une fausse adynamie.— L'effet produit par la saignée, après laquelle les forces et le pouls se relèveront ou resteront abattus s'ils ne le deviennent davantage, suffira pour établir la distinction entre l'adynamie fausse et l'adynamie réelle.

Ataxique.— Toujours facile.—Il en est de même de la forme bilieuse. Il suffit de se rappeler les caractères que nous lui avons assignés pour éviter de croire à son existence, par cela seul qu'il y a eu au début, avec le frisson, un vomissement ou une diarrhée de matière bilieuse, parce qu'il y a des crachats jaunes ou une complication d'ictère.

F. *Complications.* — Avec la pleurésie, sera examiné à l'article **PLEURO-PNEUMONIE.** Avec les autres maladies il est toujours facile. Il est beaucoup plus commun de méconnaître la pneumonie elle-même que ses complications. Une seule fait exception, c'est la tuberculisation qui antérieurement à la pneumonie ne s'était révélée par aucun signe. On ne pourra que la soupçonner par les conditions dans lesquelles est survenue la pneumonie, par l'âge du sujet, l'absence de refroidissement, la lenteur inexplicable de la résolution; mais ces soupçons suffiront pour rendre le praticien plus réservé sur le pronostic.

PRONOSTIC. — Souvent mortel ; toujours grave et incertain.

Il repose sur les signes tirés : 1° des circonstances antérieures à la maladie ; 2° de l'état anatomique ; 3° des symptômes, de la marche, de la durée, des formes et des complications.

1° *Circonstances antérieures.* — *Age.* — La pneumonie est presque constamment mortelle chez le nouveau-né ou dans la première année, et la mortalité va ensuite en décroissant jusqu'à l'âge de cinq à six ans. De six à douze ans la mort est l'exception : sur 40 malades de cet âge, MM. Gérhard et Rufz n'ont perdu qu'un sujet. A partir de cette période commence une échelle croissante jusqu'à la vieillesse. Passé soixante-dix ans, la pneumonie tue les huit dixièmes, a-t-on dit. Nous croyons qu'on a beaucoup exagéré la mortalité dans la vieillesse, et qu'on n'a pas suffisamment distingué les vieillards vigoureux, bien conservés, chez lesquels la maladie se comporte presque comme chez l'adulte.

Sexe. — Elle est deux fois plus meurtrière chez la femme. Cette plus grande mortalité s'explique par des circonstances propres à la femme : la grossesse, l'état puerpéral, l'allaitement, et probablement aussi parce que la pneumonie est plus souvent tuberculeuse.

On a noté comme défavorables la constitution détériorée, la déformation du thorax et par-dessus tout l'ivrognerie; les climats chauds, les pays marécageux, où, selon M. Nepple, la pneumonie est plus souvent et plus rapidement mortelle (du 5e au 7e jour). On peut se demander si les pneumonies observées par cet auteur n'étaient pas des intermittentes pernicieuses compliquées de congestions pulmonaires. La constitution médicale fait singulièrement varier le pronostic. Les auteurs ne sont pas d'accord sur l'influence des saisons. Nous avons trouvé constamment la pneumonie plus grave en mars, avril et mai. La pneumonie primitive est toujours moins grave que la consécutive ou intermittente; celle qui survient dans la rougeole est presque toujours mortelle, surtout chez les enfants : on a vu 77 morts sur 81 malades (MM. Rilliet et Barthez), ou une proportion plus forte, 20 sur 21 (Becquerel). La pneumonie après refroidissement est moins grave que celle qui survient sans cause connue. On peut toujours craindre une tuberculisation encore latente.

2° *De l'état anatomique* révélé par les signes physiques. — Elle est plus grave quand elle est double (sur 28, 19 se sont terminées par la mort); à droite qu'à gauche (sur 21 pneumonies mortelles que nous avons observées, 16 étaient à droite) : c'est à tort qu'Avenbrugger et Corvisart ont avancé le contraire; au sommet qu'à la base ; au centre qu'à la périphérie (probablement parce que dans le premier cas elle est plus longtemps latente et non traitée), d'autant plus que l'étendue est plus grande. Le deuxième degré est plus grave que le premier ; le troisième est ordinairement mortel, à moins qu'il ne soit borné à un foyer circonscrit. La gangrène est mortelle.

3° Le *début* par un frisson franc et net est préférable à celui où il y a seulement du malaise, des nausées, etc.

Symptômes. — La douleur et la toux sont à peu près insignifiantes ; mais la dyspnée avec orthopnée, l'accélération des mouvements respiratoires au delà de 40 chez l'adulte, la respiration se faisant par le soulèvement de l'abdomen avec immobilité des parois thoraciques, sont regardées avec raison comme très-graves et *vice versâ ;* de même l'expectoration tardive, rare ou supprimée, de couleur brune, verte, bigarrée, d'une viscosité extrême, ou au contraire diffluente et surtout liquide : ce dernier caractère est le plus mauvais. La fréquence du *pouls* n'a pas beaucoup de valeur : du reste elle n'est jamais extrême, nous l'avons dit; mais sa faiblesse persistant après la saignée, ainsi que tout ce qui annonce la prostration des forces, l'impossibilité de prendre ou de conserver l'attitude assise, les défaillances sont toujours graves. L'intermittence du pouls survenant dans le cours de la maladie est de fâcheux augure et annonce souvent une mort prochaine. La coloration jaunâtre ou violacée de la face est mauvaise, ainsi que la soif inextinguible. La chaleur aride de la peau n'annonce que la persistance de la maladie. Une sueur froide bornée au thorax est défavorable ; une sueur abondante, chaude universelle est avantageuse ; le délire, la diarrhée sont fâcheux s'ils persistent ou se déclarent à une période avancée.

Inspection du sang tiré de la veine. — L'absence de couenne après la première saignée n'a pas grande signification ; il n'en est pas de même de la diffluence, de la mollesse du caillot, de sa petitesse avec abondance de sérosité.

Marche. — La marche franche, régulière, est toujours préférable à la marche insidieuse ou rapidement croissante, le second degré arrivant le premier ou le second jour, envahissant une plus grande étendue, devenant double malgré un traitement énergique.

Durée. — Au delà du premier septénaire, les *recrudescences* sont toujours fâcheuses. Du reste aucun signe pris isolément n'est nécessairement mortel ; c'est surtout par leur réunion, par la comparaison de l'état général avec l'état local qu'on arrive à établir la gravité ou la bénignité du pronostic. Ainsi la couleur brune de l'expectoration est notée comme défavorable ; elle ne signifie plus rien quand l'expectoration est facile, que les autres symptômes sont bons. De même la dyspnée extrême est mauvaise ; mais l'absence de dyspnée l'est bien davantage quand uu poumon tout entier est hépatisé.

Formes. — La forme adynamique est incontestablement la plus grave ; puis vient la bilieuse. La franche est la plus bénigne.

Complications. — De *pleurésie* n'ajoute à la maladie qu'un peu plus de douleur si elle est légère ; dans le cas contraire, elle est plutôt de nature à en diminuer la gravité, comme nous le verrons plus loin ; — de *bronchite*, ne présente de gravité que par l'abondance excessive de l'expectoration, qui quand elle se joint à la faiblesse peut suffoquer le malade ; de *bronchite pseudo-membraneuse*, peut également faire craindre l'asphyxie ; *tuberculeuse*, toujours plus grave que la pneumonie simple, moins pour la pneumonie elle-même que pour la tuberculisation, qui en reçoit toujours une marche plus rapide ; avec *ictère*, ordinairement insignifiante.

Les *rechutes*, dans la convalescence ou peu de temps après, sont toujours plus graves que la première maladie, et parce qu'on ne peut leur opposer un traitement aussi énergique et parce qu'elles font craindre une complication tuberculeuse. Il n'en est pas de même des *récidives* après plusieurs années, surtout lorsqu'elles se montrent chez des sujets exposés par état aux variations brusques de température, chez les boulangers, par exemple, où elles sont si communes ; on peut même alors tirer de la manière dont les malades ont supporté les premières un pronostic favorable.

TRAITEMENT. — A toujours été énergique. Il est peu de maladies où il ait moins varié, car sauf l'émétique à haute dose, il est encore aujourd'hui ce qu'il était du temps d'Hippocrate, d'Arétée, de Galien : la *saignée* en forme toujours la base. Déjà cependant elle avait rencontré des contradictions pour la pneumonie comme pour toutes les maladies (Érasistrate, Asclépiade). La veine choisie est la *veine interne du coude*. Le côté est indifférent pour les uns ; du moins ils ne s'expliquent pas à cet égard. Le gauche est désigné par Fernel, qui se fonde sur une fausse connaissance de la circulation ; le droit par ceux qui considèrent la maladie comme de nature bilieuse. Cullen préfère le côté malade. — La veine doit toujours être ouverte largement ; dans quelques cas extrêmes on l'ouvre simultanément aux deux bras (Arétée, imité par Huxham, Triller et M. Husson). La quantité de sang est proportionnelle aux forces du sujet et à la violence de la maladie. Hippocrate va jusqu'à la défaillance si la fièvre est très-aiguë. Arétée s'arrête aux approches de la syncope, qu'il redoute comme pouvant occasionner la mort. La saignée est répétée le même jour ou les jours suivants (Galien).

Elle doit être employée dès le principe. Les auteurs anciens ne précisent pas le nombre des saignées ni la quantité de sang qu'il faut tirer.

Sydenham formule ainsi la saignée, dans laquelle il place toute l'espérance de la guérison : saignée du bras du côté affecté, 10 onces ou environ ; le même jour, si la douleur est violente, deuxième saignée également de 10 onces ; de même le second jour, le troisième, le quatrième (à moins que la maladie ne se soit alors amendée notablement). Si la maladie est plus bénigne ou que les forces soient abattues, Sydenham ne fait pas plus de deux saignées ou les sépare par des intervalles moins courts. Il estime que 40 onces (1,200 grammes) au moins sont nécessaires pour la guérison d'une pneumonie confirmée chez l'adulte. Chez l'enfant une ou deux saignées suffisent. La diarrhée n'est pas une contre-indication.

Cullen dit qu'il ne peut donner aucune règle générale sur la quantité de sang qu'on peut tirer sans danger ; il estime que quatre à cinq livres sont tout ce que la pneumonie peut supporter dans les trois premiers jours. Mais si les intervalles que l'on a mis entre chaque saignée et le temps pendant lequel on les a faites ont été plus longs, on peut sur le total en tirer une plus grande quantité ; on peut leur associer les ventouses scarifiées.

M. Bouillaud formule rigoureusement les règles de la saignée et donne à sa méthode le nom de *jugulante*, expression empruntée à Baglivi, ou de *saignées coup sur coup* : « Supposons, dit-il, que nous avons à traiter une péripneumonie d'une étendue et d'une intensité moyennes au premier ou tout au plus au second degré chez un individu adulte d'une force et d'une constitution ordinaires.

» *Premier jour.* — Saignée du bras de quatre palettes le matin, seconde saignée le soir de trois à quatre palettes ; dans l'intervalle des deux saignées, 30 sangsues sur le côté douloureux ou des ventouses, de manière à obtenir trois palettes de sang environ.

» *Deuxième jour.*— Troisième saignée de même quantité que les deux précédentes, et si la douleur de côté persiste, on réitérera l'application des sangsues ou des ventouses.

» *Troisième jour.*— La plupart des péripneumonies du premier degré sont arrêtées. Si la péripneumonie persiste, il faut sans hésiter pratiquer une quatrième saignée de trois à quatre palettes.

» *Quatrième jour.* — Si la maladie persiste, ce qui est rare, on peut encore pratiquer une nouvelle saignée ; mais le plus ordinairement il est mieux d'y renoncer et d'appliquer un large vésicatoire sur le côté malade.

» En règle générale on ne doit renoncer décidément aux émissions sanguines que du moment où la réaction fébrile est nulle ou presque nulle et que la dyspnée et la douleur ont à peu près complétement cessé. Si comme toutes les règles générales celle-ci comporte quelques exceptions, elles sont très-rares (*Clinique médicale*). La totalité du sang ainsi soustrait est de 16 à 20 palettes (2,000 à 2,500 grammes) pour une pneumonie ordinaire. »

Circonstances qui ont été données comme *contre-indication* de la saignée : l'*enfance au-dessous de quatorze ans*, jusqu'à Baillou et Sydenham ; la *vieillesse avancée*, jusqu'à notre siècle ; l'existence d'un *flux menstruel* ou *hémorrhoïdal :* — déjà Galien avait dit qu'il ne faut pas se laisser arrêter par cette considération si la maladie exige une déperdition sanguine plus abondante ; — l'époque avancée de la maladie, au cinquième et même au quatrième jour : nous voyons dans Galien (*Commentaires*) qu'Hippocrate a saigné avec succès au huitième jour ; — l'*existence* de *symptômes* regardés comme *critiques*, de l'expectoration (Pringle), de la sueur : l'observation a démontré qu'ils étaient plutôt favorisés qu'arrêtés par la saignée ; la *faiblesse* ou l'*intermittence du pouls*, l'*adynamie*, l'état *bilieux*, le genre particulier de la constitution épidémique, l'absence de *couenne* après une première saignée (Baglivi), la mollesse et la diffluence du caillot. Ce sont pour nous autant de raisons pour ne procéder qu'avec plus de réserve.

Comme moyens auxiliaires de la saignée nous trouvons les purgatifs quand la douleur est précordiale (Hippocrate) ; les émétiques ou émétocathartiques, préconisés surtout par Stoll, précédant la saignée ou la remplaçant dans certaines constitutions épidémiques où la saignée est meurtrière, le bain (Hippocrate), les pectoraux, les délayants, etc.

B. *Tartre stibié à haute dose* ou *méthode contre-stimulante.* — Formulée par Rasori, qui administrait l'émétique à doses croissantes, commençant par 4, 5 ou 6 décigrammes dans deux litres de décoction d'orge miellée, et arrivant jusqu'à 5 et 6 grammes par jour. Il l'employait concurremment avec les émissions sanguines, dont il n'était pourtant pas avare, car en moyenne il faisait quatre saignées d'une livre chacune ; souvent il en faisait trois le premier jour, deux le second, une le troisième et arrivait quelquefois jusqu'à vingt ; en tout **dix li**vr e de sang. Avec ce traitement il obtenait, dit-il, de beaux résultats : un mort sur neuf malades ! Laënnec appliqua le premier en France cette méthode à la pneumonie, mais grandement modifiée, sans la combiner avec la saignée, car il ne faisait qu'une saignée au début, la répétait rarement dans le cours de la maladie, s'en abstenait même quelquefois. Immédiatement après la saignée, Laënnec faisait donner 5 centigrammes de tartre stibié dans un verre d'infusion de fleurs d'oranger froide édulcorée avec 15 grammes de sirop de guimauve ou de fleurs d'oranger. Cette dose était répétée de deux en deux heures jusqu'à concurrence de six ; puis il laissait reposer le malade si les accidents n'étaient pas urgents.

Dans le cas contraire (pneunomie double, de tout un poumon, avec symptômes cérébraux), la dose était continuée sans interruption, portée même à un grain et demi, 2 grains, 2 grains et demi, jusqu'à ce qu'il y eût amendement dans les symptômes et que l'amélioration fût indiquée par les signes stéthoscopiques. Beaucoup de malades supportent l'émétique ainsi administré sans vomir, sans aller à la selle. Le plus grand nombre ont deux ou trois vomissements, cinq ou six selles le premier jour. Les jours suivants les évacuations sont médiocres ou nulles ; la tolérance est établie. Quand elle ne s'établit pas, addition d'une ou de deux onces de sirop diacode. Entre les mains de Laënnec, cette méthode faisait des miracles : la mort était l'exception, ou quand elle arrivait, elle était toujours occasionnée par des complications. Nous l'avons vu expérimenter et nous l'avons nous-même expérimentée dans un grand nombre de cas. Nous l'avons vue souvent réussir là où la saignée avait échoué ou du moins n'avait pu enrayer la marche croissante de la maladie ; mais aussi nous avons rencontré des cas où des évacuations excessives avec refroidissement des extrémités nous ont forcé à la suspendre, où elle a déterminé des pustules abondantes dans la bouche, analogues à celles que produit la pommade stibiée sur la peau. Nous avons observé en outre, dans les cas les plus heureux, que les malades dormaient agités par des rêves pénibles et au réveil désespéraient de leur guérison ; qu'elle réussit mieux chez les gens du peuple que chez les malades appartenant aux classes aisées.

Aujourd'hui les praticiens au courant de la science sont généralement d'accord sur le traitement de la pneumonie ; ils reconnaissent qu'il n'y a aucune méthode exclusive, qu'il faut les employer toutes en les modifiant selon les cas.

Le traitement de la pneumonie primitive chez l'adulte doit toujours, et ce malgré les contre-indications apparentes, telles que faiblesse du pouls, nausées ou diarrhée, commencer par une saignée dont l'abondance sera proportionnée aux effets produits pendant l'écoulement du sang. Cette saignée est en partie exploratrice ; elle pourra être répétée au bout de huit à douze heures, si le pouls se soutient ou s'est relevé, quand même l'état général et local se serait amendé. L'absence de couenne ne serait point un obstacle ; mais la diffluence du caillot, l'affaissement du pouls et des forces engageront à attendre plus longtemps. On pourra ainsi pratiquer la saignée le deuxième, le troisième et même le quatrième jour.

La manière dont le malade supporte la saignée, les effets qui la suivent sont toujours notre critérium pour le nombre comme pour l'abondance des saignées. — Nous les répétons et les faisons abondantes si le pouls reste plein et fort, l'expectoration rouge et crue, la peau sèche. L'amendement après la première saignée ne dispensera pas de la seconde; mais nous nous arrêtons à la seconde s'il se déclare une sueur abondante avec expectoration facile, diminution de la fièvre, etc. Si après trois ou quatre jours de maladie et autant de saignées, la pneumonie, au lieu de se résoudre, continue à marcher, nous renonçons à la saignée pour recourir au tartre stibié et appliquons en même temps un large vésicatoire sur la poitrine. Nous donnons le tartre stibié associé dès le principe au sirop diacode (30 à 40 centigram. de tartre stibié pour 20 à 40 gram. de sirop) dans un julep qui doit être pris dans les vingt-quatre heures. Des évacuations trop abondantes feront suspendre son administration pendant huit à dix heures, jusqu'à ce que le malade se soit remis de la secousse violente imprimée à toute l'économie. Si elles se répètent après une seconde tentative et dans tous les cas où elles s'accompagnent de refroidissement extrême, de défaillances, il faut y renoncer définitivement. Quand la tolérance s'établit, nous continuons pendant cinq à six jours la potion stibiée à doses croissantes jusqu'à ce que nous soyons arrivé à 80 centigrammes. L'apparition de pustules dans la bouche est toujours une indication de cesser. Dans les cas où la maladie a résisté à ces deux médications successives, nous avons plusieurs fois en désespoir de cause, en commençant par 1 gramme, 1 gramme 50 centigrammes, employé avec succès le sulfate de quinine à haute dose concurremment avec un nouveau vésicatoire.

Pendant tout ce temps, les boissons seront des infusions pectorales édulcorées tièdes. On pourra néanmoins, si le malade le désire vivement, permettre sans le moindre inconvénient l'eau pure et fraîche. La diète sera absolue et rigoureusement continuée tant qu'on ne verra pas de signes de résolution franche, fonctionnels et physiques. On sait combien les premiers seuls sont trompeurs, combien les recrudescences sont faciles après une alimentation prématurée. Souvent on sera dans la nécessité de résister aux sollicitations pressantes des malades chez lesquels l'appétit revient après la cessation de la fièvre.

Modifications apportées au traitement par :

1° *Les habitudes du sujet.* — L'ivrognerie a été considérée par tous les observateurs comme une raison de se relâcher de la rigueur de l'abstinence, non pas d'aliments mais de vin. Souvent alors on a permis avec succès une et même deux bouteilles de vin, dose qui pour certains buveurs est de la diète.

2° *La vieillesse.* — Les saignées générales peuvent être employées tout comme chez l'adulte, même coup sur coup ; tout dépend des effets qu'elle produit et auxquels il faut faire une attention plus grande s'il est possible. Les vésicatoires sont plus souvent nécessaires ; la diète sera continuée moins longtemps.

3° *L'enfance.* — La saignée générale est pratiquée dès l'âge de trois mois (Trousseau); ne doit pas dépasser 30 à 40 grammes; peut être répétée coup sur coup ; selon quelques auteurs, associée aux émissions locales : sangsues sur la poitrine ou sur les membres inférieurs (Trousseau), en nombre variable selon l'âge, double de celui des années jusqu'à six ans (Barrier). L'écoulement par les piqûres ne doit pas être prolongé au delà de deux heures. Généralement les médecins habitués à traiter les enfants sont très-réservés sur les émissions sanguines. L'ipécacuanha, 0,30 à 40 centigr.; le tartre stibié, 0,05 à 10 dans un verre d'eau, administré par cuillerées à café, doivent suivre de près les émissions sanguines. On s'arrêtera au troisième ou même au deuxième vomissement. Le tartre stibié, comme contre-stimulant, de 1 à 3 décigr. pour 120 grammes de véhicule, a été vanté par quelques auteurs. Barrier le considère comme pouvant rendre les mêmes services que chez l'adulte. Les vésicatoires volants sont indiqués à toutes les périodes de la maladie (Trousseau). Nous sommes parfaitement de cet avis, qui n'est pas partagé par MM. Rilliet et Barthez : selon eux le vésicatoire n'est utile qu'exceptionnellement et à la fin de la maladie. La diète sera, comme chez le vieillard, moins longtemps continuée que chez l'adulte. Si l'enfant est à la mamelle, on lui donnera moins souvent le sein ; s'il a déjà commencé à manger, on supprimera les aliments pour le réduire au sein. — *Précautions hygiéniques.* — Éviter d'emmaillotter ; tenir sur les bras de la nourrice; varier le décubitus pour prévenir les congestions mécaniques.

4° *La forme.* — Adynamique. Défend de répéter la saignée ; commande qu'on s'adresse d'abord au tartre stibié à haute dose, puis à la médication tonique : quinquina en décoction, sulfate de quinine, vin; aux vésicatoires. Le délire sera combattu par l'opium, qui se trouve d'ailleurs associé au tartre stibié, et pourra être donné seul à la dose de 0,05 à 10 centig. d'extrait; par le musc, le camphre. La diarrhée abondante à la fin de la maladie pourra exiger le laudanum en lavement. La forme *bilieuse* ne contre-indique pas toujours la saignée. On pourra employer concurremment avec elle, ou préférablement si elle produit de mauvais effets, les éméto-cathartiques ou l'émétique seul à dose vomitive.

5° *Les complications.* — *Avec pleurésie.* — Application de sangsues sur le côté malade; du vésicatoire à une époque plus rapprochée du début.

Avec bronchite. — L'ipécacuanha ou l'émétique à dose vomitive répétés plusieurs fois dans le cours de la maladie sont particulièrement indiqués dans la vieillesse et l'enfance.

Convalescence. — Simples précautions hygiéniques. Se garantir du froid extérieur.

PNEUMONIE CHRONIQUE.

Inconnue aux anciens ; admise comme très-commune par Broussais, comme très-rare par quelques auteurs suivants ; a été rejetée par des observateurs exacts qui ne l'ont jamais rencontrée dans le cours d'une longue pratique et qui soutiennent qu'elle n'existe réellement pas comme maladie primitive ou consécutive, caractérisée par des symptômes, une marche et des altérations anatomiques propres, suffisants pour la distinguer de la pneumonie aiguë ; qu'elle a été inventée par les auteurs, qui ont confondu sous ce nom des maladies autres que la pneumonie ou qui ont voulu rattacher théoriquement à une origine phlegmasique l'induration pulmonaire.

Nous avouons franchement que nous nous rangeons à cette dernière opinion. Pour fournir des preuves contre l'existence de la pneumonie chronique, il ne suffit pas de dire avec Laënnec (le premier il a posé cette question) : « Connaît-on des pneumonies chroniques ? » Il semble peu probable qu'un organe aussi vasculaire, aussi mobile, aussi essentiellement vivant que le poumon puisse conserver longtemps l'inflammation à ce degré de lenteur et d'inactivité qui existe souvent dans les affections semblables d'organes moins nécessaires à la vie. Les Grecs, ces excellents observateurs de la nature, n'ont point parlé de péripneumonies chroniques ; à peine en trouve-t-on le nom dans les écoles du dernier siècle, trop habituées cependant, on peut le dire des meilleures, à imaginer des maladies d'après une théorie. Ce ne sont là que des hypothèses ou de simples présomptions. Il faut s'adresser au fond de la question elle-même, à l'examen des circonstances qui l'ont fait admettre.

Ces circonstances sont pendant la vie la longue durée des accidents thoraciques, la persistance des signes physiques, tels que la matité, la crépitation ou le souffle après la disparition des troubles fonctionnels, et à l'autopsie une altération anatomique semblable sous certains rapports à l'hépatisation rouge ou grise de la pneumonie aiguë, puisqu'alors le poumon va au fond de l'eau, qu'il est imperméable à l'air, de couleur grise, susceptible d'être nuancé de points rouges, jaunâtres et même noirs, mais différent en ce qu'il résiste à la pression, à la déchirure, à l'incision, criant même sous le scalpel (Laënnec) ; qu'il ne s'en écoule rien ou seulement un peu de liquide louche. Cette induration se rencontre dans un poumon qui ne présente pas d'autre altération, ou autour d'excavations tuberculeuses ou gangréneuses, entre des tubercules crus.

La longue durée des accidents thoraciques suffisait à Broussais pour admettre une pneumonie chronique. Peu lui importait d'ailleurs que les symptômes terminaux ou les altérations anatomiques appartinssent ou non à la pneumonie aiguë. Aussi trouve-t-on sous ce nom dans le traité des phlegmasies chroniques la phthisie pulmonaire primitive ou consécutive à une pneumonie aiguë, des pneumonies aiguës récidivantes ou greffées sur des catarrhes et des pleurésies chroniques. On conçoit facilement que pour lui et pour son école, la pneumonie chronique devait être très-commune.

L'observation que Bayle a donnée comme un exemple de pneumonie chronique et que MM. Andral et Bouillaud considèrent comme telle ne nous paraît comme à M. Chomel qu'une pneumonie aiguë consécutive à une pleurésie chronique. — La maladie avait duré trois mois; mais les poumons, qui présentaient une *induration rouge*, étaient solidement attachés aux parois pectorales par des adhérences pleurétiques.

Laënnec et avec lui les médecins initiés à l'auscultation pensent qu'on peut appeler chroniques des péripneumonies qui, d'abord aiguës, ont été entravées dans leur marche par la saignée ou d'autres moyens antiphlogistiques, insuffisants cependant pour obtenir une résolution prompte et même pour empêcher des recrudescences dont ils modèrent seulement les effets; que ces pneumonies peuvent ainsi rester pendant deux mois à l'état d'engouement, qui se change en œdème simple avant de se terminer, ou présenter en outre quelques points imperméables à l'air et par conséquent hépatisés. Pour établir ainsi l'engouement et l'hépatisation chroniques, il se fonde sur les signes physiques, car, comme il le dit lui-même, il a eu peu d'occasions de faire des autopsies. Or nous savons que ces signes n'ont pas toute la valeur que leur attribuait Laënnec, qu'ils sont communs à la phlegmasie pulmonaire et aux altérations de la plèvre. Donc ces pneumonies chroniques sont fort problématiques.

Les anatomo-pathologistes la voient dans l'induration grise que nous avons décrite; mais ici éclate une divergence entre eux. Laënnec, tout en admettant qu'elle peut être une des formes anatomiques de la pneumonie chronique, dit qu'il faut d'abord se garder de confondre avec l'hépatisation grise pneumonique l'engorgement gris demi transparent, vitriforme, humide et dont les incisions présentent une surface lisse sans granulations, qu'il considère comme une des formes de la tuberculisation, tandis que M. Chomel l'attribue à la pneumonie chronique.

M. Chomel, tout en avouant que la pneumonie chronique est excessivement rare, puisque pendant une pratique de seize années, où il avait ouvert annuellement 200 cadavres, il ne l'a rencontrée que deux fois, a pourtant essayé d'en donner une description qui est loin d'être satisfaisante : son obscur ou mat, dyspnée, toux, crachats variables, mouvement fébrile, dépérissement. Peut-on à l'aide de ces signes reconnaître une pneumonie? Les élèves de M. Chomel, qui tous ont cherché à attacher leur nom à une observation de pneumonie chronique, n'ont pas été plus heureux que leur maître. M. Grisolle a observé une pneumonie chronique qu'il a reconnue pendant la vie à l'aide des mêmes signes que

Laënnec. M. Requin rapporte une observation d'induration grise où pendant la vie il avait cru longtemps à l'existence d'une pleurésie et où antérieurement à son entrée à l'hôpital le malade avait, dit-il, éprouvé quelques accidents aigus du côté de la poitrine. Enfin M. Sestier donne comme pneumonie chronique une maladie terminée par la mort au vingt-quatrième jour, où pendant la vie on avait observé un érysipèle ambulant, où à l'autopsie on avait trouvé, avec une induration grise très-limitée, des abcès à la surface du poumon, du foie et dans l'épaisseur du pharynx.

En résumé nous ne trouvons dans les auteurs aucune observation complète de pneumonie chronique consécutive à une pneumonie aiguë. Ce n'est que par hypothèse qu'on peut admettre comme pneumonie chronique primitive l'induration grise, car on n'a jamais suivi son évolution, et en l'admettant on n'a qu'une altération anatomique sans symptômes propres à la faire reconnaître, puisqu'on n'a que des signes physiques communs à toutes les indurations pulmonaires ou pleurétiques ou bien les symptômes de la tuberculisation, à laquelle elle est le plus souvent associée.

<h3 align="center">ARTICLE XIII.— PLEURÉSIE (1).</h3>

HISTORIQUE. — Il a été fait en grande partie avec celui de la pneumonie, où nous avons vu les deux maladies d'abord séparées et mises en parallèle, puis confondues au point que le mot *pleuritis* s'appliquait à la pneumonie elle-même (Triller), et enfin séparées définitivement. On les trouve par conséquent dans les mêmes auteurs, sauf un très-petit nombre d'exceptions. Il ne nous reste pour être complet qu'à exposer ce qui a spécialement trait à la pleurésie.

Dans les collections hippocratiques, le mot *pleuritis* s'applique à toute douleur de côté avec fièvre. Si l'on ajoute à ces symptômes la gêne et la fréquence de la respiration, la toux sèche ou suivie d'expectoration variable, blanche, rouge, jaune, verte, etc., on aura le tableau symptomatique qui a traversé les siècles pour venir jusqu'à nous presque sans altération.

Cette symptomatologie a été la source de plusieurs erreurs de diagnostic. En faisant de la douleur aiguë avec fièvre une condition *sine quâ non* de la pleurésie, les anciens ont, il est vrai, séparé nettement et pour toujours la pleurésie de la pleurodynie; mais ils ont confondu avec celle-ci les pleurésies légères, qui ne donnent lieu qu'à une réaction fébrile à peine sensible; ils ont complétement ignoré ces pleurésies latentes, si bien connues aujourd'hui, qui pendant la plus grande partie de leur existence ne se révèlent par aucun trouble fonctionnel. Pour quelques-

---

(1) De πλευρα ou πλευρον (côté).

uns même, comme nous l'avons dit dans la pneumonie, la pleurésie cessait avec la douleur. Si avec cette cessation de douleur, il y avait aggravation d'autres symptômes, de la rougeur des joues, des convulsions de la face, etc., la pleurésie dégénérait en pneumonie.

En rapportant à la pleurésie l'expectoration visqueuse et diversement colorée en rouge, en jaune ou en vert, expectoration qui n'appartient qu'à la phlegmasie pulmonaire, ils ont ouvert une nouvelle source d'erreur et de confusion avec la pneumonie, qu'il faut ajouter à celle que nous avons déjà signalée. (V. l'historique de la PNEUMONIE.) Les anciens connaissaient le siége de la pleurésie et la formation des épanchements consécutifs ; mais les notions qu'ils possédaient sur le siége, la dissémination et les véritables caractères de l'inflammation pleurale n'étaient pas plus exactes que celles qu'ils avaient sur les symptômes de la pleurésie. Ils regardaient généralement la plèvre, seule ou avec les muscles sous-jacents (Galien), en y adjoignant ou sans y comprendre la superficie du poumon, comme le siége de l'inflammation ; mais trompés sans doute par la circonscription de la douleur, ils n'admettaient l'inflammation que sur un point limité de cette membrane, en haut vers la clavicule, en bas dans la région précordiale, et la comparant au phlegmon de l'extérieur du corps, ils pensaient que l'*apostème* sanguin ou purulent qui en résultait et s'ouvrait tantôt en dehors et tantôt à l'intérieur de la cavité thoracique était de même nature que celui du phlegmon en général.

Cet apostème formé, il n'y avait plus de pleurésie, mais bien un empyème, nom sous lequel ils désignaient les collections purulentes consécutives aux inflammations dans les diverses parties du corps, mais qu'ils appliquaient plus spécialement à la pleurésie.

Ajoutons enfin qu'ils connaissaient la pleurésie diaphragmatique des modernes, mais qu'ils en faisaient une maladie à part : c'était la *paraphrénésie*.

L'école anatomique de Morgagni dut naturellement constater la généralisation fréquente de l'inflammation pleurale ; mais il faut arriver à Pinel pour voir établir avec précision les caractères de l'inflammation des membranes séreuses et ceux de la plèvre en particulier. L'analogie de structure des membranes séreuses devait *à priori* conduire à soupçonner l'identité des lésions anatomiques dans l'inflammation de ces membranes. Pinel a bien mérité de la science en faisant connaître les lésions de la plèvre elle-même, la véritable source et la nature des épanchements pleurétiques, la diffusion du travail inflammatoire sur toute l'étendue de la membrane ; mais cet illustre nosographe a eu le tort immense de rapprocher toutes les maladies qui avaient pour caractère commun une inflammation de séreuse et par là d'éloigner la pleurésie de la pneumonie, à laquelle la rattachent tant de connexions naturelles.

Les services que la percussion et l'auscultation ont rendus au diagnostic de la pleurésie sont plus grands peut-être que pour la pneumonie ; car, comme nous le verrons dans le cours de cet article, la pleurésie est plus souvent latente, se développe et persiste longtemps sans que le malade accuse la moindre souffrance du côté de la poitrine.

SYNONYMIE. — *Morbus lateralis* (Hippocrate, Galien), *point de côté, pleurite.*

DÉFINITION. — La pleurésie est une phlegmasie ayant pour caractère anatomique l'inflammation de la plèvre et pour symptômes ordinaires : point de côté avec fièvre, toux saccadée, gêne et fréquence de la respiration.

SYMPTOMES, MARCHE, DURÉE, TERMINAISONS. — Le début est le plus ordinairement brusque, quelquefois marqué par des prodrômes : malaise général, lassitudes spontanées, sentiment vague d'horripilation, etc. Ces phénomènes ont une durée variable de quelques heures seulement à plusieurs jours. Fréquemment on voit coïncider avec le frisson et la douleur un vomissement bilieux abondant ou une diarrhée de même nature. Bientôt la maladie se déclare.

Invasion. — Symptômes spéciaux. — Frisson plus ou moins violent pouvant durer plusieurs heures ; douleur dans un point de la poitrine, ordinairement au niveau des fausses côtes ou au-dessous du sein, superficielle, aiguë, déchirante, exaspérée par les mouvements respiratoires, la toux, le changement d'attitude, la percussion ; toux légère sans quintes, saccadée, arrêtée par la douleur, comme avortée, sèche, ou suivie de l'expectoration de quelques crachats incolores ou mêlés de stries sanglantes ; respiration également arrêtée par la douleur, petite, fréquente.

Symptômes communs. — Face colorée, contractée par la souffrance ; peau chaude, sèche, aride ; pouls fréquent, tendu, dur ; anorexie ; langue rouge, chargée d'un enduit muqueux, ou naturelle ; soif vive, urine naturelle ou brune, diarrhée ou constipation ; céphalalgie, délire, insomnie, agitation ; décubitus dorsal ou incliné sur le côté sain, impossible sur le côté malade ; prostration des forces, faibles ou nulles : les malades se mettent sur leur séant sans le moindre effort, y restent sans fatigue aussi longtemps que l'exige l'examen de la poitrine, se lèvent pour aller au bassin commun, etc.

Symptômes physiques. — Au début, la main appliquée sur le côté malade constate la diminution des mouvements respiratoires et quelquefois une vibration thoracique, bien différente de la vibration normale, due sans doute au frottement des deux feuillets de la plèvre. (Voir **SÉMÉIOTIQUE DE LA POITRINE.**) L'inspection thoracique apprend que les mouvements respiratoires s'effectuent inégalement à droite et à gauche, que l'élévation des côtes est moindre du côté malade. Elle montre aussi que les deux côtés de la poitrine conservent les mêmes dimensions. La percussion donne partout un son clair. L'oreille appliquée sur le côté malade ne perçoit qu'imparfaitement le murmure respiratoire. Ce bruit revient cependant si le malade, surmontant momentanément la douleur, fait quelques efforts de respiration ; mais il est souvent alors accompagné d'un frottement rude ou d'un bruit doux, moelleux, de taffetas qui ne tarde pas à disparaître.

Le son devient obscur ; l'oreille perçoit plus tard, au lieu du frottement, un léger bruit de souffle plus prononcé dans l'expiration. Ce bruit acquiert bientôt tous les caractères du souffle tubaire ou de la respiration bronchique ordinaire. La voix et la parole donnent lieu à l'égophonie pure, à la bronco-égophonie, au bruit de mirliton, de polichinelle, etc. Pendant les grandes inspirations et pendant la toux, on perçoit souvent des bruits de craquements ou de déplissements.

La pleurésie peut rester stationnaire pendant un temps variable : toux fréquente, peau aride et brûlante, pouls dur et tendu, etc., — ou augmenter, et alors dyspnée plus grande accusée par la respiration plus fréquente (40, 50 et même 60 respirations par minute) ; le soulèvement énorme des côtes, l'impossibilité de rester dans le décubitus horizontal ; suffocation imminente, syncope ; délire toujours bruyant, quelquefois furieux, revenant seulement le soir ou continu pendant plusieurs jours ; quelquefois déplacement des battements du cœur visibles sous le sein droit ; pouls plus fréquent, pouvant dépasser 120 chez l'adulte ; insomnie opiniâtre. Modifications des signes fournis par la percussion et l'auscultation : le son devient tout à fait mat, l'égophonie disparaît, les bruits de craquements et de déplissements peuvent encore s'entendre dans les hautes inspirations et dans les grands efforts de toux ; mais bientôt le souffle disparaît complétement ; les craquements ne sont plus entendus pendant la toux, et il y a silence complet dans la poitrine pendant la respiration, la toux et l'exercice de la parole ; la matité est absolue ; le doigt qui percute est repoussé douloureusement. Il suffit quelquefois alors de la vue seule pour constater une augmentation de volume du côté malade ; mais la mensuration permet d'apprécier avec plus d'exactitude le degré de cette ampliation.

Le *type* de la pleurésie comme celui de la pneumonie est essentiellement continu ; cependant on observe comme dans cette dernière des paroxysmes suivis de rémissions plus marquées et plus longues ; la fièvre qui avait cédé quelques jours se rallume avec le caractère de paroxysmes qui reviennent le soir surtout, s'annoncent par des frissons, ramènent la dyspnée, la toux quinteuse, la coloration de la face, et se terminent ordinairement par des sueurs. Dans l'intervalle de ces paroxysmes, le malade est pâle, sans chaleur à la peau, sans fréquence du pouls ; mais la peau est sèche, les forces sont abattues, les traits de la face sont tirés. Les symptômes physiques ne se modifient pas.

Durée. — Extrêmement variable, d'un septénaire à un mois et plus.

Terminaisons. — Elles se font par la résolution, le passage à l'état chronique ou par la mort.

La *résolution* est heureusement très-fréquente. Elle peut s'opérer vers la fin du **premier septénaire** : mais le plus souvent elle se fait attendre beaucoup plus longtemps. La fièvre tombe, la douleur cesse ou du moins diminue sensiblement; la respiration devient plus libre, moins fréquente; la toux plus facile, moins sèche, suivie ordinairement d'expectoration muqueuse ou muco-puriforme; le décubitus a lieu indifféremment sur l'un ou l'autre côté. La cessation presque instantanée des phénomènes fébriles est surtout remarquable chez les enfants. Elle peut coïncider avec des transpirations abondantes, une urine fortement chargée, des selles copieuses, ou n'être annoncée par aucune de ces évacuations dites *critiques*. Il est rare néanmoins qu'on ne voie pas une douce moiteur succéder à la chaleur sèche de la peau. L'appétit revient, souvent impérieux, et les forces reviennent avec lui. Les signes physiques se modifient également. La matité change de caractère, le souffle peut se montrer de nouveau, l'égophonie reparaît (*égophonie de retour*); puis surviennent le crépitus pleurétique, le frottement rude, qui peut simuler divers bruits, être senti par l'application de la main sur la poitrine ou même entendu à distance et persister pendant un temps quelquefois fort long.

Le *passage à l'état chronique* est une terminaison assez commune. La fièvre et la douleur ont cédé définitivement ou ne reparaissent que d'une manière vague et passagère; il existe de l'oppression, de la toux, une expectoration plus ou moins abondante. Le décubitus n'est possible ou paisible que sur le côté malade; il augmente l'oppression et la toux, quand il a lieu, sur le côté sain. L'appétit est médiocre, les forces ne reviennent pas, l'amaigrissement fait des progrès, les signes physiques persistent au même degré.

La *mort* est une terminaison exceptionnelle dans l'état aigu. Elle peut arriver de très-bonne heure, au cinquième jour par exemple; elle est ordinairement subite : le malade est pris de syncope et meurt.

Convalescence. — Est généralement longue. Les malades ont promptement recouvré l'appétit et les forces; mais longtemps ils sont sensibles au froid et conservent des points douloureux à la poitrine, de l'essoufflement, etc.

Récidives. — Sont beaucoup plus rares que dans la pneumonie.

Formes. — Sont peu variées; se fondent surtout sur la différence d'intensité des symptômes, qui sont légers ou très-violents, laissant entre ces degrés extrêmes une foule de nuances qu'il est impossible de décrire.

A. *Pleurésie légère.* — Les symptômes sont modérés, restent à peu près stationnaires ou augmentent peu, et puis après une durée de quelques jours la résolution s'opère rapidement; la convalescence est courte; le sujet ne conserve aucun ressentiment de sa maladie.

B. *Pleurésie violente.* — Les symptômes sont très-aigus, et sont tels dès le principe ou le deviennent rapidement. La douleur est déchirante, arrache des cris au patient; la respiration est anxieuse, quelquefois suspendue pendant un temps assez long; la suffocation imminente, etc. C'est dans cette forme que le malade peut alors être suffoqué, du cin-